美国药品监管科学研究

RESEARCH ON DRUG REGULATORY SCIENCE OF US

杨 悦 编著

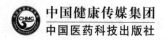
中国健康传媒集团
中国医药科技出版社

内 容 提 要

　　本书是对美国药品监管科学发展相关问题的研究，内容涵盖监管科学的起源、概念与内涵以及美国药品监管的科学化进程，分析 21 世纪 FDA 为迎接科学挑战而进行的组织变革、以监管科学战略计划及配套行动全面提升科学能力的理念与路径，深入探讨重要的监管科学工具、标准和方法的开发、应用和监管考虑。本书还包含美国药品监管科学的学科建设现状、监管人才培养与监管科学研究的内容。

　　本书旨在为广大药品监管工作者、高等院校和科研院所的药品监管研究人员提供参考，为推进中国的药品监管科学行动计划提供借鉴。本书也可以作为高等院校开设药品监管科学系列课程的教材使用。

图书在版编目（CIP）数据

　　美国药品监管科学研究/杨悦编著 . —北京：中国医药科技出版社，2020.9
　　ISBN 978 - 7 - 5214 - 1902 - 3

　　Ⅰ．①美…　Ⅱ．①杨…　Ⅲ．①药品管理 - 监管制度 - 研究 - 美国　Ⅳ．①R954

　　中国版本图书馆 CIP 数据核字（2020）第 109311 号

美术编辑　陈君杞
版式设计　友全图文

出版　**中国健康传媒集团** | 中国医药科技出版社
地址　北京市海淀区文慧园北路甲 22 号
邮编　100082
电话　发行：010 - 62227427　邮购：010 - 62236938
网址　www.cmstp.com
规格　787 × 1092mm $^{1}/_{16}$
印张　24 $^{3}/_{4}$
字数　523 千字
版次　2020 年 9 月第 1 版
印次　2022 年 9 月第 2 次印刷
印刷　北京市密东印刷有限公司
经销　全国各地新华书店
书号　ISBN 978 - 7 - 5214 - 1902 - 3
定价　**98.00 元**

获取新书信息、投稿、为图书纠错，请扫码联系我们。

研究有层次之分，每一层所呈现的内容不同。第一层是现象，第二层是经验，第三层是规律，第四层是方法论。规律是静态的，是对经验的深刻理解、逻辑分析与总结，只有到方法论层级，才可以发现新的、更多的规律。

对药品监管科学的研究亦是如此。从事药品监管科学研究，每个阶段不可跨越，现象、经验、规律，到达方法论，需要循序渐进。我对于药品监管的研究已有 20 余年，从跟进到总结、理解规律，未来努力方向是掌握方法论和创新思维。药品监管科学与科技同步，其发展迅速，因此研究的脚步也不能停。随着研究的深入，我越来越深刻感受到药品监管科学的博大深邃。本书是对美国药品监管科学前期研究成果的阶段性总结，力求从历史与现在、理论与实践、经验与规律等多个层面立体展示药品监管科学在美国的起源、发展与关键性实践全景图。

理解监管科学首先要了解其产生的时代、社会和文化背景。20 世纪 70 年代，美国监管机构由于科学决策能力不足，常常处于尴尬境地，只能依据"跨界"科学进行稍显"模糊"的监管决策，但逐步探索出一条"在科学的边界行走"之路，为自身的改进和蜕变埋下伏笔。此后，监管试图紧跟科学进步，但发展似乎比较缓慢，真正的跨越发生在 21 世纪初。2001 年，人类基因组图谱及初步分析结果的公布使科学家对疾病的认知、防治理念发生颠覆性转变，疾病防治从"模糊"转向"精准"和"个体化"。转化医学、精准医学的发展使创新产品不断涌现，令美国食品药品管理局（FDA）应接不暇，由此关键路径计划和监管科学战略计划相继被提出，监管科学理念、实践和学科体系逐步建立和发展，促进了 FDA 的监管能力提升和自身现代化。

监管科学是从工业时代向信息化时代过渡的产物，是监管全球化和现代化的动力源。监管科学战略充分体现了实现监管人才现代化、基础设施现代化、标准工具和方法现代化的方向、目标和措施。监管科学研究和决策中的同行评审和共识程序则根植于美国的民主和科学研究文化，当存在科学不确定性的情况下，广泛征求利益相关方意见，融合多学科和多领域的专家观点，最终由监管机构作出决策成为常规的基于科学的监管决策程序。监管科学的发展也根植于 FDA 追求卓越的价值体系，是 FDA 保持权威和领先的必要条件。

监管科学作为一门交叉科学、边缘科学逐渐发展起来，对监管科学的多种定义代表着科学界和监管机构的不同视角和理解。美国 FDA 把监管科学定义为研发新工具、新标准和新方法，以评估 FDA 监管产品的安全性、有效性、质量和性能的科学 。监管科学为监管机构服务，并致力于解决监管中的前沿科学问题、彰显创新精神、融合多学科和创造新知识。监管科学不仅是多学科知识的物理汇聚，更是全新的、有关监管科学工具、标准和方法的创造科学。

FDA 为什么重视监管科学？工欲善其事，必先利其器。在药品监管法律法规、制度、程序等框架基本成熟的情况下，科技的进步使监管机构原来依赖的科学决策工具、标准和方法落伍了，迫切需要给 FDA 装上"发动机"、配置"新引擎"，开发所谓的"新标准""新方法""新工具"作为监管系统中的"预制件"或者"创新部件"，并组装进法律、制度、程序当中，以全面提升 FDA 的科学决策能力。

本书第一章为监管科学概述，从"监管科学为什么被提出"这一问题出发，引出监管科学的起源，对监管科学的内涵与特征进行界定以及对监管科学涵盖的前沿科技进行回顾，旨在使读者理解 FDA 面对的挑战是什么，监管科学是什么。这部分也体现了对监管科学规律的一些认识，其中，风险分析与风险管理是 FDA 决策的核心逻辑；同行评审和共识程序是常规决策程序；新工具、新标准和新方法，是 FDA 履行保护和促进公众健康使命的"利器"。

第二章和第三章系统回顾了工业化时代和信息化时代美国的药品监管科学化进程。工业化时代，化学、毒理学、药物流行病学、临床药理学、生物等效性方法等相继引入，到了信息化时代，医学科技爆炸式发展，美国的法律、法规建立了满足公众健康需求、鼓励创新平衡仿制的基本策略目标，从解决审评积压的"末端审评"加速，逐步过渡到建立融入监管科学基因的"超高速通道"，实现了"前端和中端"加速的全新监管机制。

第四章则系统阐述并分析了 FDA 为迎接科技挑战、提升监管能力的组织变革，旨在使读者理解 FDA 从"不精于科学"的行政部门转变为以科学为基础的监管部门的历史蜕变过程。我们会发现，FDA 层面与内部中心和部门层面均为监管科学做好了充分的组织和管理准备，以积极的姿态迎接和拥抱监管科学。

第五章是监管科学战略计划，从 2004 年"关键路径计划"提出，到 2011 年的监管科学战略计划，再到各中心层面的监管科学计划和行动，我们可以看到 FDA 监管科学战略的底层逻辑，即战略目标设定、差距分析、优先事项识别、行动和措施部署以及执行评价。监管科学战略围绕三个维度即安全性、有效性、质量（产业化）展开，使读者看到战略中各维度的新工具、新标准、新方法的开发和应用。

第六章至第九章为美国目前开发应用的监管科学的新工具、新标准和新方法的分述，包括创新药物研发工具、创新临床试验方法、真实世界证据方法、药品质量监管科学。这些是目前 FDA 已经开发和使用的比较成熟的工具、标准和方法，但不能涵盖所有。监管科学的新工具、新标准和新方法是演进的，是逐步拓展的，有待日后继续深入研究。

第十章为药品监管科学学科。从监管科学学科知识的后学术时代构建理论谈起，回顾并分析了药品监管人才培养模式的转变，引出监管科学学科出现的必然性与学科发展现状。在药品监管科学人才培养方面，美国的药品监管科学学科的人才胜任力要素构建、课程设置、高等教育与继续教育相结合的人才培养模式和教育体系，都对我国未来药品监管科学学科建设具有启发意义。在药品监管科学研究方面，FDA 内部与外部融合式研究创新相结合，FDA 与顶尖大学和研究机构合作设立的监管科学与创新卓越中心（CER-SI）成为 FDA 的"外脑"和"智库"。

本书的附录部分还列举书中涉及的 FDA 已经批准和标识中使用的生物标志物、替代终点等必要的信息。

2019 年 4 月 30 日，国家药品监督管理局启动中国药品监管科学行动计划，聚焦药品安全"四个最严"要求，围绕"创新、质量、效率、体系、能力"的主题，开启推动监管理念制度机制创新、加快推进我国从制药大国向制药强国迈进的监管新时代。2019 年 4 月 25 日，我有幸应邀为国家药监局举办的第二期"药品科技大讲堂"做了题为"中国药品监管科学发展的路径思考"的学术报告，约 300 人参加了讲座，对我的报告高度关注，并提出很多问题，促使我后续深入研究并最终完成本书。

由于时间和本人水平所限，书中可能存在疏漏，欢迎各位同行、专家学者、读者批评指正！

杨悦

2020 年 7 月

目 录

第一章
监管科学概述

一、监管科学提出的背景

（一）使命危机

药品监管机构到底是一个纯粹的执法机构，还是一个以科学为基础的监管机构？药品监管机构的定位对其职责和使命设定有决定性意义。

1938 年《联邦食品药品和化妆品法案》（以下简称 FD&CA）最初颁布时，美国食品药品管理局（以下简称 FDA）面临的是相对简单的产品监管和合规问题。从 20 世纪 50 年代开始到 20 世纪 70 年代，国会授权 FDA 审评或批准新药、人用生物制品和人用医疗器械的安全性和有效性以及色素添加剂、人用食品添加剂和动物饲料添加剂的安全性等职责，其面临的监管问题逐渐变得复杂并且具有挑战性。在 1970 年之前，FDA 主要是执法机构，对掺假（adulteration）和错误标识（misbranding）等违法行为的处理由有经验的检查执法人员完全可以应对。当时，FDA 职责的履行较少需要依赖科学，FDA 雇员总数很少，高学历专业人员数量更少。然而，进入 20 世纪 70 年代这一转折阶段，随着 FDA 监管产品的范围扩大，法律授权的上市前审批职责扩充，其内部监管决策职能急剧增加，FDA 成为以现代科学为指引的监管机构。

目前，FDA 的监管产品范围包括食品、药品、医疗器械、化妆品、兽用药等产品，所涉及的科学领域涵盖产品的上市前审评、疗效和安全性评价、上市后不良事件监测以及质量和安全监管的全部科学和技术。长期以来，FDA 被民众视为公众健康守门人或者把关人（Gatekeeper），在保障美国公民健康方面的地位不可撼动。

21 世纪是创新的世纪。随着科学技术的发展和信息时代的到来，各种科学知识呈现爆炸式增长，健康领域应用新兴科学技术的产品不断出现，新兴科学技术已经悄无声息地渗透到药品、医疗器械等健康产品和医疗相关领域的方方面面，深刻地影响着疾病的预防、诊断和治疗，甚至影响着人类健康和经济的发展。

面对飞速发展的医学和科技变革，FDA 在多种场合反复强调其深刻感受到的危机感和紧迫感。在先进科学技术面前，FDA 显得能力不强、效率不高、创新不足、体系不畅，FDA 深刻意识到，如果不主动变革，将无法跟上科技发展、产业发展以及疾病发展的步伐。FDA 如果不能适应快速发展的科技和社会发展需要，将无法更好地履行保护和促进公众健康的职责使命。FDA 必须进行自我革新，迎接科技进步的挑战，不断开拓创新，履行监管使命。

21 世纪对药品监管机构的能力要求已经不是传统意义上的知识缓慢累积，而是一种爆炸式的知识涌入，在完成行政程序和法律框架的构建后，FDA 把自己定位在以科学为基础的监管机构，而非一个单纯的执法机构，时刻不忘保持先进性和国际引领性地位，构建一种卓越组织文化。

本书试图完整地展现 FDA 职责与定位转变过程中，监管科学理念与实践形成和发展的渐进式演进过程，探求其对监管科学的边界认知及与监管事务结合的紧密连接点和关键路径。

（二）科技驱动

FDA 所要迎接的科学和技术挑战到底是什么呢？实际上，很难一言以蔽之。FDA 在不同的时代、不同的发展阶段面临不同的科学技术挑战，当今时代，监管机构面临的挑战主要来自于精准医学治疗、诊断技术以及先进生产技术等方面。

在精准医学时代，医学科学对疾病的认知发生了根本性的改变，以往按症状、部位和器官命名的疾病分类被基于组学技术的精准分型所代替，转变为基于分子表型进行全新的疾病分类，力求准确寻找病因和治疗靶点，实现个体化医疗。

2001 年科学家们第一次完成人类基因组草图，2003 年完成了在现有技术下的"最大限度的全部基因测序"后，以组学研究、队列研究为主要内容的新型诊断检测技术对人类的疾病重新进行了定义，建立了以分子表型、基因型、生物标志物为核心的新型疾病分类，新型靶向药物和疗法的研发随之蓬勃发展，基因测序、生物芯片、分子影像、介入等新兴诊断技术以及大数据分析技术使药物与疾病精准诊断紧密结合，药物研发模式发生了前所未有的新变化。

精准医学的发展最终导致疾病治疗思维和药物研发路径的改变，从"模糊"走向"靶向"，从"治标"走向"治本"，从"对症治疗"走向"预防或者治愈"。疾病认知、诊断、预防和治疗模式发生改变，药物研发的底层理论和思维方式随之改变，迫使监管机构必须变被动为主动，作出适应性政策调整和改进。

监管科学正是在这样的历史背景下越来越得到 FDA 等国际药品监管机构的重视，并深刻快速地融入药品监管机构的监管决策当中。

FDA 的大部分活动主要是审评和监管新药、生物制品、医疗器械和食品添加剂。FDA 必须掌握分子和纳米科学检测技术，广泛涉猎从分子生物学到核物理和工程学等一系列必要的学科专业知识，这种挑战是前所未有的。对 FDA 来说，科学是所有监管决策的基础，没有足够的科学支持无法作出正确的决策。因此，为了进行有效的监管，就势必要求 FDA 的职员所具备的科学能力与申请人相当或超过申请人。FDA 职员必须应用广泛的专业知识对体外试验数据、动物试验和人体临床试验数据、工艺开发、设施检查等数据进行审评，还要对临床前评价、产品开发、制造、包装标签、标准制定等进行监管。

FDA 必须拥有相关科学背景的专业人员和资源以进行监管研究，提高对不断更新换代的创新型候选产品的安全性和有效性的评价和监测能力，同时，不断研究和实践创新监管模式和方法，使现有监管模式和方法现代化。具备科学素养和评判科学证据的能力对于 FDA 履行使命至关重要。在制定法规、上市前批准、开展执法行动和突发事件应对决策时，FDA 必须基于对风险分析范式下新兴科学的理解，FDA 离不开科学，FDA 必须探索和实践创新监管科学，以履行其使命。

FDA 内部蕴含强大的科学内涵和科学文化，外在表现为高度专业性，以及由此而体现出来的权威性和社会声誉。

（三）产业推动

没有强大的监管机构就没有强大的产业。FDA 自称是国际上最强大、最先进的监管机构，其监管的行业是美国社会中最成功和最具创新性的行业，也是少数几个促进与其他国家贸易平衡的行业。美国是全球生物医药创新的领先地，也是全球新药上市的首选地，这与强大的监管机构的助力密不可分。

FDA 是国家医疗保健服务和公共卫生体系的重要组成部分，FDA 的职责涉及所有美国人的生命、健康和福祉，是国家经济和安全不可或缺的政府部门。FDA 监管全美 80% 的食品以此来确保食品供应，在保证创新药品、人用疫苗和医疗器械等医疗产品的安全性和有效性方面发挥着关键作用。FDA 每年监管着约 1 万亿美元的消费品，相当于消费者每消费 1 美元，其中就有 25 美分的产品是由 FDA 监管的。FDA 对国家安全也至关重要。FDA 在保护美国公众免受炭疽、神经毒剂袭击和放射性污染等恐怖袭击，以及降低严重急性呼吸综合征（SARS）、埃博拉病毒、西尼罗河病毒和禽流感等自然威胁的潜在影响方面发挥核心作用。

FDA 监管约 20000 种药品、6500 种医疗器械、400 种生物制品以及 85000 种烟草制品。目前，美国监管大约 2500 家本土药品制造商，监管的外国制造商数量超出本土制造商数量。到 2019 年底，在美国 FDA 登记的全球生产设施（药品、生物制品和医疗器械场地）共计 43129 个，其中境内生产设施 25640 个，占全部生产设施的 59.5%。

美国药品研究与制造商协会（PhRMA）是全球知名的药品研究与制造商协会，现有 35 个跨国企业会员，会员企业单位人员将近 65 万人，代表了美国领先的药物研究和生物科技公司①。美国的药品流通企业高度集中，前三大批发企业市场份额超过 95%，前三大零售企业市场份额也超过 95%。

总体上看，美国构建了良好的药品行业生态，成熟的第三方行业组织，高度集中的制造商、批发商和零售商，药品行业不仅在科学技术方面保持国际领先，而且在创新理念和政策敏感度方面积极主动，组建积极参与监管事务和监管科学协作的联盟，旨在加快创新产品的研发、上市和供应。

---

① PhRMA. Members［EB/OL］.（2019 – 07 – 10）［2020 – 05 – 21］. https：//www. phrma. org/en/About/Members.

（四）健康促进

长期以来，人们都承认药品是特殊商品，其特殊性体现在安全性及有效性评价和决策判断的复杂性，这一决策过程必须以科学证据为基础。药品器械等健康相关产品是高科技产品，其研发过程、生产过程、使用过程融合了各种科学技术，在批准还是不批准，撤市还是不撤市的关键决策关头，监管机构就是公众健康的"把关人"，承载着保护和促进公众健康的使命。

公众健康需求是监管科学产生和发展的最直接驱动因素之一。监管机构必须思考如何满足患者尚未被满足的治疗需求，如何加快治疗效果更好、更安全、更及时的治疗产品获得。监管法规的建立、监管程序的完善、监管工具、方法和标准的开发将直接影响先进科学和技术是否能够尽快引入监管决策，原有的审评标准、质量标准、生产技术标准等等可能已经落后于科技步伐，停滞不前就是对健康的漠视，可能意味着生命的消逝。发展监管科学是 FDA 履行保护和促进公众健康使命的必备现代化装备。

监管科学的提出和繁荣具有深刻的历史背景和现实意义。监管科学意味着融合创新、深刻变革的时代到来了。监管机构必须要融合已经掌握的和新兴的多学科知识，整合多领域顶尖人才，开拓多来源证据获取路径，解决多类型产品的评价以及监管等疑难问题，进行科学的监管决策。

二、监管科学的起源

（一）监管机构在科学的边界行走

监管科学是一门前沿的边缘学科，是监管机构履行职责和使命的科学基础，并非药品行业专属，在很多行业均已有实践和应用，包括在食品、药品、农业和环保等行业。

早在 19 世纪末和 20 世纪初的美国，监管机构负责制定规则，通常并不考虑科学，而宗教和信仰超越了科学，在社会决策过程中发挥绝对主导地位。随着社会的发展，各行业发展逐渐受限，立法者、监管者和产业界逐渐认识到规范行业活动需要获得更多的科学信息，监管机构对科学的渴望得到社会的广泛关注，这些领域包括但不限于采矿、制造业、农业、空气污染、水污染和食品安全等领域。

1. 两种典型的科学决策主张

20 世纪 70 年代，美国政府监管事务日益复杂，行政管理机构和程序发生变革，与政策有关的科学从传统的高校和企业实验室领域剥离出来，逐步演变为公共产品，导致监管决策的技术基础更容易引发争议，而各种来源的关于科学的公开报道，则促进了公众的科学认知和觉醒，加剧了科学决策合理性的公开辩论①。

---

① 希拉·贾萨诺夫.第五部门当科学顾问成为政策制定者［M］.陈光，译.上海：上海交通大学出版社，2011：21.

当时，两种主流的科学政策主张"民主论"和"技术统治论"日益盛行。民主论认为，在有关技术的监管事务上，受到足够教育的普通公众足以作出明智决策，即所谓的非专业性民主决策。而技术统治论者则认为，没有充分地与科学领域专家协商讨论是监管失灵的一个主要原因。1975～1980 年，围绕食品、环境、工作场所中化学危害物美国出现了大量引人关注的争论性问题，监管机构根据内部的科学研究或风险评估结果，提议禁止或限制使用某种化学物质，但外部专家可能会质疑监管机构的研究成果，尴尬的监管机构不得不撤销其监管行动，这将损害其科学声誉和政治声誉。

1978 年，FDA 认为人造甜味剂是可疑致癌物并建议禁用，引发公众的强烈反对。国会对公众的呼声积极回应，通过一项特别法案允许糖精继续销售，这一矛盾的决策过程严重损害了 FDA 的声望①。

1979 年，麻省理工学院科学家保罗·纽伯恩（Paul Newberne）根据 FDA 资助的一项为期三年的啮齿类动物喂食动物试验，认为亚硝酸盐会增加淋巴癌和"癌前病变"风险。依据 1958 年修订的《联邦食品药品和化妆品法案》中的德莱尼条款，无论其致癌风险的高低和对食品供应之贡献的大小，禁止在食品中使用任何可能致癌的添加剂，即所谓的零风险标准，FDA 必须禁止亚硝酸盐的一些主要用途。FDA 和农业部原则上达成共识，认为应当分阶段实现亚硝酸盐的全面禁用，但美国司法部认为应当立即禁用。1980 年，美国 FDA 在没有毒理学专家参与评审的情况下，突然宣布依据某些没有经过同行评审的研究证据，认为亚硝酸盐单独用于实验动物不会致癌。FDA 的反复无常受到公众质疑，亚硝酸盐事件已经成为经典的监管案例，成为有必要加强对政策有关的科学进行同行评审的有力证明①。

1970 年，美国环保局（Environmental Protection Agency，EPA）成立，同样面临相同的质疑和挑战。EPA 是具有独立实验室的新型专业监管机构，设有 5 个专家委员会专门关注科学不确定性最大的领域。EPA 的职责还包括开发解释科学不确定性的分析方法，在毒理学、药物流行病学、统计学等方面积累了大量专业经验。EPA 发布的氧化硫的流行病学方法和数据研究结果受到媒体质疑，EPA 的研究中未经充分的同行评审，经常基于未经公开发表或未经同行评审的数据，相信"坏科学"。1977 年，美国国家科学院对 EPA 决策程序的评估报告指出，科学顾问委员会不仅需要有科学上的合理性依据，更需要有合法性基础。

1970 年《信息自由化法案》和 1972 年《联邦咨询委员会法案》试图从制度基础建设方面保障政府科学政策的合法性，赋予监管机构更多科学解释的责任，承担多元化的科学职能，如开展研究和资助基础研究、对项目进行监督和审计、开展风险评估等，监管机构被赋予一种全新的融合科学和政策考量的混合型决策模式，即由监管机构制定科学政策，法院负责对监管机构的科学决策进行纠偏。随着健康、安全和环保领域越来越

---

① 希拉·贾萨诺夫. 第五部门当科学顾问成为政策制定者［M］. 陈光，译. 上海：上海交通大学出版社,2011：28.

多的新法律颁布，法院审理的案件积累了大量判例，使科学政策决策中的基本命题更加清晰，形成典型的科学政策范式，包括三个关键要素：第一，理念要素，允许监管机构基于不完备的知识作出监管决策；第二，即使没有达成科学界的共识，科学政策决策也可能是有效的；第三，当专家之间持不同意见时，监管机构有权在符合法律授权的情况下解决争议。换句话说，当科学本身无法提供唯一答案时，应当由富有监管责任的机构依据法定授权，在存在相互冲突的多种解决方案中作出选择[①]。即在不同的技术方案之间作出选择属于监管机构的行政自由裁量权范围。

2. 同行评审引入监管程序

当法院的裁决与监管机构的结论矛盾时，由监管机构作出科学决策的范式受到越来越多质疑。由于同行评审在西方国家科学发展中已有300多年的历史，希望同行评审引入监管过程的呼声占据主流，行业期待经过科学咨询程序形成支撑监管行动的科学建议，并试图对监管科学进行重新界定，监管科学的目的在于生产出促进政策制定的技术、程序和方法，而不是直接生产知识和技术。

🔗 **拓展阅读**

科学的本质

形成科学的，不是事实本身，而是用来处理事实的方法[②]。

整个科学的统一仅在于它的方法，不在于它的材料。

从20世纪60年代开始，FDA开始组建庞大的咨询委员会体系，把独立的科学委员会意见征询融入FDA的决策程序，提供的合法化建议对监管决策是不可或缺的。当外部顾问与FDA的内部专家协调一致时，最终的政策决策就很少出现科学、法律和政治上的争论。然而，在20世纪70年代末，公众对FDA的主要批评是过度热衷于监管，延误药品上市，进而剥夺了公众获得有益的药物的机会。到1986年，FDA共有39个常设的咨询委员会和专家小组。FDA向咨询委员会寻求科学问题的咨询建议由来已久。

3. 科学委员会与监管机构的意见分歧

FDA对药品上市审批的严格监管始于1962年，在反应停（沙利度胺）事件后，《联邦食品药品和化妆品法案》的《Kefauver - Harris修正案》颁布，增加在上市前证明疗效的规定，制造商必须提供能证明药物疗效的实质性证据（substantial evidence），即充分、严格的对照研究（包括临床研究）所构成的证据，证明该药的声称或表述的疗效用途。但科学委员会和FDA对实质性证据的理解却不一定完全一致，容易存在分歧。下面举两个典型例子。

第一个案例是普萘洛尔。该药最早被批准的适应证是心律失常，到1973年，该药主

---

① 希拉·贾萨诺夫. 第五部门当科学顾问成为政策制定者［M］. 陈光，译. 上海：上海交通大学出版社，2011：21.

② 卡尔·皮尔逊. 科学的规范［M］. 李醒民，译. 商务印书馆. 2015：8 - 13.

要的实际临床应用却是治疗心绞痛，但该适应证并未获得 FDA 批准。当时，该药的生产商惠氏 Ayerst Laboratories 正在进行临床试验但尚未完成。FDA 确信已发表文献的证据可以支持该药的实际应用，因此，立即批准了该适应证。咨询委员会却认为必须在至少两个充分的、有严格对照的临床试验基础上，才能批准药物的新用途，因为这才能符合法律规定的实质性证据标准。最终 FDA 决定不采用咨询委员会提出的谨慎建议，并利用这一属于边界工作（boundary work）对自身决策作出卓有成效的解读，即科学委员会应当根据科学标准而不是司法判断来评价科学证据。FDA 决策的自我解读出人意料地得到社会的支持。

"边界工作"一词的最初用法是由社会学家托马斯·吉林（Thomas F. Gieryn）提出的，他最初用它来讨论划分"科学"与"非科学"的这一问题 ①。Gieryn 将边界工作定义为"对于某个科学机构（包含执行者、方法、知识储备、价值和工作组织）的某些选定属性的归类（attribution of selected characteristics），旨在建立一个社会学上的边界（social boundary），以把其开展的某些智力活动划定于科学的边界之外。

另一个典型的案例是心律失常抑制试验（Cardiac Arrhythmia Suppression Trial，CAST）。1986 年由美国国家心脏、肺和血液研究所（National Heart, Lung, and Blood Institute，NHLBI）开始进行的恩卡胺（encainide）和氟卡胺（flecainide）的 CAST，于 1989 年 8 月在新英格兰杂志上公布了阶段性试验结果，恩卡胺或氟卡胺试验组死亡率高于服用安慰剂组死亡率 3.6 倍，研究人员终止了试验，并建议试验组患者不得继续服用试验药物。该试验给医学的警示是，单纯抑制心律失常不一定能够降低猝死发生率。死亡率增加可能与试验药物致心律失常作用有关 ②。CAST 试验后生产商修改了两药的说明书。除了两药的说明书修改问题外，FDA 更为关注的是一般的抗心律失常药物是否也存在同样的问题。1989 年 10 月，FDA 邀请心肾委员会解读该问题，心肾委员会的判断角度已经从根据 CAST 试验本身的数据判断转向从临床医师的角度去判断。这个案例体现了 FDA 后来的风险监管思维特征，即超越 CAST 试验本身去思考某类药品的同类药品是否需要进行额外监管的问题，这个问题明显是超科学（Trans‐scientific）的。从一个产品的风险评估扩展到同类药品风险评估是监管科学研究的代表性思维方式之一。监管科学是超科学的，需要监管者作出超越科学本身的决策和判断。

> 🔖 **拓展阅读** ┄┄┄┄┄┄┄┄┄┄┄┄┄┄┄┄┄┄┄┄┄┄┄┄┄┄┄┄┄┄┄┄┄┄┄┄
>
> ### 抗心律失常药物的 CAST 研究
>
> 　　20 世纪 80 年代初期，医生们发现心肌梗死后患者常常伴有室性心律失常，特别是室性期前收缩，临床医生普遍依据经验认为，应用抗心律失常药物减少室性期前收缩能

---

① Gieryn, Thomas F. Cultural Boundaries of Science [M]. Chicago: The University of Chicago Press. 1999: 27.

② 陈练. 接受恩卡胺、氟卡胺或安慰剂治疗患者的死亡率和发病率：心律失常抑制试验（CAST）[J]. 国外医学（心血管疾病分册），1991（05）：303–304.

降低心肌梗死后患者的病死率，期前收缩减少越多则疗效越好。但美国国家心脏、肺和血液研究所在循证医学思想的指导下，认为上述做法缺乏客观证据，遂进行了 CAST 研究。1987 年该研究由美国、加拿大、瑞典三国 27 家临床医学中心开始实施，对心肌梗死后有症状或无症状室性心律失常患者应用 I c 类抗心律失常药恩卡胺、氟卡胺并使用安慰剂进行对照试验，试验被宣布提前终止，原因是，与安慰剂组相比，恩卡胺、氟卡胺治疗组的主要终点事件——心律失常相关性死亡的相对风险增高 2.64 倍，全因死亡或猝死发生率均显著增高。通过 CAST 试验人们开始认识到，抗心律失常药物均有促心律失常作用，以常用的 I c 类药物最突出，治疗后的心律失常现象减少并不意味着病情好转，反而可能对预后不利，CAST 试验对心肌梗死时预防性使用抗心律失常药物的做法予以否定，促使临床医生重新思考室性心律失常的分类及治疗问题。

与 FDA 面临的监管挑战相同，EPA 也面临同样的监管挑战。EPA 成立后首要的监管决策问题就是是否限制杀虫剂的使用，而 EPA 处于两难境地，首先，缺少影响人类健康的流行病学数据，仅能按照一般原则从动物数据推测对人类的影响。此外，人体暴露的精确水平难以测量，因为空气、食物、水等多重暴露途径难以准确界定，也就是说直接测量人类的健康风险几乎没有可能。1972 年，国会修订《联邦杀虫剂、杀真菌剂和杀鼠剂法》，更新了注册新杀虫剂的合法标准，并要求 EPA 对当时已经注册的 50000 多种产品进行重新注册，不符合合法标准的将被撤销注册。实践证明，一套完整的可撤销再注册程序需要 3~7 年时间，从时间上看 50000 多种产品的再注册是不可完成的任务。EPA 于 1978 年开发出另一套再注册程序，按照活性成分制定划分为 600 个品种的标准，再按照活性成分划分为 48 个大类，并综合考虑产量、人体暴露、生态暴露等因素进行排序[①]。再注册过程中，一些品种暴露出数据缺失的问题，而且即使拒绝再注册也时常引发诉讼纠纷，导致再注册一再被搁置。EPA 不仅在杀虫剂监管中遇到科学标准的挑战，在有关某些杀虫剂产品是否禁用的风险评估过程中，也遇到因为缺失可靠的数据而无法快速作出撤市决策的问题，从而引发社会争议。

总之，FDA 和 EPA 面临的共同挑战是，监管决策所依赖的科学证据不充分或存在争议时，监管决策应当如何作出呢？

（二）监管科学的出现

监管科学起源于监管机构对无法解释的新领域的认知渴望和使命担当，最初被称为"超科学"或"跨科学"。美国核能物理学家阿尔文·温伯格（Alvin M. Weinberg）在 1972 年发表 Science and Trans - Science 一文，把评估电离辐射影响的科学过程视为跨界科学或超科学[②]，尽管从认识论的角度讲，"超科学"是关于事实的问题，可以用科学语言

① 希拉·贾萨诺夫. 第五部门当科学顾问成为政策制定者 [M]. 陈光，译. 上海：上海交通大学出版社. 2011：179.
② 刘昌孝. 国际药品监管科学发展概况 [J]. 药物评价研究，2017，40（08）：1029-1043.

提出，但不能单纯依靠科学来回答，因为其超越了科学能够解释的界限，这被认为是监管科学的最初萌芽①。

"监管科学"一词最早出现在 1970 年 12 月 EPA 成立后不久，Alan Moghissi 博士在起草的一份有关 EPA 面对的科学问题的内部建议书中，指出 EPA 正在面临着必须在法定时限内依据不符合传统科学要求的新的科学证据作出监管决策的挑战②。当时，监管科学一词并不被公众普遍认可，关于监管科学能否成为一个新的学科并没有达成共识。

风险分析（包括风险评估和风险管理）的出现，是监管科学作为一门科学学科得以建立的重要原因。有关核能、杀虫剂、废物处理、矿山安全、化学品排放和许多其他问题上的争议日益增多，风险分析进入监管机构视野，并用于预测性地评估各种监管措施的备选方案，以及处理许多法院案件。当时，主要的监管工具除了风险分析，还包括风险评估和风险管理。

监管科学是跨学科（interdisciplinary）和多学科（multidisciplinary）的，几乎依赖于所有的科学学科。监管科学的一个关键特征是试图预测未来的事件，涉及食品、药品、环境、安全、经济和其他许多人类活动，并尽可能避免法律法规和政策制定等产生不利后果或促进有利的环境条件。监管科学还包括在法庭上评估科学主张的有效性，以及协助许多其他政策决策制定。

1985 年春天，依据美国国税局法规 501（c）（3）条款，Alan Moghissi 博士在弗吉尼亚州建立了一个非营利性的监管科学研究所（the Institute for Regulatory Science，RSI），其目标是"在科学与监管体系交界领域进行科学研究"。Alan Moghissi 博士在 EPA 担任了多个职位，包括辐射和危险材料首席科学顾问。1989 年 7 月至 1995 年 6 月，RSI 的研究活动是由 Alan Moghissi 博士在马里兰大学巴尔的摩分校（University of Maryland，Baltimore）担任副校长和在费城天普大学（Temple University in Philadelphia，Pennsylvania）担任副校长期间分别开展的。Alan Moghissi 的研究不仅涉及生物和环境动力学领域，而且越来越多地进入社会决策（包括监管决策）中最佳可用科学（Best Available Science，BAS）概念开发和实践领域。直到 1995 年 7 月，RSI 开始成为独立开展研究活动的实体，RSI 开展监管科学研究活动的核心贡献是最佳可利用监管科学（best available regulatory science，BARS）和监管科学主张评估指标（metrics for evaluation of regulatory science claims，MER-SC）③（图 1-1）。BARS 的概念逐渐得到社会的广泛接受，从美国社会越来越强调独立的同行评审可以窥见一斑。而监管机构的建立在当时并未促使人们认识到需要建立新的科学学科④。

①　Weinberg AM. Science and trans-science [J]. Science，1972，177：211-212.

②　Moghissi A A，Straja Sorin R，Love Betty R，et al. Innovation in Regulatory Science：Evolution of a new scientific discipline [J]. Technol Inn，2014，16（2）：155-165.

③　RSI. History of RSI.（2018-01-05）[2019-03-28]. http：//nars. org/about-us/.

④　Moghissi A A，Straja Sorin R，Love Betty R，et al. Innovation in Regulatory Science：Evolution of a new scientific discipline [J]. Technol Inn，2014，16（2）：155-165.

监管者的科学语言伦理义务

Regulators have the ethical obligation to follow the Jeffersonian Principle and translate the science used in their process in a language that is understandable to affected communities。

监管者有伦理义务遵循杰斐逊原理①，并采用受影响各方可以理解的语言表达其监管程序中使用的科学。

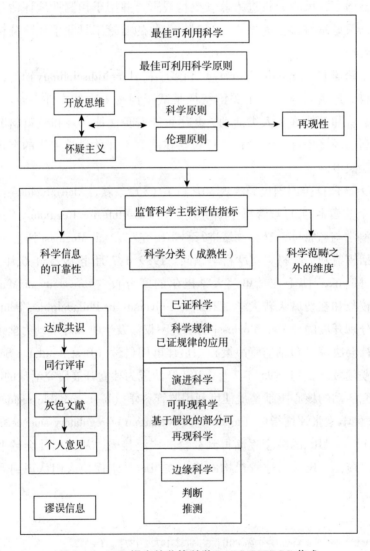

图 1-1   RSI 提出的监管科学 BARS/MERSC 范式

---

① 美国历史上第三任总统杰斐逊的政治主张，其核心是对所有人，无论国家和信仰、宗教和政治，一律平等和公平……。

伴随着研究的进展和科学的演进，BARS/MERSC 历经了几十年的发展，但其最初就认识到科学的可靠性是由独立同行评审决定的。同行评审的观点产生 BARS，以及从 BARS 衍生而来的科学主张评估指标 MERSC，即判断是否属于监管科学范畴的标准。随着监管科学的发展，BARS/MERSC 又增加一个方面：即确认纳入监管科学已知的科学范围之外的新领域而引发的新问题、新挑战。

BARS/MERSC 的应用导致科学在决策过程中运用的基础概念的发展。RSI 编撰了系列手册，以指导如何有效利用科学来促进实现社会目标的概念标准化，手册涉及同行评审手册（RSI peer review manual）、公众和利益相关者参与手册（manual for public and stakeholder participation）、监管科学沟通手册、监管科学信息的独立同行评审手册（independent peer review of regulatory science information manual）以及监管科学的其他领域。

三、监管科学的概念与内涵

（一）监管科学的概念

美国哈佛大学从事科学技术研究的教授 Sheila Jasanoff 在 1990 年首次对"regulatory science"一词进行深入阐述，试图找到一个能与现有"研究科学"（research science）进行区分的标志，认为它是一门包含了科学、社会和政治相互关系的学科，而不仅仅是监管机构和其他决策制定者从诸多独立、客观的科学研究中去发现、挖掘而促成的学科。监管科学的要旨不是得到真理（get at the truth）本身，而是实现"可用的真理（achieve a serviceable truth）"。

美国 FDA 于 1991 年开始使用"监管科学"这一概念解决医药等"应用科学的产品"问题。此后，FDA 开始重视"监管科学"，并将其确定为 21 世纪重点推动发展的学科[①]。

2007 年，FDA 科学委员会在《FDA 的科学与使命危机》报告中将监管科学描述为公众健康机构（public health agency）为履行职责所需的基于科学的决策过程。

2009 年，FDA 前局长 Margaret Hamburg 指出监管科学是用来评估和评价产品安全性的科学和工具。

美国监管科学研究所（RSI）所长 Alan Moghissi 博士 2009 在 *The Scientist* 杂志发文，认为监管科学是科学在社会决策过程各个层面上的独特应用。

FDA 在 2010 年《NIH - FDA 合作加速快速审评通道产品创新的声明》（Announcement of NIH - FDA Collaboration to Fast - Track Innovations to the Public）中将监管科学描述为开发和使用新工具、标准和方法，以便于更高效地研发产品，更高效地评价产品的安全性、有效性和质量的科学。

美国宾夕法尼亚大学医学院 Garret Fitz Gerald 教授于 2010 年指出，监管科学是通过

---

① 刘昌孝. 国际药品监管科学发展概况［J］. 药物评价研究，2017，40（08）：1029 - 1043.

获取和分析足够的数据，以指导与批准安全有效的治疗产品、器械和化妆品以及确保食品供应安全和营养价值有关的知情决策。

美国南加州大学（USC）药学院对监管科学的描述为：监管科学将生物医药产品研发的监管和法律要求与确保产品安全、有效的科学研究联系起来。

美国医学研究所（Institute of Medicine，IOM）于 2012 年指出，监管科学是应用科学方法来改进新药、生物制品和需要上市前审批的器械的研发、审评和监督的科学。

美国国立卫生研究院（NIH）认为监管科学促进新的或改良的工具、方法、标准以及更易理解的应用科学的开发、评价和获得，并在产品全生命周期中持续改进产品的安全性、有效性和质量的评价。

FDA 将监管科学定义为研发新工具、新标准和新方法，以评估 FDA 监管的产品的安全性、有效性、质量和性能的科学①。

> 🔗 **拓展阅读**
>
> ### FDA 对监管科学的界定
>
> Regulatory science is the science of developing new tools, standards, and approaches to assess the safety, efficacy, quality, and performance of all FDA – regulated products.

综上，监管科学的提出是监管机构基于履行保护和促进公众健康使命，使药品监管机构具备利用掌握的各种科学知识进行监管决策的能力的初衷。

监管科学是研究如何运用各种传统的和新兴科学知识进行药品审评、检查、监测评价等监管决策，并加以实践的超科学或者跨界科学、边缘科学。监管科学的基础是药品监管的战略、理念、法律、制度、程序和机制，监管科学具体表现为创新的（或改良的）标准、方法和工具。

监管科学与监管事务（regulatory affairs）的含义不同，监管事务包括行政管理性监管活动，例如立法、程序、审评、检查、调查、执法等，也包括科学活动，监管科学是研究在执行和完成监管事务性工作时应用的新兴科学技术开发的新工具、新标准和新方法的聚焦工作。正所谓，工欲善其事，必先利其器，这些新工具、新标准和新方法的开发最终可以提高监管效能，加快临床急需药品的上市，保护和促进公众健康。监管科学研究出的新工具、新标准、新方法并非孤立存在，其必须在监管事务性工作中（监管决策中）实际运用，通常以法律法规条款形式确立其法律地位，以认定、操作程序、指南制定等程序性工作将限定的应用场景、验证的要求、证据充分性、可靠性等监管考虑融入其中，通过资格认定程序、发布技术指南等，最终达成监管机构和行业共识，公开共享并普遍性应用。

---

① FDA. Advancing Regulatory Science. ［EB/OL］. （2014 – 03 – 12）［2018 – 05 – 06］. https：//www.fda.gov/scienceresearch/specialtopics/regulatoryscience/default.htm.

（二）监管科学研究的科学范畴

1. 决定因素：科学信息的成熟度、再现性

尽管监管科学是一门独特的科学学科，但与其他科学学科如物理、化学或生物学一样，包括许多研究领域。统称是"监管科学"，实际包括药品监管科学、环境监管科学、食品监管科学等各种监管科学研究分支。

Alan Moghissi 博士认为科学能否纳入监管科学范畴取决于科学信息的成熟度和再现性，他所领导的 RSI 通过对监管科学性质的研究发现，在大多数令人满意的案例中，监管科学属于部分可再现的科学类别（partially reproducible science class）。该类别依赖于可再现的科学，包括已证科学或演进科学（evolving science），可再现性意味着任何科学主张都必须提供有效性的证明，监管机构应当将无可争议的科学领域与包括假设和解释的领域分开对待。

再现性（reproducibility）是指使用相应科学证据中（如同行评审期刊文献）所述的相同方法对同一被测变量重新测量后的结果一致性。与再现性相关的另一个概念是复制（replicability），即当采样、研究程序和数据分析方法可能存在差异时，独立获得至少相似的不完全相同结论的能力①。可再现性和可复制性一起作为科学方法的主要工具。科学研究的可再现性日益得到人们的重视。美国统计学会（American Statistical Association，ASA）起草的一份《为支持可再现性研究向基金资助机构建议书》中专门提到了要注意区分经常被误用的两个词：reproducibility 和 replicability。尽管两个词翻译过来都是"可复制的、可重复的"之意。但 reproducibility 专指拿到原始数据和计算代码以后进行数据分析，理论上应当与原始研究的数值结果一模一样。replicability 是指按照原始研究的试验方法，不使用原始的试验数据，独立于初始研究者，尝试重复整个试验过程。这个标准显然更高，如果试验结果一致的话，说明原始研究的结果和结论可靠性基础扎实。因此，reproducibility 可以被认为是 replicability 的第一步，也是非常重要和必要的一步②。

Alan Moghissi 博士还倡导监管科学评价指标的建立应当遵循基本原则，即开放思维原则、怀疑主义原则、普遍科学原则和再现性原则，言外之意，不满足这些原则的那些科学信息将被排除在监管科学之外。

开放思维原则（open-mindedness principle）：这一原则意味着监管科学界和公众必须愿意认真考虑新知识和新科学主张。

怀疑主义原则（skepticism principle）：这一原则要求那些提出科学主张的人必须履行提供充分的证据来支持他们主张的义务。怀疑主义原则提供了平衡机制，并确保开放思维原则不会被滥用。

---

① Leek, Jeffrey T; Peng, Roger D. Reproducible research can still be wrong: Adopting a prevention approach. Proceedings of the National Academy of Sciences of the United States of America［R］, 2015, 112（6）:1645-1646.

② Hofner, B. Guidelines for Code and Data Submission: Specific Guidance on Reproducible Research.（2015-11-18）［2020-05-17］. http://onlinelibrary. wiley. com/eline. pdf.

普遍科学原则（universal scientific principles）：是需遵循的基本科学原则和标准，适用于几乎所有的科学学科，包括监管科学。

再现性原则（reproducibility principle）：再现性是任何科学主张有效性的证明，并将无可争议的科学领域与包括假设和解释的领域分开。再现性原则在很多监管科学活动中具体体现为验证思维，如数据验证、工艺验证、工具开发验证、检测方法验证、结果验证等，可验证、可再现是科学主张可靠性的保证。

监管科学常常受到社会性目标、意识形态、信仰和许多其他非科学问题的干扰，Alan Moghissi 博士领导的 RSI 特别强调，对于监管机构来说，科学问题应该被作为优先于社会目标和其他价值目标的首要考虑因素。

根据科学信息的成熟度和再现性，科学被分为已证科学和演进科学、边缘科学和非科学，演进科学又分为可再现、部分可再现、循证科学、假设科学（表 1-1）。边缘科学应当限定其使用的情境和条件，这也是在后面的章节看到监管科学的工具、方法附加应用场景条件的原因。非科学则不应当作为监管科学的考虑范围。

表 1-1　科学纳入监管科学范畴的评估维度及分类

分类	子类别	内容
第一类 已证科学 Proven Science		科学规律（或原则）及其应用。是可预测和可靠的，科学基础被理解并符合再现性原则。监管科学很少涉及。
第二类 演进科学 Evolving Science	绝大多数逐步演变的科学都包括在这个类别中	
	可再现的演进科学 Reproducible Evolving Science	还不被完全理解的某个领域的可靠的和可再现的科学信息。但是，信息的科学基础常常是未知的或尚不完全的。
	部分可再现的科学 Partially Reproducible Science	也称为合理化科学或科学推断，包括预测模型等。尽管建立在已证实或可再现的演进科学之上，但使用假设、外推和缺省数据来推导其结果。虽然科学基础符合可再现原则，但在假设、数学模拟、缺省数据和许多其他先决条件的选择本质上具有任意性，其本身不一定可再现。
	循证科学 Evidence-Based Science	根据普遍科学原则进行的系统性观察与结果相关性研究。通常有大量文献支持，包括大部分流行病学文献。相关性并不一定意味着因果关系，多数的循证医学都属于这一类别。
	假设科学 Hypothesized Science	假设科学包括对观察、观点或任何其他引发思维逻辑过程的有组织的反应。不一定基于已证实或可再现的演进科学，不符合再现性原则。
第三类 边缘科学 Borderline Science	科学判断 Scientific Judgment	在缺乏科学信息的情况下，决策者可以要求科学专家作出基于专业教育的判断。判断过程遵循公认的方法论，即要求多个有资质的和具备相关知识背景的人回答特定问题，并对结果进行统计评估。科学判断的结果相当于有根据的猜测。
	推测 Speculation	推测不符合上面提到的任何讨论的科学信息分类标准。通常，推测的目的是启动一个研究项目或促进科学讨论。
第四类 非科学	谬误信息 Fallacious Information	科学界和公众经常被提供谬误的信息作为科学。通常被称为"垃圾科学"或"伪科学"，例如，代表特殊利益集团利益的一方向监管机构提出的科学建议被定性为谬误信息。

2. 科学信息的可靠性

纳入监管科学的另一个考虑因素是可靠性，需要一个正式的、普遍可接受的程序来对科学信息的可靠性进行分类，实际上就是区分监管科学中的"好科学"和"坏科学"。"好科学"和"坏科学"的界限被划清之后，在监管科学的程序中共识程序成为最佳选择，专家委员会咨询成为解决科学争议的协商平台，而透明公开的评审过程则可能成为监管决策纠偏的必不可少的环节。因此，科学信息按可靠性水平升序排列如下（图1-2）。

第一类：个人意见。个人表达的观点，无论其教育背景、经验和产生过程如何，都很少是可靠的。

第二类：灰色文献。灰色文献是由传统的商业或学术出版和销售渠道以外的组织制作的材料和研究。常见的灰色文献包括报告（年度报告、研究报告、技术报告、项目报告等）、工作文件、政府文件、白皮书、蓝皮书等。制作灰色文献的组织包括政府部门和机构、民间社会或非政府组织、学术中心和部门、私营公司和顾问。灰色文献可以向公众提供，也可以在组织或团体内部私下分发。灰色文献的质量、审查和制作标准可能有很大的不同。灰色文献比个人意见的可靠性稍高，但整体可靠性相对于同行评审、达成共识的科学则偏低。

第三类：同行评审的科学。是经过独立的科学同行的严格审查（strict scrutiny）后被认为可以接受的科学主张。合格的同行评审人员是指能够理解和执行评审项目，并且需要很少或不需要额外研究的个人。此外，还要求评审人员必须具有独立性，且没有利益冲突。尽管同行评审存在公认的缺陷，但除了不能复现科学主张的事实以外，同行评审是确认科学主张有效性的唯一有效机制。

第四类：达成共识的科学。在共识程序中，专家小组以审查小组的方式开会，对拟议的信息进行评估，常见于咨询会议、听证会议等。对于属于合理化科学、假设科学、边缘科学类别的监管科学范畴，特定主题的同行评审文献可能发现相互矛盾的信息，此时，共识程序增加了专家审查形成的结论与未来相关研究结果一致的可能性。评审的共识程序与独立同行评审的过程类似。

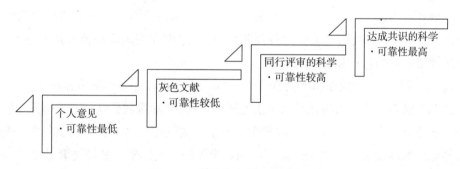

图1-2 科学信息的可靠性水平

3. 科学范畴之外的维度

监管科学还会受到社会性目标、意识形态、信仰和许多其他非科学问题的影响。有时，从监管机构角度必须在科学活动中考虑社会目标，包括保护人类健康、生态系统和许多其他价值目标。尽管这些目标看似合理并且令人期待，但都不属于科学的范畴，必须在科学问题得到解决之后再加以解决。

美国环保局首任局长 William Ruckelshaus 根据其任职期间的经验，提出 Ruckelshaus 效应①，包括 7 大原则。

原则 1（首要原则）：科学界的任务应当是解决科学问题。而从科学中得出的结论属于科学之外的范围。他指出"……所有科学家在作为科学家（权威身份）发言时，以及在推荐他们认为应当源自科学信息的政策时，都必须明确说明（make it clear）……""我们需要从科学家那里听到更多的是科学。"他不止一次强调，公民身份科学家有权和社会上的其他任何人一样发表意见，但他们不应当认为自己的意见因为科学家身份而在某种程度上比任何其他公民的意见更有价值。

原则 2：科学决策必须不受非科学影响。正如 Ruckelshaus 所强调的，"没有什么比公众怀疑政治上的考虑影响了风险评价过程更能侵蚀公众信心了。"

原则 3：政府行为必须以坚实的科学为基础。Ruckelshaus 说："……我们制定的标准，无论是技术标准还是卫生标准，都必须有坚实的科学基础。"进一步说，风险评估必须仅基于科学证据和科学共识。

原则 4：在社会决策中的应用应该有统一的程序。Ruckelshaus 作了详细阐述。"……我们应当统一联邦监管机构的风险管理方式。两个联邦机构对给定的健康风险采取截然相反的立场，并不符合公众利益……"。

原则 5：科学界的义务包括用受影响人群能够理解的语言传播科学。Ruckelshaus 再次给出了解释："……科学家必须愿意在向公众解释风险方面发挥主导作用，包括任何风险评估中固有的不确定性。这是所有科学家的责任……"。这个原则后来发展成为风险沟通。

原则 6：监管决策涉及许多非科学因素。Ruckelshaus 建议，一旦与某种物质有关的科学问题方面的不利影响得到解决，就必须考虑许多其他因素，如社会和政治因素："我们必须考虑到获益因素、可用于控制不利影响的各种方法的成本以及决策的法律依据。"他进一步指出："再多的数据也无法代替判断。"这一原则强调风险评价虽然基于科学，但风险决策则带有政治色彩和价值判断。

原则 7：成功的社会决策需要公众参与。Ruckelshaus 在许多声明中强调了公众参与社会决策过程的必要性。他引用托马斯·杰斐逊的话说："如果我们认为［公众］没有足够的觉悟，不能以周全的谨慎决定采取控制措施，补救办法不是剥夺他们的谨慎决定权，而是指导他们的谨慎决定。""……我们必须寻求新的方式让公众参与决策过程。"那些受到决策影响的公众群体"……需要尽早参与，当他们的参与是有意义的时候，应当被告知。"这一原则至今已经演变为广泛的利益相关方参与决策的过程，包括患者参与药品监管决策的程序。

---

① A. Alan Moghissi, Michael S. Swetnam, Matthew Amin, Conner McNulty. Ruckelshaus Effect［J］. Journal of Science, Technology, Ethics, and Policy. 2012, 3（1）: 6 – 13.

从美国 FDA 和 EPA 的监管决策曾经的失误和被质疑来看，很多情况下是由于不完整的、不真实的申报资料和数据，或者无法在监管决策中发现这些不完整、不真实的原始资料和数据，例如无法进行现场检查和核实。监管机构的科学声誉受到质疑很多情况下是源于对错误或"似是而非"的科学决策的谴责，而不是进行欺诈的指控。显然，监管机构必须提升自身的科学能力，建立内部审评与外部专家咨询、公开评议、快速争议解决等监管决策程序。

在监管科学的道路上美国的监管机构也深刻意识到，当一个监管科学问题已经在政治上变得有争议时，再达成共识将变得非常困难。监管机构进行监管决策的专家咨询程序是必要的，但解决不了所有的问题，监管决策最后还是监管机构自己的事情，科学委员会的意见和论断是政策决策的参考，而不是由专家咨询委员会作出最后的监管决策。在很多监管决策当中，监管机构因为与专家咨询委员会意见不同，常常处于两难的境地。专家咨询委员会通常基于严格的科学证据作出判断，而 FDA 则往往基于法律标准，即按照法律程序和法定标准，而非科学和技术标准来执行，通常，依据法律标准作出的决策比专家咨询委员会作出的决策更加宽容，也更少受到产业界的质疑[①]。从美国 FDA 曾经作出的涉及科学的监管决策案例中可以清晰地发现，通常在专家咨询委员会内部未达成一致的情形下，FDA 很难作出最终决策，从而转入持续监测和阶段性评估程序，FDA 更倾向于更大范围的公开科学数据和更透明的公众意见征询过程，让利益相关方迫于社会舆论压力自行采取纠正和预防措施。

监管机构与科学委员会的合作应当具有严格的法定程序，并确保决策方法是平衡性的、理性的，并且结论有足够的数据支撑。专家咨询委员会更应该关注的是监管机构的决策行为是否符合实质性合理性标准（standards of substantive rationality）。而进入专家咨询委员会的专家不能把自己仅仅当作一个纯粹的技术专家，还应当具备跨界思维，即从跨越学科界限并考虑监管机构面对的政治问题角度来整合多领域的知识。举例来说，一位长期从事药物研发的专家，可能是一位药剂学或药物化学专家，他平时考虑的问题是科学问题，即使在新药申报中需要了解的也只是如何符合监管机构的申报要求的问题，但当他成为一名监管决策咨询专家的时候，他可能面临的决策咨询问题是，应当要求申请人提交什么样的申报资料？如何为申请人提供试验设计的指南？这些问题背后隐含的是：申报资料提交的范围和要求哪些是合理的？哪些是必要的？哪些是可以优化的？从监管决策角度考量，试验设计是否可以与以往相比更加优化？是否可以改变以往的一刀切式的监管标准？再比如，毒理学专家平时所从事的试验工作可能是评价特定动物的半数中毒剂量 TD_{50} 数据，并未做过人体毒性试验或无法进行毒性试验，当对某种杂质的风险进行科学专家委员会咨询时，监管机构需要专家从动物试验的有限数据去模拟外推和评估杂质对人体的毒性风险，确定可接受的风险水平是什么。是要求制药商全部祛除杂

---

① 希拉·贾萨诺夫. 第五部门当科学顾问成为政策制定者. 陈光，译. 上海：上海交通大学出版社，2011：333.

质，还是发布带有检测限度值的新标准？这些监管科学问题确实是超越科学本身的问题，需要专家委员会从专家角色、公众视角、政治考量等多重角度提供科学建议。

科学处于快速发展变化之中，新的科学问题不断地被提出，监管机构可能面临根据新的科学信息进行重新决策的问题和挑战，当监管机构自身能力不足或利益相关方存在明显对抗性观点时，出于保持平衡性的考虑，专家咨询程序成为必然选择，因此专家成为监管科学活动的参与者、第三方评估者也就不足为奇。

监管科学并非药品领域的专利，监管科学遍布以科学为基础的监管领域，不限于食品、药品、环保等领域。许多医学科学，包括药学属于可再现的演进科学范畴。与已证科学一样，这类信息符合再现性原则。然而，与已证科学不同，医学科学的基础常常是未知的或尚不完全已知的。药品和医疗器械研究的科学基础存在明显的已证科学和不断发展变化的演进特征，医学、药学、信息科学以及新兴科学的最新进展持续不断地出现并融入药品监管实践当中，药品监管科学逐渐产生。

美国国际环境、安全与健康中心（The International Center for Environment，Safety，and Health，ICESH）是监管科学领域的独立第三方评估机构，在其使命陈述中提到的，容易被忽视的是：第一，美国的法规有其背后的根本原因，不能作片面理解；第二，实现相同目标有多种方法，条条大路通罗马。因此，发展中国家不需要遵循通常昂贵的美国方法来达到与美国监管机构的目标相同或几乎相同的目标。ICESH 试图满足国际社会的不同需要。ICESH 的一个关键特征是依赖于 BARS/MESRC 进行独立评议。BARS 要求所有技术信息必须经过独立的同行评审。

综上，监管科学的研究范畴聚焦在演进科学和边缘科学领域，这些领域尚未得到科学上的证实，或者尚未达成科学上的一致，是有争议或需要监管合理性判定的领域。已证科学因已经成熟，通常不在监管科学的研究范畴之中（图 1-3）。非科学不应作为监管科学的研究领域，但应当加以识别并排除在监管决策考虑之外。

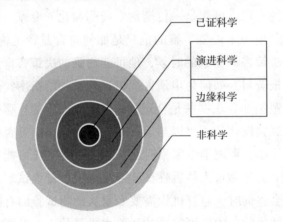

图 1-3　监管科学的研究范畴：演进科学与边缘科学

（三）监管科学的工具

监管科学的决策工具有很多，最基本的工具是风险分析工具，包括风险评估、风险管理和风险沟通。其他监管科学工具是风险分析的应用工具，其开发取决于监管决策需要的领域，例如，应用在临床前、临床试验和上市后风险获益评估阶段。风险评估完全属于科学活动的范畴，而风险管理和风险沟通则是由决策者在科学家的支持下完成的带有政治色彩或者价值判断的社会活动。

1. 风险分析工具

美国国家科学院国家研究理事会（National Academy of Sciences/National Research Council，NAS/NRC）于 1983 年发表了一份里程碑式的报告，即被称为"红皮书"（red book）的《联邦政府管理程序中的风险评估》（NRC 1983）。红皮书为 FDA 以及其他联邦机构提供了风险分析指南[①]。红皮书成为许多法律、监管决策和许多其他活动的基础。根据 NRC，风险评估是一个科学过程，因此是属于科学的范畴，而风险管理是政策范畴，这意味着风险管理不在科学的范畴之内，带有政治色彩和价值判断。

NRC 于 1983 年提出的风险评估和风险管理模式（图 1 - 4）。风险评估和风险管理是"两个截然不同的要素"，监管机构应当在概念上明确区分。科学风险评估与政府社会决策之间具有明显的界限，决策均以对风险特定的特性表征的科学评估作为基础，多数情况下作出基于不确定性风险的科学决策时，必须将预期影响（不利影响，包括不确定性）与潜在影响的结果（获益或者控制风险成本）进行比较，并设定可接受风险预期水平，对不可接受风险加以控制。风险获益评价是 FDA 批准药品和器械最基本的决策工具。

1983 年 NRC 报告确定了任何风险评估都不可或缺的四个步骤：风险识别、剂量－应答评估、暴露评估以及风险表征。NRC 风险评估范式是包括 FDA 在内的监管机构风险评估的基础。

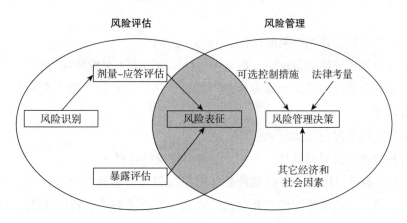

图 1 -4　NRC 风险评估与风险管理范式

---

① National Research Council Science and judgment in risk assessment. Washington, DC, National Academy Press, 1994.

　　风险评估，或者更准确地说是对概率性风险的评估，是识别风险的工具，是评估潜在不利影响的科学工具。风险获益或成本收益分析是决策者用来衡量预期的潜在不利影响和社会成本的主要决策工具之一。风险评估在药品领域已经开发出独特的评估模式和理论，在药品全生命周期中均涉及风险获益评估（图 1-5）。ICH Q9 中的质量风险管理理论及其工具已经在药品监管领域形成科学界和行业界的共识。

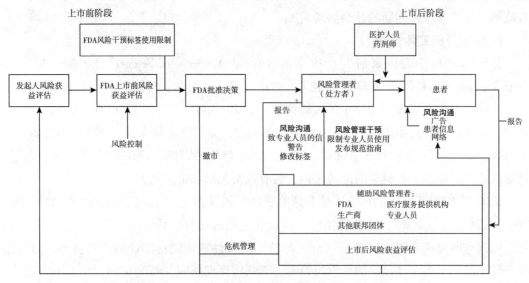

图 1-5　医疗产品监管不同阶段的风险获益评估①

　　药品风险获益评估是一个决策问题，其要回答的核心问题是药品等产品究竟多安全是足够安全？在风险评估的最后阶段必然要涉及这一问题，这一问题已经不再是单纯的科学问题，而是要综合考虑风险、获益和成本后作出判断。

　　对于药品可能产生的对患者的生命或健康的不利影响，其评估通常包括以下 5 个步骤②：

　　（1）确定用于评价预期结果的指标；

　　（2）明确可供选择的措施选项，措施中包括采取或者不采取任何行动；

　　（3）确定每个选择的后果和其发生的可能性，后果包括但不限于危害性后果，还包括获益、成本等；

　　（4）对各种后果进行评价；

　　（5）分析并作出最好的选择，实际上是最可接受的选择。

　　风险决策的最终目标是作出对某种最坏后果的最大可容许度决策，追求"绝对可接受"是一种误导。药品风险管理尤其如此，在长期监管实践中，FDA 等监管机构提出了

① FDA Task Force of Risk Management. Managing the Risks from Medical Product Use: Creating a Risk Management Framework [R]. 1999: 21.

② 巴鲁克·费斯科霍夫，莎拉·利希藤斯坦，保罗·斯诺维克，等. 《人类可接受风险》. 王红漫，译. 北京：北京大学出版社，2009：4.

风险获益平衡的基本决策原则，是将产品对特定的潜在使用者的风险和获益的定性和定量结果作出比较的决策过程，在这个过程中不是追求零风险，而是要求潜在使用者的获益（有效性程度）及其可能性（有效率）超过风险（不良反应程度）及其可能性（发生率）。对于特定严重疾病尚未满足的治疗需求，风险和获益的评价原则已经调整为不治疗后果及其可能性（死亡等及其发生率）与治疗的风险（不良反应及其发生率）的比较，这是一种基于特殊应用场景的风险获益评估标准的调整，正是药品监管科学的风险评估特别之处。

在 ICH Q9 当中，质量风险管理的两个基本原则为：第一，应当基于科学知识和最终与保护患者的关联性角度对质量风险进行评价；第二，质量风险管理程序的力度、正式程度和文件化程度都应该与风险水平相适应。

药品风险管理是一个循环往复的动态过程，即评价药品风险获益、识别风险可接受性、采取风险干预措施、评价干预措施的有效性，再次进行药品风险获益评价……，通过循环往复使药品风险获益比最大化，达到平衡状态。在 ICH Q9《质量风险管理》指南中，完整的风险管理过程包括应用风险管理工具进行风险评估、风险控制、风险回顾、风险沟通等（图1-6）。

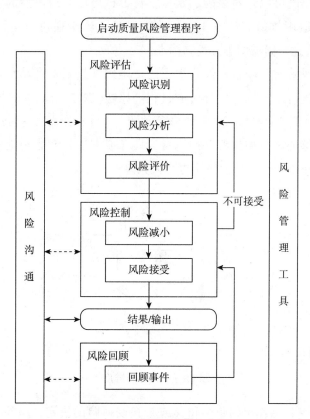

图1-6　质量风险管理流程

注：实线箭头代表必然发生，虚线箭头代表可能发生。

ICH Q9 提供了基本的风险评估程序框架，在风险评估中风险判断可出现在这个过程中的任何一个节点上，如果风险评估结论为不可接受风险，将会退回到前一步，并寻求进一步的信息以调整风险模型，甚至根据支持这个判断的信息来终止风险管理过程。

（1）风险评估　包括风险识别、风险分析和风险评价三部分。风险评估包括辨识危险因素与暴露在这些危险因素下相关风险的分析和评估。质量风险评估开始于一个明确的问题或风险问题：什么可能发生？发生的可能性（概率）是什么？结果（严重性）是什么？

在进行风险评估时，数据集的完整性对于风险评估的有效性非常重要，决定着评估结果输出的质量。输出的可靠性还涉及假设及资源不确定性，全面加以说明将会扩大并且（或）有助于辨识风险评估的应用范围。不确定性是由于不完整的知识以及其可以预期的或未能期望的变异性综合因素造成的。典型的不确定性来源包括掌握药学科学知识的不足、对工艺和程序理解的偏差、风险的来源（如程序的失效模式、变异性来源）以及发现问题的概率。

风险评估的输出既可以是对风险的定量估计，也可以是对风险的定性描述。当风险被定量地表达，则运用数值表达发生的概率。另外，风险还可以运用如"高""中""低"等定性描述表达，但需明确分类的标准。

风险分析是对风险所关联且已经辨识了的危险因素进行估计。它是对事件发生可能性以及危害严重性进行定量或定性分析的过程。风险（R）由危害的严重程度（S）、发生频率（F）和可检测性（D）三个参数决定（图1-7）。公式表达为：$R = S \times F \times D$。如果对于已知风险能够通过一种或者多种检测工具（或方法）较容易地检测出来，即使其危害程度和发生频率都很高，风险级别也会大大降低。

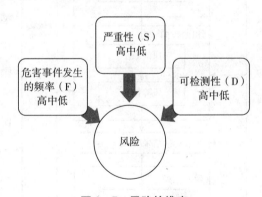

图1-7　风险的维度

（2）风险控制　包括作出的减小和（或）接受风险的决定。风险控制的目的是降低风险到一个可接受的水平。风险控制可能主要围绕下列问题：风险是否超过了可接受的水平？什么方法可以用来降低或消除风险？获益、风险和资源之间的恰当的平衡点是什么？控制已经识别出的风险是否会引入新的风险？

风险接受可以是一个接受剩余风险的正式决定或者是当剩余风险无法准确界定时的被动接受。对于一些类型的风险，即使最好的质量风险实践也未必能将其全部消除。这些情况下，可以认为已应用了恰当的质量风险管理策略，并且质量风险已降低到一个特定（可接受）的水平。这个（特定）可接受的水平将会取决于许多参数，并且可依据具体情况作出判定。

（3）风险回顾（risk review） 对风险管理的措施进行追踪，以判定其有效性，确保所有的风险控制活动按计划完成。

（4）风险沟通（risk communication） 贯穿风险管理始终，即在整个风险管理过程中，药品监管机构与各利益相关方之间进行药品安全信息的及时沟通和共享，以促进风险管理的实施，使各方掌握更全面的信息从而调整或改进措施，提高风险管理的有效性。

（5）风险管理的主要工具 ICH Q9 推荐制药企业与药品监管机构使用风险管理工具和内部程序（例如标准操作规程）来评估和管理风险。主要风险管理工具包括：①基本风险管理简易方法（流程图、核对单等）；②故障模式效应分析（FMEA）；③故障模式影响与严重性分析（FMECA）；④故障树分析（FTA）；⑤危害分析关键控制点（HACCP）；⑥危害及可操作性分析（HAZOP）；⑦预先危险分析（PHA）；⑧风险排序与过滤；⑨辅助性统计工具。

药品风险管理是药品全生命周期中循环往复的活动，是药品监管机构、企业、医药专业人员、患者共同参与的风险管理活动。

风险获益评估是 FDA 对人用药品和生物制品进行监管审评的基础。FDA 药品在上市前安全性信息有限，药品上市后会出现很多新的信息影响药品风险获益平衡。一种药物要被批准上市，FDA 必须确定该药物是有效的，且预计该药物的获益大于潜在风险。FDA 根据申请人在新药申请（NDA）或生物制品许可申请（BLA）中提交的有关该药物安全性和有效性的大量证据进行评估。该评估还受到许多其他因素影响，包括：潜在疾病的严重程度和当前可用的治疗方法在多大程度上满足了患者的医疗需求、根据上市前临床试验证据推断的产品上市后实际使用情况的不确定性以及是否需要使用风险管理工具来管理特定风险。FDA 的决策还必须符合适用的法律和法规要求。

长期以来，利益相关方一直强调 FDA 监管决策关键考虑因素的清晰度和透明度的重要性。2009 年，药品评价与研究中心（CDER）和生物制品评价与研究中心（CBER）开始开发结构化的框架，帮助审评人员和决策者完成和沟通风险获益评估工作，为 FDA 监管建议和最终决策提供依据。该框架的目标是提高药品监管决策依据的透明度和一致性，以及确保 FDA 审评人员的详细评估工作能够被更大范围的人群所理解。

风险获益评估框架（BRF）（图 1-8）是一种结构化、定性的方法，重点在于确定 FDA 风险获益评估中的关键问题、证据、不确定性以及这些考虑因素如何影响监管决策，并就这些方面进行清晰地沟通。BRF 有两个关键要素，其中，风险获益评估维度部分概述了影响风险获益评估的关键因素，包括病情分析、已有治疗方案、获益、风险与风险管理。该表格中的"列"，概述了证据和不确定性以及每个维度的结论和原因的详细信息。风险获益综合评估将所有维度整合在一起进行综合分析，并为监管建议或决策提供了简要的说明和理由。此外，风险获益综合评估是根据病情的严重程度和患者当前未被满足的治疗需求，对药品风险获益的证据及不确定性进行综合考量。

风险获益综合评估		
风险获益的评估维度		
维度	证据和不确定性	结论和原因
病情分析		
已有治疗方案		
获益		
风险与风险管理		

图 1 - 8 FDA 的风险获益评估框架

2. 同行评审与共识程序

一个越来越被认可的和重要的监管科学工具是独立的同行评审程序。由于监管科学的性质，同行评审由能够胜任且无利益冲突的评审者，基于必要的包含科学基础和非科学的信息输入，从为了回应监管科学所涉及的利益相关者需求而设定的审评标准角度所进行的评估。此外，透明度和避免利益冲突是同行评审过程是否可接受的关键因素。

出于经济利益考虑，有可能使专家向那些重要的人群寻求支持，如果寻求的支持来自涉及风险管理的一个利益团体，专家意见中，利益团体的价值将很自然地被作为重点来考虑。在风险规制实践中，科学专家通常将个人的利益诉求隐藏在其关于特定风险议题的科学判断之中，具有高度的隐秘性，"很难使所有关心问题的人都能够清楚地了解专家们对于问题的界定什么时候不是出自他们的技术观点，而是出自政治或经济利益"[1]。更有可能的是，在政治和经济等多重外在压力之下，"在多方风险问题上专家被迫超越有限数据的限制把他们不完整的知识转变为能被风险评估者使用的判断[2]。

FDA 咨询委员会（Advisory Committee）以会议研讨的形式就存在争议的问题进行讨论，为 FDA 提供技术咨询意见，补充并充实 FDA 的科学性论点和论断，增加 FDA 作出最终决定的专业性，是 FDA 获得专家意见最主要的方式。FDA 在监管工作中广泛借助专

---

① 巴鲁克·费斯科霍夫，莎拉·利希藤斯坦，保罗·斯诺维克，等．《人类可接受风险》[M]．王红漫，译．北京：北京大学出版社，2009：83 - 88.
② 张恩典．风险规制中的科学咨询程序研究 [J]．私法，2019，32（02）：98 - 138.

家咨询委员会的作用①，专家咨询委员会可以通过提供独立的意见和建议，协助FDA解决复杂的科学、技术问题，增加FDA审评过程的可信性。因此FDA非常重视咨询委员会在审评方面的意见与建议。FDA专家咨询会议的召开，一般基于三个因素的考虑，即是否涉及重大公众利益问题、是否存在争议及是否需要特殊专业知识判断。目前FDA共有31个咨询委员会（表1-2），涵盖了人用药品、生物制品、医疗器械、儿科研究、患者参与、放射性产品、烟草等各个领域，是在联邦法律法规指导下的针对各方的利益冲突向FDA提出建议的团队。

表1-2 FDA咨询委员会

办公室	名称	办公室	名称
局长办公室	FDA科学委员会	CDER	麻醉和镇痛药咨询委员会
	儿科咨询委员会		抗病毒药物咨询委员会
	风险沟通咨询委员会		抗菌药物咨询委员会
	患者参与咨询委员会		关节炎药物咨询委员会
CBER	过敏原性产品咨询委员会		心血管和肾脏药物咨询委员会
	传染性海绵状脑病咨询委员会		皮肤科和眼科药物咨询委员会
	细胞、组织和基因治疗咨询委员会		药品安全和风险管理咨询委员会
	血液制品咨询委员会		内分泌和代谢药物咨询委员会
	疫苗和相关生物制品咨询委员会		骨骼、生殖和泌尿系统药物咨询委员会
CDRH	医疗器械质量管理规范咨询委员会		胃肠道药物咨询委员会
NCTR	医疗器械咨询委员会		肿瘤药物咨询委员会
	毒理学咨询委员会		外周和中枢神经系统药物咨询委员会
CFSAN	食品咨询委员会		精神药物咨询委员会
			肺部过敏性药物咨询委员会
			医学影像药物咨询委员会
			药物科学和临床药理学咨询委员会
			非处方药咨询委员会
			药房制剂咨询委员会

注：截至2020年5月数据，未包含烟草咨询委员会。

美国以多个法律、法规文件构建和确保了专家咨询制度的合法性。首先，以《联邦咨询委员会法》为核心的专家咨询制度体系，确保各种形式专家咨询活动的规范性；《政府阳光法案》则规定咨询委员会的公开性和公众的知情权等。以此为基础，FD&CA505(n)(1)部分专门提出了对于药品和生物制品的临床试验或药品的批准上市，专家应当向部长提供科学建议的规定，部长应当设立专家咨询委员会或利用在1997年《食品药品管理局现代化法案》（FDAMA）颁布之前设立的专家小组，或二者并行，同时FDA还制

① 张象麟，刘璐，叶祖光. 简介美国药品专家咨询委员会及我国药品专家审评委员会[J]. 中国新药杂志，2003，12（10）：789-791.

定了系列指南以保证咨询委员会的有效运行。FDAAA 规定，对于所有新分子实体 NDAs 和原创性 BLAs，必须召开咨询委员会会议。

在 FDA 促进和保护公众健康的使命中，咨询委员会起到了重要的作用。咨询委员会对人用和兽药、生物制品、医疗器械和食品的科学性、技术性和政策性有关的问题提供来自外部专家的独立建议。依据法律、法规召开听证会，使 FDA 获得来自各类利益相关者的意见和建议，也增强了 FDA 保护公众健康的能力。

对于涉及公众利益的问题，争议性问题时，FDA 会考虑召开咨询委员会会议能否获得有利于做出决策的建议，或者能否更全方位考虑问题，以作出是否召开专家咨询委员会会议的决定①。

咨询委员会或由法律授权，或由卫生及公众服务部（HHS）根据需要设立，除非《委员会章程》另有规定，一般每一届委员任期两年②。咨询委员会包括一名主席、若干成员、一名消费者代表、一名行业代表，有时还包括一名患者代表。如有必要，可为个别会议增加具有专门知识的专家。尽管咨询委员会向 FDA 提供建议，但最终决策仍然由 FDA 做出。咨询委员会会议日程对外提前公开，每月 1 号前，同时至少在会议日程前 15 天，FDA 将在《联邦公报》上发布通知，宣布本月召开的所有咨询委员会会议。

经过 FDA 批准，咨询委员会成员可进行与工作相关的现场检查。如果委员会章程未明确规定，则现任具有投票权成员的人数应当占委员会法定人数的多半。除非联邦政府雇员（GFO）要求委员会的最终报告必须由所有现任具有投票权的委员投票通过外，咨询委员会讨论的任何问题只需要经过大多数出席的投票委员同意即可通过。当委员会所有现任有投票权成员有额外的观点或者少数不一致观点时，均可提交独立报告。如果会议空间许可，则任何利益相关人员均可报名并经审核同意后参加咨询委员会的非保密会议部分。

咨询委员会会议包括如下部分：①公开听证会，任何利益相关人员均可以口头或书面形式陈述相关信息或个人意见。②委员会公开讨论部分：除非针对某些问题需要保密，否则委员会将在公开会议部分讨论所有未决事务，另外，除非委员会主席同意，否则公众不允许参加委员会公开讨论部分。③保密数据陈述部分：所有禁止公开的信息都应当在会议保密部分予以陈述，但允许公开的摘要数据则可以在会议公开部分进行陈述。④委员会秘密商议部分：只有当局长作出相关决定时，咨询委员会对未决事务的商议工作才能在会议保密部分进行。

根据 21CFR14.60，咨询委员会中指定的联邦政府雇员（GFO）或者 FDA 其他指定雇员负责筹备委员会所有会议的详细会议记录。由咨询委员会审议会议记录的准确性，同

---

① FDA. Guidance for the Public and FDA Staff on Convening AdvisoryCommittee Meetings [EB/OL]. (2013 - 05 - 15) [2020 - 05 - 05]. http://www. fda. gov /downloads /RegulatoryInformation /Guidances /UCM125651. pdf.

② 李峰，吴晓明. 我国药品审评专家咨询制度的沿革与发展 [J]. 中国新药杂志, 2018, 27 (18)：2081 - 2087.

时委员会主席进行确认。咨询委员会会议结束后应当公布会议记录，如果会议包含保密部分，则会议记录应分以下两种情况公布：①由主席或者指定的 GFO 判定可以公开；②如果不能立即公布会议记录，则应撰写会议讨论问题的相关摘要，并以公报的形式向公众提供会议信息。

（四）监管科学的伦理

监管科学研究者或咨询专家掌握了丰富的专业科学技术知识，可以比其他人更准确、全面地预见这些科技知识可能应用的前景，有较为准确地预测评估有关科学技术正面和负面影响的先天优势。在涉及利益的决策面前，研究者或者专家有责任公开表达自己的意见，为科学技术应用决策提供合理化意见和建议。监管科学研究者和咨询专家应当遵循科学伦理的一般原则，即尊重、不伤害/有利和公正三项基本原则，此外，Alan Moghissi 博士还提出了独特的监管科学伦理要求，具体如下。

终局性原则（finality principle）：终局性原则即不可改变性原则。例如，当媒体、某些决策者、许多倡导组织和其他人声称某个问题已经解决；某物质的毒性已经科学证明；已经科学确证的医疗程序的获益以及其他许多不可改变的结果。根据终局性原则，只有当任何具备必要技能的研究人员依据问题性质、使用相关设备和设施能够复制和确认终局性时，这个科学问题才算得到解决。

透明度原则（transparency principle）：监管科学有时依赖于假设、判断和缺省数据。监管科学主张提出者必须提供使用它的判断条件，并提供假如不使用它的潜在替代方案。伦理透明度要求监管科学信息必须包括使知识渊博的非专业人士可以理解的假设、判断和类似的语言表达部分，旨在使利益相关方和公众理解。

确认原则（confirmation principle）：科学界一致认为，独立的同行评审是科学主张可接受的先决条件。确认原则要求只有当监管科学信息经过独立的同行评审，且评审标准包括遵守监管科学伦理的透明度原则时，才可以被监管机构接受。

（五）监管科学的特征

监管科学引入药品监管领域，源于 FDA 的危机意识，是 FDA 主动适应外部环境变化而进行的主动变革行动，是以改善和提高组织效能，实现保护和促进公众健康使命为根本目的的管理活动的一部分。

💬 **拓展阅读**

FDA 的使命

FDA 通过确保药品、生物制品、医疗器械、国家食品供应、化妆品以及放射产品的安全性、有效性和质量可控性，保护和促进公众健康。同时，FDA 通过帮助行业加速创新，使食品药品更有效、更安全和更可负担；并通过帮助公众获得有关食品药品的精确、基于科学的信息，促进公众健康。

当今时代，医学、药学、信息技术等新兴科学技术高速发展，药品研发、生产、流通、监管全球化，药品监管机构的变革是全方位的系统性变革，从宏观层面的监管理念、体制、法制、机制，到微观层面的监管工具、标准和方法，后者即是监管科学层面的变革。药品监管机构的监管科学实践离不开监管理念、体制、法制、机制的先行变革，没有理念的改变就无法树立危机意识，难以产生内部变革动力和愿景；没有监管体制的完善，就会缺乏执行监管科学行动的强有力的团队；没有法制的健全和完善，监管科学工具、标准和方法上的改变就会缺乏法律上的约束力和强制力，无法使监管科学制度化；没有监管机制的改变，监管科学就没有应用和实施的空间，同时，监管科学也为监管机制变革提供科学和理论上的支持。药品监管科学具有如下基本特征。

第一，药品监管科学是一门应用性的交叉学科，其应用多学科理论，研究从监管机构角度如何创新监管工具、标准、方法，促进医学科学发现尽快转化为有临床价值的治疗产品，提高监管机构对治疗产品安全性、有效性和质量评价的科学性和效能。监管科学涉及诸多自然科学学科群，包括医学、药学、统计学、诊断技术、信息技术等等；也涉及诸多社会科学学科群，包括经济学、决策学、伦理学、法学等等。

第二，药品监管科学是一门跨界科学或者叫作边缘科学，很难单纯地用自然科学和社会科学进行严格区分，通过跨越学科产生的新知识，已经不再单纯是自然科学范畴，虽然监管科学知识的产生很大程度上基于自然科学，但监管科学领域的新知识的产生过程则更多地通过社会科学的研究程序，如调研、意见征询、评论、共识程序、社会科学测量方法等得以实现，且最终的监管科学决策过程带有明显的文化背景、价值判断等社会科学特征。

第三，药品监管科学关注安全性、有效性、商业化生产三个维度的监管决策中创新工具、标准和方法的研究内容。安全性和有效性维度贯穿产品全生命周期，聚焦提高监管效率，优化监管要求，降低监管成本，具体表现为生物标志物和替代终点开发、真实世界证据应用、患者报告结果引入监管审评等。而商业化生产维度则聚焦利用现代技术提高生产效率，持续改进和保证药品质量，具体表现为现代生产技术的监管标准开发和运用等。虽然监管科学仅有三个维度，但维度中的核心内容是随着科学和技术的发展不断拓展和延伸的。

第四，药品监管科学的学科建立以临床治疗需求为价值基点，药品监管机构是监管科学的发起者、倡导者、实践者。监管科学学科构建使命主要由大学承担，行业协会、产业界、患者是监管科学研究的需求方、参与方、支持方和利益相关方。药品监管科学学科创建初期更多采用多方资源整合的合作模式，标志着融合创新时代的到来。

综上，监管科学是确立与 FDA 监管相关的科学决策活动的规则、原则和法律的方法论手段，其背后蕴藏着深刻的文化、社会、经济、政治背景和社会价值判断。基于美国转化科学的发展基础，监管科学与转化科学的发展紧密联系，可以说，转化科学为创建一个完整的监管科学学科提供了一条快速路径。当然，美国的监管科学发展路径并非其他国家可以完全复制的发展路径。

四、医学演进与监管科学

医学对疾病的认知是药品研发创新的源泉。医学科学的发展经历了经验医学、循证医学（evidence based medicine，EBM）到转化医学、精准医学（precision medicine）等的现代医学发展阶段。这是一个漫长的、循序渐进的发展过程，本书无法一一描述，仅能截取几个代表性的关键性时间节点，用以展示医学的进步如何影响药品监管。

（一）经验医学阶段

在经验医学阶段，临床实践大多以经验和推论为基础，监管机构对药品的上市监管缺乏系统的评价，某些从经验或理论上推断可能对患者有效而实际无效、甚至有害的治疗方法可能会在临床上广泛应用，而另外一些真正有效的疗法则可能因为不被认知而长期游离于临床应用之外。无论传统西方医学还是东方医学的实践一般表现为模糊科学，其突出特点是理论的独特、玄妙性和结果的不可再现性。

（二）循证医学阶段

随着医学的进步，20 世纪初开始，越来越多的临床证据暴露了经验医学的局限性。1990 年，*JAMA* 开辟"临床决策——从理论到实践"专栏，David Eddy 在 Practice policies：where do they come from? 一文中首次提出"evidence – based"一词，并指出"医疗决策要以证据为基础，且要对相关证据进行甄别、描述和分析"[1]。1992 年，David Sackett 教授首次提出循证医学的概念。循证医学以临床流行病学和药物流行病学等相关学科和方法作为基础，自身理论体系和方法逐渐形成和发展，并成为临床决策遵循的主要原则，促使临床医生超越传统的经验医学，从直觉走向科学。EBM 的核心思想就是在临床医疗实践中，应尽量以客观的科学研究结果为证据，制定患者的诊治决策，将最好的证据应用于临床实践。

循证医学证据是当今时代药品监管机构制定监管决策的重要依据。2000 年，循证医学奠基人 David Sackett 等人将临床证据定义为"以患者为研究对象的各种临床研究（包括防治措施、诊断、病因、预后、经济学研究与评价等）所得到的结果和结论"[1]。循证医学证据质量和推荐强度分级经历三个主要阶段，第一阶段是以 1979 年加拿大定期体检特别工作组（CTFPHE）为代表的分级标准，随机对照试验（randomized controlled trial，RCT）为最高质量证据；第二阶段是以美国纽约州立大学的"证据金字塔"为代表的分级标准（图 1 – 9），系统评价/Meta 分析作为最高级别证据；第三阶段是 2004 年证据推荐分级的评估、制订与评价工作组提出的（grading of recommendations assessment, development and evaluation）GRADE 系统，将证据质量与临床使用的推荐强度整合。GRADE 方

---

[1]　李幼平．实用循证医学．北京：人民卫生出版社，2018.

法中，无严重缺陷的 RCT 为高质量证据；无突出优势的观察性研究为低质量证据。循证医学的证据分级理念对药品监管的指导意义十分重大，良好设计的 RCT 一直以来是评价药品或治疗方法对于患者结局的金标准。

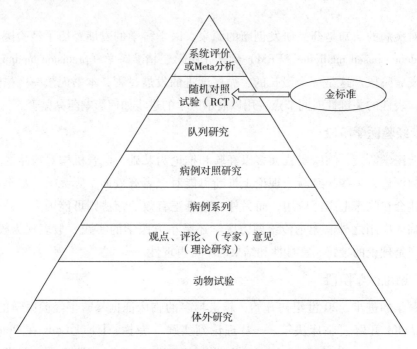

图 1-9 2001 年美国纽约州立大学推出的证据金字塔

如果认真审视循证医学推崇的 RCT 证据"金标准"，会发现 RCT 存在诸多缺陷或不足，主要体现在三个方面：第一，而入组患者可能存在本质上的不同。按照传统的疾病分类模式，在患者诊断不准确的情况下，仅仅依据症状和部位进行疾病分类，而入组患者可能存在本质上的不同，过度重视最佳证据的普遍性，忽视证据本身的可靠性和准确性。2010 年美国风湿病学会联合欧洲风湿病联盟公布了新版"类风湿关节炎分类标准"，针对该标准的临床研究显示，假阳性率高达 20% 以上，漏诊患者中 10% 以上自愈，10% 转化为其他疾病①。第二，RCT 试验往往脱离临床实际。RCT 试验通过一系列入选排除标准选取一定样本的特定人群，通常情况下，18 岁以下、65 岁以上的 30% ~40% 人群会被排除在外。出于控制变量的设计，RCT 很少获得关于伴随疾病和伴随治疗的信息，并且为了依从研究方案往往采取较多的干预措施，这在临床实践中也不太现实。第三，RCT 为短期研究，长期预后不确定，一些罕见且致命的不良事件无法在 RCT 临床试验中被观察到，依据 RCT 试验结果评价为风险获益平衡的药物，仍有可能在上市后被发现风险获益的改变，最终导致撤市。第四，大型传统 RCT 的费用支出暴涨，但临床证据的价值却没有得到相应提升。2004 年以来万络等药品安全性事件的频发，使监管机构对临床试验

---

① 詹启敏等. 精准医学总论. 上海：上海交通大学出版社，2017：12.

的要求越来越严，每个新药申请时要求提供的信息量越来越大，临床试验变得越来越复杂，临床试验所花费的时间也相应延长。根据塔夫慈大学药物开发研究中心（CSDD）的报告，在2000～2003年和2008～2011年间，每项临床试验中间程序增加了57%，临床研究者工作量增加64%。对合格受试志愿者的选择标准也越来越严格，受试者合格标准的数量增加58%，志愿者注册率及留存率分别降低21%和30%①。

2007～2011年全球共有149个新化学实体（NCEs）和新生物实体（NBEs）上市，与十年前的196个相比减少了近四分之一（图1－10）②。虽然从全球情况看，在糖尿病、高血压及艾滋病全新药物、新一代个体化治疗药物、庞贝氏症等罕见病药物的研发上取得了突破性进展，研发质量较高，但从长远来看，创新药物的数量并不能满足医药市场健康发展的需求，同时也未能解决诸多慢性病的困扰。

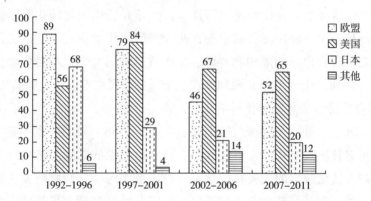

图1－10　1992～2011全球上市的NCEs和NBEs数量（按母公司国籍划分）

（三）转化医学阶段

自1960年开始，美国国立卫生研究院（NIH）开始资助实施临床研究中心计划（General Clinical Research Center，GCRC），建设临床研究基础设施，培育出开展人体临床试验的专业人员、专用病床、门诊室、核心临床检验室以及辅助研究人员（包括临床研究型护士、临床实验室技术员、生物统计学家）③。

1994年，Cancer杂志上刊出一篇文章，提出用转化性研究（translational research）的概念来指导癌症的防控，使转化医学逐渐被理解和接受④；1996年，Lancet杂志第一次出现了"转化医学"这个新名词，Geraghty提出转化医学是双向的"B to B"过程⑤，即

① PhRMA. Pharmaceutical industry profile 2012［EB/OL］.［2012－03－23］. http：//www. phrma. org/sites/default/files/159/phrma_ industry_ profile.

② KI Kaitin. The Landscape for Pharmaceutical Innovation：Drivers of Cost-Effective Clinical Research［EB/OL］.（2011－08－04）［2020－03－06］. https：//www. ncbi. nlm. nih. gov/pmc/articles/PMC3150117/.

③ 孙枫原，王俊男，程志远，等. 美国先进临床研究管理模式的介绍及启示［J］. 转化医学杂志，2019，8（01）：29－32.

④ Morrow GR, Bellg AJ. Behavioral science in translational research and cancer control. Cancer，1994，74（4）：1409－1417

⑤ Geraghty J. Adenomatous polyposis coli and translational medicine［J］. Lancet，1996，348（9025）：422.

"从实验室到临床和临床到实验室"的过程，也就是"bench to bedside to bench，B to B to B"的过程①·②。

20 世纪末 NIH 每年的研究经费高达 200 多亿美元，但美国人却在追问，发明了那么多的新技术，积累了那么多新的知识，发表了那么多的高水平论文，为什么人们的健康状况并没有得到显著改善。由此，NIH 迫于来自社会的压力提出转化医学的概念，旨在让基础知识向临床治疗转化，促进健康水平的提升。转化科学是一个聚焦理解和解决转化过程中每个步骤在科学上和组织上存在的差距（Gap）的研究领域。

2004 年，美国 NIH 打破持续进行 40 年的资助临床研究项目（GCRC）的模式，提出现代医学研究发展的路线图，NIH 前院长 Dr. Elias Zerhouni 领导并正式设立临床与转化科学基金（Clinical and Translational Science Awards，CTSA）作为路线图的核心项目③。2005 年，NIH 开始实施其医学研究发展路线图计划，倡导开展临床与转化医学研究，这一战略路线图的核心是为了重振医学科研事业，改变科研协作的文化与氛围，最终目标是打破基础研究与临床研究之间的隔阂和界限。NIH 重新规划 GCRC 项目资金，将其与 NIH 其他资源合并（例如，代号 T 和 K 系列培训基金项目和研究专业化发展基金等），设立了 NIH – CTSA 基金项目（临床与转化科学基金）。

2006 年，NIH 正式建立了临床与转化科学基金（CTSA）项目，资助建立临床与转化科学中心，以推进转化医学快速发展，从而为开展原创性的临床与转化医学研究实践提供综合资源支持。转化医学的主要目的就是要打破基础医学与药物研发、临床及公共卫生之间的固有屏障，在其间建立起直接关联；从实验室到病床，把基础研究获得的知识成果快速转化为临床和公共卫生方面的防治疾病新疗法。转化医学致力于弥补基础试验研发与临床和公共卫生应用之间的鸿沟，为开发新药、新器械、研究新疗法开辟出一条具有革命性意义的新途径。2011 年 11 月，范德堡大学通过公开竞标申请方式承担建立 CTSA 联盟的总协调中心，负责牵头组建"全国 CTAS 协作家园"，管理和协调 CTAS 机构的活动；组织和整合 CTSA 联盟的网络资源，开发并推广转化研究的工具和资源。

2012 年初，美国国家促进转化科学发展中心（NCATS）成立，这是美国创新疗法依托的国家级转化科学研究平台。到 2019 年，NCATS 共资助建立了 66 所临床与转化科学中心，并逐渐实现 CTSA2.0 项目的升级，即将松散型协作架构升级成为一种更紧密的协同网络式架构。最初 CTSA 项目的关注点是"重整现有研究机构的临床科研能力，开发临床与转化医学研究新资源，包括教育与培训、社区参与信息技术应用等"项目，CTSA 并不直接支持开展大规模临床与转化医学研究，但是 CTSA 支持临床与转化医学研究领域中

---

① Mankoff SP, Brander C, Ferrone S, et al. Lost in translation：Obstacles to translational medicine［J］. J Transl Med, 2004, 2（1）：14.

② Marincola FM. Translational medicine：A two – way road［J］. J Transl Med, 2003, 1（1）：1.

③ 陈志南. 转化医学的发展与未来［J］. 转化医学研究（电子版），2011, 1（01）：1–6.

的所有创新技术的研发以及研究资源共享①。CTSA 基金项目致力于建立一种新的科研协作氛围和科研文化理念。

转化医学的意义不仅在于组建基础医学向临床实践转化的协作网络，更大的意义在于促进基于基础研究发现的原始创新向临床应用转化，并最终转化到更大范围和更广泛的社区医疗服务当中，最终提高公共医疗服务的整体水平。

转化医学研究的范围与临床研究相比具有更广泛的范围，美国医学研究所（IOM）将转化科学研究形象地描述为包含 5 个阶段（即 T0 ~ T4）和 4 个转化节点的转化方阵（translational blocks），本书进行了适当调整（图 1 – 11）②。

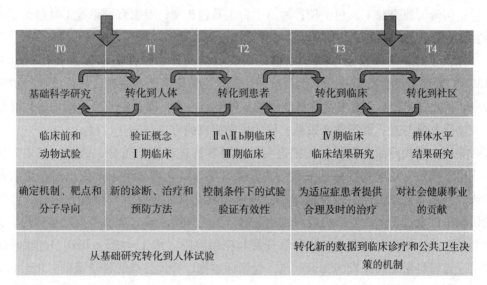

注：T0 是指在实验室等基础研究环境中的临床前研究和动物模型试验，获得疾病发病机制，寻找新的治疗靶点和分子导向的过程；

T1 是指在实验室/基础研究机构里获得新知识和新证据的过程，其新发现和新成果可能用于探索和开发疾病诊疗、预防的创新疗法，以及首次用于人体的临床试验；

T2 是在疾病的临床诊疗中验证、实践和反馈，完善诊疗方法和研究性产品，主要是Ⅱ期和Ⅲ期临床试验；Ⅱa 期临床试验是先入组少量受试者，目的是确立合适的治疗剂量，确定量效关系，评估风险—获益比，并为下一步试验建立方法学依据。Ⅱb 则是在Ⅱa 的基础上评价安全性和有效性。Ⅲ期是治疗作用确证阶段。

T3 是新药上市后转化到临床实践中应用，包括Ⅳ期临床试验和临床结果研究；

T4 是在更大范围人群或社区中实践验证和推广应用。

图 1 – 11　转化医学的转化方阵

CTSA 项目重点资助的核心内容之一是建立临床与转化医学研究的核心设施，主要建立了四类核心设施。通过建立临床试验机构核心设施，建立起开展早期人体试验的临床试验病房、临床研究专业人员，政策监管法规的专家和生物医学统计学专家的网络；通

---

① Alan I. Leshner，Sharon F. Terry，et al. 转化医学的研究与探索：解读 NIH – CTSA 2.0. 时占祥，译. 北京：科学出版社，2014：14.

② IOM 属于非营利性独立非政府机构，为政府决策机构和公众提供客观、公正、权威性专业咨询和评估服务，是美国科学院在公共卫生和医疗保健领域的分支机构，IOM 的使命是提出质疑并回答关于国家公共卫生和医疗健康的最紧迫问题。

过建立教育和培训为主的核心设施，整合和依靠大学院校交叉学科领域的师资力量提供全面的教育培训课程和实践活动，并建立了良好的教育培训及评估机制；通过建立社区参与转化研究为主的核心设施，建立起转化医学社区，促进临床研究向临床实践转化的关键路径。转化医学研究社区特指为当地居民提供医疗服务和保健福祉的专业人员、社区医疗机构、高等院校或私营科研机构等组成的地理性或网络性集群；通过建立信息化技术和辅助研究工具为核心的设施，并非大楼等硬件场地，而是一系列临床与转化研究的辅助工具和技术。例如研究资源检索工具包 12 项；试验管理工具包 7 项；项目运行辅助工具包 9 项；年度项目报告辅助工具包 9 项；项目分类目录系统 12 项；项目计划工具包 6 项；沟通交流方法工具包 7 项；网络平台工具包 9 项；专家咨询系统工具包 5 项；试验数据分析工具包 10 项；招募研究参与者工具包 7 项等。

转化科学的评估体系也不同于以往的研究驱动型评估，在国家促进转化科学中心（NCATS）咨询委员会发布的"如何评价评估临床与转化医学基因项目是否成功"的工作报告中，提出了 CTSA 基金项目评估机制的 4 项核心内容，即：专业人员的培养；转化医学研究协作与参与度；资源整合效果；转化医学研究的方法与转化过程。

在美国，现代药品监管科学的推进与转化科学的进步密不可分，因此，很多学者认为转化科学与监管科学的目标是一致的，监管科学与转化科学可以共用已经建立的转化科学研究网络等基础设施，监管科学的过程也与转化科学存在共同阶段性特征，监管科学的阶段可以通过 5 个类似的阶段与转化科学分类法保持一致，本书根据对监管科学和转化科学的理解，画出理想化的监管科学开发与应用阶段（图 1 – 12）。RS0 基础科学研究阶段对应监管科学工具开发的知识起点，包括标志物、替代终点的科学基础；RS1 和 RS2 临床试验阶段对应优化临床试验设计方法开发和评价；RS3 转化到临床阶段对应产品上市后监管工具、标准、方法的运用；RS4 转化到社区阶段，对应产品使用政策、指南的制定。

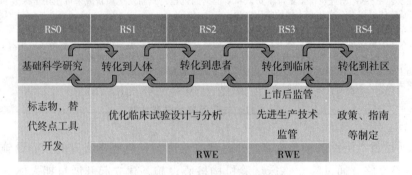

图 1 – 12　监管科学的转化方阵

监管科学战略与转化应用阶段的概念化有一定的对应关联。2011 年，FDA 监管科学战略计划中的八个优先领域均可以归类到 RS0 至 RS4 的监管科学阶段当中。例如，毒理学现代化优先事项符合"RS1"分类特征。而以预防为重点的食品安全系统旨在保护公众健康、促进医疗对策产品（MCM）的开发以及排除美国和全球健康与安全的威胁，属于交叉问题，整合了监管科学的多个阶段。

（四）精准医学阶段

进入 21 世纪，医学领域两大革命性的理念诞生，第一个是转化医学，第二个就是精准医学。传统医学是理论、信仰和经验为基础的知识、技能和实践的总和。精准医学是应用现代科技对传统医学体系进行系统革新。精准医学的提出是转化医学的进一步推进和升级。NIH"转化医学计划"取得成效，但是，以药品和医疗器械上市为目标的转化医学运动，并没有完全达到预期目的，多数药品在真实世界的临床疗效并不尽如人意（表 1-3），转化的成果为患者创造的临床价值有限，甚至给社会带来经济负担[1]。

表 1-3　临床用药无效率[2]

特定适应证的药品	无效率
抑郁症	38%
哮喘	40%
心律失常	40%
糖尿病	43%
偏头痛	48%
关节炎	50%
骨质疏松	52%
阿尔茨海默病	70%
癌症	75%

面对难以治愈疾病的挑战，医学家在不断尝试改变思维方式，重新思考疾病的本质，颠覆以症状、部位、器官为疾病诊断依据的体系，将基础研究的成果与临床结合，找到疾病的根源和驱动因子（molecular driver），将疾病更加科学地分类及诊断，从而克服目前循证医学证据获得过程中的某些缺陷，实现对疾病的精准诊断、精准评估，以达到对疾病的精准预防及治疗。随着人类基因组计划的完成以及遗传学、基因组学、蛋白组学等学科的发展，精准医学应运而生，临床决策进入新时代。

美国医学界 2011 年首次提出"精准医学"概念。在对疾病进行重新分类的基础上，对具有相同基因、共同发病机制的患者亚群进行精准诊断、评估、预测、治疗和预防，实现患者价值最大化。美国总统奥巴马在 2015 年 1 月 20 日的国情咨文中提出"精准医学计划"，希望以此"引领一个医学新时代"。美国精准医学计划的特点是顶层设计清晰，参与者分工合作，短期和长期目标明确。顶层设计方面，美国 FDA、NIH 等主导项目实施，大型医院和研究机构迅速参与和跟进，以其强大和多年的工作基础，使得项目的推进迅速有效。以遗传和基因组学的临床应用为核心，从遗传病诊断到百万美国志愿者基

---

① 肖飞. 转化医学是实现精准医学的必由之路——思考精准医学、循证医学及转化医学之间的协同关系 [J]. 转化医学杂志，2015，4（05）：257-260.

② Spear, B. B. , Heath - Chiozzi, M. , Huff, J. Clinical application of pharmacogenetics [J]. Trends in Molecular Medicine, 2001, 7（5）：201-204.

因组测序项目，从 FDA 的"精准化"审评决策标准变革到国家癌症研究院的（NCI）的大型临床项目 NCI – MATCH。精准医学项目的短期目标是为癌症找到更多更好的治疗手段，长期目标则是为实现多种疾病的个体化治疗提供有价值的信息。

精准医学的本质是通过基因组、蛋白组等组学技术和医学前沿技术，对于大样本人群和特定疾病类型进行生物标志物的分析与鉴定、验证与应用，从而精确寻找到疾病病因和治疗靶点，并对一种疾病的不同状态和发展过程进行精确分类，最终实现对于疾病和特定患者进行个体化精准治疗的目的，提高疾病诊治和预防的获益[①]。

精准医学项目是一个以医学推进产品革新的顶层设计，是建立一种医学、药学、监管、信息的统一协调创新机制。2016 年 10 月，NIH 提出"All of Us Research Program"，以加速精准医学研究、改善健康状况，进一步深化精准医学创新。联邦政府将从 2016 年财政预算中为这一项目划拨 2.15 亿美元经费。其中，1.3 亿美元将拨给 NIH，用于资助研究团体和志愿者招募；7000 万美元将流向 NIH 下属的 NCI，用于癌症形成机理及其治疗药物的相关研究；1000 万美元将提供给 FDA，用于建立项目数据库的监管机制；500 万美元提供给国家卫生信息技术协调办公室，用于设立标准以确保数据共享不会侵犯个人隐私。

2016 年 12 月美国前总统奥巴马签署《21 世纪治愈法案》（21st Century Cure Act），该法案将影响美国未来 10 年或更长时间的生物医学创新研发、疾病治疗及大健康领域发展。《21 世纪治愈法案》的核心内容是加快 FDA 对药品和医疗器械的审评和批准；加强基础医学研究，鼓励医学创新[②]。

精准医学关注的科学问题主要包括：疾病发生发展机制的阐释、回答疾病发生的本质问题；生物标志物的发现和早期诊断方法的探索建立，提供疾病治疗的有效时机；靶向治疗药物的研发、特异性地有效治疗疾病；分子诊断（分子分型和分子分期），为个体化治疗和预后判断提供科学依据。精准医学的研究发现是监管科学中的创新标准、工具和方法以及创新疗法开发的源泉，生物标志物、靶点为监管审评中优化临床试验设计、临床结果评价提供了新的思路。

五、新兴科技与监管科学

除了医学的变革，新兴科学和技术变革对于 FDA 的职责履行也构成挑战。系统生物学、无线医疗器械、纳米技术、医学成像、机器人、细胞和组织产品、再生医学以及组合产品等新兴科技领域以惊人的速度发展，挑战 FDA 的审评、监测和检验能力，同时，也使 FDA 原有资源和 IT 系统资源显得滞后。研发人员和产业界致力于利用基础医学领域的科学发现开发出创新"产品"，FDA 则致力于跨越监管能力和认知障碍、创新工作标准

---

① 张佳星. 推进精准医学发展 助力健康中国建设 [N]. 科技日报，2015 – 3 – 10（1）.
② 陈妤嘉，张新庆，蔡笃坚. 美国精准医学政策走向与反思 [J]. 医学与哲学（A），2018，39（01）：7 – 11.

和方法，以适应对新产品的安全性、有效性进行科学评价和决策的需要，对是否能够确保持续商业化、生产出高质量产品进行科学判断。

（一）组学基础上的分子生物学

组学（omics）技术，从实验技术的角度来看，本质上还是对遗传中心法则的 3 类物质开展检测——DNA、RNA、蛋白。

根据遗传中心法则，遗传信息从 DNA 到 DNA 的复制、继而从 DNA 传递给 RNA 的转录、再从 RNA 传递给蛋白的翻译过程的转移法则，是生物大分子 DNA、RNA 和蛋白参与细胞生命活动所遵循的法则（图 1 - 13）。遗传中心法则分别以 DNA、RNA、蛋白和代谢物为研究对象衍生出基因组学（Genomics）、转录组学（Transcriptomics）、蛋白组学（Proteomics）和代谢组学（Metabonomics）（图 1 - 14）。

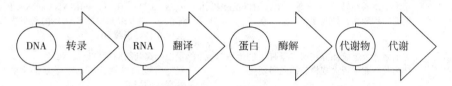

图 1 - 13 遗传物质的转录翻译酶解代谢过程示意图

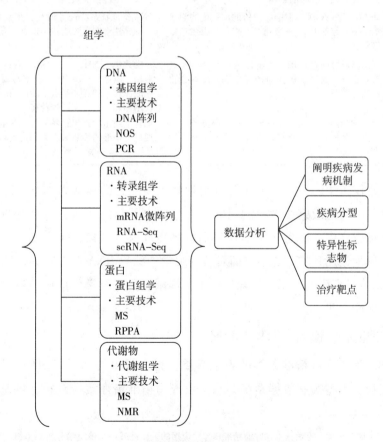

图 1 - 14 不同组学技术在疾病治疗中的应用

基因组和转录组是静态的，相对稳定，主要反映生物学活动的可能性；而蛋白组和代谢组是动态的，实时变化，主要体现正在发生的和已经发生的生物学活动。目前，单组学技术已经得到广泛应用，但是任何单一组学都不足以阐明肿瘤等疾病复杂的发病机制。因此，将多组学整合分析是发展趋势，这将为阐明肿瘤的发生发展、实现精准诊断和个体化治疗提供新的技术手段①（表1-4）。

表1-4 各种组学的内容与核心

组学名称	内容	核心
基因组学	应用DNA重组与测序技术及相应的基因组序列组装与分析等生物信息学方法来分析基因组的功能与结构的遗传学分支。	基因组测序和分析技术；与临床表型异常匹配。
转录组学	利用转录组测序技术研究组织或细胞中基因转录水平及潜在转录后修饰变化，用以反映机体生理和病理状态的改变。	编码RNA，非编码RNA（不编码蛋白的RNA，包括rRNA，tRNA，snRNA，snoRNA和microRNA等，以及未知功能RNA）的测序技术；疾病发生和转归预测。
蛋白组学	对生命体及组成部分在特定条件下的蛋白组成、结构及功能进行大规模、高通量研究。	蛋白分离与高通量质谱技术；疾病监控和早期诊断，产生新的生物标志物，发现新的靶点。
微生物组学	特殊生存环境下微生物群体的组成、代谢对人体生理和病理状态的影响。	与基因组学和代谢组学结合，改变微生物组成和代谢活性；疾病预防、早期揭示疾病高危因素
表观遗传学	非DNA序列相关、但能够遗传的细胞生物学表型，主要包括DNA甲基化、乙酰化、组蛋白修饰等。	DNA修饰状态特征性改变；疾病特征改变，开发特异性修饰表观遗传学位点，开发治疗药物。
代谢组学	利用高通量筛选技术对生物体内所有代谢物进行定量分析，以分析代谢物与生理、病理变化的相对关系。	核磁共振（NMR）、气相－质谱（GC-MS）、液相－质谱（LC-MS）标本检测、体内或活细胞成像技术检测；确定内因性和外因性的疾病代谢标志物，开发调控药物。
免疫组学	免疫学的前沿分支，免疫相关的全部分子及其靶点的结构、功能及其在生理和病理状态下的变化。	融合上述组学技术；特异性抗原抗体识别过程，提供更精确的诊断标志物和抗体药物靶点。

组学仍属于演进中的科学，绝大部分组学技术检测到的异常尚未与对应的临床信息相匹配。高通量筛选的敏感技术检测出的大量蛋白水平和修饰状态的改变与疾病信息联系起来也处于探索之中。微生物组学在早期解释高危风险因素、疾病发展及治疗反应性方面还没有成熟地运用到临床之中。而对转录组学中编码RNA对应蛋白产物功能以及非编码RNA的功能对疾病的作用的认知仍然十分局限。免疫组学中的调控机制及干预靶点鉴定与验证则刚刚起步。

（二）精准防控、诊断技术与大数据

精准医学对患者进行精准分类的思想需要获得大规模的患者组织样本与临床资料，生物样本库建设、大型疾病数据系统共享平台成为精准治疗实现路径上的基石（表1-

① 冉冰冰，梁楠，孙辉. 组学技术在肿瘤精准诊疗中应用的研究进展：从单组学分析到多组学整合［J］. 中国肿瘤生物治疗杂志，2019，26（12）：1297-1304.

5）。而分子探针、成像系统和计算机融合的分子影像学成像技术研发、CT、NMR、超声多模态分子影像融合技术使疾病的精准诊断、分析、多靶点检测成为可能。大数据挖掘技术则彻底改变了以往小样本生物样本数据描述的方式，可以管理、分析、解读多种类型、低价值密度的海量数据，从海量信息中找到有意义的疾病或应答线索并且在大样本队列人群中进行验证。

精准诊断创新技术最终会在临床上转化为诊断型医疗器械、检测试剂、可穿戴设备等，对利用这些先进技术制造的器械在上市前审评时往往没有成熟的标准，监管机构面临挑战。另外，从国际上看，监管机构也在以开放的思维引入大数据为背景的决策支持系统，实现依靠真实世界证据的监管决策。

表 1-5　精准防控、诊断技术及临床应用举例

技术	内容	应用
生物样本库	患者组织样本（DNA 遗传样本、组织、体液、排泄物）的生物学信息与临床资料关联，新的精准医学发现的基础。正常人群与疾患者群队列：寻找标志物和靶点。	伦理、法律、安全、管理、标准化、流程化、共享
大型疾病数据系统共享平台	海量疾病数据采集、存储、分析平台是精准医学发展的基石。	美国国家生物信息中心（NCBI）、日本 DNA 数据库（DDBJ）、欧洲生物信息研究所（EBI）

（三）生物疗法的创新

生物治疗是继疾病传统的手术治疗、药物治疗、放射治疗之后的又一新型疾病治疗策略。这些治疗方法从不同角度描述生物治疗策略，很难准确划分治疗方法之间的界限，如抗体治疗属于免疫治疗，又属于靶向治疗[①]，细胞治疗既属于免疫治疗，也可以融合基因治疗的方法[②]。

1. 基因治疗与细胞治疗

20 世纪 60 年代美国分子生物学家乔舒亚·莱德伯格（Joshua Lederberg）首次提出基因治疗的初步概念，为基因治疗的发展奠定了基础。1972 年基因疗法被正式提出，并被认可作为人类遗传疾病的一种治疗方式。基因治疗即用一个新的正确的基因拷贝来取代或是补充突变基因，通过改变一个人的基因来治疗或治愈疾病的技术。基因治疗的方式包括基因置换（gene replacement）、基因修正（gene correction）、基因扩增（gene augmentation）、基因失活（gene inactivation）、免疫调节（immune adjustment）。

目前，科研人员正在研究基因治疗产品，以治疗癌症、基因疾病和传染病等疾病。基因治疗产品有多种类型，包括质粒 DNA；病毒载体；细菌载体；人类基因编辑技术；患者源性细胞基因治疗产品等。

基因治疗的技术不同，风险也有所不同。离体基因治疗是直接取自异体正常细胞或

---

① 周爱萍. 生物治疗药物和生物类似药研究进展［J］. 中国新药杂志，2017，26（03）：296-299.
② 詹启敏. 精准医学总论［M］. 上海：上海交通大学出版社，2017.

患者自身的病变细胞，体外通过基因导入的方式修饰细胞，将修饰后的细胞体外扩增后回输到患者体内，从而达到治疗疾病的目的。在体基因治疗则是利用非病毒或病毒载体直接将治疗基因递送到患者体内的方式来治疗疾病。离体基因治疗由于步骤繁琐，细胞的离体操作容易导致其活力下降，且一些整合型病毒的使用更易引起体内的随机插入，进而诱发癌变。在体基因治疗的操作相对简便，但体内编辑的不确定性导致这一方法无法避免随机整合和脱靶效应的发生，可能在体内出现严重的免疫反应①·②。

基因治疗是高风险创新疗法，失败案例屡见不鲜。1999 年 9 月，一名来自美国的 18 岁男孩儿 Jesse Gelsinger 在接受人体基因治疗时失败，最终身亡③。尽管如此，在全球范围内，仍有很多实验室和制药公司投入大量的时间和精力开展相关研究工作。

2012 年，欧盟药品管理局（EMA）率先批准了基因治疗产品 Glybera 上市销售，适应证是一种超级罕见疾病——脂蛋白酯酶缺乏症（LPLD），由荷兰 UniQure 公司开发。2017 年 8 月，诺华的 Kymriah 是 FDA 批准的第一个基因治疗药物，也是全球首个上市的CAR - T 疗法，是继 PD - 1/PD - L1 类药物上市后肿瘤免疫治疗领域又一件具有里程碑性质的事件。至 2018 年，FDA 已批准 4 款基因治疗药物（Kymriah®、Yescarta®、Luxturna®、Patisiran®）上市，这使得基因治疗有了更多的可能性和更大的应用前景。

在过去的三十年里，临床基因治疗面临着无数的障碍和失败，但是现在它已经在现代医学上取得了巨大的进步，并且正在寻求开展临床试验和上市的路径④。

2. 免疫治疗产品

免疫治疗（Immunotherapy）是指针对机体低下或亢进的免疫状态，人为地增强或抑制机体的免疫功能以达到治疗疾病目的的治疗方法。免疫治疗的方法有很多，适用于多种疾病的治疗。

肿瘤免疫治疗通常分为四类，即特异性主动免疫治疗、特异性被动免疫治疗、非特异性过继免疫治疗以及非特异性免疫增强剂治疗。

特异性主动免疫治疗将经致死剂量照射过的"肿瘤疫苗"重新接种于人体，可促进机体对特异性的肿瘤抗原产生特异性免疫应答，从而克服肿瘤对机体造成的免疫抑制状态并达到清除肿瘤细胞的目的。根据负载肿瘤抗原成分及方法的不同，可将肿瘤疫苗分为多肽疫苗、核酸疫苗、重组病毒疫苗、细菌疫苗、树突状细胞（dendritic cell，DC）疫苗、抗独特性抗体疫苗、基因修饰的肿瘤细胞疫苗等⑤。

特异性被动免疫治疗是将抗体、效应淋巴细胞等免疫应答产物直接输入机体可促进

---

① 陈曦，陈亮，李大力. 基因治疗在临床应用中的研究进展［J］. 生物工程学报，2019，35（12）：2295 - 2307.

② 李春辉，胡泊，翁郁华，等. 基因治疗的现状与临床研究进展［J］. 生命科学仪器，2019，17（Z1）：3 - 12.

③ Sheridan C. Gene therapy finds its niche［J］. Nat Biotechnol，2011，29：121 - 128.

④ Corrigan - Curay Jacqueline，O'Reilly Marina，Kohn Donald B，etc. Genome editing technologies：defining a path to clinic［J］. Molecular therapy：the journal of the American Society of Gene Therapy，2015，23（5）.

⑤ 任军，黄红艳. 中国肿瘤细胞免疫治疗的现状与趋势［J］. 转化医学研究（电子版），2014，（03）：63 - 69.

机体对某些肿瘤产生快速免疫应答。特异性被动免疫治疗以单克隆抗体（单抗）、单克隆抗体偶联物为代表。以曲妥珠单抗（Trastuzumab）为例，其通过抑制人表皮生长因子受体 HER－2 与其配体的结合阻断信号转导，达到抑制肿瘤生长的目的，并通过抗体恒定区介导等效应进一步杀伤肿瘤细胞。单克隆抗体偶联物将放射性核素、药物和毒素与单抗连接，分别构成放射免疫偶联物、化学免疫偶联物和免疫毒素。

非特异性过继免疫治疗是将免疫细胞如 DC、CIK、CTL 等或免疫因子如 IL－2、IFN、TNF、GM－CSF 等转输或者回输给患者，以增强患者免疫功能、杀伤肿瘤细胞的治疗方法。

与以往的手术、化疗、放疗和靶向治疗不同的是，免疫治疗针对的靶标不是肿瘤细胞和组织，而是人体自身的免疫系统。抗体等大分子药物及免疫治疗，是近年生物药物领域发展的生力军，目前包括 5 大类药物，分别是：①单克隆抗体药物（如美罗华、赫赛汀）；②抗免疫检查点抗体药物（如 PD－1，CTLA－4）；③免疫 T 细胞，包括过继性 T 细胞（ACT）、肿瘤浸润淋巴细胞（TILs）、基因工程 T 细胞（CAR－T，TCR－T）；④树突状细胞疫苗（DCs vaccination）；⑤治疗性疫苗（肿瘤特异性抗原 EGFRvⅢ多肽疫苗）。以上治疗进展都非常快[1]。

免疫治疗产品对监管的挑战来自于不同于以往的临床疗效评价标准。使用免疫治疗部分疗效显著的患者实现长期无瘤生存或带瘤生存，这一现象在免疫检查点抑制剂（PD－1 Ab、CTLA－4 Ab）当中尤为突出，称为免疫治疗的延迟效应。WHO 标准和 RECIST 标准（实体瘤疗效评价标准 Response Evaluation Criteria in Solid Tumor）是目前常规放化疗疗法中进行目标治疗监测最常用和最有效的标准，均通过肿瘤大小的变化以及病灶缩减情况对临床疗效进行评价[2]。依照传统标准对免疫治疗产品进行评价时，往往会低估甚至错误判断肿瘤免疫治疗的效果。

与抗肿瘤化疗药物的作用机制不同，肿瘤免疫治疗是通过将肿瘤疫苗、免疫调节性细胞因子、特异性单克隆抗体，以及多种活化效应细胞输入肿瘤患者体内，以诱导机体产生特异性抗肿瘤免疫应答，或通过改变固有免疫过程产生有效的杀伤性抗肿瘤应答。在传统 WHO 或 RECIST 标准中，疾病稳定（stable disease，SD）指肿瘤负荷增加或减少但并未分别达到疾病进展（progressive disease，PD）或部分缓解（partial response，PR）程度的情况。SD 通常持续时间短暂而不能看到药物真正的抗肿瘤效应，因此并不符合客观有效的标准。但在肿瘤免疫治疗中，在应用靶向药物或抗体药物时患者达到 SD 可作为临床治疗有效（如肿瘤进展时间 TTP 时间延长）的潜在观察终点。

近年来，有肿瘤免疫治疗专家习惯使用微效（minor response）或混合疗效（mixed response）来评价那些按照传统 WHO 或 RECIST 评价体系未达到客观有效的标准，但患

---

[1]　陈志南. 新时代生物医药前沿与创新 [J]. 中国食品药品监管，2019（11）：8－13.

[2]　Hoos A, Parmiani G, Hege K, et al. A clinical development paradigm for cancer vaccines and related biologics [J]. J Immunother, 2007, 30（1）：1－15.

者确实获益的临床病例。研究人员制定出了用于评价免疫治疗效果的免疫相关应答标准（Immune – related Response Criteria，irRC）。与传统评价标准不同，irRC 将可测量的新发病灶计入肿瘤负荷中，并将肿瘤负荷与基线肿瘤负荷进行比较从而对临床治疗效果作出评估。irRC 标准尚不能全面概括所有的临床疗效类型，对于 irSD 的定义以及其他免疫治疗有效的标志等仍需要进一步完善和开展更深入的研究[1]。

3. 再生医学产品

再生医学是研究如何促进创伤与组织器官缺损生理性修复以及如何进行组织器官再生与功能重建的学科[2]。再生医学主要包括干细胞、组织工程、器官移植等多个研究领域。其中，干细胞与组织工程研究是再生医学的核心内容。

再生医学综合了干细胞、组织工程、细胞与分子生物学、发育生物学、生物化学、材料学、工程学、生物力学、计算机科学等多个学科的最新进展，横跨基础研究、转化研究、产品开发、临床应用多个领域。

干细胞（stem cell，SC）是具有自我更新能力，在特定的条件下可以分化成不同类型功能细胞的一类原始细胞，是处于细胞系起源顶端的最原始细胞。干细胞在彻底分化前，能转化成某种中间细胞（intermediate cell），这种中间细胞被称作前体细胞（precursor cell）或祖细胞（progenitor cell）。祖细胞属于成体干细胞，是未完全分化的多能或专能干细胞。

增殖和分化潜能是干细胞的主要潜能，干细胞可以分为全能干细胞、多能干细胞和单能干细胞。全能干细胞具有能发育成各种组织器官的完整个体的潜能的细胞，如胚胎干细胞。多能干细胞没有发育成完整个体的能力，但具有分化出多种细胞组织的能力，主要在器官再生、修复和疾病治疗方面极具应用价值，多能干细胞既能从人体胚胎中获得，也能用体细胞转化为多能干细胞。单能干细胞只能向一种类型或密切相关的两种类型的细胞分化，如上皮组织基底层的干细胞、肌肉中的成肌细胞。

干细胞的确能分化成几乎所有组成人体的各种细胞，有望用它来修复那些被疾病和创伤所破坏的各种各样的细胞和组织。生物学家们已能在体外控制干细胞分化成心肌细胞、神经细胞、胰岛细胞、肝细胞等多种细胞，并在动物试验中获得了令人兴奋的结果。

美国是干细胞研究和再生医学发展最早、技术最先进的国家。2006 年 7 月，美国参议院以 63 票对 37 票通过法案要求联邦政府扩大对人类胚胎干细胞研究的支持。随后，布什总统宣布否决这一法案。布什政府坚持对胚胎干细胞研究加以严格限制，激起了科学界和对此抱有期望的社会各界不满。美国政府计划大力资助成年干细胞的研究，但却反对胚胎干细胞研究，其背后的原因在于胚胎干细胞提取需要杀死胚胎，存在胚胎是否是人的争论。布什总统相信生命是神圣的，他不希望见到任何生命因为研究而被摧毁。但

---

① 任秀宝，于津浦. 肿瘤免疫治疗疗效评价的新标准［J］. 中国肿瘤生物治疗杂志，2011，18（04）：351 – 354.

② 中国科学院. 中国学科发展战略：再生医学［M］. 北京：科学出版社，2017.

对于已被毁掉的生命，已被毁掉的胚胎，他觉得是可以研究的。

2009 年，奥巴马上任后解禁"用联邦资金支持胚胎干细胞研究"的限制，奥巴马经济刺激计划拨给 NIH 的 100 亿美元中有 12 亿美元用于干细胞研究。2009 年初，Geron 公司获得 FDA 批准启动全球第一个人类胚胎干细胞治疗临床试验，同年，美国最大的干细胞公司 Osiris 宣布，骨髓间充质干细胞成为世界上第一个获准上市的干细胞治疗产品①。

干细胞领域目前存在很多重要的科学问题。首先，是标准问题。1998 年第一株人胚胎干细胞建系以来，全世界已经有几百株胚胎干细胞，通常沿用美国 NIH 的鉴定标准，但该标准太粗糙，无法准确反映各个细胞系的特征①。第二，胚胎干细胞的连续生产问题不同于传统药品批量生产。人胚胎干细胞的规模化培养技术是实现其临床应用所必须解决的问题。第三，不同的胚胎干细胞系存在生物学异质性，有效筛选合适的细胞系是产业化开发的前提。第四，安全性问题。胚胎干细胞具有分化为机体任何类型细胞的能力，但是如果将其移植入机体中就会引发很多问题，比如畸胎瘤形成的风险及免疫排斥等问题。免疫豁免位点，即不能够产生强烈免疫反应的部位，比如眼睛，就将成为人类机体因干细胞移植首先获益的部位。

目前，部分干细胞研究已从概念走进实验室并逐渐转化为产品，如骨髓移植是干细胞在临床最为成功的应用，利用干细胞治疗角膜病变、糖尿病、帕金森病、阿尔茨海默病、骨骼－肌肉系统疾病、脑梗死、心肌梗死、肿瘤等研究也有临床报道。

干细胞研究的监管科学问题主要关注疾病动物模型评价、细胞移植途径优化剂量确定、安全性有效性指标检测技术平台、免疫排斥反应防治、相关临床准入标准等领域。

新兴科学技术不断演进，生物医学疗法不断创新，FDA 关注的科学、技术领域不断拓展，推动了美国药品监管科学的不断发展。

---

①　中国科学院. 中国学科发展战略：再生医学［M］. 北京：科学出版社，2017.

第二章
工业化时代的药品监管科学化进程

一、1906 年《纯净食品和药品法》：化学分析时代

早在 1820 年，11 位来自于各州的医师、药剂师、药学院校的专家代表自发在华盛顿特区召开会议共同制定美国药典（USP）。USP 为药品和化学物质提供了检测标准，包括天然的、未加工的药物、不挥发油，以及其他在传统上由药剂师保管的物质。那是一个掺假产品盛行的时代，1848 年 6 月美国国会通过了《进口药品法案》（the Import Drugs Act），禁止进口掺假药品等，并建立了美国海关实验室，执行《美国药典》中对药品纯度和效力的规定。但由于海关工作的药品检验人员多是非专业人员且未经培训，新海关实验室支持力量逐渐减弱，该法律也逐渐丧失威力。

1906 年 6 月 30 日，西奥多·罗斯福总统签署了《纯净食品和药品法》（Pure Food and Drugs Act，PFDA），该法案要求农业部化学局监管并禁止州际间运输非法食品和药品，将《美国药典》和《国家处方集》作为鉴定掺假的标准依据，对"错误标识"进行了明确规定，如果药品中含有酒精、吗啡、鸦片、可卡因、海洛因、水合氯醛（chloral hydrate）等共计 11 种有潜在危害和上瘾类药物，则必须在其标签上标明此类药物含量或比例，否则即认定为"错误标识"。

当时，农业部（USDA）化学局 Wiley 博士亲自领导了一场运动，解决食品和药品掺假问题。Wiley 不仅带领其团队利用分析化学方面的专业知识制定药品标准，而且他的实验室也是第一批开展前瞻性人体研究以评价产品的官方实验室之一。Wiley 努力保护公众免受无价值且具有潜在危险的被作为灵丹妙药销售的假专利药品的影响。1930 年 7 月，食品、药品和杀虫剂管理局更名为食品与药物管理局（FDA），分析和合成化学仍是 FDA 的优势领域。

二、1938 年《联邦食品药品和化妆品法案》后：毒理学引入

药物研发一般从动物实验开始，通过动物毒性试验预测人体毒性是 FDA 作出药品审评决定的重要考虑因素。在 1937 年前，药品监管机构并没有意识到动物安全性研究的重要性，1937 年的磺胺酏剂（Elixir Sulfanilamide）事件和其他几起受污染的药品造成的死

亡事件作为导火索，促使监管机构关注到药品上市前的安全性评价方法，毒理学开始引入药品监管。1938 年国会以《联邦食品药品和化妆品法案》（FD&CA）取代了 1906 年的法案，FD&CA 建立了上市前通知程序，生产商必须在新药申请（NDA）中向 FDA 提交药品安全性数据，同时禁止虚假陈述药品疗效，设定有毒物质的安全限度，开展生产企业检查。

根据 FD&CA，新化学药品定义为："凡在 1938 年法案公布后提出的任何具有化学组分的药品，其说明书中提出的用途未被训练有素并有评价经验的专家普遍承认其安全性和有效性的；或虽其安全性和有效性已被普遍承认，但尚未在美国大范围或长时间使用的药物"。1938 年 FD&CA 颁布前已经上市但未经 FDA 批准的称为"老药"（Old Drug）。

FD&CA 授权 FDA "在安全性试验不能证明新药安全性的情况下，禁止药品上市"。建立新药上市前的通知程序，实际上相当于"默示许可"程序，即如果 FDA 在 60 天内未驳回 NDA 申请，那么新药生产商就可以上市销售该药品。1938 年以后，新药临床前安全性研究的科学原则在 FDA 和企业中得以确立。FDA 开始重视毒理学，探索建立预测人体安全性的动物毒理学模型。1971 年，FDA 在阿肯色州创建国家毒理研究中心（NCTR），研究用于支持 FDA 审评决策的毒理学评价方法和预测工具。如今，FDA 的药理学 - 毒理学审评员依然依赖 NCTR 已经建立的科学原则进行审评。

动物毒理学模型对药品监管的支撑作用仍然面临诸多挑战。已有许多毒理学研究在预测药物潜在毒性中发挥重要作用，但仍有许多动物毒理学研究结果尚不能准确预测人类不良反应，例如抗心律失常药物导致猝死、特非那定等导致致死性心律失常，以及芬氟拉明与苯丁胺联用导致的心脏纤维化。另外，也有一些毒理学发现是实验动物所特有的，而在人体中并无毒性反应发生，例如抗组胺药引发大鼠肝肿瘤。提高预测药物不良反应发生率的准确性可能加快对人类安全的药品研发，FDA 后续将不断努力，开发更为有效的、具有更高预测性的人用药物毒性的评价模型。

三、19 世纪 50 年代开始：药物流行病学引入

1952 年，美国出现氯霉素导致 180 多人患再生障碍性贫血的报道。美国医学会最早开发临床用药自发不良事件报告系统，第一个报告的药品就是氯霉素。FDA 从 20 世纪 60 年代起也开始着手不良反应报告工作并与美国医学会开展合作。在美国，从 20 世纪 50 年代初到 1970 年，有两个机构分别收集不良事件报告。美国医学会的不良反应委员会（American Medical Association's Committee on Adverse Reactions）专注于医生和小型医院的不良反应报告。FDA 负责收集药品生产商、大学医院和政府机构的报告。1969 年 10 月，FDA 重新设计开发用于监测的自发报告系统（spontaneous reporting system，SRS）。1970 年，上述两个组织的职责合并，由 FDA 承担收集 ADE 报告的全部责任[①]。FDA 先后建立

---

① Laurence Landow. Monitoring Adverse Drug Events：The Food and Drug Administration MedWatch Reporting System [J]. Regional Anesthesia and Pain Medicine，1998，23（6）：190 - 193.

了多个药源性疾病登记中心，包括国家药源性肝病登记中心，放射性药品药源性疾病登记中心，药源性视觉损害登记中心，以及药源性皮肤损害登记中心，这些登记中心到现在已经发展为大规模登记数据库。到 20 世纪 70 年代中期，FDA 开始投入建立"波士顿监测合作计划"和"波士顿药物流行病学中心"，开展药物流行病学研究和数据分析工作[1]。1985 年，FDA 的药品生物制品审评中心发布药品上市后不良反应快速报告的要求，建立药品不良反应报告制度。开始了 FDA 的以科学为基础的药物安全性监测时代，至今仍在不断发展。

1993 年，FDA 将 SRS 更名为药物监测"MedWatch"计划，建立了 ADE 自发报告数据库——不良事件报告系统（adverse event reporting system，AERS）。该系统中的报告主要由医药专业人员、消费者、药品生产商和其他人发送至 FDA[2]。FDA 与相关领域的专家合作，建立标准化术语、开发和应用新型数据挖掘工具，并在包含数百万份报告的 AERS 数据库中识别和发现模糊信号。AERS 通常被视为上市后综合监测计划的核心组成部分，该综合监测计划还有 4 种补充数据资源，可对药物的安全性概况进行综合评估。药品使用数据可用于确定报告率和药品使用模式，外部医疗保健服务数据库可用于验证和量化药品潜在安全性问题信号，基于特定疾病背景发病率的主动监测系统可用于以比较为目的的信号检测补充验证[3]。从 1998 年开始，FDA 向发起人、公众和商业实体提供 AERS 中的脱敏化[4]（deidentified）数据。FDA 与技术专家合作开发了复杂贝叶斯统计方法，如多项伽玛泊松分布缩减关联算法（multi‑item gamma poisson shrinker interaction），使得 FDA 科学家进行高级数据挖掘成为可能。

2012 年 8 月，AERS 过渡至 FDA 不良事件报告系统（FDA's Adverse Event Reporting System，FAERS)[5]，并一直运行至今。FAERS 数据库是最大的药物警戒数据库之一，在收集和提供药品相关 AE 数据方面发挥着关键作用。在美国，FAERS 数据库为 FDA 提供关键信号和决策依据，以采取监管措施，例如在警告或预防措施（precaution）部分进行标签变更，以改善上市药品使用行为[6]。FAERS 作为一个集中式计算机化信息数据库，被 FDA 和其他药物警戒人员广泛用于上市后药品安全性监测[7]。

---

① 张海齐，谭德讲. 美国的药品安全性监察工作 [J]. 中国药事，1990（S2）：7 – 11.

② Diane K. Wysowski, Lynette Swartz. Adverse Drug Event Surveillance and Drug Withdrawals in the United States, 1969 ~ 2002 [J]. Arch Intern Med, 2005, 165：1363 – 1369.

③ Anne E. Trontell. How the US Food and Drug Administration Defines and Detects Adverse Drug Events [J]. Curr Ther Res Clin Exp, 2001, 62：641 – 649.

④ 脱敏数据即剥离个人隐私身份信息的数据。

⑤ Kalyani B. Sonawane, Ning Cheng, Richard A. Hansen. Serious Adverse Drug Events Reported to the FDA: Analysis of the FDA Adverse Event Reporting System 2006 ~ 2014 Database [J]. Journal of Managed Care & Specialty Pharmacy, 2018（24）7：682 – 690.

⑥ Tadashi Toki, Shunsuke Ono. Spontaneous Reporting on Adverse Events by Consumers in the United States: An Analysis of the Food and Drug Administration Adverse Event Reporting System Database [J]. Drugs – Real World Outcomes, 2018, 5：117 – 128.

⑦ Keith B. Hoffman, Andrea R. Demakas, Mo Dimbil, et al. Stimulated Reporting: The Impact of US Food and Drug Administration – Issued Alerts on the Adverse Event Reporting System (FAERS) [J]. Drug Saf, 2014, 37：971 – 980.

四、《Kefauver – Harris 修正案》：临床药理学引入

20 世纪 60 年代初，Burroughs wellcom 基金开始拨款资助临床药理学项目，与国家综合医学研究所（National Institute of General Medical Sciences）共同投资建立临床药理学研究和培训项目，包括范德堡大学、埃默里大学、芝加哥大学、约翰霍普金斯大学、堪萨斯大学和加州大学旧金山分校的项目。该项目培养了多名科学家，后来受聘于 FDA，从事药物对人体疗效评价方法和标准的开发，从事新药上市的审评工作。

沙利度胺事件推动了 1962 年 FD&CA 修正案，即《Kefauver – Harris 修正案》的颁布实施。修正案要求新药上市除了要提供安全性证据外，必须提供针对目标适应证的实质性证据（substantial evidence），这标志着 FDA 的审评模式向现代审评模式转化。修正案从根本上改变了新药审评程序，从简单的上市前通知程序改变为复杂的上市前审评程序，新药生产商必须向 FDA 提交临床前和临床数据证明药品的安全性和有效性，并在上市之前获得 FDA 的批准。

当时美国市场上的药品包括 1938 年前已经上市的"老药"和 1938～1962 年间只基于安全性批准的药品。

由于在 1938 年到 1962 年之间上市的药物只进行了安全性评价，缺乏有效性评价，《Kefauver – Harris 修正案》授权 FDA 对 1938～1962 年间批准上市的 3000～4000 个被认为安全的药品开展回顾性分析，开展药效研究（drug efficacy study，DES）。

1966 年，FDA 局长 James Goddard（1966～1968）与 NAS/NRC 签订合同，委托外部机构开展药效研究。1969 年到 1970 年 DES 项目才真正进入执行阶段，通常称为 DESI（drug efficacy study implementation）项目。药物有效性评价的实际工作分配给来自医学及药理学、药学领域的 180 名专家组成的 30 个小组。专家小组主要从以下四个方面寻找证明药物有效性的证据：①发起人提供的药物摘要；②制造商提供的补充有效性证据；③FDA 相关卷宗；④相关医学文献。专家小组对每一种药物都要进行单独评价，以确定药物的有效性，并向 FDA 提交评价报告。FDA 对报告进行再评审，最后作出药品有效性决策，并在《联邦公报》上公布，被认为有效（effective）的药物，可列入 DESI 名单中，允许继续上市；很可能有效（probably effective）的药物，经制造商补充可证明其有效的证据可列入 DESI 名单；可能有效（possible effective）的药物，经制造商补充有效性证据后可列入 DESI 名单或撤市；无效（ineffective）药物撤市。

美国 FDA 与 NAS/NRC 合作，通过文献评价、专家评议的方法，完成了对大多数药物有效性的再评价，有 3443 个药品完成最终评价，1051 个药品因为缺乏有效性证据撤市，另有 167 个药物至今悬而未决①。

---

① 吴桂芝，冯红云，范燕，等. 美国对上市药品的再评价与监管经验［J］. 中国药物警戒，2017，14（12）：742－745，759.

FDA 公布了 1938～1962 年间上市并通过 DESI 评价过的药品的安全性、有效性数据，企业可通过简略新药申请（ANDA）的方法，无需提交全面的临床研究资料，只需证明申报药品与经过 DESI 评价的药品具有生物等效性即可上市，这一途径是仿制药申请的前身。1966 年开始的 DESI 项目解决了药品有效性评价缺失的历史遗留问题，并与 1984 年《Hatch－Waxman 法案》衔接，促使后续的有关仿制药的立法和 FDA 管理制度变革陆续推行，以确保在美国上市销售的仿制药安全而且有效。

在后续 50 年里，FDA 领导科学界将临床随机对照试验确立为药品审评的金标准。在 Robert Temple 博士和其他监管科学家的领导下，FDA 确定了新工具和控制因素的作用，如随机化试验、安慰剂对照、阳性对照、治疗意向分析法、脱落分析、临床试验 Meta 分析、适应证混杂试验、非劣效统计分析和随机化浓度对照试验。

五、《Hatch－Waxman 法案》：生物等效性方法学引入

《Kefauver－Harris 修正案》颁布后，美国药品审评标准趋于规范和严格，药物研发成本增加，新药上市试验周期和审评周期均有所延长，药物研发和上市均进入停滞期，美国的医药产业和监管机构亟需一项新法律的出台打破这种不利局面。

1984 年 9 月国会通过的《药品价格竞争和专利期补偿法案》，是通常被称为《Hatch－Waxman 法案》的里程碑式法案。该法案旨在平衡研发型制药公司（"创新药"或"原研药"）与仿制药生产商之间的利益冲突。一方面，该法旨在鼓励创新者持续投资于新药研发，另一方面旨在增加仿制药的市场竞争，从而降低药品价格和消费者用药成本。

《Hatch－Waxman 法案》解决了 15 年来 FDA 面对的关于仿制药上市审评的政策和程序的争议"。其建立的创仿平衡机制，极大地促进了美国创新药与和仿制药产业的发展。《Hatch－Waxman 法案》建立了多项重要的、综合性的、彼此密切关联的创仿激励制度，主要包括 Bolar 例外、简略新药申请（ANDA）、专利期补偿、专利链接、橙皮书以及试验数据保护制度。

仿制药的概念逐渐建立起来。在该法案中，新药申请分为三类，第一类是 505（b）（1）创新药，一般是新分子实体（new molecular entity）、新适应证（new indication）；第二类是 505（b）（2）改良新药，主要包括新活性成分（new active ingredient），包括新的酯、新的盐、新剂型、新组合物、新给药途径（new route of administration）等；第三类是 505b（j）简略新药申请（ANDA）。

505（b）（1）新药申请，通常情况下指的是具有专利保护的 NME。上市申请人需要对这个新化学实体按临床适应证的不同进行系统的、大量的人体 Ⅰ/Ⅱ/Ⅲ期临床试验研究，同时要获得全部提交的原始临床数据的所有权。一旦批准，在专利保护和数据独占期内，原研药的市场价值就是其在临床试验证据基础上的"临床价值"的体现。

第二类 505（b）（2）改良新药是在原研药基础上，改变结构、给药剂量、给药途径

的申请，因此有原研药的临床研究基础，无需重新进行所有的临床研究，可以参考部分原研药的临床申请，因此《Hatch – Waxman 法案》将 NDA 申请一分为二，由原来的"文献新药申请"这一途径逐渐演变为 505（b）（2）通道。

第三类 505b（j）简略新药申请是参比制剂（reference listed drug）的复制品，仿制药生产商只要提供与参比制剂相比具有相同的活性成分、给药途径、剂型、规格和药代动力学特征（即具有生物等效性）的证据就可获得批准，大大简化了仿制药的研发过程，降低研发成本。《Hatch – Waxman 法案》被认为奠定了美国现代仿制药产业发展的基础。

但《Hatch – Waxman 法案》中并没有正式提出仿制药（generic drug）的概念，直到 1990 年 FDA 将审评简略新药申请的办公室命名为仿制药办公室（Office of Generic Drugs），仿制药这个概念才正式得到广泛使用。因此，美国的仿制药概念是从新药演变过来的，FDA 的定义里，仿制药仍然是新药，因此它的审批通道还叫"简略新药申请"，简化是相对原研药而言，是相对原研药所要求提交的临床试验的证据的程度不一样，而不是对原研药和仿制药临床价值的评判。

六、20 世纪 80 年代：定量药理学发展

1987 年至 1993 年，CDER 开展多项工作开发更好的定量药理学。时任 CDER 主任 Carl Peck 博士在 FDA 建立了第一个临床药理学培训项目。科学家团队开始将重点从解释量效关系转移到暴露 – 应答关系。这在当时是个突出问题，许多正在研发的新化合物生物利用度方面存在不同程度的问题。1999 年，FDA 发布《群体药代动力学行业指南》指导申请人如何在临床试验后期使用稀疏采样法来准确评价暴露 – 应答关系[1]。2005 年，CDER 临床药理学办公室主任 Lawrence Lesko 博士任命 Robert Powell 博士领导定量药理学中心小组，负责审评所有治疗领域提交的新药申请。2009 年，该办公室成为正式的定量药理学部门。

运用定量药理学模型来指导早期新药研发（包括Ⅰ期和Ⅱ期临床试验），可以极大地减少在临床试验中服用无效药物剂量患者的数量，并且在有些情况下，可以免去不必要的临床试验。运用模型来指导Ⅲ期临床试验，可以帮助优化设计方案，从而提高试验的成功率及大大降低研发成本。CDER 与药代动力学专家合作，验证并应用了新的审评工具，如生理药代动力学（PB – PK）模型[2]、群体药代动力学 – 药效动力学（PK – PD）模型和临床试验模拟（clinical trial simulation）。CDER 还开发了针对药物血药浓度的稀疏采

① HHS, FDA. Center for Drug Evaluation Research. US. Department of Health and Human Services，Food and Drug Administration. Guidance for industry：population pharmacokinetics：Draft Guidance［EB/OL］.（1999 – 03 – 01）［2020 – 05 – 05］. http//www. fda. gov/downloads/Drugs/GuidanceComplianceRegulatoryInformation/Guidances/UCM133184.

② Rowland M，Balant L，Peck C. Physiologically based pharmacokinetics in drug development and regulatory science：a workshop report［J］. AAPS J，2004，6：56 – 67.

样非线性混合效应模型（NONMEM）等工具①，将先进的建模方法确立为评价临床试验中潜在混杂因素的工具，例如评价活性代谢物对药物的作用②。

定量药理学是在传统的药代动力学基础之上形成的新兴学科，主要运用数学及统计学的方法研究定量描述、解释和预测药物在体内的吸收、分布、代谢和排泄（药代动力学），以及药物在体内的药效作用（药效动力学）；定量与药代动力学及药效动力学相关的不确定性，运用数据及模型对药物开发和药物治疗做出合理决策。定量药理学广泛应用于新药研发和临床药物治疗阶段，在新药研发中，定量药理学可以优化临床试验设计方案，在临床药物治疗中，定量药理学可以优化药物剂量，从而减少副作用并且提高疗效。

① Fattinger KE, Sheiner LB, Verotta D. A new method to explore the distribution of interindividual random effects in non-linear mixed effects models [J]. Biometrics, 1995, 51 (4)：1236-51.

② Shi J, Kovacs SJ, Wang Y, et al. Population pharmacokinetis of the active metabolite of leflomide in pediatric subjects with polyarticular course juvenile rheumatoid arthritis [J]. J. Pharmacokinet. Pharmacodyn, 2005, 32：419-439.

第三章
信息化时代药品监管立法与科学化进程

信息化时代源于科技发展的推动。第三次科技革命开始于 20 世纪 70 年代中期，其标志是信息技术、生物技术等新兴科学技术的出现。20 世纪末人类开始进入高度信息化时代。信息化是建立在计算机技术、数字化技术和生物工程技术等先进技术基础上的，信息化以智能化、电子化、全球化为主要特征，使人类以更快更便捷的方式获取并传递人类创造的一切文明成果。信息化给美国药品产业和药品监管带来巨大挑战，FDA 努力识别挑战，不断调整监管战略、程序、标准和方法。

一、处方药使用者付费法案中的科学轨迹

（一）建立收费机制，解决 FDA 监管资源短缺问题

19 世纪 70 年代以后，美国制药公司的研发费用大约从 20 亿美元飙升至 300 亿美元，而新药上市数量几乎没有变化。其中一个重要的原因是，FDA 出于规避高风险的考虑，不断提高审批标准，特别是对于不断出现的创新型的高科技产品更是持谨慎态度，导致新药审评时间不断延长[①]。从患者角度，新药上市缓慢，可能延误患者治疗。从申请人角度，漫长的审评等待，无疑会增加研发成本。据 FDA 估计，审评完成时间每延迟 1 个月，制药公司的平均损失达 1 千万美元。

《Hatch – Waxman 法案》发布后，制药行业的研发热情被激发出来，新药申请和简略新药申请数量均大幅上升，FDA 逐渐意识到问题的严重性，试图申请国会追加经费拨款，但国会途径的资金支持非常有限。而 FDA 当时面临的挑战却是面对已经大量积压的和未来新提交的药品申请，缺少足够的经费来雇佣审评人员。

FDA 一直试图要求国会批准向用户收费的方式解决资源问题，同时又担心向用户收费会对行业创新、消费者成本和 FDA 的诚信产生不利影响。制药行业起初也普遍反对，主要是担心资金使用的合理性，以及可能会阻碍小企业的创新，而大企业会以提高药品价格的方式将费用负担转嫁给消费者。此外，业界也担心，来自行业的资金可能使 FDA 成为制药公司的"后台"，FDA 难以保持独立性。有些企业不想为法定行政服务支付额外

---

① MILLER HI, CONKO G. Dying for FDA reform. [EB/OL]. (2003 – 06 – 15) [2007 – 06 – 21]. https：//www. washingtontimes. com/news/2003/jun/15/20030615 – 121434 – 1657r/.

费用①。因此，行业、消费者和 FDA 三者间的矛盾加剧。

FDA 和行业最终达成一致意见，为审评程序设定目标完成时限，并承诺通过向申请方收费补充而不是替代国会拨款②。1992 年美国国会首次批准《处方药使用者付费法案》（the Prescription Drug User Fee Act，PDUFA Ⅰ），允许 FDA 向用户收取药品申请与补充申请费（application fee）、生产设施费（establishment fee）和产品费（product fee），以雇佣更多的审评人员，增加审评资源，实现承诺的审评时限绩效目标。PDUFA 法案每 5 年一次再授权，对收费标准、费用使用范围、审评程序和绩效进行重新调整。PDUFA 使 FDA 建立了一种通过面向行业收费、雇佣更多 FDA 职员、优化审评流程、提高审评效率、实现绩效目标承诺的新型工作机制。

鉴于项目费用可预测性，FDA 预期收费的更大比例转移到项目费中。这种更简单、更有效的收费框架调整的目标是提高资金的可预测性和管理效率，并帮助改善资金管理。PDUFA Ⅵ 将费用结构调整为申请费和项目费（program fee）（表 3 - 1，表 3 - 2，表 3 - 3），此前，产品费的项目费按申请的每个产品规格收取，而在 PDUFA Ⅵ 下，FDA 对每件 NDA 或 BLA 设置了最高 5 笔项目费的限制。新的收费项目按照企业上市的产品数量以及新提交申请数量按比例测算需要支付给 FDA 的费用，根据企业规模来平衡费用负担。FDA 对小企业提交的申请和孤儿药申请的费用予以豁免。产品被撤市或停产（discontinued）并不再上市销售的不再收费。

表 3 - 1　PDUFA Ⅰ ~ Ⅵ颁布与收费类型

法案	时间	授权法案	收费类型
PDUFA Ⅰ	1993 ~ 1997	1992 年《处方药使用者付费法案》（PDUFA）	申请费、设施费、产品费
PDUFA Ⅱ	1998 ~ 2002	1997 年《食品药品管理局现代化法案》（FDAMA）	申请费、设施费、产品费
PDUFA Ⅲ	2003 ~ 2007	2002 年《公共卫生安全和生物恐怖防范与应对法》	申请费、设施费、产品费
PDUFA Ⅳ	2008 ~ 2012	2007 年《食品药品管理局修订案》（FDAAA）	申请费、设施费、产品费
PDUFA Ⅴ	2013 ~ 2017	2012 年《FDA 安全与创新法案》（FDASIA）	申请费、设施费、产品费
PDUFA Ⅵ	2018 ~ 2022	2017 年《FDA 再授权法案》（FDARA）	申请费、项目费

表 3 - 2　PDUFA Ⅰ ~ Ⅴ费用类型③

费用类型	定义
人用药品申请与补充申请费	申请人需缴纳安全性、有效性的临床数据申请的审评相关费用
处方药生产设施费	申请人为申请中的每项生产设施缴纳 FDA 对药品生产设施的检查费用
产品费	应当在每年 10 月 1 日或此后首个工作日缴纳处方药产品年费

---

① Tara O'Neill Hayes，Anna Catalanotto. Primer：FDA User Fees. (2017 - 08 - 22)［2020 - 05 - 09］. https：//www. americanactionforum. org/research/primer - fda - user - fees/.

② The Prescription Drug User Fee Act (PDUFA)：Background and Issues for PDUFA Ⅳ Reauthorization. (2008 - 06 - 27)［2020 - 05 - 09］. http：//congressionalresearch. com/RL33914/document. php.

③ Primer：FDA User Fees.［EB/OL］. (2017 - 08 - 22)［2020 - 05 - 11］. https：//www. americanactionforum. org/research/primer - fda - user - fees/.

表 3 –3　PDUFA Ⅵ费用结构①

	费用类型	定义
申请费用	提交临床试验数据	对于需要根据安全性或有效性的临床数据来获得批准的人用药品申请，在提交申请时将收取全额申请费（生物利用度或生物等效性研究除外）
	未提交临床试验数据	对于不需要根据安全性或有效性的临床数据来获得批准的人用药品申请，在提交申请时将减半收取
项目费用	处方药项目费用由申请人每年为申请中的每种处方药产品缴纳	

在 PDUFA 实施的二十多年中，FDA 实际收取 PDUFA 费用增加了 30 多倍，从 1993 年的约 2900 万美元增加到 2018 年的 9.08 亿美元，2018 年处方药、医疗器械、仿制药和生物类似药的基本费用总额上升至约 16 亿美元，并将在 2022 年前进一步增加。在 PDUFA Ⅵ 期内，预计将有 80 亿至 90 亿美元的行业资金转移到 FDA，以满足其增加雇佣职员的薪酬支出需要。FDA 收取的用户费用增长速度远远超过联邦政府对 FDA 的财政拨款。1993 年，用户费用约占 FDA 审评部门综合预算的 27%，到 2018 年已达 77%（图 3 –1）②·③。

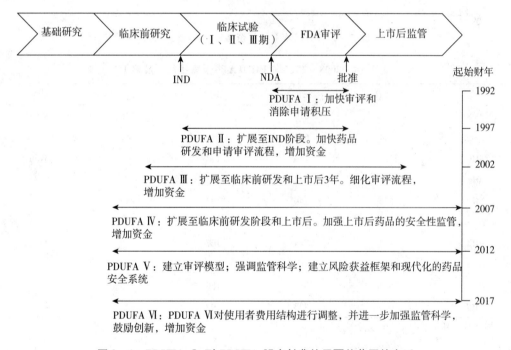

图 3 –1　PDUFA Ⅰ 到 PDUFA Ⅵ中付费使用覆盖范围的变迁

① FDA. FIVE – YEAR FINANCIAL PLAN Fiscal Years（2018 – 2019 – 2020 – 2021 – 2022）2018 Version FOR THE PRESCRIPTION DRUG USER FEE ACT PROGRAM.［EB/OL］.（2018 – 09 – 01）［2020 – 05 – 11］. https：//www. fda. gov/downloads/AboutFDA/ReportsManualsForms/Reports/UserFeeReports/UserFeeFiveYearFinancialPlans/UCM603106. pdf.

② Jonathan J. Darrow, S. J. D., J. D. etc. Speed, Safety, and Industry Funding —From PDUFA Ⅰ to PDUFA Ⅵ［J］. N Engl J med. 2017，377：2278 – 2286.

③ FDA. FY 2018 PDUFA financial report［EB/OL］（2019 – 09 – 24）［2020 – 06 – 06］. https：//www. fda. gov/media/131017/download.

FDA 利用 PDUFA 提供的资金，完成了一系列重要的目标。在 1992 年 PDUFA 资金支持的员工共计 1277 人。到 2019 年，PDUFA 支持的员工总数已经达到 4495 人，已占到 FDA 职员总数的 25.7%。PDUFA Ⅰ 到 PDUFA Ⅴ 结束，FDA 一直利用 PDUFA 提供的资金增加雇员数量（图 3 - 2，表 3 - 4）。

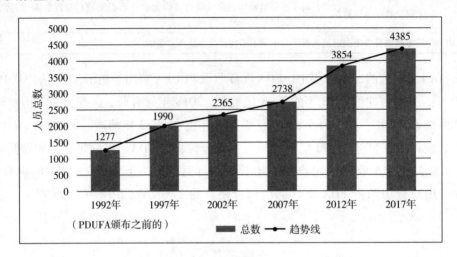

图 3 - 2　PDUFA Ⅰ ~ Ⅴ 资金雇佣的员工数量

表 3 - 4　2008 ~ 2017 年 PDUFA 资金雇员员工数量①

财年	CDER	CBER	ORA	HQ	总数
2008	1912	610	165	238	2925
2009	2344	658	217	307	3526
2010	2552	710	192	306	3760
2011	2666	722	198	291	3877
2012	2636	740	183	295	3854
2013	2450	748	166	290	3655
2014	2487	744	167	320	3718
2015	2927	765	138	308	4138
2016	2833	782	180	330	4125
2017	3016	833	192	343	4385

注：HQ，Headquarter Offices 总部办公室。

（二）从解决积压到全生命周期监管，过渡到推进监管科学

透视 PDUFA Ⅰ ~ Ⅵ 中解决审评积压的加快审评的机制，可以形象地比喻为：在 PDU-FA Ⅰ ~ Ⅱ 阶段主要致力于建立加快审评的"高速公路"，PDUFA Ⅲ ~ Ⅳ 阶段则为已经进入高速公路的特殊审评药品加上风险监测和制动装置，避免由于审评速度过快出现安全

---

① FDA. FY 2017 PDUFA Financial Report ［EB/OL］. (2018 - 10 - 23) ［2020 - 06 - 08］. https：//www.fda.gov/media/112924/download.

性风险，到 PDUFA Ⅴ～Ⅵ时，FDA 已经建立了稳定的审评模式，同时，对准备进入高速公路的新药的研发动力系统（安全性有效性的评价标准）进行改进，引入监管科学方法和工具，犹如引入四轮驱动的加速装置，使药品研发和审评实现彻底的变革和加速。

1. PDUFA Ⅰ重点：解决积压

1992 年的 PDUFA Ⅰ中，FDA 的主要目标是逐渐解决药品申请的积压问题，其最紧迫的目标就是通过增加审评人员，加快积压的已经受理的药品审评，此时的加快关注点在最后的审评环节。PDUFA Ⅰ期间，FDA 从事药品审评的工作人员增加了 57%，总计增加 659 名。PDUFA Ⅰ实施 5 年后，平均审批时间从 PDUFA Ⅰ实施前的 21 个月/件，大幅缩减到 1997 财年度末的 12 个月/件，95% 以上的审评在承诺时限内完成，审评积压问题得以有序解决。

2. PDUFA Ⅱ重点：改进审评和电子提交

1997 年 11 月 21 日，美国总统克林顿签署了《食品药品监督管理局现代化法案》（FDAMA），国会进一步明确 FDA 的使命——该机构将在技术、贸易和公共健康领域日益发展的 21 世纪继续履行职责，加强药品监管[1]。此时，FDA 在解决积压后，其关注点前移，旨在提高临床试验设计和申报质量，将加快审评的起点向临床研究阶段扩展，避免因为临床试验设计问题致使申报资料存在致命缺陷，通过建立沟通机制，在临床试验阶段给予申请人更多的咨询和指导。

PDUFA Ⅱ费用主要用于以下三个部分：①增加审评人员，FDA 共计增加 971 名全职审评员（FTE）；②加快审评，标准化和改进审评程序，培训审评员、加快批准前检查，支持咨询委员会会议等；③审评管理信息技术（IT）系统升级，在 PDUFA Ⅱ结束前实现无纸化的电子申请接收和审评[2]。

此外 FDAMA 补充并完善医疗器械的监管措施，将上市后监管重点放在高风险医疗器械上，并建立医疗器械的死亡和严重疾病或伤害事件报告系统；FDA 授权"第三方"机构，对中低风险的Ⅰ类和Ⅱ类医疗器械进行初审（initial review）等[3]。

3. PDUFA Ⅲ重点：加快审评，加强上市后监管

2002 年，美国国会批准《公共卫生安全和生物恐怖防范与响应法案》（Public Health Security Bioterrorism Preparedness Response Act），其中的第Ⅴ编为 PDUFA Ⅲ（2003～2007）。相比于 PDUFA Ⅱ，PDUFA Ⅲ 的关注点向后延伸，旨在控制新药上市审评加速后的风险，PDUFA Ⅲ的重点在于加强产品上市后的监管，并允许 FDA 雇用更多审评员以加快审评。

---

① FDA. Food and Drug Administration Modernization Act (FDAMA) of 1997. ［EB/OL］. (1997 – 12 – 20) ［2018 – 03 – 29］. https：//www.fda.gov/RegulatoryInformation/LawsEnforcedbyFDA/SignificantAmendmentstotheFDCAct/FDAMA/default.htm.

② FDA. PDUFA Ⅱ Five – Year Plan FY 2000 Update ［EB/OL］. (2000 – 07 – 01) ［2020 – 06 – 02］. https：//www.sogou.com/tx？ie = utf – 8&hdq = sogou – clse – f507783927f2ec27&query = PDUFA%20Ⅱ.

③ Food and Drug Administration Modernization Act of 1997 ［EB/OL］. (1997 – 12 – 20) ［2018 – 07 – 01］. https：//en.wikipedia.org/wiki/Food_ and_ Drug_ Administration_ Modernization_ Act_ of_ 1997.

PDUFA Ⅲ的主要变化如下。①大幅提高用户费用，增加审评人员。用户收费大幅增加，从 2001 财年的 1.33 亿美元增加到 2006 财年的 2.59 亿美元。增加的用户费用将允许 FDA 在 PDUFA Ⅲ结束时雇用大约 458 名新的 FTE。②改进审评流程。PDUFA Ⅲ在 PDU-FA Ⅱ的基础上建立新的机制来改进审评，开发并实施良好的审评管理规范（review management practices），确保 FDA 和申请人之间的从临床前开始的早期和持续沟通，改善首轮审评（first-cycle review）通过率。③加强上市后监管。PDUFA Ⅲ授权 FDA 使用 PDUFA 费用来收集、开发和审评药品上市后安全信息，因此 FDA 监测已上市药品不良反应的雇员数量增加一倍。还授权 FDA 利用收费开发记录药物使用的数据库。④加快创新生物制品审评。为加快审评，同时消除制药公司认为 FDA 不具备审评先进的创新生物制品的专业知识的担心，PDUFA Ⅲ针对治疗、诊断或预防方面取得重大进展或医疗需求尚未满足的产品，授权 FDA 应发起人的要求可以任命一名独立顾问专家，协助设计关键的Ⅲ期临床试验方案。FDA 保留选择独立专家和作为最终决策者的全部权力。生物技术公司将承担与外部专家签约的费用①。

4. PDUFA Ⅳ重点：加强对上市后药品的安全性监管

2007 年，美国国会批准《食品药品监督管理局修订法案》（FDAAA），其中第Ⅰ编为 PDUFA Ⅳ（2008~2012），要求 FDA 建立主动上市后风险识别与分析系统（active post-market risk identification and analysis，ARIA）。2007 年，美国国会批准第四次授权，并将 PDUFA 关键内容首次纳入《食品药品和化妆品法案》（FD&CA）中。

2006 年 9 月 22 日，美国医学研究所（IOM）发布了题为"药品安全的未来——促进和保护公众健康"的报告，该报告就 FDA 如何完善药品安全计划，以及政府其他部门应当采取什么措施以创建更好更强大的综合性医疗产品的安全使用系统提出了 25 条建议，其中包括建议国会授予 FDA 清晰明确的权利，以保证 FDA 有能力要求企业提交必要的上市后风险评估和风险管理计划；监督并颁布法规指南以确保 FDA 和生产商遵守相关规定②。此报告促使 FDAAA 的颁布，其中第Ⅰ编为 PDUFAⅣ（2008~2012），PDUFA Ⅳ重点仍然是加强上市后药品的安全性监管，贯彻所谓"安全性第一的原则（safety first）"，并取消 PDUFA Ⅲ中对收费用于收集、开发和评价批准上市后 3 年药品的安全性资料的限制，FDA 可以在产品全生命周期的安全性监管中使用 PDUFA 提供的资金。

PDUFAⅣ授权 FDA③：

---

① Amanda Rae Kronquist. The Prescription Drug User Fee Act: History and Reauthorization Issues for 2012 [EB/OL]. (2011-12-21) [2018-09-15]. http://thf_media.s3.amazonaws.com/2011/pdf/bg2634.pdf.

② 赵频，边蕾，杨悦. FDA 风险评估与减低策略及其对我国的启示 [J]. 中国药物警戒. 2013 (10) 3: 140-144.

③ FDA. Prescription Drug User Fee Act (PDUFA) Ⅳ Drug Safety Five-Year Plan 2008~2012 [EB/OL]. (2008-12-01) [2019-09-21]. https://www.sogou.com/tx? query = Prescription + Drug + User + Fee + Act + + IV + Drug + Safety + Five - year + Plan&ie = utf8&_ ast = 1546655360&_ asf = null&w = 01029901&hdq = sogou - clse - f507783927f2ec27&duppid = 1&cid = &s_ from = result_ up&sut = 29079&sst0 = 1546655617804&lkt = 9% 2C1546655589416% 2C1546655616723&sugsuv = 008F5EE4D38CE35B4072BFF6122038&sugtime = 1546655617804.

（1）制定并定期更新 5 年计划——FDA 药品安全活动和系统的改进和现代化的行动；授权 FDA 更加专注于药品安全问题和增加上市后产品监测的员工数量。

CDER 重组并扩大监测及流行病学办公室（Office of Surveillance and Epidemiology，OSE），负责监测上市后不良事件数据，检测安全信号并评估风险；开发、审评和分析观察性药物流行病学研究方案和结果；向 CDER 提供风险管理专业知识；开展用药差错分析和预防活动，包括审评任何可能导致用药差错的产品名称、产品标签和包装以及分析报告。

CBER 增加生物统计学和流行病学办公室的工作人员。2005 年后，CBER 已将流行病学部门的一名成员纳入新疫苗生物制品许可（BLA）委员会（New Vaccine BLA Committees），审评疫苗上市后安全性研究的药物警戒计划。该计划在 2006 年至 2008 年期间扩展到其他产品领域。CBER 还建立了跨学科产品安全团队，并增加 FTE，获取和分析卫生保健数据库（health care databases）的数据。

（2）评估产品生命周期的各个阶段收集不良事件信息的现有的和新的方法，建立药品风险减低与策略计划（REMs）制度。PDUFA Ⅳ 要求 FDA 建立主动上市后风险识别与分析系统（Active Postmarket Risk Identification and Analysis，ARIA）。开发和使用改进的分析工具（例如可访问外部数据库）来评估潜在的安全性问题；FDAAA 授予 FDA 更多权力，FDA 可要求申请人开展上市后研究或者临床试验，对已知或严重风险进行评估，提高公众对潜在严重风险的认知；要求企业在药品标签上添加新的安全性信息；当 FDA 认为 REMS 对于能确保药品获益大于风险是必要条件的情况下，可要求申请人提交一份 REMS。

（3）发布流行病学研究规范。2008 年 5 月 7 日，CDER 和 CBER 公开征求关于"开发利用大型电子医疗保健服务数据集进行科学合理的药物流行病学安全性研究指南（Developing Guidance on Conducting Scientifically Sound Pharmacoepidemiologic Safety Studies Using Large Electronic Healthcare Data Sets）"的意见，该指南旨在把使用大型电子医疗数据集作为一个数据来源，进行药物流行病学安全性研究的设计和评价，于 2013 年 5 月正式发布。

（4）扩展外部数据库访问，授权 FDA 建立前哨系统。实现对医疗数据库（例如电子健康病例系统和保险报销数据库）的自动化主动检索，快速地评价医疗产品的安全性问题。由于认识到药品不良反应自发报告系统数据的局限性，FDAAA 要求 FDA 与公众、学术和私人实体联合开发一个可获取现有的多来源电子健康信息数据的系统。2008 年 5 月，FDA 启动了一项名为"前哨行动"（Sentinel Initiative）的项目，该项行动旨在通过利用现有的医疗保健服务数据系统（例如，电子健康病历系统、保险报销数据库、患者登记管理系统）帮助 FDA 进行上市后医疗产品的主动监测，以补充现有监测体系的不足。PDUFA 费用还用于支持几项大型药物流行病学研究，包括：治疗儿童和成人注意缺陷多动障碍（ADHD）和严重心血管疾病（心脏猝死、心肌梗死和中风）的大型多中心药物研究；关于新型联合激素避孕（CHC）产品的大型多中心研究，检测猝死、心肌梗死、肺栓塞和深静脉血栓形成等血栓事件的风险；与美国最大的健康管理组织（HMO）——加州凯撒医疗集团合作开展口服双膦酸盐的使用与房颤风险的研究等。

（5）开发和验证风险管理和风险沟通工具。授权 FDA 成立了一个新的风险沟通咨询委员会，旨在为 FDA 如何与公众沟通产品风险获益提供意见咨询。风险沟通委员会将帮助 FDA 更好地了解公众的沟通需求和优先事项；向 FDA 提供建议，传达产品的风险获益；并向 FDA 提出建议，说明目前的研究对收集风险获益信息的意义，以及如何最有效地向弱势群体传达特定的产品信息。

5. PDUFA Ⅴ重点：确立审评模式，加强监管科学

2012 年，美国国会批准《食品药品监督管理局安全和创新法案》（FDASIA），其核心内容是授权 FDA 对新药、仿制药、生物类似药、医疗器械使用者收费，以加快审评；鼓励创新，促进患者获得安全有效的药品；提高 FDA 审评程序中利益相关方的参与度；促进药品供应链安全性。FDASIA 第Ⅰ编为 PDUFA Ⅴ（2013~2017），对 PDUFA 进行第五次授权。PDUFA Ⅴ的目标是提高首轮审评的效率和有效性（efficiency and effectiveness），尽可能缩短药品审评时间，确保患者可以及时获得安全有效药品。

PDUFA Ⅴ的重点是：建立可预测的审评模式（review model）；加强监管科学和加快药品审评；建立患者为中心的风险获益框架和现代化的药品安全系统。

（1）建立可预测的审评模式 2012 年之前 NDAs 和 BLAs 的审评模式是不透明的、不确定的和低效的。FDA 需要采用一个改进的审评模式紧跟 21 世纪的步伐。为创造一个更好的可预测的药品研发环境，以促进制造商研发出创新产品，提高首轮审评的效率与有效性，PDUFA Ⅴ改善了审评模式（图 3-3）：①延长了审评时限，2012 年之前，PDUFA 规定自接收（receive）初始申请到审评结束时限为 6 个月（优先审评 6 个月/标准审评 10 个月），PDUFA Ⅴ将 2 个月的立卷审查（filing review）时限从 6/10 个月的审评时限中独立出来，确定接收申请进行 NDA/BLA 审评为审评时钟的开启时间；②PDUFA Ⅴ规定在 pre-NDA（PSM 会议）会议、中期会议（mid-cycle meetings）和终期会议（late-cycle meetings）上，FDA 将就审评中发现的任何具体问题与申请人进行沟通，这也使申请人能够更好地预测产品何时会获得批准。提高首轮审评通过率，从而进一步缩短审评时间，并降低需要进入第二轮审评的可能性[①]。

（2）加强监管科学，促进药物研发 PDUFA Ⅴ重点之一是加强监管科学，加快药品审评。若药品研发时间超过 15 年，将耗费大量人力与物力。美国无法容忍研发过程超过 15 年的平均时间的客观事实，解决这个问题的捷径是降低审评新产品的证据标准，但这只会增加公众对 FDA 批准不安全产品的担心。更好的解决办法是利用科学的方法和基础设施——例如生物信息学系统（bioinformatic systems），计算机和统计技术收集和分析多来

---

① 高婧，杨悦. 美国提高新药审评效率的审评模式改进与思考 [J]. 中国药物警戒，2015，12（08）：471-475.

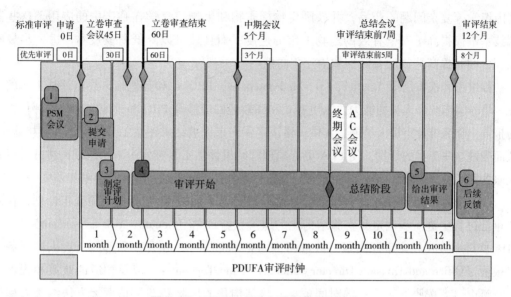

图 3 - 3　PDUFA V 确立的新药审评模式

注：AC 会议是指咨询委员会会议。

源的数据，以及研究和认定新的生物标志物，这将加速创新产品研发，并最终降低医疗产品研发和审评的成本。

FDA 意识到监管政策尚不能应对新兴科学或个体化治疗的挑战。由于生理学、化学和生物学等学科的快速发展，医学正朝着更加个体化治疗的方向前进。在此基础上，FDA 与制药业共同合作开发更好的监管科学审评工具，以便进行更好的沟通、设计和评估整个药物研发过程中的临床试验。FDA 与制药业合作才能促进 PDUFA V 目标的实现，使公众及时获得安全和有效的医疗产品。

为了支持新兴医学的未来转化应用，FDA 需要更先进的基础设施。FDA 承认，其评估个体化治疗策略和结果的基础设施和工具尚不完善。其需要与制药业合作，不断开发、应用和改进生物标志物、生物信息学、试验设计和药物基因组学标准，以最安全、最快捷的方式将新疗法从实验室转化至临床应用。

在药物研发过程中，通过加强 FDA 和发起人之间的沟通来鼓励创新。2013 年末，FDA 增加 CDER 新药办公室（OND）和 CBER 负责专门的药物研发沟通和培训的人员，并为发起人开展培训。

PDUFA V 授权 FDA 建立具备相关专业知识的专家审评团队，评估不同的科学方法并探索科学方法和最佳规范的实际应用，包括方法学局限性，以便在 FDA 监管审评过程中进行 Meta 分析。

PDUFA V 要求在新药和新生物制品审评中尽可能使用生物标志物，并促进创新性的临床研究设计。这将有助于将药物研发过程从"试错体系（trial - and - error system）"转变为更可预测性的和个体化的系统，使药物能够更快地通过审评。

根据 PDUFA V 的目标，FDA 将有能力且更有效地审评涉及已认定生物标志物和药物基因组学等复杂问题的药品，并鼓励生物标志物和生物信息学在临床中的应用。这些监管技术不仅提高了安全有效的药物上市的速度，而且还可以降低研发成本，进一步鼓励创新，同时提高药物的有效性和治疗靶向性。

推进患者报告结果（patient‐reported outcomes，PROs）和其他临床终点评估工具的开发。培养临床统计人员的能力，以更有效和高效地回应涉及 PRO 和其他临床结果评估工具的报告。临床统计审评人员通过提供资格认定咨询来促进结果评估工具的审评和资格认定，从而推进这些工具的开发，使 FDA 更好地理解结果评估工具开发过程中出现的挑战，以及克服这些挑战的策略，保证 FDA 审评、认定以及在药品研发过程中使用这些工具的一致性。

（3）加强监管决策中的风险获益评估　PDUFA V 授权 FDA 制定一项五年计划，在新药审批过程中进一步制定和实施结构化的风险获益评估（benefit‐risk assessment）框架。FDA 修订 CDER 临床审评模板（clinical review template），办公室和部门负责人摘要备忘录模板（Office and Division Director Summary Memo Templates）以及相应的政策和程序手册（MaPP），按照五年计划的时间框架，将结构化的风险获益评估框架方法纳入人用药品审评程序。

临床审评模板是为临床审评作准备的结构化指南和带注释的框架，注释用于解释每个标题和子标题的内容。临床审评模板使内容组织结构化、促进审评元素的一致性，并为信息的回溯性检索做准备。新药办公室的所有临床审评人员都将按照 MaPP 中的说明，使用临床审评模板，记录所有 NDA 和 BLA、NDA 申请和 BLA 修正（回应审评结论函①的修正）、有效补充申请的初步临床审评过程。临床审评模板提供标准且一致的初步临床审评的格式和内容，并确保重要的陈诉和分析将不会被审评人员忽略。标准化的结构也便于后续审评人员和其他人员查找特定内容。

风险获益评估框架可以提高 FDA 药品监管决策的透明度和一致性，并使更多的患者、医护人员以及其他参与风险获益评估的利益相关者更容易理解 FDA 审评人员的工作。结构化的风险获益评估框架还有助于药物发起人和其他外部利益相关者更好地了解在新药（包括正处于研发中的药物）审评过程中，影响美国 FDA 决策制定的因素。标准化的风险获益框架也有利于患者继续有效参与 FDA 的决策过程，并帮助 FDA 改善从患者角度评估获益和风险的方式。

在 PDUFA V 期间，FDA 启动一项公开程序，系统和广泛地获取来自患者的对疾病严重程度或尚未满足医疗需求的治疗产品的意见。此外，FDA 还将增加引入患者代表作为 CDER 和 CBER 的特别政府雇员顾问（government employee consultants），在医疗产品研发过程的早期提供患者意见，并确保在监管决策讨论中考虑到这些患者的意见。

FDA 将根据临床试验审评模板和 MaPPs 对审评和管理人员进行培训，并在 PDUFA V 计划中规定的日期内，将结构化风险获益评估完全纳入监管审评流程。

---

① 审评结论函是 FDA 在完成一轮审评之后发给申请人的信函。起初，审评结论函包括批准信（approval letter）、可批准信（approvable letter）和不可批准信（not approvable letters）。

（4）加强 FDA 药物安全系统的现代化　PDUFA Ⅴ授权 FDA 继续利用使用者付费来改进和更新美国目前的药物安全体系，包括采用新的科学方法，改进现有工具在检测、评估、预防和减少不良事件方面的效用，以及加强在上市前和上市后与审评人员的沟通。药物安全体系通过加强对患者的保护来改善公众健康，同时为患者持续提供必需的医疗产品。PDUFA 费用将为以下方面提供支持：根据利益相关方的意见对风险评估与减低策略（REMS）的有效性进行评估，并将 REMS 整合到医疗保健服务体系中；继续开发和实施前哨系统。

6. PDUFA Ⅵ重点：持续推进监管科学

2017 年 8 月 18 日，美国总统签署了《FDA 再授权法案》（Food and Drug Administration Reauthorization Act，FDARA），对 PDUFA 进行第 6 次授权，PDUFA Ⅵ旨在提高 FDA 新药审评的能力，使安全有效的产品能够更快地上市，并为 FDA 提供必要的监管资源，以维护人用药品和生物制品的更可预测的和更有效的审评程序[①]。FDA 利用 PDUFA 收费和政府拨款来雇用、支持和培训人员以审评人用药物的申请，以帮助确保向美国公众提供安全、有效和高质量的处方药。

在 PDUFA Ⅰ～Ⅴ的基础上，PDUFA Ⅵ继续支持 FDA 与发起人之间早期的沟通，并通过突破性疗法资格认定，简化对药械组合产品和生物制品器械组合产品的审评；还促进药物开发工具的使用，如生物标志物，加强 FDA 在监管决策中对使用真实世界证据（RWE）的理解；通过 FDA 的前哨系统加强真实世界健康数据的使用[②]。

（1）在药品研发阶段加强 FDA 与发起人的沟通　FDA 在 CDER 和 CBER 中配备与发起人沟通和培训的人员，其职责是作为联络人，促进发起人与各中心之间的沟通，并为审评机构提供与发起人沟通的最佳规范的持续培训。为了在药物研发过程中及时与发起人进行互动沟通，PDUFA Ⅵ授权 FDA 与独立的第三方签订合同，评估当前 FDA 和发起人沟通的实践效果。

（2）促进突破性疗法的研发　FDA 和制药行业界致力于确保突破性疗法的快速研发和审评。PDUFA Ⅵ费用将促进 FDA 在突破性疗法的资格认定、开发和审评过程中继续与发起人密切合作。

（3）关于使用新替代终点的早期咨询 FDA 同意考虑召开早期咨询会议（作为 FDA 的 C 型会议[③]），讨论关于使用新的替代终点作为审评决策的主要依据的可行性。

---

① FDA. PDUFA Ⅵ：Fiscal Years 2018 ~ 2022.［EB/OL］.（2018 - 04 - 11）［2019 - 10 - 11］. https：// www. fda. gov/ForIndustry/UserFees/PrescriptionDrugUserFee/ucm446608. htm.

② FDA. Prescription Drug User Fee Act Reauthorization（PDUFA Ⅵ），Medical Device User Fee Act Reauthorization（MDUFA Ⅳ），Generic Drug User Fee Act Reauthorization（GDUFA Ⅱ），and Biosimilar User Fee Act Reauthorization（BsUFA Ⅱ）［EB/OL］.（2018 - 03 - 29）［2019 - 11 - 02］. https：//www. fda. gov/NewsEvents/Testimony/ucm547898. htm.

③ A 型会议：是药物开发项目进行（"关键路径"会议）或处理重要的药品安全问题所必需的会议。B 型会议是 pre - IND 会议，临床 Ⅰ/Ⅱ 试验结束时或在 Ⅲ 期试验开始前的会议，或 pre - NDA/BLA 会议。对于每个申请，申请人通常只能请求 B 型会议中的一个，帮助发起人获得 FDA 的指导，从而使临床试验和新药审批更顺利。C 型会议是任何其他类型的会议。

（4）推进罕见病药物的研发　PDUFA Ⅵ授权 FDA 推进和促进罕见病药物和生物制品的研发和及时审评。CDER 的罕见病项目（RDP）工作人员被纳入罕见病药物开发计划和审评小组，并为 CDER 和 CBER 的相关审评人员提供培训。RDP 工作人员将继续与利益相关方进行密切联系，提供有关 RDP 的培训，将继续促进与利益相关方在工具和数据开发方面的合作，并促进利益相关方与 FDA 审评部门之间的沟通。FDA 将在 PDUFA 年度绩效报告中添加关于 RDP 的最新信息，并将继续在关于创新药品审评的年度报告中增加有关罕见病药品批准的信息。

（5）促进药械组合产品研发　为促进药械组合产品和生物制品器械组合产品的开发，FDA 将促进各医疗产品中心和组合产品办公室（Office of Combination Products，OCP）员工能力的提升，以适应审评组合产品的需要。在规定的时间内，FDA 将简化组合产品审评程序，并提高 FDA 审评工作量和分配资源的能力。FDA 将制定政策和程序手册（MaPPs）和标准操作政策和程序（SOPPs），以解决组合产品研发和审评问题。FDA 还将在 CBER 和 CDER 中设立与药械组合产品和生物制品器械组合产品的研发、审评和批准相关的员工培训项目；与独立的第三方机构签订合同，对组合产品审评的现行做法进行评估；发布或更新指南草案，描述与药械组合产品和生物制品器械组合产品相关的监管考虑。

（6）加强真实世界证据（RWE）在监管决策中的应用　在规定的时限内，FDA 应当与主要利益相关方（例如，患者、行业、学术界）召开公开研讨会，以收集在监管决策中应用 RWE 的建议；启动委托合同项目来解决在运用 RWE 进行监管决策时的关键的但尚未解决的问题；起草指南文件，就 RWE 如何为监管机构提供药品的安全性和有效性评价进行说明。

（7）改进 FDA 对审评人员的招聘和留用　为了加快和改善针对患者的安全有效的新疗法的开发，PDUFA 要求 FDA 雇用和留用足够数量和类型的技术和科学专家，以便有效地对人用药品申请进行审评。FDA 致力于加强基于全职员工（FTE）的岗位管理系统的能力；通过专业中介机构支持提高 FDA 招聘能力；为人用药品审评项目的招聘确定目标；并对招聘和留用员工的表现进行全面和持续的评估[①]。

（三）建立以临床价值为导向的特殊审评程序

在根据结构新颖性进行新药分类的基础上，1992 年 PDUFA Ⅰ建立了根据疗效潜力区分的审评程序模式，即根据疗效潜力分为优先审评 P 通道和标准审评 S 通道，P 通道适用于疗效优于已上市药品的药品，S 通道适用于疗效与安全性与已上市药品类似的药品，并分别规定了 6 个月和 10 个月的审评时限。从 1992 年开始对严重或危及生命的疾病或病症的药品引入加速批准（Accelerated Approval，AA）机制。1997 年 FDAMA 增加了快速通道

---

① FDA，HHS. Prescription Drug User Fee Act；Public Meeting；Request for Comments［EB/OL］.［2016 – 07 – 19］. https：//www. federalregister. gov/documents/2016/07/19/2016 – 16916/prescription – drug – user – fee – act – public – meet-ing – request – for – comments.

路径（fast track，FT），2012 年，FDASIA 增加了突破性疗法认定路径（breakthrough ther-apy，BT）（图 3-4，表 3-5）。

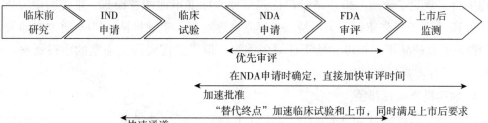

图 3-4 各种特殊审评模式适用的阶段

表 3-5　FDA 四种加快审评程序①

	优先审评	加速批准	快速通道	突破性疗法
程序性质	资格认定	审批路径	资格认定	资格认定
初创时间	1992 年 PDUFA I	1992 年 PDUFA I	1997 年 FDAMA	2012 年 FDASIA
资格标准	·治疗严重疾病的药物（初始或有效性补充申请），预期上市后安全性或有效性显著提升 ·根据 FD&CA 的 505A 部分提交的儿科药物研究标识修订补充申请 ·感染性疾病药物资格认定 ·具有优先审评券的药品	·用于治疗严重疾病，并且与已有疗法相比具有临床意义上的优势，并且对替代终点或临床终点显现出效果	·药物用于治疗严重疾病，并且非临床或临床数据表明该药物具有解决尚未满足的医疗需求的潜力，或者 ·感染性疾病药物资格认定	·药物用于治疗严重疾病，且初步临床证据表明该药物在重要临床终点上明显优于已有疗法
递交请求	·与初始 BLA、NDA 或有效性资料补充申请一同递交	·药物开发阶段与审评部门早期沟通加速批准的可能性，包括计划的终点作为审批的依据，讨论确证性试验	·与 IND 申请一同或之后递交 ·建议不要晚于 BLA 或 NDA 申请前会议	·与 IND 申请一同递交或之后递交 ·建议不晚于 II 期临床结束会议
FDA回复	·收到 BLA、NDA 或有效性补充申请后 60 天内	·FDA 根据申请情况确定是否加速批准	·收到请求后 60 天内	·收到请求后 60 天内
特点	·缩短药物上市审评时间（标准审评为 10 个月，而优先审评只需 6 个月）	·允许使用替代终点或中间临床终点合理预测药物临床获益 ·进行确证性试验以证实药物的预期效果	·加速开发和审评的措施：频繁沟通 ·滚动审评	·强化沟通和指导 ·集中审评人员支持审评，促进 FDA 与申请人间的沟通、合作 ·滚动审评 ·加快审评的其他措施

---

① FDA Guidance for Industry Expedited Programs for Serious Conditions – Drugs and Biologics［EB/OL］.（2014-05-06）［2015-10-15］. http：//www. fda. gov/downloads/drugs/guidancecomplianceregulatoryinformation/guidances/ucm358301. pdf.

1. 优先审评资格认定

优先审评（priority review）制度最初建立于1992年颁布的《处方药使用者付费法案》（PDUFA），规定了新药上市申请阶段优先审评和标准审评两种模式，审评时限分别为6个月和10个月。优先审评的突出特点是建立高速通道、单独排队，FDA通过增加人力物力的投入提高药品审评速度，使审评时限缩短，但仍然需要提交完整的申报资料，且与标准审评使用相同的审评标准。

2. 加速批准审评路径

1992年，通过修订21 CFR 314部分H节确立了"加速批准"模式（accelerated approval），该模式适用于某些病程较长疾病（如慢性肿瘤，开展完整的Ⅰ~Ⅲ期临床耗时过长）或发病率极低疾病药物（如罕见病，难以开展大样本临床试验）。加速批准的突出特点是改变了评审机制，建立了"超高速通道"，对于疾病治疗临床终点需要较长时间评价的药物，可以使用替代终点（surrogate endpoint）代替临床终点作为临床获益（clinical benefit）评价指标（如用慢性肿瘤的肿块缩小来代替死亡率），加速药物的批准上市，解决未满足的严重疾病治疗需求。

加速批准超高速通道的本质是通过监管科学工具嵌入改变加速机制。2012年，FDA-SIA法案901节修订FD&CA法案，将采用监管科学工具中的替代终点的"加速批准"模式在法律中确定下来，即FD&CA 506（b）。同时规定，加速批准上市的药品需要开展Ⅳ期确证性临床研究，以证实长期临床获益。确证性临床研究无法证实临床获益的，FDA可能会要求药品撤市或修改标识。加速批准不需要提出资格认定，是FDA根据其他资格认定条件自主决定采用的审评机制。

3. 快速通道资格认定

优先审评、加速批准一般作用于药物临床研发后期和上市审评阶段，对临床试验阶段的加速获益较差。美国1997年颁布的《食品药品管理现代化法案》（FDAMA）第112（b）条正式设立了"快速通道"（fast track）。快速通道使"超高速通道"的加速机制提前到研发早期，旨在促进用于治疗严重或危及生命疾病并显示出解决未满足临床需求潜力的新药的开发和审批过程。快速通道认定可使用非临床试验动物模型中的阳性对照以及研发早期药理学数据或使用研发晚期已有临床数据证明药品具有解决未满足的医疗需求的潜力。

快速通道也是采用嵌入监管科学工具的加速机制。药品获得快速通道资格认定后，FDA与申请人可以更频繁地召开会议，进行书面沟通，讨论临床试验设计和生物标志物的使用，允许申请人滚动提交申请，FDA无需等到申请人递交全部所需申请资料，而采取随报随审的滚动审评方式。

4. 突破性疗法资格认定

起初，"突破性疗法"认定是由专利保护组织"癌症研究之友"（Friends of Cancer Research，FCR）倡议并提出的。FCR通过与领先的科学研究中心、专业学会以及其他癌症研究组织的合作来加速药物创新，与政府部门（如FDA、NCI、NIH、HHS）以及国会广泛沟通，促进癌症治疗产品的研发和使用，与此同时，每年投入大量资金支持癌症研究。2012 年颁布的 FDASIA 引入突破性疗法资格认定条款，并据此加入 FD&CA506（a）条款，是一种针对突破性创新药物的特殊审评模式，旨在加快肿瘤等疾病治疗药物的研发和上市进程。突破性疗法要求使用初期临床试验证据（Ⅰ期和Ⅱ期临床试验）证明新疗法治疗效果与已有疗法相比具有实质性优势，FDA 认定的突破性疗法产品可以进入优先审评。对于临床开发早期便呈现显著活性的治疗药物予以加速评审，并鼓励开发商在不晚于Ⅱ期临床阶段提出突破性疗法认定申请。

研发中的新药一旦被 FDA 认定为"突破性疗法"便能享受一系列优惠待遇，包括获得与快速通道资格认定等同的采用替代终点和滚动提交资料的所有特权，早在Ⅰ期临床开发阶段便可开始接受 FDA 的沟通指导，FDA 高级管理者和资深审评员参与对该药研发计划进行积极协作的跨学科审评。但若药物在开发后期未能达到早期预期效果，FDA 则可撤销其突破性疗法资格。

"突破性疗法认定"可授予针对同一适应证的多个在研药品，但当用于此适应证的首个药品获批上市后，用于同一适应证的任何其他药物都将失去突破性疗法资格，除非申请人能够证明其产品优于首个获批的药品。

5. 感染性疾病治疗产品资格认定

据 CDC 估计，在美国，每年至少有 200 万人因对目前可用的一种或多种抗菌药物产生耐药性从而患上严重感染，造成至少 2.3 万人死亡[①]。《立即建立抗菌药研发激励法案》（Generating Antibiotic Incentives Now，GAIN）是《FDA 安全与创新法案》（FDASIA）的第八部分。GAIN 通过激励新的抗菌或抗真菌药物的研发和审评，解决抗菌药耐药性对公众健康的威胁。

研发新型抗菌药物面临着科学上和经济上的双重挑战。科学上的挑战来自诸多方面，包括：①识别抗菌药物的新靶点；②招募严重急性感染性疾病患者参与临床试验，往往这些患者急需紧急启动抗感染治疗；③潜在感染性与非感染性原因诊断的不确定性，以及引起感染的微生物不确定性；④患者健康及其他因素会影响患者对抗菌药治疗的反应和结局。经济上的挑战与抗菌药研发领域投资回报率低有关，因为该领域有很多治疗选择，大量患者使用低成本仿制药。

GAIN 鼓励新型抗菌和抗真菌药物的研发。GAIN 规定，FDA 可授予某些抗菌药物合格感染性疾病产品（qualified infectious disease product，QIDP）资格，满足条件获得 QIDP 资格认定的药品，可获得快速通道或者优先审评资格。GAIN 第 805 条要求 FDA 向联邦政府报告对 QIDP 药物的临床试验每个研发阶段的资助情况。

GAIN 将 QIDP 定义为"用于治疗严重或危及生命的感染性疾病的人用抗菌或抗真菌药物，包括以下原因引起的感染性疾病：①对抗菌或抗真菌药的耐药病原体，包括新的或新发感染性疾病的病原体。②根据 FD&CA 第 505（E）（f）条列出目录的符合条件的

---

① United States Centers for Disease Control and Prevention，Antibiotic Resistance Threats in the United States，（2013 – 05 – 09）［2020 – 04 – 05］. https：//www. cdc. gov/drugresistance/threat – report – 2013/index. html.

病原体（qualifying pathogen）"。2014 年 6 月 5 日 FDA 发布了一项最终规则，指出"符合条件的病原体目录"的纳入标准与 QIDP 资格认定的标准不同。也就是说，一种用于治疗严重或危及生命的疾病的抗菌或抗真菌药物，如果其病原体不在目录中，也可获得 QIDP 资格，同样，目录中列出的病原体所引起的感染的药物，也未必获得 QIDP 认定。

获得 QIDP 认定的激励措施包括研究阶段快速通道（Fast Track）＋首次提交 QIDP 优先审评（Priority Review）＋上市后 5 年额外市场独占权（additional five years exclusivity）。如果最终获得 FDA 的批准，该药将有机会享有 5 年 NCE 市场独占权 +5 年 QIDP 市场独占权，即 10 年的行政保护期。当然 QIDP 市场独占期可以与其他行政保护叠加，如在孤儿药的 7 年独占期，新剂型、新适应证的 3 年独占期之外再增加 5 年独占期。

截至 2017 财年末，被认定为 QIDP 的五个最常见的适应证（按数量排序）包括：急性细菌性皮肤和皮肤结构感染（ABSSSI）；复杂性尿路感染（cUTI）；社区获得性肺炎（CABP）；医院获得性细菌性肺炎和呼吸机相关细菌性肺炎（HABP/VABP）；复杂性腹腔感染（cIAI）。

GAIN 要求 FDA 每年至少审查和修订三份关于抗菌和抗真菌药物临床研发的指南文件，并制定新的指南，在医疗需求未满足的领域简化抗菌药的研发路径。

6. 实施肿瘤评估试点项目

针对肿瘤免疫疗法，美国 FDA 的肿瘤学卓越中心（Oncology Center of Excellence, OCE）于 2018 年设立了实时肿瘤学评估（real‑time oncology review，RTOR）试点项目，RTOR 是为确保尽快为患者提供安全、有效的治疗产品的同时，通过数据、分析标准化，提高与申请人的早期互动频率，以维持并提高审评质量，平衡各审评小组的工作量。

目前，RTOR 试点项目的适用范围限于新药补充申请（supplemental NDA，sNDA）以及生物制品许可补充申请（supplemental BLA，sBLA），从各临床审评部门（肿瘤产品 1 部、肿瘤产品 2 部和血液学产品部）正在审评的申请中选取。通过 RTOR，FDA 能够在试验结果出现后立即开始临床数据的审评，从而使 FDA 能够在企业正式提交补充申请时做好批准准备。因此，RTOR 能够使 OCE 在申请提交的几周内完成多个产品的申请审评。同时 FDA 也可以评估 RTOR 试点项目的可行性与完整性并优化 RTOR 的审评流程。然而，参加 RTOR 试点项目的补充申请并不影响其正常批准程序，由 FDA 科学家按照常规的获益‑风险评估程序进行审评。

表 3‑6　入选 RTOR 试点项目的补充申请标准

序号	标准
1	与现有疗法相比，表现出实质性改善的药物，包括此前获得相同或其他适应证的突破性疗法资格认定的药物
2	具有由审评部门和 OCE 确定的直接研究设计。仅在美国境外进行的研究，以及新的辅助治疗和预防产品研究不适合
3	具有比较容易理解的临床终点（例如，随机试验的总生存期）
4	不包括 CMC 剂型变更的补充申请

当关键试验出现顶线结果（top - line results）① 时，如果符合上述资格标准（表3 - 6），申请人可通过联系相关项目经理申请加入 RTOR 试点项目。临床部主任/副主任、审评小组（包括审评人员、小组组长以及所有相关审评学科的管理人员）以及 OCE 管理层共同决定是否可以将该申请纳入 RTOR 试点。如果 FDA 确定 RTOR 是合适的审评途径，申请人可以在将所有患者数据录入并锁定在其数据库后2～4周内，开始根据初始 NDA/BLA 要求向 FDA 提交预提交数据。随后，FDA 将开始评估预提交数据的充分性和完整性。这一过程为 FDA 审评人员和申请人提供了尽早解决数据质量和潜在审评问题的机会，有效提高候选产品的审评效率。目前，FDA 正在对已经批准的肿瘤免疫等抗肿瘤药物的补充申请进行项目试点，如果成功，该项目计划扩展到肿瘤的 NDA 申请和初始 BLA 申请②。RTOR 的实施不仅可以帮助申请人提前获得 FDA 对最有效的数据分析与方法学的反馈，也可以帮助 FDA 的审评小组平衡工作量，缩减产品的正式审评时间。

基于此机制，肿瘤免疫治疗的上市审评时间进一步缩短。例如，2019 年 9 月 17 日 FDA 加速批准 Lenvima（乐伐替尼）联合 Keytruda 用于治疗晚期子宫内膜癌，适用于系统治疗后因疾病进展不适合手术或放疗且不伴有 HSI - H 和不携带错配损伤修复缺陷（dM-MR）的患者。基于 RTOR，Lenvima + Keytruda 联合治疗的审评时限比预定时限提前 3 个月③（图 3 - 5）。

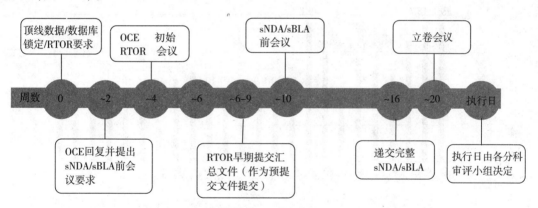

图 3 - 5 RTOR 试点项目时间框架

（四）PDUFA 逆转审评迟滞，美国成为创新药上市首选地

自 PDUFA 颁布以来，NDAs 和 BLAs 的中位审评时间不断下降，首轮通过率明显提高（图 3 - 6、图 3 - 7、图 3 - 8）。PDUFA 之前的申请积压已经彻底消除。PDUFA 实施后，

---

① Top - line results 是在临床试验各阶段完成后，经统计分析后得出的最重要结果，可以作为终止试验或继续试验的依据。

② FDA. Real - Time Oncology Review Pilot Program ［EB/OL］. (2019 - 05 - 09) ［2020 - 04 - 10］. https：//www. fda. gov/about - fda/oncology - center - excellence/real - time - oncology - review - pilot - program.

③ 医药魔方. FDA 推出"ORBIS 计划"，加快创新肿瘤药全球上市 ［EB/OL］. (2020 - 05 - 27) ［2020 - 05 - 27］. https：//www. timedoo. com/13193. html.

世界上约50%的新药首先在美国上市（图3-9），而在 PDUFA 颁布之前这一数字只有8%。

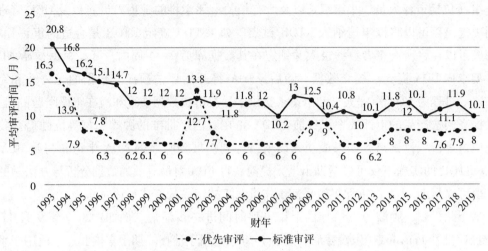

图3-6　FDA 药品和生物制品优先审评和标准审评时间[1],[2],[3]

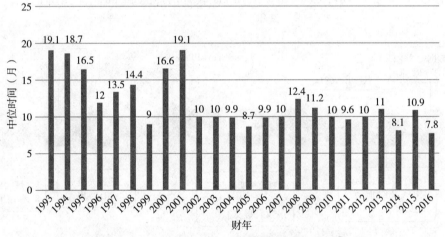

图3-7　NME NDA/BLAs 总体中位审评时间[4]

① FDA. FDA Fiscal Year 2021 Justification of Estimates for Appropriations Committees ［EB/OL］ （2020-03-13）［2020-04-15］. https：//www. fda. gov/media/90854/download.

② FDA. FDA Fiscal Year 2020 Justification of Estimates for Appropriations Committees ［EB/OL］ （2019-03-10）［2020-04-15］. https：//www. fda. gov/media/121408/download.

③ FDA. FDA Fiscal Year 2019 Justification of Estimates for Appropriations Committees ［EB/OL］ （2018-03-10）［2020-04-15］. https：//www. fda. gov/media/112611/download.

④ FDA. CDER New Drugs Program：2016 Update ［EB/OL］. （2016-12-14）　［2020-04-15］. https：//www. fda. gov/files/about%20fda/published/Presentation---CDER-New-Drug-Review--2016-Update. pdf.

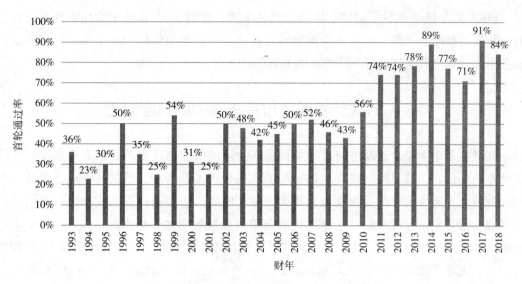

图 3-8　NME NDAs/BLAs 首轮通过率①

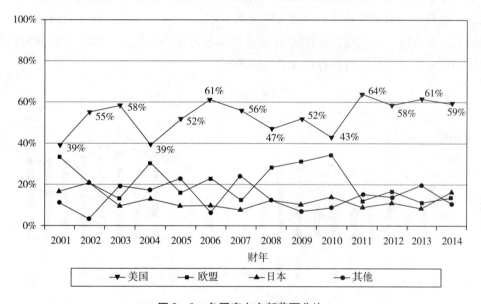

图 3-9　各国家上市新药百分比

在 PDUFA Ⅳ 期间，出于对新药上市安全性的考虑，审评时间有所增加。尽管 80% 的申请最终获得批准，但对于初始提交申请中，只有不到一半的申请获得批准②。此后，FDA 开始加强审评沟通，提高申请首轮通过率的行动，2017 年 NDAs/BLAs 申请的首轮通过率已经达到 91%，大幅提高创新药上市效率。

① FDA. CDER New Drugs Program：2019 Update ［EB/OL］. (2019 - 12 - 03) ［2018 - 04 - 15］. https：// www. fda. gov/media/133187/download.

② Amanda Rae Kronquist. The Prescription Drug User Fee Act：History and Reauthorization Issues for 2012 ［EB/OL］. (2011 - 12 - 21) ［2020 - 03 - 10］. http：//thf_ media. s3. amazonaws. com/2011/pdf/bg2634. pdf.

PDUFA 为 FDA 提供了稳定、持续的资金来源，使得 FDA 在前期增加审评人员快速解决积压的基础上，将工作的重点逐步转向监管科学创新与应用，从根本上推动创新性新药研发，加快可满足患者治疗需求的关键产品上市。

二、仿制药使用者付费法案中的科学轨迹

在过去几十年里，美国仿制药行业持续向公众提供与商品名药品具有生物等效性的低成本药品，并获得了巨大成功，仿制药的市场份额不断增加。仿制药行业已经从一个弱小的行业发展成为医药卫生领域的重要支柱。然而，仿制药行业的成功给有限的公共资源和监管带来巨大挑战。由于新的仿制药申请数量的增加、行业全球扩张，科学审评和检查的时间也相应增加，待审评仿制药申请积压逐年增多①。特别是在 2011 年至 2012 年期间，大量"重磅炸弹"（blockbuster）药物的专利到期，出现"专利悬崖"，FDA 收到的 ANDA 数量暴增（图 3 - 10）。FDA 的仿制药计划的相关资源变得捉襟见肘，审评人员数量不能与行业的发展同步，导致 ANDA 大量积压（图 3 - 11），使得 FDA 的审评人员不堪重负，并造成了仿制药审评的不可预测性和审评推迟。因此，FDA 在此阶段迫切需要对仿制药监管和资金进行某种形式的监管改革。

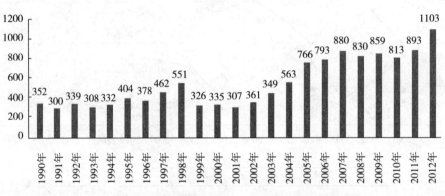

图 3 - 10　美国不同年份 ANDA 申请数量

（一）GDUFAⅠ加快仿制药上市，推进监管科学

奥巴马总统于 2012 年 7 月 9 日签署了《FDA 安全与创新法案》（FDASIA），再授权 PDUFAⅡ，同时也通过《仿制药使用者付费法案》（GDUFAⅠ），作为 FDASIA 的第三部分。GDUFAⅠ旨在加速向公众提供安全有效的仿制药，并提高审评过程的可预测性。GDUFAⅠ将 FDA 的仿制药审评置于稳固的财政来源基础上，并确保及时获得安全、高质

①　Generic Drug User Fee Amendments ［EB/OL］. （2018 - 06 - 08）［2020 - 02 - 15］. https：//www. fda. gov/ForIndustry/UserFees/GenericDrugUserFees/default. htm.

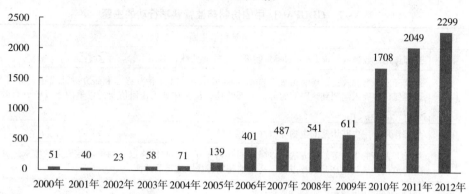

图 3 - 11　FDA 在 180 天内尚未启动审评的 ANDA 数量

量、负担得起的仿制药。

1. GDUFA Ⅰ 的总体目标

GDUFA Ⅰ 的总体目标是确保仿制药体系的参与者遵循美国高标准，提高美国消费者及时获得低成本、高质量仿制药的可能性。GDUFA Ⅰ 以安全、可及和透明作为三个主要目标：①保持高水平的质量安全标准，包括推进监管科学；②通过加速对初始简略新药申请（ANDA）、补充申请的审评，使审评时限和审评时间表更有可预见性，加速低成本高质量的仿制药审评上市。③提高实施监管政策的透明度，增加与行业的沟通，在透明的审评过程中提供可预测和及时的信息，从而提高审评效率。此外，FDA 将在 GDUFA Ⅰ 实施的第 1 年和第 2 年雇佣并培训实现计划绩效目标所必需的审评人员，以建立必要的系统并实施预先的计划。

GDUFA Ⅰ 设计的初衷是希望通过向单个企业收取最低标准的费用弥补财政拨款不足，加速低价高质量仿制药的上市使用。GDUFA Ⅰ 设计的收费方案是低成本高效率的方案，按照当时美国药品零售处方药的价格测算，相当于每个处方药增加了 10 美分的成本。而收费后仿制药研发时间缩短，药品审评上市的总成本将大大降低，投入产出比是十分明显的。

据估计，每年 FDA 将收到大约 750 份以电子方式提交的 ANDA、大约 750 份的预先批准补充申请（PAS）、大约 350 份新的药物主文件（DMF）以及大约 2000 个设施登记。

2. GDUFA Ⅰ 中的监管科学

GDUFA 的颁布发展了仿制药监管科学，支持仿制药质量源于设计（QbD）理念应用，以及建模和模型等评价有关的新方法和工具的开发。仿制药监管科学主要侧重于普通仿制药，特别是口服吸入制剂、皮肤外用制剂等复杂药物的生物等效性标准的制定，这对仿制药的研发以及审批优化都具有十分重要的意义。此外，仿制药监管科学还关注通过仿制药的上市后监测发现仿制药使用模式变化背后的原因，建立临床使用仿制药的反馈机制，确保 FDA 批准的仿制药替代商品名药品是安全有效的，并使公众和科学界对仿制药在治疗上与商品名药品等同的认知方面坚定信心。FDA 在 2013 财年开始在某些主题上实施仿制药监管科学行动，提出 13 个主题研究领域①（表 3 - 7）。

表 3 - 7　GDUFA Ⅰ 中的仿制药监管科学行动的主题

序号		监管科学主题
1	主题	局部作用口腔吸入（orally inhaled）制剂的生物等效性
	内容	继续开发新型和改良型疾病进展（progressive disease，PD）治疗终点和研究设计或建立替代方法，以确保口腔吸入制剂到达肺部的等效局部药给药，从而在缺乏任何仿制药竞争的领域中更有效地研发仿制药
2	主题	局部作用外用皮肤用药的生物等效性
	内容	继续开发新的生物等效性方法，以减少对相对不敏感的临床终点生物等效性研究的需求。开发体外释放试验或其他产品表征以确保一致的药物释放度或产品性能
3	主题	胃肠道局部作用药品的生物等效性
	内容	开发新的生物等效性方法，用于直接测量胃肠道中的药物浓度，并建立更好的药代动力学测量与胃肠道浓度的相关性，可以使与临床终点研究相比更有效地证明生物等效性成为可能
4	主题	仿制药的质量源于设计
	内容	继续为产品研发、原料（raw material）、活性成分（APIs）和工艺控制以及复杂剂型（例如口腔吸入制剂和改良缓释制剂）的生命周期管理制定基于科学的建议
5	主题	建模和模拟
	内容	建模和模拟（包括体外和体内相关性）对于质量源于设计的有效实施至关重要，并有助于识别并豁免不必要的体外和（或）体内研究。利用 PK/PD、暴露 - 应答模型、临床使用模拟模型支持仿制药审评政策，特别是对于窄治疗指数（narrow therapeutic index，NTI）药物②和复杂制剂的政策
6	主题	抗癫痫药物的药代动力学研究和评价
	内容	提高公众对生物等效的抗癫痫药物仿制药的信心
7	主题	辅料对生物药剂学分类系统（BCS）Ⅲ类药物的渗透性和吸收的影响
	内容	将生物等效性豁免（biowaivers）扩展到 BCS Ⅲ类药物，并取消不必要的体内生物等效性研究的要求
8	主题	影响药品 - 医疗器械组合产品（例如口腔吸入、鼻腔用药和注射用药）可互换性的产品和患者相关因素
	内容	建立系统的、基于科学和风险的方法，以确保医疗器械可互换性，并提高患者对仿制医疗器械的依从性和接受性
9	主题	仿制药使用模式和上市后不良事件（ADE）监测
	内容	改进的有关仿制药使用模式的数据（重点关注人群、可互换程度、转换回使用参比制剂 RLD、用药差错数据）将反馈到监管政策制定中，包括对辅料和杂质的政策。对于转换为使用授权仿制药（Authorized Generic）的不良事件报告的基线数据（baseline data）的收集将提高 ADE 调查报告的能力
10	主题	评估药品关于患者可接受性的物理属性
	内容	药品物理属性的实验室和人体研究，如片剂大小、形状、包衣、气味（残留溶剂）、刻痕，患者使用（例如吞咽）或感知质量（例如气味）的掩味或着色，将使 OGD 能够更好地指导申请人控制物理属性并与 RLD 进行比较

---

① FDA. Generic Drug User Fee Act Program Performance Goals and Procedures. [EB/OL]. (2018 - 08 - 16) [2020 - 02 - 15]. https://www.fda.gov/downloads/forindustry/userfees/genericdruguserfees/ucm282505.pdf.

② 窄治疗指数（narrow therapeutic index，NTI）药物是指给药剂量或血药浓度的微小变化可能引起治疗失败或严重不良反应，危及生命、导致持续或明显的残疾及功能不全的药物。

序号		监管科学主题
11	主题	仿制药及其对应商品名药品的上市后评价
	内容	FDA 对药品担心积极回应，公众对仿制药的信心增强。应研究针对涉及实验室研究和上市后数据收集的产品问题的完整回应
12	主题	复杂药物成分（complex drug substances）的物理化学表征
	内容	开发分析方法，用于证明以天然来源、多分散混合物（polydisperse mixture）和（或）超分子结构（supramolecular structure）为特征的复杂药物（非小分子）的药物生物等效性，从而扩大复杂药物的仿制药计划的范围
13	主题	基于风险理解 API 生产和质量控制的变化对药品质量的潜在不利影响
	内容	预测生产变化对产品质量潜在影响的能力，使制造商能够针对高风险领域进行评价和控制，监管机构聚焦这些领域的评估

（二）GDUFAⅡ优化审评程序，拓展监管科学领域

2017 年 8 月 18 日，美国特朗普总统签署了《FDA 再授权法案》（FDARA）对 GDUFA 进行第 2 次授权（2018～2022）。

2017 财年底，GDUFA Ⅰ 实现了其预期目标，取得显著成效，但挑战仍然存在。首先，提交 ANDA 申请的完整性还有待提高，大量的不完整申请提交 FDA，导致申请人需不断提交修正文件纠正缺陷，从而造成了审评时限的延长。在 2017 年 3 月，约 1800 份 ANDA 申请被返回，等待修正后再次提交。其次是 ANDA 申请量的增加（图 3-12），在 GDUFA Ⅰ 实施的几年里，ANDA 的实际申请量远高于 GDUFA Ⅰ 的预期（750 份/每年），因此在 GDUFAⅡ中，需要合理制定与 FDA 工作量相适应的审评目标①。

1. GDUFA Ⅱ 的主要目标

首仿药为美国患者提供低价原研药替代药品的地位至关重要，为鼓励首仿药，GDUFA Ⅱ 为仿制药申请设定在 10 个月内完成审评的目标时限（90% 完成），对生产设施登记完整的首仿药申请 8 个月内完成审评。对初始 ANDA 申请设立 60 天立卷审查期，并在立卷审查结束后通知申请人采用优先审评或标准审评路径。对书面沟通和争议解决等也进行了审评时限方面的细化。

设立复杂产品 Pre-ANDA 会议和中期审评会议计划。pre-ANDA 承诺提供旨在加速复杂产品仿制药上市的新程序。pre-ANDA 计划允许 FDA 与申请人一起召开 pre-ANDA 会议，为仿制药提出新的或替代性的开发策略。这项新计划的内容包括开发针对特定产品的指南和召开 pre-ANDA 会议，要求 FDA 不断建立与复杂仿制药相关的坚实的科学基础。FDA 依靠该科学基础来制定新的、更有效的等效性评价方法新指南。FDA 将发布特定复杂产品指南，对于尚未发布指南的复杂产品，允许申请人请求召开 pre-ANDA 会议，与 FDA 就申请要求进行沟通。

---

① FDA. Generic Drug User Fee Act Reauthorization (GDUFA Ⅱ), Biosimilar User Fee Act Reauthorization (BsUFA Ⅱ) [EB/OL]. (2018-02-20) [2020-04-23]. https：//www. fda. gov/news-events/congressional-testimony/generic-drug-user-fee-act-reauthorization-gdufa-ii-biosimilar-user-fee-act-reauthorization-bsufa-ii.

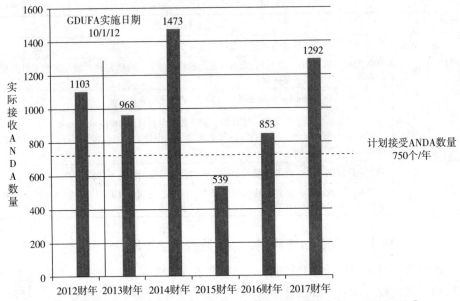

图 3-12 GDUFA Ⅰ 计划接收 ANDA 数量与实际接受 ANDA 数量对比①

注：美国的财年在 1976 年以后改为自 10 月 1 日起至次年 9 月 30 日止。

2. 拓展仿制药监管科学计划

《2018~2022 年财年 GDUFA 再授权的绩效目标和计划改进》② 中的监管科学促进部分对仿制药监管科学提出了新的要求。

每年，FDA 将举办一次公开研讨会，征求行业和利益相关方的意见，以纳入 GDUFA Ⅱ 年度监管科学计划清单。FDA 将在其网站上发布支持仿制药研发、ANDA 有效审评和及时批准所需的监管科学相关证据的产生、仿制药等效性评价的监管科学资助项目的进展情况报告。

FDA 于 2017 年 5 月 3 日举办了公开研讨会，提出了 15 项科学计划来加速获得仿制药，并制定 2018 财年 GDUFA 监管科学计划实施计划。FDA 将在 GDUFA Ⅱ 实施的未来五年内跟踪并报告计划执行情况。在 GDUFA Ⅱ 的每一年，FDA 都可能会修订该计划③。2018 财年监管科学计划的主要领域如下：

（1）复杂的活性成分、配方或剂型　该领域包括：改进复杂活性成分中化学成分、分子结构和分布的高级分析方法；改进颗粒大小、形状和表面特征，以支持混悬制剂和胶体制剂的治疗等效性证明；建立预测性的计算机化研究、体外研究和动物研究模型，以评价存在仿制药剂型或杂质差异的免疫原性风险；开发长效注射剂预测性体外生物等效性（BE）方法；开发更好的方法评估仿制口服固体阿片类产品的滥用遏制作用，包括

---

① 在 GDUFA Ⅰ 第 4 年时，FDA 接受的 ANDA 数量已经超过了 GDUFA Ⅰ 的 5 年总计划受理数。

② FDA. Gdufa reauthorization performance goals and program enhancements fiscal years 2018~2022 ［EB/OL］. (2018-05-12) ［2018-08-16］. https：//www.fda.gov/downloads/forindustry/userfees/genericdruguserfees/ucm525234.pdf.

③ FDA. GDUFA Regulatory Science Priorities for fiscal year 2018 ［EB/OL］. (2018-05-12) ［2018-08-16］. https：//www.fda.gov/downloads/drugs/resourcesforyou/consumers/buyingusingmedicinesafely/genericdrugs/ucm582777.pdf.

体内鼻腔研究的体外替代方法。

（2）复杂的给药途径　通过复杂给药途径（如鼻、吸入、皮肤、眼）改善药物吸收的生理药代动力学（PBPK）模型；将基于表征的（characterization – based）BE 方法扩展到所有局部皮肤用药；将基于表征的 BE 方法扩展到所有眼科制剂；针对吸入糖皮质激素，开发一秒钟用力呼气量（FEV1）作为临床终点 BE 研究更有效的替代方法；为局部作用的鼻腔产品开发临床替代终点。

（3）复杂的药械组合产品　评价从使用者处（user – interface）识别和发现的差异对仿制药械组合产品可替代性的影响。

（4）BE 工具和方法及可替代性评价　改进定量药理学和生物等效性试验模拟，优化复杂仿制药 BE 研究设计；整合预测性溶出度、PBPK 和 PK/PD 模型，用于制定仿制药生物等效性决策标准；提高对仿制药中赋形剂作用的科学理解，以支持生物药剂学 BCS Ⅲ 类药物的生物等效性豁免扩展到与参比制剂（RLD）配方 Q2 定量不一致的药品①。

开发使 FDA 能够利用大型数据集［如生物等效性研究申请数据、电子健康记录（EHR）、替代和使用模式数据以及药品安全和质量数据］，为仿制药审评和仿制药替代开展上市后监测相关的决策提供支持。

（三）GDUFA 支持雇佣审评人员

GDUFA 为 FDA 提供补充资金，以雇用和培训审评员，研究人员和支持人员，并升级 FDA 信息技术（IT）系统。GDUFA 通过实施旨在提高人用仿制药计划效率和提高审评程序可预测性的管理举措，使 FDA 更好地服务和保护公众健康。GDUFA 实施以来，仿制药审评人员数量大幅提升（图 3 – 13，表 3 – 8）。

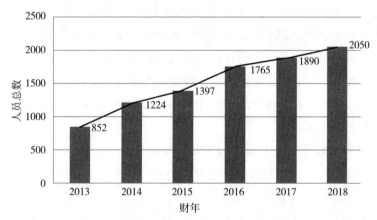

图 3 – 13　2013 ~ 2018 财年 GDUFA 资金支持的员工数量变化趋势②③

---

①　仿制药应与参比制剂保持最大程度的处方组成（Q1）、用量（Q2）和微观结构特性（Q3）。

②　FDA. Fy 2017 gdufa financial report required by the generic drug user fee amendments of 2012 food and drug administration department of health and human services［EB/OL］（2017 – 12 – 30）［2020 – 01 – 06］. https：//www.fda. gov/about – fda/user – fee – financial – reports/gdufa – financial – reports.

③　FDA. Fy 2018 gdufa financial report required by the generic drug user fee amendments of 2012 food and drug administration department of health and human services［EB/OL］（2018 – 12 – 30）［2020 – 01 – 06］. https：//www.fda. gov/media/131018/download.

表 3 – 8   2013 ～ 2018 财年 GDUFA 资金支持的员工数量①②

财年	CDER	CBER	ORA	HQ	总计
2013 年	623	1	170	58	852
2014 年	930	3	199	92	1224
2015 年	1064	2	231	100	1397
2016 年	1402	3	238	122	1765
2017 年	1525	1	233	131	1890
2018 年	1660	1	260	130	2050

注：ORA：监管事务办公室；HQ：总部办公室。

三、生物制品价格竞争与创新法案中的监管科学轨迹

随着研究深入，业内普遍认为生物制品不像化学药品那样可以完全复制。化学药品的仿制药可以与原研药完全等同，但是，生物制品不能精确复制。所有环节的微小变化均可导致生物制品在仿制的过程中其质量、纯度、生物特性和安全性与原研药产生差异。因此，仿制的生物制品只能与原研药类似，即"相似的生物制品"（similar biological medicinal product，SBP）一词更为准确，并简称"生物类似药"（Biosimilar）③。

（一）生物制品与生物类似药的界定

1. 生物制品的法律界定

美国《公共健康服务法案》（Public Health Service Act，PHSA）中明确规定有关生物制品的术语定义。《2009 年生物制品价格竞争与创新法案》（Biologics Price Competition and Innovation Act of 2009，BPCIA），修订 PHSA 中"生物制品"的定义④：生物制品（biological products）是用于预防、治疗或治愈人类疾病或病症的病毒、治疗血清、毒素、抗毒素、疫苗、血液、血液成分或衍生物、变应原产品（allergenic product）、蛋白（除任何化学合成多肽以外）或类似物产品、肿凡纳明（arsphenamine）或肿凡纳明衍生物（或任何其他三价有机砷化合物）。

2020 年《进一步综合拨款法案》（Further Consolidated Appropriations Act，FCAA）对 BPCIA 的修订，修改其"生物制品"的定义，将括号中的"（除任何化学合成的多肽以

---

① FDA. Fy 2017 gdufa financial report required by the generic drug user fee amendments of 2012 food and drug administration department of health and human services ［EB/OL］（2017 – 12 – 30）［2020 – 01 – 06］. https：//www. fda. gov/about – fda/user – fee – financial – reports/gdufa – financial – reports.

② FDA. Fy 2018 gdufa financial report required by the generic drug user fee amendments of 2012 food and drug administration department of health and human services ［EB/OL］. (2018 – 12 – 30)［2020 – 01 – 06］. https：//www. fda. gov/media/131018/download.

③ 范玉明，王雅雯，郑丽娥，等. 国内外生物类似药注册管理概述及启示［J］. 中国药事，2016，30（04）：309 – 320.

④ Public Health Services Act. PHSA［EB/OL］.（1944 – 07 – 08）［2019 – 01 – 29］. https：//legcounsel. house. gov/Comps/PHSA – merged. pdf.

外）"从定义中删除。FDA 发布最终规则（final rule），对"生物制品"的定义的修订内容作出解释，最终规则于 2020 年 3 月 23 日生效。FDA 进一步阐述为[①]：生物制品是由 FDA 监管，用于诊断、预防、治疗和治愈疾病和病症，通常是一类大而复杂的分子，并且种类繁多的产品。此类产品通常运用生物技术在生物体中产生，例如微生物、植物细胞或动物细胞，并且比小分子药物更难表征。

2. 生物类似药的法律界定

PHSA 规定，生物类似药是根据 PHSA 351（k）提出申请的生物制品，需满足以下条件一：①产品尽管在临床上非活性成分存在细微差别，但与参照药高度相似（highly similar）；②产品在安全性、纯度和效力方面，与参照药相比无临床意义上的差异（noclinically meaningful differences）。

"参照药"是指根据 PHSA 351（a）获得许可的单一生物制品（single biological products），是用于评估根据 PHSA 351（k）提交申请的生物制品的参照药。参照药是依赖完整的安全和有效性数据，已经获得 FDA 批准的单一生物制品，并将用于与拟议的生物类似药进行比较，以确保该产品高度相似，且无临床意义上的差异。

FDA 进一步阐述高度相似和无临床意义上的差异的含义。"高度相似"指生产商在研发拟议的生物类似药时通过广泛分析来表征参照药和所拟议的生物类似药的结构和功能，证明其产品与参照药高度相似。可采用先进的技术比较产品的特性，如纯度、化学特性鉴别和生物活性。生产商利用这些比较试验的结果以及其他信息来证明生物类似药与参照药高度相似。在生物制品的生产过程中，无论是生物类似药还是参照药，都会出现细微的差异，即产品内可接受的变异（acceptable within - product variations）。对于参照药和生物类似药，都需要谨慎控制和监测批次间变异。

"无临床意义的差异"是指生产商还必须证明其拟议的生物类似药在安全性、纯度和效力（安全性和有效性）方面与参照药无临床意义上的差异。这通常通过人体药代动力学（暴露）和药效动力学（应答）研究、临床免疫原性评估以及必要时开展的其他临床研究来证明。

另一个重要的概念是可互换性生物类似药（interchangeable product）。"可互换性"是指可不经过开具参照药的处方医生参与的进行替换使用的生物制品。根据 PHSA 351（k）（4）和 FDA 的定义，欲证明生物类似药与参照药具有"可互换性"，在证明生物相似性的基础上，还需要进一步证明该药在任何特定的患者体内预计可产生与参照药相同的临床结果。对于需要患者多次给药的生物制品，试验药与参照药交替使用或转换使用时的安全性和有效性降低的风险不得大于在没有交替使用或转换时的风险。

对于参照药来源，FDA 规定可以源自 FDA 批准或特定情况下源自境外许可的生物制品。在生物类似药研发的过程中，发起人可在动物实验和某些特定的临床研究中使用非

---

① FDA. Biosimilar and Interchangeable products［EB/OL］. (2017 - 10 - 23)　［2019 - 07 - 05］. https：//www. fda. gov/drugs/biosimilars/biosimilar - and - interchangeable - products.

美国许可参照药，用于支持证明拟议生物制品与美国许可的参照药具有生物相似性。但发起人应当提供足够的数据或信息，以科学地证明这些比较数据与生物相似性评估的相关性，并为美国许可的参照药建立一个可接受的桥接①。但是，基于科学考虑，用于支持证明生物相似性的证据必须包括拟议生物类似药与美国许可的参照药充分的直接比较的分析研究、至少一项临床药动学（PK）研究以及（如适当）至少一项药效学（PD）研究。除非科学地证明无需上述研究。

FDA 还通过《紫皮书》（Purple Book）公开已经批准的参照药信息以及任何已有的参照药独占期信息，并提供被 FDA 认定为某参照药的生物类似药或者可互换性生物类似药的信息。

到目前为止，FDA 是唯一提出可互换性生物类似药概念的国家，欧盟没有明确提出生物类似药的"可互换性"的概念，其对生物类似药的描述为"与已获批准的生物制品（参照药）相似的药物。生物类似药的活性物质与参照药的活性物质相似，一般使用相同剂量的生物类似药和参照药可以治疗同一疾病。由于生物类似药和参照药相似但不相同，因此，使用参照药或生物类似药治疗患者的决定应当遵循卫生保健专业人员的意见"。

FDA 指出生物类似药和仿制药都是商品名药品（brand name drugs）对应的复制版本，并且可为患者提供更低廉的治疗选择。生物类似药和仿制药各自通过不同的简化途径获得批准，避免重复昂贵的临床试验。但生物类似药不是仿制药，生物类似药和仿制药之间存在重要差异。2011 年美国国家综合癌症网络（national comprehensive cancer network, NCCN）完成了癌症疗法的生物类似药影响的全面评估，并发布《NCCN 生物类似药白皮书》，其中概述了生物类似药与小分子或化学药物仿制药的不同②。

生物类似药和小分子药物仿制药之间的差异与各自的参照药之间的化学差异有关（表 3-9），生物制品比传统的小分子药物复杂得多。生物制品是"生物技术起源的产物，含有源自 DNA 技术和杂交瘤技术的蛋白"并且使用活生物体（例如，细菌、酵母、病毒、其他动物细胞）作为生产工艺的一部分。然而，小分子药物结构相对简单，主要通过有机化学反应合成。

表 3-9　生物类似药和小分子仿制药与参照药之间的关键差异

		生物类似药	小分子仿制药
制剂特性	化学结构	氨基酸序列是相同的，但预计在蛋白折叠和糖基化方面略有不同	药物活性成分与参照药在化学性质上完全相同
	分析表征	结构无法通过现有的分析技术完全确定；因此，与参照药的结构相似程度是未知的	现有技术可确保仿制产品中的活性成分与参照药完全相同
	免疫原性	有免疫原性问题	无免疫原性问题

---

① FDA. Overview of the Regulatory Framework and FDA's Guidance for the Development and Approval of Biosimilar and Interchangeable Products in the USA［EB/OL］. (2013-03-30)［2019-07-19］https：//www. fda. gov/drugs/biosimilars/fda-webinar-overview-regulatory-framework-and-fdas-guidance-development-and-approval-biosimilar-and.

② Zelenetz A D, Ahmed I, Braud E L, et al. NCCN Biosimilars White Paper：regulatory, scientific, and patient safety perspectives［J］. J Natl Compr Canc Netw, 2011, 9（4）：1-22.

		生物类似药	小分子仿制药
生产工艺	复杂性	非常复杂；在活体细胞中产生，包括纯化、生产工艺和最终产品的验证等几个阶段	相对较简单，使用有机化学反应合成
	生产工艺变更的影响	生产工艺中的微小变化可能会改变蛋白的最终结构和功能	可以忽略不计，因为最终产物是一样的

生物制品的复杂性决定了生物类似药与参照药做到结构以及疗效、安全性完全一致几乎不可能，只能与参照药尽可能地接近，做到高度类似，因此称为"生物类似药"，而不是"生物仿制药"。生物类似药的研究更关注产品工艺的稳定性、产品批次间的一致性、产品高级结构的高度相似性和蛋白翻译后修饰产物以及其他变异体在产品中组成的可控性、对比研究检测项目的全面性、质量研究方法的先进性、统计分析方法的可靠性等。

（二）生物类似药简化申请与生物类似性证明

2010 年 3 月 20 日 BPCIA 对 PHSA 进行修订，增加 351（k）条款，根据"生物类似药途径"进行简化审评，以此提高生物类似药的审评效率。351（k）为生物类似药提供一条简化许可途径，目标是建立拟议产品和参照药之间的生物相似性，而无需重新建立安全性和有效性证据。

生物类似药申请人首先要加入 FDA 的生物类似药研发计划（biosimilar product development program，BPD 计划）。依据《生物类似药使用者付费法案》（BsUFA），FDA 与申请人合作，可以召开五种类型的正式会议，讨论生物类似药或可互换性产品的研发和审评问题。会议类型包括生物类似药初始咨询会议（biosimilar initial advisory，BIA），生物类似药开发（Biosimilar Biological product Development）BPD1 型、BPD2 型、BPD3 型和BPD4 型会议。在完成必要的相似性研究，申请人与原研药企业就专利问题达成一致后，就可进入后续的 BLA 申请审评。同原研药不同的是，生物类似药的 BLA 中可不提供完整的非临床试验与临床研究数据，只需提供证明其与参照药具有生物相似性（或可互换性）的比较研究资料即可许可上市。这通常意味着生物类似药生产商不需要进行不必要的昂贵和冗长的临床试验，能够更快地被批准上市，为患者提供更多治疗选择并降低治疗的成本。

FDA 在批准生物类似药的简化许可路径中建立了生物相似性和可互换性证明的阶梯性策略原则（图 3 - 14）。简化许可路径并不意味着生物类似药或可互换性产品的审批标准降低。事实上，生物类似药或可互换性产品审批所需提交的数据包要求是非常严谨的（extensive）。

生物类似药的 BLA 申请必须包括证明与参照药生物相似性的数据，通常包括：①分析研究数据，证明产品与参照药高度相似，允许在临床非活性成分方面存在细微差别；②动物试验数据，包括毒理评估；③一项或多项临床研究，足以证明生物类似药与其参照药的一种或多种获得批准的适应证中的安全性、纯度和效力相似，通常包括评估免疫原性研究、药代动力学（PK）研究，在某些情况下还包括药效动力学（PD）研究，还可能包括比较性临床研究。

除上述资料外，可互换性生物类似药的申请必须提供下列资料或数据：①拟议的可互换性产品在任何给定的患者体内预计可产生与参照药相同的临床结果；②对患者需要多次用药的产品，在拟议的可互换性产品和参照药之间进行替换使用，与不进行此类替换而使用参照药相比，不会增加安全风险或降低疗效的证据。

FDA 并不是对所有生物类似药申请都具有相同类型的数据要求。FDA 根据具体情况对每种生物类似药进行评估，以确定需要哪些数据来证明生物相似性，如果 FDA 认为具有科学上的合理性，可以决定豁免某些数据。诸多因素可以帮助 FDA 确定生物类似药申请的数据要求。例如，根据比较分析研究的强度和稳健性证明拟议的生物类似药和参照药具有相似的结构和功能，如果相似性分析数据结果显示出较少的差异，则可以有力地支持拟议产品的高度相似性。再比如，根据生物类似药与参照药之间 PK 和 PD 研究资料的相似程度，以及参照药安全性资料的已有信息。另外，如果已知患者对参照药有可能产生不利的免疫应答结果，FDA 可能要求对生物类似药的免疫应答进行更严格的评估。

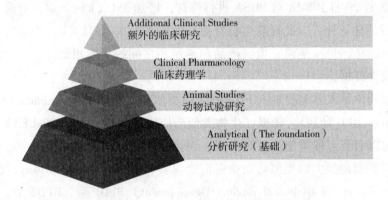

图 3 - 14 生物类似药研究类型的阶梯性证明原则

（三）生物类似药使用者付费法案中的科学轨迹

2010 年 3 月 23 日，奥巴马总统签署了《患者保护与平价医疗法案》。该法案包含《2009 年生物制品价格竞争与创新法案》（BPCIA），修订了《公共健康服务法案》（PHSA）和其他法规，为生物类似药和可互换性生物制品创建简化许可路径，允许企业提交生物类似药或可互换性生物制品许可申请。

2012 年 7 月 9 日，《FDA 安全与创新法案》（FDASIA）颁布，于 2012 年 10 月 1 日正式生效，其中第四章为 BsUFA Ⅰ（Biosimilar User Fee Act. 2013 ~ 2017）。BsUFA Ⅰ 授权 FDA 向研发生物类似药的企业收取生物类似药研发（biosimilar product development，BPD）费用，即初始 BPD 费、BPD 年费、再激活费以及申请费、场地费和产品费①。

---

① 张晓侠. 美国生物制品立法指南实施进展与绩效评价研究［J］. 中国新药杂志，2018，27（24）：2861 - 2868.

BsUFA Ⅰ初期，美国生物类似药的监管途径相对较新，因此 FDA 的许多工作都集中在通过 BPD 计划以会议形式等向生物类似药发起人提供研发阶段的建议①。

为了更好地执行 BsUFA Ⅰ，FDA 成立了跨中心工作组，即生物类似药执行委员会（Biosimilar Implementation Committee，BIC），制定相应的政策和流程，以更好地服务公众健康，同时建立了多学科人员组成的生物类似药审评委员会（Biosimilar Review Committee，BRC）。

生物类似药研发和审评的第一个步骤是申请人要加入 FDA 的 BPD 计划。BPD 计划为生物类似药研发期间的申请人与 FDA 的合作提供一种机制和架构②。截止 2016 年 1 月 21 日，18 个不同原研药的 59 个生物类似药加入了 BPD 计划。到 2017 年 2 月，已有 64 个生物类似药被纳入 BPD 计划，CDER 已收到为 23 个不同参照药的 64 个生物类似药的会议申请。

根据 2017 年颁布的 FDASIA，BsUFA Ⅱ（2018～2022 财年）再次获得授权。BsUFA Ⅱ 中规定的绩效目标和程序以及其他承诺适用于生物类似药审评项目的各个方面，这些对于促进患者及时获得安全有效的生物类似药非常重要。FDA 致力于实现承诺的绩效目标，加强 BsUFA 资金管理，并确保以高效和高透明度的方式管理、分配和报告 BsUFA 费用资源。BsUFA Ⅱ 修改了费用类型和程序，制定了绩效目标。

BsUFA Ⅱ 授权 FDA 收取三种类型的费用：①生物类似药研发计划费（BPD 费用），包括初始 BPD 费、BPD 年费和再激活费；②申请费；③项目费。与 BsUFA Ⅰ 授权收取四种类型费用相比，BsUFA Ⅱ 增加了项目费，取消了补充申请费、场地费和产品费。

FDA 致力于鼓励生物制品的创新与竞争以及生物类似药研发。FDA 正在采取以下与监管科学有关的关键行动：①开发和实施新的 FDA 审评工具，例如专门制定生物类似药和可互换性产品的标准化审评模板，以提高 FDA 审评的效率并增强审评信息的公开。②为生物类似药的发起人提供信息资源和研发工具，使生物类似药研发更高效。例如：提供将药代动力学和药效动力学反应与临床表现相关联的计算机模型和模拟工具。③完善紫皮书以包含获批生物制品的更多信息，包括参照药独占期信息。④积极探索与外国监管机构签订新数据共享协议的可能性，以促进在某些研究中更多地使用非美国许可的参照药进行生物类似药申请。⑤成立新的治疗用生物制品和生物类似药办公室（Office of Therapeutic Biologics and Biosimilars，OTBB），加强依据 BsUFA 开展的活动的协调，加快对利益相关者的回复并支持高效的运营和政策制定。⑥加大 FDA 生物类似药的教育培训与宣传活动力度。如向医疗保健服务专业人员提供知识培训；发布介绍生物类似药的系列视频。⑦发布生物类似药标签的指南及修订，以协助发起人明确标签中应当包含的数

---

① FDA. BsUFA Ⅱ Five - Year Financial Plan［EB/OL］.（2018 - 12 - 20）［2020 - 04 - 10］. https：//www. fda. gov/media/112287/download.

② FDA. Generic Drug User Fee Act Reauthorization（GDUFA Ⅱ），Biosimilar User Fee Act Reauthorization（BsUFA Ⅱ）［EB/OL］.（2018 - 12 - 31）［2020 - 04 - 10］. https：//www. fda. gov/news - events/congressional - testimony/generic - drug - user - fee - act - reauthorization - gdufa - ii - biosimilar - user - fee - act - reauthorization - bsufa - ii.

据和信息。⑧发布最终版或修订版的指南，使产品研发人员进一步明确可互换性证据要求。⑨使产品研发人员进一步明确且灵活运用评估产品结构和功能的分析方法，以证明生物相似性，如发布关于使用数据分析方法（包括统计方法）的指南草案修订。⑩为产品研发人员提供有关产品质量和生产工艺的额外支持，包括确定对评估至关重要的物理产品（physical product）的质量属性，以及减少检测所需参照药批次的方法。⑪通过听证会开展与公众的对话，并建立公众建议档案，就完善生物类似药计划，FDA 积极听取公众建议，改进政策措施。⑫使用真实世界证据支持安全性评价和合理使用生物类似药。数据源包括 FDA 不良事件报告系统（FAERS）、前哨系统以及与私人保险公司、医疗保险和医疗救助服务中心（CMS）合作获得数据。

四、21 世纪治愈法案全面强化监管科学

2016 年 12 月 13 日，美国总统奥巴马签署了投入 63 亿美元资助癌症研究和精准药物治疗的《21 世纪治愈法案》。继推出"精准医学计划""奥巴马医保计划"后，这部法案是奥巴马离任前的又一部与国民健康及医疗相关的重大法案。

2014 年，美国众议院能源和商业委员会（E&C）、参议院卫生教育劳工和养老金委员会（HELP）共同参加了一次公开与患者、研发人员、创新企业以及医疗行业的沟通会议，会议主题是为了保持美国在生物医药创新领域的全球领先地位，加速创新疗法的发现（discovery）、研发（development）和提供（delivery）。这次会议标志着《21 世纪治愈法案》的立法开端。

共和党代表和民主党代表联合起草《21 世纪治愈法案》，并呼吁："医学和健康研究领域正在飞速发展，但是，美国的药品和医疗器械审批模式在很大程度上仍然是 20 世纪遗留下来的陈旧模式。尽管 NIH 和 FDA 中有很多尽职的科学家和有为的领导者，但是立法没有跟上创新的步伐，如果不改变，21 世纪我们注定满盘皆输。"为了寻求解决办法，两党代表以及其他委员会成员一道，共召开了 8 次国会听证会，举办了 24 次圆桌讨论会议，听取了来自 FDA、NIH、制药行业、医疗器械行业、学术界、私人研究机构、医疗中心、医务人员、患者和疾病支持组织如美国癌症学会等各界的意见。

2015 年 5 月 13 日，180 多所科研机构、学术团体和医疗组织联名向美国国会致信，强调 NIH 多年来的对创新基础研究投入的资金链十分脆弱，并表达了焦虑，"我们现在的研究机构还停留在利用 20 世纪的资源，应对 21 世纪的机遇和挑战的被动阶段。这将导致美国在罕见病领域、流行性疾病领域的研发动力极其不足，这是人类的悲剧和政策的失误；我们必须通过立法阻止美国人民健康的威胁，而不是容忍这些疾病的肆虐。"阿尔茨海默病、自闭症、埃博拉病毒等疾病仍在威胁着美国人民的生命健康，法律制定者如果能够在这些尚无有效治疗手段的疾病研究领域投入研究资金，促进基础研究成果向临床可及的疗法转化，加强基础研究投入，以撬动未来美国整体医疗技术创新的研发，法律

上的源头创新激励意义将影响深远。

（一）巨额投入，激励"发现－研发－提供"同步

1. 发现

《21世纪治愈法案》规定，美国将为NIH提供48亿美元，用于促进精准医疗计划的实施（14.5亿美元），促进对于现在基因、生活方式和环境改变带来的疾病变化的理解；促进"癌症登月计划"（18亿美元），加速癌症研究；投资"脑研究计划"（15.1亿美元），以促进对阿尔茨海默病等神经疾病的科学理解；投资自体干细胞再生性医学研究（300万美元）。医学基础研究的发展将有助于对疾病致病通道和因素的深入理解，促进创新医药产品研发工具的发现。

2. 研发

过去20多年来，科学技术迅猛发展，比如人类基因组图谱绘制取得突破性成就。但是将这些新兴的研究发现转化为FDA批准的新疗法却非常困难。该法案旨在促进基础研究成果向新疗法的转化：促进临床试验的现代化，促进安全性、有效性评价资料获取和分析方法的现代化；将患者放在审评程序的核心，即以患者为中心（patient－focused）；支持范围更广泛的、合作性更强的生物标志物开发、资格认定和使用项目，这些生物标志物能够在研发早期阶段帮助理解新疗法的治疗机制、目标适应证人群；为开发健康软件和移动医疗App、药械组合产品、疫苗、再生医学疗法的创新人员降低法规要求负担，并提供明确一致的法规要求；激励儿科药物的研发，授权FDA使用更为灵活的方式审评具有突破性技术的医疗器械。

3. 提供

新药和新医疗器械的研发，如果不能及时提供给需要的患者，那么这种研发毫无价值。该法案通过如下方式促进新疗法的可及性：保证不同医疗机构电子健康记录系统的互认性，实现患者护理的无缝衔接；提高改善医务人员教育水平，促进资深医务人员对最新医疗技术的掌握。

（二）重金投入NIH基础研究，优化内部管理

《21世纪治愈法案》要求在未来10年内为NIH提供48亿美元，用于精准医疗计划，创新神经技术脑研究计划，癌症研究，以及使用成体干细胞的再生医学，建立一系列工作计划，并提交年度报告，确保NIH的责任和义务履行。

NIH的48亿美元主要投向了制约疾病认知和诊疗的关键基础研究领域。首先该法案创立了"NIH创新基金"，2016～2020年每年提供200万美金的创新基金，用来促进多项技术开发项目的实施，如精准医疗计划、新一代科学家计划等。要求受NIH资助的研究人员共享资助研究获得的数据。支持新一代科学家计划，为科学家提供储备基金，主要为将来进入NIH的年轻科学家提供支持。优化NIH的规划和管理，在以预防和降低疾病负担为目标的NIH总体战略计划下，促进各研究机构以及研究中心之间的合作，推进生物医药创新；简化 NIH 的行政程序，减少 NIH 的文书负担，使 NIH 职员可以更便捷地召开科学会议；减轻研究人员的行政压力等；建立孕妇和哺乳期女性特别研究工作组，合理纳入受试者；鼓励对存在差异的少数人群健康和健康水平研究。加强 NIH 的临床试验数据库的技术更新和优化数据展示。促进建立国家精神病学监测登记系统，通过该登记系统收集有关精神疾病的发生率和流行率信息。促进儿科试验研究，通过修订《公共健康服务法案》第 409D（d）节，要求 NIH 建立国家儿科研究网络，汇集多个研究机构的资源，促进儿科罕见疾病或出生缺陷有关研究；同时 NIH、FDA 应推动建立全球儿科临床试验网络。

（三）重金支持 FDA 监管科学与监管现代化

向 FDA 总计投入 5 亿美元，促进 FDA 监管现代化，招募和留住最优秀的科学家、博士和工程师，着重推进监管科学，开发评价产品安全性、有效性、质量和性能的新工具、新标准和新方法。利用更好的证据和最新的科学技术是监管科学建立的坚实基础，是生物疗法创新最有价值的成就，同时也是 FDA 拒绝走回头路，迎接新挑战，获得新机遇的探索。

1. 不再单纯依赖 RCT，允许新类型证据的使用

在该法案出台前，FDA 的新药审评标准早已不再仅仅依赖于随机对照试验（RCTs）这个"金标准"了。据统计，2005～2012 年 FDA 批准的 188 个创新药中，36.8% 仅依赖一项关键性临床试验获得批准，而且临床试验中有 10.7% 是非随机的，20.5% 是非双盲设计的。2005～2014 年 FDA 的新药审评时间中位数为 300 天（约 10 个月），而优先审评中位数则更短，为 243 天。实际上，有并发症的患者或罕见病患者通常不适合参加传统的RCTs；随着精准医学的发展，强调个体化给药，RCTs 的开展也会变得更加困难。

《21 世纪治愈法案》第三章"开发"，旨在对 FD&CA 进行重点修订，并扩大 FDA 的监管权力。其中很大篇幅在于考虑特定患者的风险获益平衡的情况下，促进新类型证据的使用，如采用适应性试验设计、贝叶斯统计方法、生物标志物、替代终点等获得的数据。

2. 建立药物开发工具资格认定程序（QPDDT）

法案第 3011 节通过修订 FD&CA，新增第 507 节"药物开发工具资格认定程序"条款，使 FDA 原来以指南形式发布的"药物开发工具资格认定程序"具有法律效力，授权 FDA 对生物标志物、动物模型、患者报告结果等药物开发工具在特定应用场景下的有效性进行资格认定，简化企业申报资料的提交，从而缩短药物研发时间，降低药物研发的失败率。生物标志物能更有效地评估尚未满足临床需求疾病的治疗产品的治疗效果。生物标志物的"发现"到促进药物的"研发"，两者缺一不可。如果基础研究不充分，将会导致未经有效验证的生物标志物用作患者结局的验证指标，可能将患者暴露在有风险且无效的疗法中。FDA 通过资格认定程序可以使经过验证的生物标志物等工具可靠性得到确认，使生物标志物等工具使用具有透明性、可推广性和合法性。

3. 以患者为中心的审评工具——患者体验数据

法案第3001节明确规定FDA在药品审评时接受患者体验数据。患者体验数据是患者在接受诊疗服务过程中的体验，以及患者对该疗法的偏好。患者体验数据可由患者及其家属、医护人员、研发人员和药品生产商等进行收集。国会要求FDA在2021、2028、2031年6月1日前提交报告，报告需反映FDA药品审批程序中使用患者体验数据等工具的情况。

4. 引入RWE等工具改进靶向药物技术审评要求

法案第3012节允许基因靶向药物或蛋白变体靶向药物的发起人，使用该发起人之前获批的具有相同或相似技术的药物的数据。法案第3031节提出对于药品某些符合要求适应证的补充申请，FDA可仅审评数据摘要内容，但是申请人仍需附上所有相关数据。法案第3022节允许已批准上市药物的新适应证，今后可通过提供真实世界证据获得批准，真实世界证据还可用于上市后研究方面。

5. 鼓励新药申请中采用适应性临床试验设计

FDA今后将开展会议讨论，发布相关指南文件，支持发起人在新药申请中加入适应性临床设计，创新数据分析模型。所谓适应性设计是指一种前瞻性设计，根据中期临床试验数据分析，及时发现和调整一个或多个特定方面的研究设计和假设。适应性设计能够根据累积的临床试验信息来不断地修正试验，使临床试验和临床开发计划效率更高。

（四）拓宽鼓励特定领域创新产品的特殊审评路径

1. 建立有限数量患者抗菌药（LPAD）研发路径

每年，至少200万美国人因抗生素耐药感染致病，导致23000人死亡。而对于一些感染，由于患者数量少且缺乏对照疗法，传统的临床试验往往无法开展。有限数量患者抗菌药（LPAD）研发路径就是在这种背景下提出的，类似于对"罕见病"的研发激励促进的政策考虑。

《21世纪治愈法案》第3042条建立了针对有限人群的抗菌及抗真菌药物研发路径（limited population pathway for antibacterial and antifungal drugs，LPAD）计划，该计划旨在针对患有严重或危及生命的感染性疾病、治疗需求未得到满足的有限人群，提供相应治疗药物的研发路径。FDA在批准对于治疗威胁生命的感染性疾病的抗菌药时有一定灵活性，可基于有限数量患者的数据批准产品上市。同时，该抗菌药标签、广告中应当带有"有限患者数据"标识。LPAD路径旨在针对那些特定的、有限数量患者的细菌感染疾病，在概念界定上与罕见病类似。FDA相信LPAD途径将有助于某些抗菌和抗真菌药物的开发和批准，以治疗严重或危及生命的感染，这些感染的患者数量有限，但需求尚未得到满足。

在FDA于2017年8月发布的针对《严重细菌性疾病的患者未满足治疗需求的抗菌药物指南》中，提出了"针对治疗需求尚未被满足的严重感染性疾病，简化抗菌药物的研发路径"的思路。FDA 希望 LPAD 提供的工具可以促进未满足治疗需求和存在重大科学挑战的抗菌药物开发领域的研发和批准。

2018 年 6 月，FDA 发布的《LPAD 路径指南》中，提出最新"有限人群"概念，是指在临床上需要特定医疗服务提供者给予指导的有限数量的患者。有限人群可能是广泛患者人群中一个子集，或者在某些情况下，可能仅指对窄谱抗菌药有效的患者人群。LPAD 路径可以通过以下工具简化研发过程：可通过充分且良好对照的单臂试验来提供支持有效性的证据；非劣效性试验的边界比传统试验设计的边界更宽；采用巢式、非劣效性试验设计代替优效性设计；可进行规模更小、时间更短、数量更少的试验。

为了作出充分知情的决定，医疗专业人员应当了解，在 LPAD 途径下批准药物是基于综合考虑感染性疾病的严重性、罕见性或流行性以及患者缺乏可供选择的治疗方案后，而采取的更灵活的风险获益评估模式的结果，这与常规审评要求存在一定的差异。

2018 年 9 月 28 日，FDA 首次利用 LPAD 路径批准雾化吸入给药的阿米卡星脂质体混悬液制剂（ARIKAYCE®），该药作为联合抗菌药物疗法的一部分，用于治疗至少连续接受 6 个月多药联合治疗后未达到鸟型分枝杆菌（MAC）痰培养阴性的肺部感染患者。基于难治性 MAC 肺病患者支持性 II 期试验数据，在单项 III 期临床试验中，应用微生物终点痰培养转换率作为替代终点，患者分为两个治疗组，一组患者接受 Arikayce + 多药抗菌联合治疗方案，另一组患者仅接受多药抗菌治疗方案，到治疗的第 6 个月，29% 的患者连续三个月的痰培养转阴，而对照组只有 9%。风险获益评估结果显示，缺乏统计学数据证明临床终点指标获得改善，且治疗组存在更高的呼吸道不良事件发生率，但 FDA 仍加速批准该药，申请人承诺批准后进行临床终点的验证性研究。FDA 批准该药时，综合使用快速通道、突破性治疗、优先审评、合格的抗感染产品（QIDP）、孤儿药等多种资格认定，可以说，该药获得了 FDA 尽可能多的额外激励。

2. 建立再生医学先进疗法（RMAT）资格认定程序

过去十年中，细胞和基因疗法及其在再生医学中的应用成为医学领域最可能改变疾病治疗的最突出创新成就之一，有望治愈最困扰人类和难治的疾病。2016 年全球再生医学疗法市场价值为 54.44 亿美元，预计到 2023 年达到 393.25 亿美元，2017~2023 年复合年增长率为 32.2%[1]。

《21 世纪治愈法案》第三章 D 节第 3033 条建立了再生医学新兴疗法的加速批准程序。"再生医学疗法"是指细胞疗法、治疗性组织工程产品、人类细胞和组织产品以及上述疗法或产品的组合。

---

[1] Business Wire. Global Regenerative Medicine Market Analysis & Industry Forecast 2017~2023 [EB/OL]. (2017 - 12 - 30) [2018 - 06 - 26]. https://www.businesswire.com/news/home/20180626005721/en/Global - Regenerative - Medicine - Market - Analysis - Industry - Forecast.

FDA 于 2017 年建立了再生医学先进疗法（RMAT）认定计划①，推出致力于细胞疗法的加速批准计划以应对生物制品批准数量少、患者无法获得治疗的挑战，加快再生医学创新疗法的上市速度。再生医学先进疗法的认定条件是：旨在治疗、改善、治愈严重或危及生命的疾病或病症；初期临床试验证据能够证明，该药物具有解决特定疾病或病症未满足的医疗需求的潜力。

该计划旨在促进有效的研发计划，加快创新再生医学疗法的审评，并提供更及时的可能挽救生命的产品。RMAT 认定申请必须在提交研究性新药申请（IND）时提出或在IND 修订申请中提出。如果在资格认定审评期间临床试验被暂停或被中止，FDA 不能授予 RMAT 资格②。

2017 年 11 月，FDA 发布《严重疾病再生医学疗法加速计划行业指南草案》③，对RMAT 计划的再生医学疗法范围进一步明确，包括细胞疗法、治疗性组织工程产品、人体细胞和组织产品以及使用某些此类疗法或产品的组合产品，以及持久修饰细胞或组织（包括遗传修饰细胞）的基因治疗产品。例如，CAR－T 产品是对其受体的某些 T 细胞的持久修饰，已被 FDA 视为基因治疗的一种形式。

CBER 还致力于协调与优先制定标准和术语定义共识，以支持再生医学疗法和再生先进疗法的研发、评价和审评，包括此类产品的生产和控制过程等。2017 年 9 月，FDA 与美国国家标准与技术研究院（National Institute of Standards and Technology）及其他利益相关方协商后，通过公开意见程序达成一致，支持这些标准和共识定义（consensus definitions）的协调制定④。

2017 年 11 月，FDA 发布的《严重疾病再生医学疗法加速计划行业指南草案》指出，FDA 对于 RMAT 认定的产品将采取快速通道、突破性疗法通道、优先审评和加速批准 4种途径加快再生医学产品审批（图 3 - 15）。如果产品符合"未满足的医疗需求"标准，RMAT 资格认定后，申请人可以获得快速通道和突破性疗法认定计划的所有支持，包括与FDA 的早期沟通，讨论潜在的替代终点或中间终点。在上市申请阶段有资格进入优先审评通道，审评时间由原来的 10 个月缩短为 6 个月，依据替代终点或中间临床终点获得加速批准或者滚动审评⑤。

① FDA. Implementation of the 21st Century Cures Act：Progress and the Path Forward for Medical Innovation［EB/OL］. (2017 - 12 - 07)［2019 - 08 - 16］. https：//www. fda. gov/newsevents/testimony/ucm587804. htm.

② FDA. Regenerative Medicine Advanced Therapy Designation［EB/OL］.（2018 - 02 - 02）［2019 - 08 - 16］. https：//www. fda. gov/biologicsbloodvaccines/cellulargenetherapyproducts/ucm537670. htm.

③ FDA. Expedited Programs for Regenerative Medicine Therapies for Serious Conditions. Draft Guidance for Industry［EB/OL］.（2017 - 11 - 24）［2019 - 08 - 16］. https：//www. fda. gov/downloads/biologicsbloodvaccines/guidancecompliancere gulatoryinformation/guidances/cellularandgenetherapy/ucm585414. pdf.

④ FDA. Implementation of the 21st Century Cures Act：Progress and the Path Forward for Medical Innovation［EB/OL］.（2017 - 12 - 07）［2019 - 12 - 10］https：//www. fda. gov/newsevents/testimony/ucm587804. htm.

⑤ Vaggelas A，Seimetz D. Expediting Drug Development：FDA's New Regenerative Medicine Advanced Therapy Designation［J］. Therapeutic Innovation & Regulatory Science, 2019, 53（12）：364 - 373.

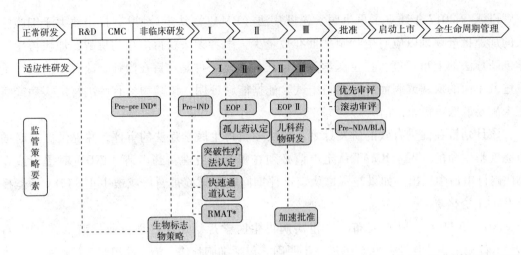

注：＊表示仅适用于 RMAT 认定。R&D：研发。CMC：化学制造控制。Pre－pre IND：在 IND 提交前会议之前召开的会议；Pre－IND：IND 提交前会议。EOP Ⅰ：Ⅰ期临床试验结束会议。EOP Ⅱ：Ⅱ期临床试验结束会议。Pre－NDA/BLA：NDA/BLA 提交前会议。

图 3－15　美国药品整体研发战略中需要考虑的监管工具

截至 2018 年 4 月，共有 11 种产品获得 RMAT 认定（表 3－10），所有这些产品都至少通过 Ⅰ 期临床试验的中期数据提供了"临床证据"。到 2020 年 3 月 FDA 的 CBER 的组织和先进疗法办公室批准的细胞和基因治疗产品如表 3－11 所示。

表 3－10　获得 FDA RMAT 认定的产品（截止至 2018 年 12 月）

序号	产品名称	生产商	描述	适应证/用途	获得的其他认定	提供的临床证据	授予 RMAT 认定的日期
1	HUMACYL	Humacyte	人类脱细胞组织工程血管	治疗血液透析患者血管通路并发症	快速通道	完整的 Ⅱ 期临床试验	2017 年 3 月
2	Ixmyelocel－T	Vericel	自体扩增多细胞疗法	治疗晚期心力衰竭	快速通道孤儿药资格（US）	完整的 Ⅱb 期临床试验	2017 年 5 月
3	jCell	jCyte	视网膜祖细胞	治疗色素性视网膜炎	孤儿药资格（US 和 EU）	完整的 Ⅰ/Ⅱa 期临床试验	2017 年 5 月
4	RVT－802	Enzyvant	同种异体胸腺组织	治疗 DiGeorge 综合征（又名"先天性胸腺发育不全"）	突破性疗法孤儿药资格（US）	完整的 Ⅲ 期临床试验	2017 年 4 月
5	StrataGraft	Mallinckrodt plc	活性全层皮肤组织产品	治疗严重烧伤等复杂皮肤缺损	孤儿药资格（US）	完整的 Ⅱ 期临床试验	2017 年 7 月
6	ATIR101	Kiadis Pharma	Allodepleted T 细胞免疫治疗	预防 GvHD（移植物抗宿主病）	孤儿药资格（US 和 EU）	完整的 Ⅱ 期临床试验	2017 年 9 月
7	AST－OPC1	Asterias Biotherapeutics	少突胶质细胞祖细胞	脊髓损伤（SCI）	孤儿药资格（US）	正在进行中的 Ⅰ/Ⅱ 期临床试验可用的中期数据	2017 年 10 月

续表

序号	产品名称	生产商	描述	适应证/用途	获得的其他认定	提供的临床证据	授予 RMAT 认定的日期
8	MultiStem	Athersys	从成人骨髓或其他组织来源获得人体干细胞	缺血性中风	快速通道	完整的 II 期临床试验	2017 年 10 月
9	LentiGlobin	Bluebird Bio	用编码人 bA–T87Q–珠蛋白基因的 Lenti-Globin BB305 慢病毒载体转导的自体 CD34$^+$ 造血干细胞	严重镰状细胞病	PRIME 优先审评券（EU）突破性疗法	正在进行中的 II/III 期临床试验	2017 年 10 月
10	JCAR017	JunoThera-peutics	嵌合抗原受体（CAR）T 细胞疗法	非霍奇金淋巴瘤	突破性疗法 PRIME 优先审评券（EU）	正在进行中的 I 期临床试验可用的中期数据	2017 年 11 月
11	MPC–150–IM	Mesoblast，Ltd	间充质前体细胞	慢性心力衰竭	N/A	正在进行中的 III/IIb 期临床试验	2017 年 13 月

注：N/A，不适用；EU，表明在欧盟获得该认定。

表 3 – 11　截止 2020 年 3 月 FDA 的 CBER 组织和先进疗法办公室批准的细胞和基因治疗产品

批准时间	商品名（专有名称）	生产商	产品地位说明	适应证
1	2010.04.29 PROVENGE（sipuleucel–T）	Dendreon Corporation	首支个体化治疗前列腺癌疫苗	无症状或极轻度转移性难治性前列腺癌
2	2011.06.21 Azficel–T（Laviv）	Fibrocell Technologies, Inc.	首个自体细胞美容疗法	改善成人中重度鼻唇沟皱纹外观
3	2011.11.10 Hemacord（HPC，Cord Blood）	New York Blood Center, Inc	全球首个脐带血造血祖细胞疗法	无关供体造血祖细胞移植
4	2012.03.09 GINTUIT（Allogeneic Cultured Keratinocytes and Fibroblasts in Bovine Collagen）	Organogenesis Incorporated	首个由异体人体细胞（细胞供体与患者无关）和牛胶原蛋白制成的基于细胞的产品	局部应用于手术创建的血管创伤床，治疗成人口腔黏膜病变
5	2012.05.24 None（HPC，Cord Blood）	Clinimmune Labs, University of Colorado Cord Blood Bank		无关供体造血祖细胞移植
6	2012.10.04 Ducord（HPC，Cord Blood）	Duke University School of Medicine		无关供体造血祖细胞移植
7	2013.05.30 ALLOCORD（HPC，Cord Blood）	SSM Cardinal Glennon Children's Medical Center		无关供体造血祖细胞移植
8	2013.06.13 None（HPC，Cord Blood）	LifeSouth Community Blood Centers, Inc.		无关供体造血祖细胞移植
9	2015.10.27 IMLYGIC（talimogene laherparepvec）	Amgen Inc.	首个溶瘤病毒治疗产品	初次手术后复发的黑色素瘤患者不可切除病变的局部治疗

续表

	批准时间	商品名（专有名称）	生产商	产品地位说明	适应证
10	2016.01.28	None（HPC，Cord Blood）	Bloodworks		无关供体造血祖细胞移植
11	2016.09.01	Clevecord（HPC，Cord Blood）	Cleveland Cord Blood Center		无关供体造血祖细胞移植
12	2016.12.13	MACI（Autologous Cultured Chondrocytes on a Porcine Collagen Membrane）	Vericel Corporation	首个细胞治疗技术用于临床膝关节软骨缺损	膝关节单个或多个全层软骨缺损
13	2017.08.30	Kymriah	Novartis Pharmaceuticals Corporation	首个 CAR – T 疗法	难治性 B 细胞前体急性淋巴细胞白血病
14	2017.10.18	YESCARTA（axicabtagene ciloleucel）	Kite Pharma，Incorporated	第二个 CAR – T 疗法首个非霍奇金淋巴瘤 CAR – T 疗法	难治性 B 细胞前体急性淋巴细胞白血病
15	2017.12.19	LUXTURNA（voretigene neparvovec – rzyl）	Spark Therapeutics，Inc.	首个矫正基因缺陷的药物	双等位基因 RPE65 突变相关视网膜营养不良的患者
16	2018.06.21	None（HPC，Cord Blood）	MD Anderson Cord Blood Bank		无关供体造血祖细胞移植
17	2019.05.24	ZOLGENSMA®（onasemnogene abeparvovec – xioi）	AveXis，Inc	一次性治疗脊髓性肌萎缩（SMA）的基因疗法	2 岁以下儿童脊髓性肌萎缩症患者
18	2018.08.10	Patisiran（Onpattro）	Alnylam Pharmaceuticals，Inc.	靶向转甲状腺素蛋白（transthyretin，TTR）的 siRNA 疗法	成年患者由遗传性转甲状腺素介导的淀粉样变性（hAT-TR）多发性神经病

注：数据截至 2020 年 3 月。

第四章
FDA 迎接科学挑战的组织变革

一、FDA 的演变及使命

（一）FDA 的演变

美国药品监管机构的发展经历了一个漫长的过程，从一个为解决市场混乱局面而成立的隶属农业部的执法部门，逐步转向公共健康服务体系下的以科学为基础的监管和决策机构（表4-1）。

表4-1　美国药品监管机构的变革①

年份	名称	隶属部门	法律依据
1862 年	化学处	农业部	12 Stat. 387（1862）
1889 年	化学处	农业部	25 Stat. 659（1889）
1890 年	化学处	农业部	26 Stat. 282, 283
1901 年	化学局	农业部	31 Stat. 922, 930（1901）
1927 年	食品药品和杀虫剂管理局	农业部	44 Stat. 976, 1002（1927）
1930 年	食品药品监督管理局（FDA）	农业部	46 Stat. 392, 422（1930）
1940 年	FDA	联邦保障局	54 Stat. 1234, 1237（1940）
1953 年	FDA	卫生教育福利部	67 Stat. 631, 632（1953）
1979 年	FDA	卫生与公共服务部	93 Stat. 668, 695（1979）

19 世纪之前，美国处于农业社会阶段，除了曾短暂施行过的《1813 年疫苗法》（Vaccine Act of 1813），几乎没有对国内生产的食品和医疗产品进行监管的联邦法律。那时，市场上充斥着假劣食品和药品，只能依据各州法律对混乱市场进行管理。在这一时期，化学和分析技术是监管食品药品掺假问题的核心科学和技术。此时的药品监管体制尚不清晰，药品和生物制品处于分散监管状态，监管手段主要是依靠检验。

1848 年，由于劣质（substandard）和掺假（adulterated）药物不断进口到美国，国会

---

① FDA. Location of FDA and its Predecessors in Federal Government［EB/OL］.（2018 – 01 – 30）［2018 – 11 – 30］. http：//www. fda. gov/AboutFDA/WhatWeDo/History/Overviews/LocationofFDAanditsPredecessorsinFederalGovernment/default. htm.

通过了《药品进口法案》（Drug Importation Act），此法案授权美国海关和边境保护实验室（CBPL）对药品纯度的检测职责，并认可美国药典（USP）和美国国家处方集（NF）的法律地位。然而，美国海关和边境保护实验室的执法活动并没有带来多大的改观，药物和滋补品（tonics）劣质低效和污染导致死亡的事件越来越多，公众对药物质量的担忧加剧。1862 年，美国农业部（U. S. Department of Agriculture）设立化学处（Chemical Division），开始着手处理市场上普遍存在的食物掺假问题。1883 年，普渡大学（Purdue University）化学教授 Harvey W. Wiley 博士被任命为美国农业部（USDA）化学局首席化学家，开启了打击掺假、错误标识和标识不充分等违法问题的时代①。农业部化学处于 1901 年更名为化学局（Bureau of Chemistry）。

1902 年之前，美国的疫苗检测由国立卫生研究院（NIH）的前身——海军医疗服务机构卫生实验室负责，但随后发生了两起疫苗安全事件，1901 年，美国发生了感染了破伤风的马血清制备白喉抗毒素疫苗的污染事件，造成 13 名儿童死亡；同年 9 名儿童接种了受污染的天花疫苗后死于破伤风，这两个事件直接导致 1902 年 7 月 1 日颁布《生物制品控制法》（Biologics Control Act），要求海军医疗服务机构卫生实验室在随后的几年里颁布规章，以确保疫苗的安全、纯度和效力。

1906 年，《纯净食品和药品法》（Federal Pure Food and Drug Act）确立由农业部化学局监管全美食品与药品掺假和错误标识问题，但美国政府很快意识到化学局的权力界定过于狭窄，与防止欺诈的目标仍有差距。1927 年，美国国会决定将化学局的市场监管职责分离出来，农业部单独成立食品、药品与杀虫剂监督管理局（Food, Drug and Insecticide Administration）。1930 年，该局正式更名为食品药品管理局（FDA）。在此期间，放射性饮料、睫毛膏致盲事件、无效糖尿病和肺结核药品事件相继爆发，一部新的法律处于酝酿之中。

1937 年，二甘醇代替乙醇作为溶媒的磺胺酏剂未经动物安全性试验直接上市，共造成 358 名患者患肾功能衰竭，死亡 107 人（其中大多数为儿童），成为 20 世纪影响最大的药害事件之一。"磺胺酏剂事件"促使美国国会于 1938 年通过《联邦食品药品和化妆品法案》（Food, Drugs and Cosmetic Act，简称 FD&CA，1938），增加 FDA 对新药上市前安全性进行审评的授权，并禁止产品进行虚假声称。

1939 年根据重组法（Reorganization Act），美国政府成立联邦保障局（Federal Security Agency，FSA），承担食品药品安全监管，以及教育基金、公共卫生计划管理和老年人社会保障等职责，FDA 由农业部转入 FSA，公共卫生与食品药品安全职责实现整合。FSA 逐渐意识到某些药品使用中不能脱离临床医生指导，于是开始界定出一些必须在医药专业人员监督下使用才能确保安全有效的所谓"处方药"，处方药与非处方药分类管理写入 1951 年 FD&CA《达拉姆 - 汉弗莱修正案》（Durham - Humphrey Amendment），同时，也

---

① Woosley R L. One hundred years of drug regulation: where do we go from here? [J]. Annual Review of Pharmacology & Toxicology, 2013, 53 (1): 255 - 273.

授权 FDA 对上市后的无效药品进行召回的权利。

1953 年 11 月联邦政府再次重组，卫生教育福利部（Department of Health，Education and Welfare，简称 HEW）成立，地位为内阁级别的政府部门，FSA 被取消，同时其职能全部转移进入 HEW，FDA 随之并入其中。19 世纪 60 年代初，沙利度胺事件爆发，欧洲出现大量孕妇因服用沙利度胺而生出海豹肢新生儿病例，而美国 FDA 药品审评官 Frances Kelsey（凯尔西）博士因为担心沙利度胺有神经系统副作用拒绝批准该药在美国上市，避免了悲剧发生，1962 年肯尼迪总统授予她美国公民所能得到的最高奖项"杰出联邦公务员奖"（Distinguished Federal Civil Service Award）。沙利度胺事件使 FDA 的社会声誉和地位得到广泛的认可，并促使 FD&CA《科夫沃－哈里斯修正案》通过，FDA 的监管权力发生重大变革。修正案要求新药上市申请除了要提供安全性证据外，必须提供针对目标适应证的实质性证据（substantial evidence），这标志着 FDA 的审评模式向现代审评模式转化，同时也增加了药品上市的难度，延长了药品上市的时间。修正案还要求药品生产企业按照 GMP 组织生产，开启食品药品 GMP 时代新篇章。

19 世纪 40 年代，FDA 首次倡导联邦政府控制麻醉药品的滥用，到 60 年代，FDA 对异苯丙胺和巴比妥酸盐等类药物滥用的监管方面也比较重视。1965 年，国会通过了《药物滥用控制修正案》（Drug Abuse Control Amendments），首次公布易被滥用药品的分类指南，授权 FDA 对苯乙丙酸、巴比妥酸盐、致幻剂和其他药品的滥用进行更加严格地管控。1968 年，FDA 药物滥用控制局（Bureau of Drug Abuse Control）和财政部麻醉药品局（Bureau of Narcotics）被转入司法部（Department of Justice）合并成麻醉药物和危险药物局（Bureau of Narcotics and Dangerous Drugs，BNDD），负责控制滥用药物的走私活动。

1971 年，美国 FDA 在阿肯色州建立国家毒理研究中心，负责建立评价有毒化学物质对人类健康影响的方法，开展动物毒理预测人体毒性的相关研究工作。

1972 年，生物制品包括血清、疫苗和血液制品的监管职责在 1955 年转交 NIH（国立卫生研究院）后历经变迁归还给 FDA，FDA 的监管产品范围更加扩展和完整。

1976 年，上千妇女由于使用"Dalkon Shield"子宫内节育器而患盆腔感染，致使 731 人死亡，该严重事件的发生促使国会同年通过《医疗器械修正案》（Medical Device Amendments），该法案要求新医疗器械必须保证安全性和有效性，并且根据医疗器械安全性、有效性的控制要求，将医疗器械分为三类，分类设定监管要求。该法案授予 FDA 针对第Ⅲ类器械上市审评的权力。

1979 年，卫生、教育与福利部更名为卫生与公共服务部（Department of Health & Human Services，HHS），教育部独立设置。FDA 隶属 HHS，药品监管隶属卫生服务管理体系的体制趋于稳定，并延续至今。这种管理体制体现了疾病、医疗和医疗产品的不可分割性，医疗产品研发和监管无法脱离临床需求，医疗产品最终在医疗服务体系中使用，也无法脱离医疗服务。

（二）FDA 与科学有关的组织架构

美国药品监管体制在 1979 年以后进入稳定发展期，但 FDA 的内部机构改革和优化一直在持续。

美国 HHS 是一个集医疗、疾控、食品药品监管、医保、药物滥用监管和研究为一身的联邦政府部门。目前有 11 个运营部门，其中包括食品药品管理局（FDA）、医疗保健服务研究与质量局（Agency for Healthcare Research and Quality，AHRQ）、疾病控制和预防中心（CDC）、卫生资源与服务管理局（Health Resources and Services Administration，HRSA）、国立卫生研究院（NIH）等属于 HHS 的公共健康服务部门（PHS），而医疗保险和医疗救助服务中心（CMS）则属于 HHS 的人类健康部门。HHS 致力于保护和拯救美国公众的生命健康。

美国 FDA 隶属于 HHS，局长由联邦政府提名，由美国国会参议院进行投票通过。作为 HHS 的核心部门，FDA 主要使命是确保食品安全、纯净、有益健康；人用药品和兽用药、生物制品、医疗器械的安全性和有效性；具有辐射性的电子产品的安全性，承担着保护和促进美国公众健康的职责。

2019 年，美国 FDA 的全职职员总数为 17114 人，其中，药品审评与研究中心 5362 人，生物制品审评与研究中心 1189 人，器械与放射健康中心 1614 人，三大审评中心总人数为 8165 人，占 FDA 职员总数的 47.7%。FDA 的第二大部门就是负责检查和执法的部门，即监管事务办公室（ORA）的职员为 4772 人，占 FDA 职员总数的 27.9%，ORA 职员中 85% 常驻地区办公室，代表 FDA 执行检查、执法任务。FDA 第三大部门是总部和局长办公室，职员多达 1332 人。2019 财年年度 FDA 预算为 57 亿美元，人用药品监管活动占 FDA 预算的 33%，约为 18.81 亿美元[①]。

FDA 设置局长办公室（Office of the Commissioner，OC），下设 9 大办公室和 7 大产品中心。9 大办公室分别是监管事务办公室（Office of Regulatory Affairs，ORA）、临床政策与计划办公室（Office of Clinical Policy & Programs）、外部事务办公室（Office of External Affairs）、食品政策与响应办公室（Office of Foods Policy & Response）、运营办公室（Office of Operations）、少数民族健康与健康平等办公室（Office of Minority Health & Health Equity）、政策法律与国际事务办公室（Office of Policy, Legislation & International Affairs）、首席科学家办公室［Office of the Chief Scientist，国家毒理研究中心（National Center for Toxicological Research）属于该办公室领导］、女性健康办公室（Office of Woman's Health）。7 大产品中心分别是生物制品审评与研究中心（CBER）、器械与放射健康中心（CDRH）、药品审评与研究中心（CDER）、肿瘤卓越中心（Oncology Center of Excellence）、食品安全和应用营养中心（CFSAN）、兽药中心（CVM）、烟草制品中心。

从审评角度，FDA 的审评部门集中在总部，确保药品审评标准和程序的全国统一；而从检查和执法角度，FDA 考虑到检查和调查的及时性和便捷性，避免因监管半径过长鞭长莫及，其检查执法部门 ORA 则采取划分责任辖区的模式。

---

① FDA. Fact Sheet：FDA at a Glance｜FDA［EB/OL］.（2019 – 12 – 20）［2020 – 04 – 11］. https：//www.fda.gov/about – fda/fda – basics/fact – sheet – fda – glance.

CDER 规模庞大，承担着重要监管职能。CDER 下设 12 个办公室（图 4 - 1）。根据职能，可以将药品审评与研究中心的部门分为五类，分别是药品审评、政策法规制定与监管、专业支持、行政支持和药品质量管理。其中，药品审评部门（包括新药办公室和仿制药办公室）是核心部门，其他部门为该部门提供支持。新药办公室（Office of New Drugs，OND）负责 NDA/BLA 的审评工作，新药办公室下设 6 个医药审评室，每个审评室进一步按照药品适应证分为多个审评组，如神经药组、肿瘤药组、肾药组等①。CDER 的审评相关人员共有 3093 人。

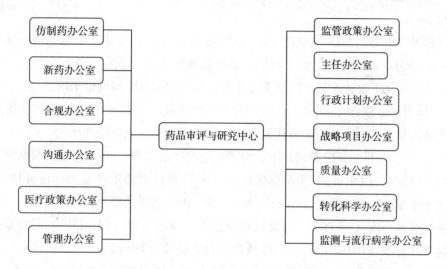

图 4 - 1　CDER 主要部门组织结构图

CBER 下设 8 个办公室（图 4 - 2）。其中血液研究与审评办公室（Office of Blood Research and Review，OBRR）、疫苗研究与审评办公室（Office of Vaccines Research and Review，OVRR）和组织与先进疗法办公室（Office of Tissues and Advanced Therapies，OTAT）这 3 个办公室设有实验室，共计 20 个实验室。这 3 个办公室通过审评部和实验室具体负责疫苗、血液和细胞、基因等先进疗法的临床试验申请（IND）和上市许可工作②。CBER 审评相关人员共有 858 名。

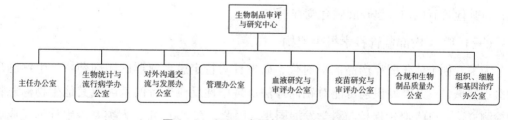

图 4 - 2　CBER 主要部门组织结构图

---

① FDA. Center for Drug Evaluation and Research ［EB/OL］.（2019 - 08 - 06）　［2019 - 12 - 16］. https：// www. fda. gov/media/112325/download.

② FDA. Center for Biologics Evaluation and Research ［EB/OL］.（2019 - 08 - 06）　［2020 - 01 - 20］. https：// en. wikipedia. org/wiki/Center_ for_ Biologics_ Evaluation_ and_ Research.

FDA 绝大部分办公室和产品中心设置在总部华盛顿，但 ORA 及其下属的犯罪调查办公室（Office of Criminal Investigations, OCI）则主要在美国各大区域设置办公室。ORA 被视为 FDA 的"眼睛"和"耳朵"，其职员为全职检查员，曾经采取五大区域管理模式，在中部大区、东北大区、东南大区、西南大和太平洋大区的 5 大区域办公室，并进一步划分为 36 个管理区域，ORA 的辖区划分与联邦法院系统的辖区划分原则一致，每个 ORA 地区办公室由一个总区域办公室和若干常驻检查站（resident posts）组成，负责所属区域的检查工作。此外，ORA 负责管理 FDA 的官方监管实验室网络，可以对产品进行抽样检查。

2013 年 9 月 6 日，FDA 设立由 FDA 高级官员组成的项目整合小组（Program Alignment Group，PAG）。PAG 负责确定和制定计划来修改 FDA 的职能、流程和结构，以应对科学创新、全球化下监管产品的广度和复杂性以及新的法律机构所带来的挑战。2017 年 5 月 15 日，作为项目整合计划的一部分，ORA 将实施基于项目的管理结构，并按照 FDA 监管的产品调整人员。这种组织方法取代了此前基于地理区域的管理结构[①]。

在 ORA 基于项目的新管理模式下，对于给定的产品类型，ORA 检查人员和合规人员（从整个报告链的一线职员到 FDA 总部的副局长）将针对特定产品类别展开检查工作。ORA 有七个主要运营项目领域（Program Areas）[②]，即生物研究监测运营办公室（OBIMO）、生物制品运营办公室（OBPO）、人类和动物食品运营办公室（OHAFO）、医疗器械和放射卫生运营办公室（OMDRHO）、药品质量管理办公室（OPQO）、执法和进口运营办公室（OEIO）、烟草运营（Tobacco Operations）办公室。除烟草运营项目领域只有一个项目分区之外，每个项目领域都有一定数量的项目分区，总共 28 个项目分区（program divisions）。这些分区由一个项目分区主任（program division director，PDD）管理。每个项目分区部门都有一名调查部主任（director of investigations branch，DIB）和一名合规部主任（director of compliance branch，DCB）。ORA 的实验室也专门化并基于产品领域进行整合。FDA 项目整合计划和 ORA 的新组织结构使该机构朝着更加协作的基于项目的模式发展。

犯罪调查办公室于 1991 年设立，隶属于 ORA，负责犯罪调查工作，其职员为武装人员，与其他政府机构一起开展联合调查工作。

（三）FDA 内部监管科学组织架构

为了开创个体化医疗产品的新时代，研发针对特定患者亚群的靶向药物、生物制品和医疗器械，以及开发识别可能对靶向疗法呈现阳性反应患者的基因或其他生物标志物的检测方法，FDA 必须保持与科学发展同步。因此，在 2003 年，人类基因组计划完成后

---

① FDA. Program Alignment and ORA [EB/OL]. (2019 - 12 - 27) [2020 - 01 - 12]. https://www.fda.gov/about - fda/office - regulatory - affairs/program - alignment - and - ora.

② FDA. ORA Program Division Boundary Maps and Fact Sheets [EB/OL]. (2019 - 12 - 01) [2020 - 01 - 12]. https://www.fda.gov/about - fda/office - regulatory - affairs/ora - program - division - boundary - maps - and - fact - sheets.

不久，FDA 的每个医疗产品中心——药品审评与研究中心（CDER）、生物制品审评与研究中心（CBER）、器械和放射健康中心（CDRH）以及国家毒理研究中心（NCTR）采取措施开始实施监管流程、政策，内部组织机构的改进，以应对和协调复杂创新产品的监管挑战。

FDA 的核心职责是通过将最优科学应用于监管活动来保护消费者——从产品上市前安全性、有效性审评，到上市后产品监管。FDA 灵活调整的内部部门设置为监管科学工作提供了组织保障（图 4 - 3）

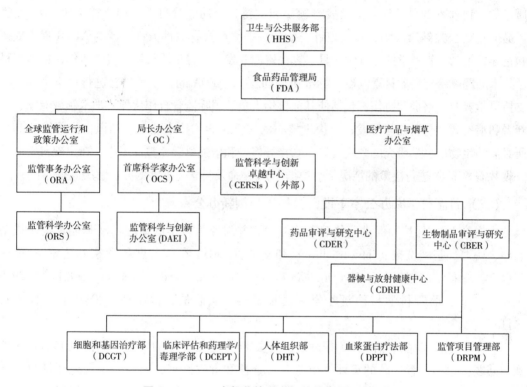

图 4 - 3　FDA 内部监管科学相关的部门示意图

二、FDA 首席科学家办公室与首席科学家

2007 年，FDAAA 要求 FDA 创建首席科学家办公室（Office of the Chief Scientist，OCS），任命首席科学家，执行一系列协调与追踪任务（tracking duties）。2008 年，Frank Torti 博士被任命为首席科学家，其任务是重新启动和振兴（reinvigorate）FDA 的培训项目。OCS 于 2008 年 4 月 9 日组建完成。2010 年，前 CBER 主任 Jesse Goodman 被任命为首席科学家，并领导制定 FDA 推进监管科学的战略计划。

（一）首席科学家办公室的内部组织机构与科学有关职责

OCS 具有战略性领导地位和协调职责，提供专业性建议，支持 FDA 科学创新能力提升，实现保护和促进公众健康目标的使命。其下设有监管信息学办公室（Office of Health Informatics，OHI）、监管科学与创新办公室（Office of Regulatory Science and Innovation，ORSI）、科学完整性办公室（Office of Scientific Integrity，OSI）、科学职业发展办公室（Office of Scientific Professional Development，OSPD）和国家毒理研究中心（NCTR）等①。

OCS 与科学有关的主要职责包括：①促进创新科学技术开发和使用，以满足公众健康需求；②通过局长奖学金计划、继续教育项目与高校进行学术交流，以支持各领域科学家的职业培养和发展，如开展统计学、审评、实验室和制造科学培训和教育；③为高质量的、协作性的科学活动提供战略领导和支持，推动监管科学发展，并解决 FDA 监管产品的重要公共健康问题，涉及审评、质量、安全性及有效性方面。④为 NCTR 提供支持和指导，推动监管科学的毒理学工具、方法资源开发；⑤提供跨机构的科学协作，如新兴科学技术问题、跨部门的科学问题、标准协调问题、与 FDA 的科学委员会进行科学沟通；⑥支持科学普及、培训和协作，包括使其他机构人员、国际监管合作伙伴、学术领域专家、创新者和消费者参与研究与开发；⑦提供核心的科学领导和技术性专业知识，作为推动 FDA 所必需的生物信息学研究的政府资源；⑧指导保护和增强科学完整性工作，在出现科学意见分歧并需要 FDA 进行决策的情况下，遵循 FDA 使命及科学完整性的方法解决问题。

（二）首席科学家办公室下设监管科学与创新办公室

为提高 FDA 保护和促进公共健康的能力，并对监管科学的卓越发展和创新提供战略领导、协调、基础设施（infrastructure）和支持②，FDA 在其首席科学家办公室（OCS）下设立监管科学与创新办公室（Office of Regulatory Science and Innovation，ORSI）③。2009年8月7日，监管科学与创新办公室发布了第一版职员指南手册，2011年7月8日修订④。

ORSI 的主要职能包括⑤：①帮助解决有关 FDA 监管产品的重要公共健康和监管中遇到的问题，包括监管产品的审评、质量、安全性和有效性有关的高质量的合作性科学活动；②开发核心科学能力和基础设施；③促进产品研发和审评中创新技术的开发和应用；④通过支持 FDA 内外部的高质量的、经过同行评审的科学研究项目，解决科学方面的公共健康领域优先事项；⑤通过与其他机构、全球监管合作伙伴、学术界、创新者和消费者合作，支持推进 FDA 使命的研发活动中的科学领域拓展与合作；⑥寻求 FDA 研究项目

---

① FDA . Office of the Chief Scientist ［EB/OL］. (2019 – 01 – 04) ［2020 – 01 – 02］. https：//www. fda. gov/AboutF-DA/CentersOffices/OC/OfficeofScientificandMedicalPrograms/default. htm.

② FDA. Office of the Chief Scientist _ Office of Regulatory Science and Innovation ［EB/OL］. (2018 – 07 – 17) ［2020 – 03 – 11］. https：//www. fda. gov/AboutFDA/CentersOffices/OC/OfficeofScientificandMedicalPrograms/ucm197864. htm.

③ FDA. OC Office of Regulatory Science and Innovation Organization Chart. ［EB/OL］. (2018 – 07 – 17) ［2020 – 03 – 11］. https：//www. fda. gov/aboutfda/centersoffices/organizationcharts/ucm382413. htm.

④ FDA. FDA staff manual guides, volume i – organizations and functions ［EB/OL］. (2018 – 07 – 17) ［2020 – 03 – 11］. https：//www. fda. gov/downloads/aboutfda/reportsmanualsforms/staffmanualguides/ucm281145. pdf.

⑤ FDA. Office of the Chief Scientist _ Office of Regulatory Science and Innovation ［EB/OL］. (2018 – 07 – 17) ［2020 – 03 – 11］. https：//www. fda. gov/AboutFDA/CentersOffices/OC/OfficeofScientificandMedicalPrograms/ucm197864. htm.

合作方、利益相关方和外部咨询专家（包括 FDA 科学委员会）的建议，帮助识别、审查满足 FDA 科学需求的优先事项。

三、CDER 的监管科学组织架构

（一）CDER 办公室重组

美国 FDA 于 2019 年 9 月 26 日宣布，国会已经批准了机构改组计划，该计划将把 CDER 的新药办公室（OND）转变为以疾病治疗领域为中心的结构。新组织架构预计将于 2020 年初全面实施（图 4 - 4）。

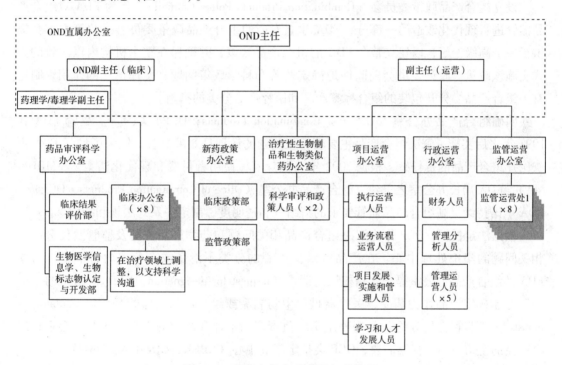

图 4 - 4　新药办公室（OND）结构图

OND 将把办公室数量从 6 个增加到 8 个，并将其临床部门从 19 个增加到 27 个。还将增加 6 个非临床审评部门以及新的项目、行政和监管运营办公室、新药政策办公室以及药品审评科学办公室①。

除 OND 改组外，还将扩展 CDER 的生物统计学办公室和临床药理学办公室，以及改组药品质量办公室和转化科学办公室。监测和流行病学办公室也将在团队内部进行协调，

---

① FDA. Reorganization of the Office of New Drugs with Corresponding Changes to the Office of Translational Sciences and the Office of Pharmaceutical Quality［EB/OL］.（2019 - 10 - 11）［2020 - 04 - 06］https：//www. fda. gov/drugs/regulatory - science - research - and - education/reorganization - office - new - drugs - corresponding - changes - office - translational - sciences - and - office.

但不需要改组。生物统计学办公室将从 8 个增加到 9 个,临床药理学办公室将从 5 个增加到 7 个,这两个办公室将在治疗领域上作调整。FDA 表示改组的原则是要兼顾治疗领域调整、工作量管理和员工发展。

明确 CDER 与 CBER 对生物制品的监管责任划分。随着技术不断地进步,产品类型将会发生整合,FDA 预计会收到大量的组合产品或新技术产品申请,FDA 各产品监管中心(CBER,CDER 和 CDRH)之间的历史分界线逐渐变得模糊。组合产品(combination products)、分开包装的组合标签产品(cross‐labeled products)① 和医疗产品分类(medical product classification)等通常会跨越不同类型的上市申请监管程序,通常由不同的 FDA 中心负责,因此带来了审评、政策和监管方面的挑战。

设立组合产品政策委员会(Combination Products Policy Council)。作为 FDA 对组合产品监管进行现代化改造的一部分,FDA 建立专门的组合产品政策委员会。政策委员会提供了一个高级论坛,以建立整个 FDA 的组合产品政策,并确保在整个机构内以一致的方式实施该政策。政策委员会前瞻性地确定监管和科学政策问题,发挥论坛的作用,制定有关组合产品、分开包装的组合标签产品和医疗产品分类的指南。

明确组合产品办公室(Office of Combination Products,OCP)职责②。尽管 FDA 在1991 年之后实施了解决组合产品主要管辖权问题的计划且效果显著,但为了增强 FDA 审查医疗组合产品的责任感,根据 2002 年《医疗器械使用者付费和现代化法案》(MDUF‐MA),FDA 局长办公室之下建立组合产品办公室(Offce of Combination Products,OCP)③。FDA 承诺持续提高组合产品监管要求的清晰度和透明度,制定一系列法规和指南。

根据法定授权,OCP 作为解决组合产品相关问题和药物产品分类及监管责任分配等相关问题的集中处理中心。在产品或牵头中心的分类不清楚或有争议时,申请人可向FDA 的组合产品办公室提交管辖权认定请求(request for designation,RFD)。这里的"分类"是指确定产品作为药品、医疗器械、生物制品或组合产品的监管身份(regulatory identity);"监管责任分配"是指确定主要负责产品审评和监管的中心。OCP 不会审评组合产品的上市申请,根据需要,OCP 会指定牵头中心(CBER,CDER 或 CDRH),牵头中心将对产品的上市前审评和监管具有主要管辖权(jurisdiction)。

(二)设立药品质量办公室(OPQ)

生物类似药、精准医疗产品、组合产品、新兴生产技术产品和真实世界数据应用领

---

① 根据临床试验研究方案或标签内容的建议需要独立包装的药品、器械或生物制品,仅可与已获得批准的特定药品、器械或生物制品一起使用,二者均需符合预期用途、适应证和效果,并且在批准拟议产品时,需要更改已获得批准产品的标签(例如,以反映预期用途、剂型、规格,给药途径或剂量的重大变化);或者根据标签内容建议单独包装的研究用试验药物、器械或生物制品,仅可与另外特定的研究用试验药物、器械或生物制品一起使用,二者均需符合预期用途、适应证和效果。

② FDA. Frequently Asked Questions About Combination Products [EB/OL]. (2019‐09‐04) [2019‐12‐30]. https://www.fda.gov/combination‐products/about‐combination‐products/frequently‐asked‐questions‐about‐combination‐products#examples.

③ 组合产品办公室(OCP)FDA 在局长办公室之下,与 CDER、CBER 属同一级别。

域的重大科学进步迫使FDA建立全新监管机制。药品生产日益全球化，与药品质量相关的缺陷，尤其是与产品生产或设施相关的缺陷是美国大部分药品短缺和被召回的主要原因。在监管资源有限的情况下，日趋严格的审评和加速批准通道对药品质量监管工作提出高效率的要求。为了应对这些监管挑战，2015年1月，CDER设立药品质量办公室（Office of Pharmaceutical Quality，OPQ）。OPQ开展的与质量有关的科学研究涵盖包括药品质量审评、检查、监测在内的基于风险评价的领域，也是新药、仿制药、非处方药和生物技术产品的质量相关标准和政策制定的基础①。

OPQ的使命是确保美国公众可以获得优质药品。OPQ整合评价、检查、监测、政策制定和研究活动，以提高全球范围内的药品质量。OPQ支持"一个质量声音"，在美国境内或境外所有生产场地以及所有人用药品领域（包括新药和生物制品、仿制药、生物类似药和非处方药、配方制剂）创建统一的药品质量计划。OPQ还鼓励采用新兴技术来提高药品质量。

OPQ的职责包括②：建立一致的、以患者为中心的质量标准；将药品申请审评与生产设施评价相结合，从而实现更统一、更有依据的质量评价；识别需要采取预防和纠正措施的质量问题，并在需要执法决策时与FDA其他办公室密切合作；平衡潜在质量风险与患者无药的风险；预测质量问题；防止药品短缺。

OPQ的科学研究包括：用于药品质量评价的数据与方法的测试与科学调查；开展评价药品安全性、性能（performance）和质量的科学工具和方法的前瞻性研究。

OPQ是一个超级办公室，许多办公室都在OPQ的职责范围内运作（图4-5）。在这种组织结构下，OPQ可以将科学研究成果应用于对整个产品生命周期的审评、检验和监测中。OPQ下设的生物技术产品办公室（OBP）和检验与研究办公室（OTR）均建立了相关实验室，以职责为导向（mission-directed），基于实验室合作开展科学研究，为药品质量相关的安全性、有效性评价提供科学的标准和政策。OPQ也与其他机构和学术界等利益相关方广泛开展合作，提升药品质量。这些努力共同构成了OPQ的药品质量评价和监控能力，处理关键问题的能力，并保持FDA所期望的研究状态，从容应对紧急情况下的监管问题。

OPQ的科学与研究项目可以应用在七大关键领域，包括科学与创新生产、药品质量标准、复杂混合物（complex mixtures）和生物制品的高级表征（advanced characterization）、复杂配方（complex formulations）和剂型的理化特性、上市后产品质量与公共健康问题以及免疫原性与免疫学领域。

OPQ已成为药品质量监管科学和研究的全球领导者。确保监管科学和研究作为制定

---

① Fisher A C, Lee S L, Harris D P, et al. Advancing pharmaceutical quality: An overview of science and research in the U. S. FDA's Office of Pharmaceutical Quality [J]. International Journal of Pharmaceutics, 2016, 515: 390-402.

② FDA. Office of Pharmaceutical Quality [EB/OL]. (2019-01-03) [2019-12-13]. https: //www. fda. gov/AboutFDA/CentersOffices/OfficeofMedicalProductsandTobacco/CDER/ucm418347. htm.

合理监管决策的基础，这对于实现 CDER 的使命至关重要。为实现这一目标，OPQ 建立了研究卓越中心（Centers of Excellence，COE）。

COE 的目标是为整个 FDA 和外部公共和制药行业利益相关方在 OPQ 擅长的科学领域提供一个集中、专注、研究协作和沟通的平台。COE 的科学领域包括免疫学、传染病和炎症、制造科学与创新（小分子和生物分子）、药物分析与表征和肿瘤生物学。COE 的作用是为促进 OPQ 的文化和能力，推进内部和外部科学合作，促进研究交流、协调与项目识别与筛选①。

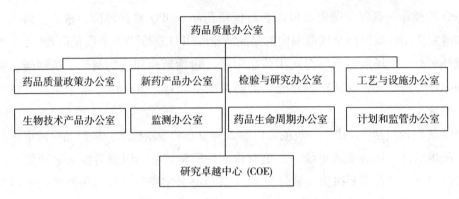

图 4-5　药品质量办公室内部架构

（三）设立转化科学办公室（OTS）

CDER 下设转化科学办公室（Office of Translational Sciences，OTS），由多个办公室组成。OTS 直属办公室支持 CDER 的转化医学方面的努力，在技术转移、数据挖掘、健康信息技术、科学和研究监督、知识管理方面发挥领导作用。其核心职责包括：促进 CDER 内科学合作和创新药品监管审评；确保临床试验设计和监管决策制定的有效性；通过建立与广泛的科学团体进行合作的科学技术转移协议为 CDER 的科学社区（scientific community）提供服务；保存可用于优化监管审评程序的知识管理数据库；监管仿制药生物等效性研究，确保安全性和有效性与原研药一致的仿制药可及。OTS 下设生物统计学办公室（Office of Biostatistics）、临床药理学办公室（Office of Clinical Pharmacology）、计算科学办公室（Office of Computational Science）及研究完整性和监测办公室（Office of Study Integrity and Surveillance）。

（四）适应个体化医疗的 CDER 内部行动

2002 年，CDER 与药品信息协会（DIA）以及制药和生物技术行业合作，组织了一系列研讨会，讨论药物基因组学的科学发展问题。这些研讨会有助于促进指南和政策的制定，建立监管审评基础设施，并为药物研发提供药物基因组学理论支持。CDER 创建自愿

---

① FDA. CDER OPQ Centers of Excellence. ［EB/OL］. (2018 - 08 - 22)［2019 - 12 - 20］. https：//www.fda.gov/AboutFDA/CentersOffices/OfficeofMedicalProductsandTobacco/CDER/ucm556641.htm.

基因组数据提交（Voluntary Genomic Data Submission，VGDS）计划（后来更名为自愿探索数据提交计划 Voluntary Exploratory Data Submission Program，VXDS），该计划为企业提供了在产品审评程序之外与 FDA 讨论基因组学信息的机会。该项目由跨学科药物基因组学评估小组管理，并利用来自各医疗产品中心和 NCTR 的专业知识，对于鼓励发起人和 FDA 之间进行探索性基因组数据的科学沟通，促进药物研发中新型生物标志物数据的成功整合至关重要。

在目前 CDER 的管理模式下，每个医疗产品审评部门都加强了与个体化医疗相关的工作。CDER 中生物统计办公室（OB）、新药办公室（OND）和转化科学办公室（OTS）已为药物基因组学和生物标志物的开发确立了领先地位。

CDER 临床药理学办公室在 2004 年成立基因组学和靶向治疗组，在个体化医疗和药物基因组学方面发挥了关键作用。该小组致力于促进药物基因组学在药物发现、开发、协调和使用中的应用，率先发起了 CDER 标志性的自愿基因组数据提交（VGDS）计划，并为该计划建立了一个跨学科的审评委员会。该小组还致力于推动适时对已批准的疗法增加适当的药物基因组学信息标识的措施。随着时间的推移，该小组能力不断提高，并与整个 CDER 的药品审评部门充分融合。目前，该小组由 8 名全职员工和跨中心的附属办公室人员组成，通过对治疗产品的上市前审评、政策制定、监管科学研究和教育，确保药物基因组学和靶向治疗策略在药物研发的所有阶段得到适当的推广和积极的应用，最大限度地发挥个体化治疗的优势。

四、CBER 的监管科学组织架构

（一）CDER 与 CBER 产品审评职责的重新调整

2003 年 6 月 30 日，FDA 将 CBER 审评和监管的一些治疗用生物制品转移到 CDER。CDER 现在对转移的产品负有监管责任，包括上市前审评和持续监管。在监管分配的产品时，CBER 和 CDER 将在必要时定期相互协商。

以下列出了从 CBER 转移到 CDER 的生物制品类别，以及 CBER 中剩余的生物制品类别。请注意，CBER 监管产品目录仅包含 CBER 目前监管的部分产品；该目录包含与转移到 CDER 的产品在化学结构上密切相关的产品，例如治疗用蛋白和多糖[①]。

转移到 CDER 的生物制品类别如下。①用于体内使用的单克隆抗体。②治疗用蛋白，包括细胞因子（例如干扰素）、酶（例如溶栓剂）和其他新型蛋白，除特别指定为 CBER 监管的蛋白和重组产品（例如疫苗和血液制品）以外。③免疫调节剂：非抗原特异性的蛋白或肽（例如，细胞因子、生长因子、趋化因子等），旨在通过抑制或改变已存在的免

---

① FDA. Transfer of Therapeutic Biological Products to the Center for Drug Evaluation and Research［EB/OL］. (2019 - 08 - 08)［2019 - 12 - 12］. https：//www. fda. gov/combination - products/classification - and - jurisdictional - information/transfer - therapeutic - biological - products - center - drug - evaluation - and - research.

疫应答反应治疗疾病。④生长因子、细胞因子和单克隆抗体，以及非生物调节剂（non - biological agents），旨在调动、刺激、减少或以其他方式改变体内细胞的生成。

保留在 CBER 中的生物制品类别。①细胞产品：包括由人、细菌或动物细胞（如用于移植的胰岛细胞）或其物理部分组成的产品（如全细胞、细胞碎片或其他用作预防性或治疗用疫苗的成分）。②基因治疗产品：对核酸、病毒或基因工程微生物进行操作，通过转录和/或翻译转移的遗传物质，或整合到宿主基因组中，调节宿主靶细胞。细胞可以在体外修饰随后导入受体，或直接将基因治疗产品导入受体在体内进行修饰。③疫苗和疫苗相关产品。④变应原提取物用于诊断和治疗过敏性疾病和过敏原贴片检测。⑤抗毒素、抗蛇毒血清和毒液。⑥血液、血液成分、血浆衍生品（例如白蛋白、免疫球蛋白、凝血因子、纤维蛋白封闭剂和蛋白酶抑制剂），包括血浆衍生物的重组和转基因形式（例如凝血因子）、血液替代品、血浆容量扩充剂、人或动物多克隆抗体制剂，某些纤维蛋白溶解剂，如血浆衍生的纤溶酶和红细胞试剂。⑦人体细胞、组织和细胞 - 组织产品（Human Cell & Tissue Products，HCT/P's）。此类别既包括以体内途径给予生长因子、细胞因子或单克隆抗体（CDER 负责监管）后得到的 HCT/P's，以及离体操作以体外途径得到的 HCT/P's。

组合产品的管辖权。保留在 CBER 监管的产品涉及一些组合产品，也包括由生物制品与医疗器械、药品成分组成的组合产品，这些产品未能明确分类。根据产品的主要作用方式（primary mode of action），组合产品将被分配到相关中心进行审评和监管。

（二）设立组织和先进疗法办公室

2016 年，FDA 对生物制品审评与研究中心（CBER）审评职能和组织结构进行调整。高层领导评估了各种替代方案，以使 CBER 更有效地完成其监管任务。经过重组，新的 CBER 包括 OBRR、OVRR、OTAT（包含原细胞、组织与基因治疗办公室，即 OCTGT）。OBRR 的血液学临床审评（Hematology Clinical Review）部门、血液学研究与审评（Hematology Research and Review）部门以及相关人员转移到 OCTGT 以组成新的 OTAT，重组于 2016 年 10 月 16 日生效[1]。

OTAT 除主任办公室外，由 5 个部门组成：细胞和基因治疗部（Division of Cellular and Gene Therapies，DCGT）；临床评价和药理学/毒理学部（Division of Clinical Evaluation and Pharmacology/Toxicology，DCEPT）；人体组织部（Division of Human Tissues，DHT）；血浆蛋白治疗产品部（Division of Plasma Protein Therapeutics，DPPT）；监管项目管理部（Division of Regulatory Project Management，DRPM）。

DCGT，DCEPT 和 DPPT 的人员组成生物制品审评的主要审评学科团队，包括临床前药理学/毒理学和临床学科人员。OTAT 监管的产品包括：基因疗法、肿瘤疫苗、异种移

---

① FDA. Information on CBER Restructuring [EB/OL]. (2019 - 01 - 05) [2019 - 11 - 15]. https：//www.fda.gov/AboutFDA/CentersOffices/OfficeofMedicalProductsandTobacco/CBER/ucm525907.htm.

植产品、干细胞、用于移植的人体组织、组合产品、生物工程组织（bioengineered tissues）以及部分医疗器械①。

（三）创建个体化医疗审评团队

CBER 还创建了个体化医疗审评团队，以解决与药械组合产品相关的复杂问题，包括新的体外诊断器械和医疗器械的新用途，用于器官和细胞疗法的兼容性风险检测。

由于大多数个体化医药产品需要由多个中心进行审评，CDER、CDRH、CBER 和医疗产品和烟草办公室的代表建立了一个跨中心工作组，为内部和公众讨论拟定核心问题并制定长期政策。FDA 还组织了专家研讨会和教育讲座，与会者讨论了药物基因组学在药物研发中的相关问题。

（四）组建基因组学安全评估小组

为紧跟基因组学和蛋白组学的重大进展，CBER 为加速开发基因疗法、细胞和组织工程产品等创新和复杂生物制品，以及提高血液产品安全性和可用性的新技术方面做了大量工作。CBER 制定了一系列计划将基因组学、蛋白组学、高灵敏度基因测序和其他前沿科学技术纳入监管。以干细胞为基础的治疗和新技术具有令人兴奋的可能性，包括将被操控细胞（manipulated cells）引入人体，以对抗疾病、恢复正常功能、修复损伤或使衰竭器官再生，这对 CBER 致力于促进新产品开发的同时确保安全性和有效性提出了重大挑战。为了应对挑战，CBER 建立了一个科学家联盟，与 NIH 等其他政府机构的科学家合作，开发新方法和知识以减少对新疗法安全性和有效性方面的不确定。

CBER 将基因组学、蛋白组学、高灵敏度基因测序和其他尖端科学技术整合到监管项目中，确保生物制品的一致性和纯度，加快产品开发和审评。2010 年，作为通过更好地整合基因组学与相关科学以提高生物产品开发和安全性目标的一部分，CBER 成立了一个新的多学科基因组学安全评估小组（Genomics Evaluation Team for Safety，GETS），由具有生物学、生物信息学和基因组数据统计分析等各种背景的研究人员组成，其目标是通过识别可能导致不良反应的人类基因以提高生物制品的安全性。GETS 与 CBER 产品办公室合作，利用 FDA、NIH、CDC、学术界和行业的"生物组学（omics）"资源，以支持与基因组学相关的最佳的政策、教育和研究。

五、CDRH 的监管科学组织架构

2001 年，科学家们第一次完成了人类基因组的草图，并且于 2003 年完成了基因组测序的最终版本，CDRH 的领导层认识到，基因测序将带来医疗诊断的革命，依据分子检测靶标开发新分子检测技术，尤其是体外诊断检测方法将是推动个体化医疗的关键。

---

① FDA. OTAT Learn [EB/OL]. (2019 – 01 – 05) [2019 – 11 – 15]. https：//www. fda. gov/BiologicsBloodVaccines/NewsEvents/ucm232821. htm.

2002 年，FDA 器械与放射健康中心（Center for Devices and Radiological Health，CDRH）成立体外诊断器械审评与安全办公室（Office of In Vitro Diagnostic Device Evaluation and Safety，OIVD），作为体外诊断器械（in vitro diagnostic devices，IVDs）综合监管的单一部门，并将其分为三个分支：免疫学和血液学、化学和毒理学、微生物学。2013 年，OIVD 纳入了与放射健康相关的产品，并更名为体外诊断和放射健康办公室（Office of In Vitro Diagnostics and Radiological Health，OIR），并将 IVDs 和放射健康的三个关键监管项目上市前审评、合规和上市后安全监测合并为一个部门，以确保与产品相关的所有诊断器械监管行动都来自统一的技术和监管基础。

2004 年，CDRH 将科学和技术办公室（Office of Science and Technology，OST）重组为科学与工程实验室办公室（Office of Science and Engineering Laboratories，OSEL），该办公室在 FDA 内部和外部与学术界、医疗保健服务提供者、其他政府机构和行业合作开展监管科学研究，以更好地使其职责与上市前审评办公室的功能保持一致。2007 年，在马里兰州银泉市（Silver Spring，MD）的 FDA 白橡园（White Oak Campus），FDA 对其科学实验室及负责药品上市前和上市后的员工进行了整合。

2009 年，CDRH 创建了个体化医疗审评团队，致力于应对个体化医疗中与诊断相关的机遇和挑战。该团队负责制定有效机制以使治疗产品与体外诊断器械的审评同步进行；评估用于指导治疗的体外诊断器械；以及识别和解决重要的监管挑战等。个体化医疗团队还负责解决个体化医疗中所应用的诊断方法学问题，包括政策和流程，并协调各中心之间的监管活动，确保对个体化医疗产品和器械的有效审评。

此外，CDRH 的 OSEL 已经建立高性能的计算机设施以支持数据和计算密集型的计算和建模。OSEL 的其他工作重点是识别和表征"基因组学之外（beyond genomics）"的生物标志物。例如，正在研究成像技术，如血管内超声、血管内近红外光谱、磁共振光谱、磁共振成像、CT 成像和 PET 成像，以评估动脉粥样硬化斑块的特征，确定其易损性，并识别治疗患者个体的最佳疗法。最后，CDRH 的监测和生物统计办公室（Office of Surveillance and Biometrics，OSB）为与个体化医疗诊断器械研究的设计和上市前、上市后的评估问题提供统计学和流行病学专业知识的支持。

2019 年，CDRH 重组，将产品上市前和上市后监管整合，组建产品评价和质量办公室（OPEQ），使 CDRH 专家更加优化全生命周期的决策知识能力。

拓展阅读

FDA 成立跨部门基因组工作组

由于未来的监管申请中将包括高通量测序（high-throughput sequencing，HTS），为能够开发出评估此类数据的工具，FDA 成立了基因组工作组。该小组通过解决 IT 和科学挑战以促进审查 HTS 数据，包括：①在大型和复杂的 HTS 数据集上存储、传输和执行有效计算；②评估生物信息学需求、专业知识和资源；③评估数据质量和数据演绎结果以制定监管决策。该工作组包括来自 FDA 各个中心、首席科学家办公室（Office of Chief Scientist）、高级科学委员会（Senior Science Council）和科学计算委员会（Science Computational Board）的代表。

六、OCE 的监管科学组织架构

随着肿瘤免疫疗法产业的不断发展，FDA 逐渐发现不同类型的肿瘤产品在临床实践中通常是联合应用的，例如肿瘤免疫疗法与化疗药物、肿瘤免疫疗法与放疗、肿瘤免疫疗法与其他免疫药物的联合应用。因此 FDA 欲通过组建一个跨学科学术型癌症中心，加快新型肿瘤与血液产品的研发与评估[1]。因此，由《21 世纪治愈法案》授权，FDA 决定于 2016 年 6 月 29 日开始组建肿瘤学卓越中心（Oncology Center of Excellence，OCE），并于 2017 年 1 月 19 日宣布正式成立。

OCE 隶属于医疗产品与烟草办公室，但与血液和肿瘤产品办公室（OHOP）和组织和先进疗法办公室（OTAT）不同，其是 FDA 首次针对一个疾病领域成立跨药品、生物制品和医疗器械的研究中心[2]。通常情况下，OCE 会与 CDER／OHOP、CBER/OTAT 和 CDRH 展开合作，利用特殊审评通道，简化抗肿瘤药物、生物制品和医疗器械审评程序，加速抗肿瘤类医疗产品的临床审评，提高 FDA 肿瘤相关监管科学的能力。

目前，OCE 作为独立的审评中心，主要负责肿瘤免疫产品的临床试验评估。对于选定的产品，OCE 会组建专门的肿瘤医学审评与评价团队（Medical Oncology Review and Evaluation，MORE）（包括一名肿瘤内科专家以及相关产品中心的专家）。然而，OCE 并不会参与其他审评流程，如申请的受理、临床前评估、生产质量评估、现场检查等。以上流程均由产品对应的 CDER、CBER、CDRH 及其下属办公室进行审评，其各自审评标准和申请要求均保持不变，各中心内审评人员的工作内容也不会发生变化。如果肿瘤免疫产品获得了加速批准资格，OCE 将组织专家对肿瘤产品的临床试验部分进行评估，并将评估结果提交给相应的审评中心，由对方做出最终审评结论。

2018 年，OCE 共处理 141 项加速批准资格认定受理文件。其中，快速通道资格认定申请 35 件，突破性疗法资格认定申请 25 件，再生医学先进疗法资格认定申请 2 件，突破性器械资格认定申请 18 件。OCE 的成立相当于为肿瘤免疫等抗肿瘤药物提供一条新的"特殊技术审评通道"，有效地将肿瘤免疫疗法的临床有效性与安全性审评资源集中起来，打破固有的药品、生物制品、医疗器械审评中心之间的沟通障碍，有效实现了高效率的

① Jennifer L. W. Fink，FDA Launches Oncology Center of Excellence ［J］. Cancer，2016，11：3421 – 3422.
② FDA. Statement from FDA Commissioner Robert Califf, M. D. announcing FDA Oncology Center of Excellence launch ［EB/OL］.（2018 – 03 – 28）［2019 – 12 – 21］. https：//www. fda. gov/news – events/press – announcements/statement – fda – commissioner – robert – califf – md – announcing – fda – oncology – center – excellence – launch.

审评，为加快肿瘤免疫疗法与联合应用产品的审评速度提供有力支持。

除了组织形式的创新，OCE 为提高肿瘤免疫产品上市速度，解决药品审评监管过程中的困境，建立了多项创新监管科学项目，包括肿瘤免疫疗法研究项目（immuno-oncology therapeutics program，IOTP）和肿瘤细胞与基因治疗研究项目（oncology cell and gene therapy program，OCGTP）。这些项目利用了"精准医学"理念，从患者角度出发，通过加强内部审评人员的审评能力和技术水平，在保障患者用药安全的基础上，尽可能提高审评效率。

IOTP 的主要目的是汇集 FDA 内部各中心的现有专业知识，促进肿瘤免疫创新药物的研发。通过这些创新性肿瘤免疫疗法，FDA 可以获得更多新的、更有效的肿瘤患者治疗范例。同时，IOTP 通过开展 FDA 内部的教育计划，满足员工的培训需求，为研发企业提供更前沿的专业知识；开发出更多可以快速更新的肿瘤免疫领域的专业信息；建立与肿瘤免疫疗法的利益相关者的沟通计划，包括已经批准的产品和正在研发的新产品，以加强利益相关者在开发肿瘤免疫疗法中的作用；利用监管科学研究推动肿瘤免疫药物、生物制品和器械的研发，采用新型临床试验方案推进肿瘤免疫疗法的安全性和有效性的评估（包括联合治疗方案）[①]。IOTP 使 FDA 可以帮助研发企业获得更专业、更全面的临床开发信息，以保障肿瘤免疫创新药物研发的顺利进行。

OCGTP 的关注重点则是具有尖端技术的创新性肿瘤治疗产品的临床评估以及促进具有治愈潜力的产品研发，包括 CAR-T 或 TCR-T 和利用基因编辑技术开发的 T 细胞，以及免疫检查点抑制剂、转录激活因子样效应核酸酶、溶瘤细菌和病毒、治疗性肿瘤疫苗等。OCGTP 利用 FDA 临床肿瘤学审评人员和其他学科的监管科学家的综合知识，解决临床试验设计和开发此类产品的特殊挑战与问题，包括由患者自身细胞产生的潜在转化产物（即自体产物）、特殊的药效学或药代动力研究、识别患者符合特定临床试验条件的生物标志物开发、监测药物疗效的生物标志物开发等。OCGTP 强调的是新兴的、能够实现监管卓越的肿瘤科学。OCGTP 与利益相关者展开合作，以加快肿瘤免疫产品研发速度，优化产品安全性及有效性的审评过程。

七、NCTR 的监管科学组织架构

国家毒理研究中心（NCTR）是 FDA 的实验室研究中心，支持 FDA 机构范围内的各部门需求。NCTR 促进国家和国际研究的合作和交流，促进毒理学理论和新兴科学的快速融合，为 FDA 的监管决策提供信息。

NCTR 对个体化医疗的早期研究工作包括：识别影响药物和致癌物质代谢的遗传多态性、个体癌症易感性和治疗药物疗效的因素；对食品、药品、化妆品和医疗器械中发现

---

① FDA. Immuno-Oncology［EB/OL］.（2019-12-30）［2020-01-22］. https：//www. fda. gov/AboutFDA/CentersOffices/OfficeofMedicalProductsandTobacco/OCE/ucm545064. htm.

的化学毒物开展上市后监测和流行病学研究；以及开发和验证用于人体诊断的 DNA 微阵列技术（DNA microarray technology）。

2002 年，NCTR 建立了生物信息学、功能基因组学和结构基因组学等多个卓越中心，开展与个体化医疗相关的各种研究，包括微阵列质量控制（microarray quality control，MAQC）项目。这些卓越中心随后合并为系统生物学部门（Division of Systems Biology），应用基因组学、蛋白组学和代谢组学开发生物标志物。新部门通过提供专业技术知识、数据库及分析工具（ArrayTrack™）在基因组数据自愿提交 VGDS 计划中发挥了关键作用。

2006 年，药物基因组学和分子流行病学部门（Division of Pharmacogenomics and Molecular Epidemiolog，DPME）被重组为新的个体化营养和医学部门（Division of Personalized Nutrition and Medicine，DPNM），其总体目标是制定和实施考虑影响基因表达的基因、环境和文化多样性的研究战略，提高个人和公众的健康素养水平。

2012 年 6 月，NCTR 将其科研人员重组为跨职能部门团队，从事 NCTR 项目研究。在系统生物学部内设立了三个新分支，使 NCTR 能够更好地支持该机构更大规模的个体化医疗工作。系统生物学部的三个新分支是：生物标志物和替代模型；安全技术创新；个体化医疗。

2013 年 5 月，NCTR 成立了新的生物信息学和生物统计学部门，确保 NCTR 的生物信息学和统计能力与 FDA 的业务流程相匹配，并加强 NCTR 与各产品中心的联系，以支持包括个体化医疗和药物基因组学在内的新兴领域发展。事实上，该部门已经开发了各种生物信息学工具，如 ArrayTrack™ 和 SNP Track，以支持自愿探索性数据提交（Voluntary Exploratory Data Submissions，VXDS）的审评。在 FDA 其他中心的支持下，该部门还领导 MAQC 联盟的工作，以解决药物基因组学工具在生物标志物开发和个体化医疗中的技术问题和应用。

拓展阅读

MAQC/SEQC：微阵列和测序质量控制项目

微阵列和测序质量控制项目（MAQC/SEQC）项目由 FDA 发起，来自基因组学和生物信息学领域的数百名科学家积极参与。该项目通过利用单碱基分辨率水平的患者特定基因组信息，完善对特殊和严重药品不良反应的理解、预测和最终预防。该项目分三个阶段进行。第一阶段于 2006 年完成，评估了多个微阵列平台的技术性能，以及各种生物信息数据分析方法在识别差异表达基因（或生物标志物）方面的优势和局限性。研究结果为 FDA 提供了更新指南所需要的药物基因组数据。第二阶段评估基于多维微阵列数据开发和验证分类模型以预测临床和毒理学终点的方法，并评估全基因组关联研究平台和不同数据分析方法的技术性能[1]。第三阶段旨在通过生成带有参考样本的大型基准数据

---

① MAQC Consortium. The MicroArray Quality Control（MAQC）– II study of common practices for the development and validation of microarray – based predictive models［J］. Nature Biotechnology，2010，28（8）：827 – 838.

集评估下一代测序平台的技术性能，并评估各种生物信息学策略在 RNA 和 DNA 分析方面的优势和局限性。

八、ORA 的监管科学组织架构

监管事务办公室（Office of Regulatory Affairs，ORA）是 FDA 的检查和执法部门，其下设监管科学办公室（Office of Regulatory Science，ORS）由 4 个主要办公室组成①。

运作与安全运行办公室（Office of Business and Safety Operations，OBSO）是 ORS 的直属办公室，OBSO 开展定量和定性的研究，以改进 ORS 项目计划中的项目运作流程、计划系统和决策模式，包括开展检查和执法以及生产率、成本估算和工作量测算分析。OBSO 还采取基于检查结果的措施进行各种 ORS 战略计划的制定。OBSO 还负责制定和实施 ORA 实验室的国家安全政策和计划，确保符合联邦安全标准。同时，OBSO 还负责监督 ORS 实验室的预算和设备采购。

研究协调与评价办公室（Office of Research Coordination and Evaluation，ORCE）为在 ORA 实验室进行的高质量、协作性的科学研究提供战略领导和支持，这些实验室推进监管科学并解决有关 FDA 监管产品的重要公共健康问题。此类研究旨在支持 ORA 的监管任务，并开发评估 FDA 监管产品与法规一致性的方法。该办公室还负责实验室质量管理监督。ORA 实验室是监管实验室，在 ISO－17025 认证下运营。

食品与饲料实验室运营办公室（Office of Food and Feed Laboratory Operations，OFFLO）负责监督 8 个实验室和相关计划的工作人员。OFFLO 监督与人类和动物食品的化学和微生物分析相关的科学问题和实验室分析。与产品相应的 FDA 中心和其他利益相关方合作，制定并执行战略和实施计划，以有效利用 ORA 中的科学资源。

医疗产品、烟草和专业实验室运营办公室（Office of Medical Products，Tobacco，and Specialty Laboratory Operations，OMPTSLO）负责监督 8 个实验室和相关计划的工作人员。OMPTSLO 监督与药品、医疗器械、放射化学和法医化学（forensic chemistry）、烟草相关的科学研究事项和实验室分析。OMPTSLO 与产品相应的 FDA 中心和其他利益相关方合作，制定并执行战略和实施计划，以有效利用 ORA 中的科学资源。

九、OSMP 的监管科学组织架构

特殊医疗项目办公室（Office of Special Medical Programs，OSMP）是涉及多个医疗产

---

① FDA. Office of Regulatory Science. ［EB/OL］. （2019－01－06）［2019－12－01］. https：//www.fda.gov/ScienceResearch/FieldScience/ucm588250. htm.

品中心特殊项目和行动的机构中心，由孤儿药产品开发办公室（Office of Orphan Products Development，OOPD）、儿科疗法办公室和组合产品办公室组成，是具有临床、科学、监管职责的办公室，也在支持 FDA 个体化医疗工作方面发挥作用。OOPD 实施了一系列激励措施，以促进孤儿药的研发，包括孤儿药和人道主义使用器械认定以及数百万美元的赠款项目。

就药品而言，罕见病被定义为在美国影响少于 20 万人的疾病或症状；就医疗器械而言，治疗罕见病的器械被定义为在美国影响少于 4000 人的器械。在美国，开发针对细分的小群体患者使用的个体化医疗产品有可能获得与开发罕见病产品同样的激励。近年来，符合孤儿药资格认定的产品数量一直在增加，个体化医疗相关的科学和工具的不断发展有助于识别新的患者亚群，FDA 希望这一趋势得以持续。

许多创新组合产品也符合个体化医疗的范畴。组合产品是治疗性和诊断性的医疗产品，根据产品的适应证，在有必要同时使用两种产品时，可将药品、器械或生物制品组合在一起。由于组合产品监管的复杂性，2002 年，在 OSMP 内成立组合产品办公室（OCP），旨在提高组合产品的监管透明度、可预测性和一致性，并确保及时批准组合产品。OCP 通过与来自三个产品中心和监管行业的专家合作，制定指南文件和法规，为创新组合产品的开发人员提供咨询协助。

第五章

监管科学战略计划

一、监管科学战略计划的前身——关键路径计划

2004 年，FDA 推出了关键路径计划（Critical Path Initiative，CPI）。同年 3 月 16 日，FDA 发布《创新还是停滞：新医疗产品关键路径的挑战和机遇》报告。报告分析认为，预防和治疗当今世界几大人类"杀手"的科学发现与其转化为创新医学疗法之间的差距越来越大，如糖尿病、癌症和阿尔茨海默病尚无有效治愈方法。报告对医疗产品研发难度日益增加和不可预测性提出警告，并认为必须采取集体行动，使科学和技术工具现代化，利用信息技术评估和预测医疗产品的安全性、有效性和可制造性（manufacturability）。

该报告呼吁美国应当致力于识别医疗产品研发与临床应用之间差距的关键路径行动，以有助于关键路径向科学转型[①]。

（一）关键路径计划的背景

21 世纪，生物医学科学革命为预防、治疗和治愈严重疾病带来了新的希望，然而医疗产品研发路径变得越来越具有挑战性，效率低且成本高，人们越来越担心许多新的基础科学发现可能无法立即为患者提供更有效、更可负担和更安全的医疗产品。FDA 受理的新药和生物制品申请数量大幅下降，创新性医疗器械申请数量也有所下降，这意味着可以向患者提供的新产品减少。产品研发成本在过去十几年飙升，据估计，新药研发上市的成本已高达 8 ~ 17 亿美元。由于成本上升，创新者通常将精力集中在具有高市场回报潜力的产品上，研发针对有重要公共卫生需求（例如反恐）、罕见病、第三世界疾病的预防性产品或个体化治疗产品变得越来越具有挑战性。随着医疗保健服务成本上升，医疗费用不断上升。如果医疗产品研发成本和难度继续增长，创新将停滞不前或下降，生物医学领域的革命可能无法实现其改善公众健康的目标。

在 FDA 看来，医疗产品研发所需的应用科学（applied sciences）并没有跟上基础科学的巨大进步。医疗技术的综合效果（performance）是根据产品的安全性和有效性衡量的，

---

① FDA：FDA's Critical Path Initiative［EB/OL］.（2016 – 01 – 25）［2018 – 10 – 15］. http：//wayback. archive – it. org/7993/20180125035414/. https：//www. fda. gov/Science Research/Special Topics/Critical PathInitiative/ucm076689. htm.

但是 FDA 尚未开展足够的应用科学研究来建立新工具，以期以更短的时间、更加确定和更低的成本证明新产品的安全性和有效性。多数情况下，研发人员只能使用 20 世纪的工具和概念来评估 21 世纪的候选产品，因此绝大多数进入临床试验的产品均以失败告终。通常情况下，在投入大量时间和资源后，研发人员必须放弃产品研发计划。药物研发的高失败率增加了制药企业的成本，不得不以成功产品的利润来补贴高失败率的研发成本。最终导致即使是成功上市的候选产品，市场化的道路也很漫长、成本高昂且低效，这在很大程度上是由于对繁琐的审评标准和程序的固有依赖造成的。

基于上述原因，FDA 迫切需要新的产品研发工具包，包含强大的新的科学和技术方法，如动物模型或基于计算机的预测模型、安全性和有效性的生物标志物，以及新的临床评估技术，以提高从实验室概念到商业化产品的关键路径的可预测性和效率。FDA 需要努力创造更好的医疗技术研发工具，不仅在生物医学研究的理念上，也要在患者路径（patient pathway）的可靠认知上建立知识库。

（二）药物产品研发的关键路径

如果说，生物医学科学研究是为了实现其改善公众健康的目标，那么科学创造力和努力也必须集中于改善医疗产品研发过程，以建立产品安全、有效和患者可及的高效且可预测的研发路径，使从科学发现到患者的关键研发路径步入现代化轨道（图 5 - 1）。

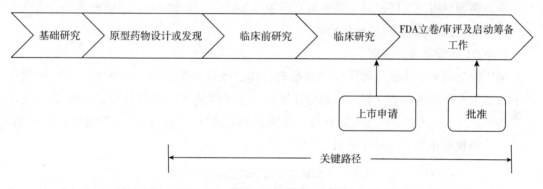

图 5 - 1 药物产品研发的关键路径

注：该图展示了包含药品、生物制品和医疗器械研发过程的理想化"关键路径"。在最左边，基础科学研究产生的概念思想进入审评流程（原型药物设计或发现）。在药物研发过程的新工具中，"发现"阶段试图选择或创造具有特定治疗需要的生物活性分子。医疗器械的研发通常更具有迭代性，因此原型药物通常建立在现有科学技术的基础研究之上。

在当今社会中，迫切需要第三类科学研究，该科学研究是对基础研究和转化研究的补充，但侧重于为医疗产品研发过程提供新的工具和概念，这一研发过程是从选择实验室原型药物（prototype）必须经过的路径，这样才能最终向患者提供有效的治疗。因第三类研究直接支持产品研发成功的关键路径，所以将这种高度针对性和实用性的研究称为关键路径研究（Critical Path Research，图 5 - 2）。

为了消除基础生物医学与临床应用之间日益扩大的差距，各国政府和学术界采取了一系列措施。经过数十年对基础生物医学研究的投入，研究重点扩展到包括针对"加速新疗法研发"的多学科转化研究领域，有效地将基础研究发现推广到临床应用。

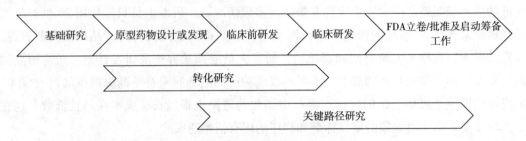

图 5－2　支持产品研发的转化研究与关键路径研究

注：该图展示了支持产品研发过程的不同类型研究。基础研究旨在从根本上理解生物学和疾病过程。基础研究为产品研发、转化研究和关键路径研究奠定了基础。转化研究关注的是将基础发现从概念转化到临床评估，通常关注特定的疾病或治疗机制。关键路径研究旨在通过建立新的评估工具来改进产品研发过程本身。产品研发的关键阶段还取决于临床研究基础设施。美国国立卫生研究院"路线图计划"的目标之一就是加强这一基础设施。

比较突出的几项研究有：美国 NIH 医学研究路线图推出一系列旨在"加速研究发现从实验台转移到临床"的新举措；如国家癌症研究所（NCI）于 1992 年设立了卓越研究专项计划（National Cancer Institute's Specialized Programs of Research Excellence，SPOREs），促进一流科学家和临床医生之间的高度合作，并在转化研究项目中发挥出了卓越的水平。欧洲癌症治疗组织（EORTC）致力于将转化医学研究应用于所有癌症临床试验之中。英国政府建立国家转化癌症研究网络（National Translational Cancer Research Network），以促进和加强英国的转化研究。

1. NIH 医学研究路线图

NIH 医学研究路线图是激励各学科研究合作，改进医学研究，推动医学发现转化应用和改善人类健康的完整计划。大部分计划在 2004 财年开始，其他计划在 2005 财年或之后开始[①]。该路线图共分为探索新路径、未来的研究团队、临床研究体系重建 3 个主题，各主题均由执行小组实施具体计划（表 5－1）。

表 5－1　NIH 建立医学研究执行工作组

主题	执行组计划	概述
探索新路径	第一组　建立板块、生物学路径和网络	NIH 将建立一系列技术中心促进新的定量蛋白组学研发；提供"代谢组学"新型分析工具，以便更好地理解细胞中新陈代谢的过程和网络
	第二组　小分子文献库和分子成像	"小分子文献库"计划将为研究生物分子药物提供有机小分子信息，作为深入研究细胞途径的化学探针；通过提供含有大量药物靶点和高度活性的早期化合物来促进新药，尤其是罕见病的新药和加速靶向新药的开发。分子成像技术包括活性分子构象研究及其在单个细胞或整个有机体中发挥生物活性的机制研究等，建立个体化的病理组织乃至细胞的功能档案，使疾病的早期诊断及治疗成为可能

① 徐高连，赵冰海，吕学选. NIH 医学研究路线图（NIH roadmap）［J］. 黑龙江医药科学，2005，28（4）：60－61.

主题	执行组计划	概述
探索新路径	第三组 结构生物学	第一步是建造一个人体内各种蛋白分子结构的图谱库。开发快速、高效以及独立生产蛋白样品的方法，科学家可以用蛋白样品确定 3D 结构。结构生物学计划的首要目标是更广泛地研究蛋白结构，以及进行更为复杂的基于计算机方法的数据分析。科学家将努力以工业速率生产和分析蛋白
	第四组 生物信息学和计算生物学	建立一批国家生物医学计算中心，聚焦于制定引导生物医学工程和整个领域平稳发展的策略。在科学领域推进数据共享，消除壁垒使得生物医学计算系统的所有部分都可共享，建立通用的计算词库，在美国的学院与大学之中稳固地建立起生物信息学与计算生物学这两个孪生学科
	第五组 纳米医学	建设一些纳米医学中心，作为知识和技术的中心服务于纳米医学计划。中心将高度跨学科地接纳各个学科的科学家，如生物学家、物理学家、数学家、工程师和计算机科学家。关键行动是开发新型工程术语定义的生物元件和生物学程序
未来的研究团队	第六组 高风险的研究	建立新基金项目以鼓励科学家们投入生物医学研究中。在这项资助下，申请者可以通过生物医学研究获得高额资助。申请者无须提供详细的科学计划，为研究提供了更为宽松的自由度
	第七组 交叉学科研究	设立一系列基金，使科学家从事交叉学科研究，基金用于支持对科学家进行交叉学科研究策略培训；建立专门的中心以帮助科学家从现有学科中再创造出新的、更前沿的学科；举办未来发展研讨会，以促进生命科学与物理学以及其他一些仅有有限影响的重要学科间的合作发展
	第八组 公－私合作	NIH 鼓励学术界、政府和私营部门等各个领域研究人员的合作。NIH 也将召集高水平的会议来促进新的、必要的合作
临床研究体系重建	第九组 临床研究网络和国家电子临床试验及研究网络（NECTAR）	最大限度地促进已有的以及新建的临床研究中心网络的连接，减少重复试验，加速探索和发展的步伐。NIH 还将在报告不良事件、受试者保护、电子数据申请提交标准、制定标准化要求的过程中起领导作用
	第十组 临床结果动态评估	该计划旨在开发临床结果评估新技术，以改善对患者报告的临床结果的评价，例如疲劳、疼痛和情绪变化测量工具
	第十一组 临床队伍的培训	通过 NIH 广泛主导的多学科临床研究人员培训计划和 NIH 临床研究联盟的框架计划，支持临床研究人员的职业发展，增加临床研究人员的数量，使临床研究基地多样化，以及为医学和牙科专业学生提供临床研究培训，来扩大和加强临床研究人员队伍
	第十二组 研究政策的分析和协调	协调临床研究政策和进行有效监管的基础架构，包括临床研究的政策制定、研究数据的分析和共享、提高研究机构的水平等，NIH 正在努力使报告要求标准化并简化政策
	第十三组 转化研究	加速实验室研发到临床应用的转化过程，增加基础研究和临床科学家之间的沟通，有利于有效的新工具从实验室走向临床应用。NIH 将通过"区域转化研究中心"和"转化研究的核心设施"计划加速转化过程

2. NCI 卓越研究专项计划

1992 年，NCI 建立了卓越研究专项计划 SPORE。每个专项集中在一个特定的器官部位，如乳腺癌或肺癌，或一组高度相关的癌症，如胃肠道癌。专项设计成能够快速有效地将基础科学发现转化到临床环境中，并作为在癌症患者或癌症高危人群中医学观察的生物学基础。SPORE 总资金投入划分为 P50、P20、U54s 专项，以及 NCI 外部共同资助的赠款①。转化研究项目（The Translational Research Program，TRP）是 SPORE 的核心，是 NCI 促进跨学科合作癌症转化研究的基石。SPORE 计划资助项目涉及基础科学家、临床科学家和应用科学家，并支持预防、早期发现、诊断和治疗癌症的新的、多样的方法项目。

3. 欧洲癌症研究和治疗组织

欧洲癌症研究和治疗组织（EORTC）是一个非营利国际组织，于 1962 年创立，总部位于布鲁塞尔。自 1972 年以来，在 NCI 设立了联络处，以促进美国和欧洲癌症研究的合作与协调。EORTC 的临床研究有助于在癌症治疗与管理、评估新分子、改进现有治疗方案、识别生物标志物和评估患者生活质量方面取得重大进展。

4. 英国国家转化癌症研究网络中心

2002 年 1 月，英国政府宣布组建国家转化癌症研究网络中心（NTRAC）②，这是 2000 年国家医疗服务体系（NHS）癌症计划中提出的一项倡议，将促进和加强英国的转化癌症研究。该网络的目标是增加进入早期临床试验的治疗和诊断试验的受试者数量，并增加英国各地开展临床试验的机会。该网络包括 8 个科学与临床研究中心，分别位于伯明翰、利兹、牛津、纽卡斯尔、南安普敦、萨里皇家马斯登医院、伦敦帝国学院和伦敦大学学院。每个中心平均每年获得 20 万英镑（约 29 万美元）的直接资金和额外 5 万英镑（7.2 万美元）的间接资金。NTRAC 的资金专项用于发展基础设施和专业知识，目的是将大学中的癌症研究与 NHS 提供的癌症诊疗服务结合起来。

（三）关键路径计划的三个维度：安全性、有效性、产业化

无论是药品、生物制品还是医疗器械，医疗产品研发人员必须就科学和技术的三个关键维度，即安全性、有效性和产业化开展研究和评价规划科学创新到产品商业化的关键路径。在关键路径计划中表述为：评估安全性、证明治疗效用和产业化（表 5-2），三个维度相互依存，不可分离。

表 5-2　关键路径计划的三个维度

维度	定义描述	活动示例
评估安全性	表明该产品在每个研发阶段都足够安全	·临床前：表明产品足够安全，可用于早期人体试验 ·尽早剔除有安全性问题的产品 ·临床：表明产品足够安全，可上市销售
证明治疗效用	表明产品对特定人群的获益	·临床前：选择有较高效率的、适当的医疗器械设计或候选药品 ·临床：显示对人体的有效性

---

① NCI. Specialized Programs of Research Excellence（SPOREs）［EB/OL］.（2019-07-20）［2019-12-31］. https://www. cancer. gov/about-nci/budget/fact-book/extramural-programs/spores.

② Rowett Lewis. U. K. Initiative to Boost Translational Research［J］. Journal of the National Cencer Institute，2002，94（10）.

维度	定义描述	活动示例
产业化（质量）	从实验室概念或原型药物中试到可大规模生产制造的产品	·设计高质量产品 ➤实体设计 ➤特性描述 ➤产品标准 ·开发大规模生产力 ➤扩大生产规模 ➤质量控制

注：该表涉及科学和技术方面，其他商业化方面（例如获取资本、知识产权考虑因素、营销和分销工作）不在本表的范围内。

　　研发人员必须从研发阶段最早期开始管理每个维度之间的相互作用。例如，第一个维度——评估安全性，在设计药物分子、选择用于生物生产的生产细胞系或参照菌株，或为植入医疗器械选择生物材料时至关重要（图 5 - 3）。

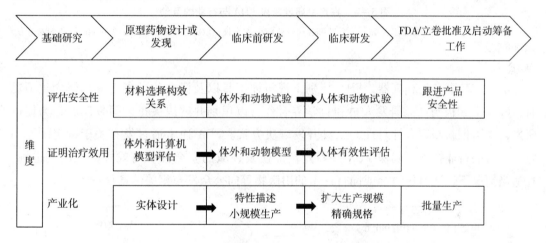

图 5 - 3　关键路径计划三个维度的协调工作

　　图 5 - 3 是对在关键路径上的不同节点、不同维度必须完成活动的高度概括。其中许多活动非常复杂，图中描述的活动并非全都适用于每种产品，为简单起见略去了许多活动。

（四）创立更好的产品研发工具包

　　FDA 负责监管所有医疗产品的临床试验和研发计划，与科学界合作制定产品研发中的临床和技术标准。在临床阶段，对产品安全性、有效性和质量的数据持续审评。在上市申请阶段，根据已经确定的科学标准对医疗产品申请人提交的数据进行审评，在审评过程中，FDA 科学家经常与行业和学术界科学家就产品研发问题进行沟通（图 5 - 4）。

　　FDA 审评人员关注产品研发过程中的成功经验和最佳规范，也关注出现的研发限速、失败、障碍，以及由此错失的机遇。此外，产品检验、安全性评估和临床试验数据都存储在 FDA 的卷宗系统，可以帮助审评人员识别类似产品的共性问题和系统性薄弱环节，并从中吸取重要的经验和教训。

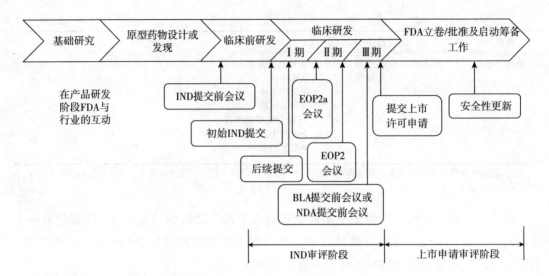

图 5 - 4　在产品研发阶段 FDA 与行业的互动

注：EOP2a：End of Phase Ⅱ A meeting，Ⅱ期临床试验结束 A 会议；EOP2：End of Phase Ⅱ meeting，Ⅱ期临床试验结束会议。

工欲善其事必先利其器，FDA 特别重视审评工具以及概念化。当工具和概念化不足时，FDA 会积极与产品研发人员和科学界合作，以识别并解决关键的研发问题，为促进研发，鼓励创新制定有针对性的工具开发解决方案。FDA 通常通过发布关于特定研发问题和方法的行业指南，确保 FDA 在特定产品研发领域的安全性和有效性标准的先进性。在适当情况下，通过研讨会或同行评审的出版物等向公众发布相关信息（图 5 - 5）。

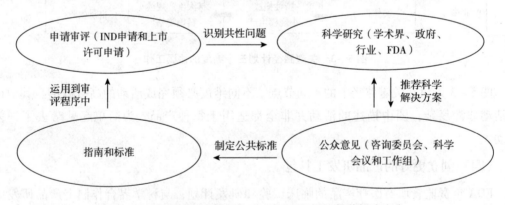

图 5 - 5　在产品审评程序中 FDA 识别问题、推荐解决方案

在审评过程中，识别出反复出现的常规问题，促使 FDA 努力开发科学解决方案，经过多个研究周期和多轮公众意见征询，制定公共标准，防止未来的申请人和审评人员在类似问题上耗费无用的时间。"公共标准"（public standard）包括认可的实验室检测方法、动物疗效模型或安全性检测方案、临床试验设计或终点指标以及临床结果监测方法。FDA 建立的这些工具一经资格认定并公开，所有研发人员都可以使用。FDA 一贯致力于寻求标准化工具的国际共识，从而在全球范围内减少不必要的动物或人体试验。

当前，FDA 需要在基因组学、蛋白组学、生物信息学系统和新影像技术等技术应用于产品研发的科学方面开展广泛的公私合作，这种需求非常紧迫，FDA 意在使公共标准建立在广泛的合作伙伴达成科学共识的基础之上。正确应用这些新技术可以提供早期发现安全性问题的工具，识别可能对治疗产生反应的患者，并建立新的临床终点。为了使生物工程组织产品、细胞和基因疗法、纳米技术、新型生物材料和个体化药物治疗等新兴科学技术快速且安全地从实验室转化到临床使用，需要开发新的产品研发工具和标准。

1. 评估安全性的工具

FDA 多项计划涵盖早期预测及检测产品重大安全性问题的更可靠的方法。FDA 致力于在临床开发阶段寻求应用新技术预防患者伤害，以及由于安全性问题对公众信心可能造成的破坏性伤害。某制药企业估计，过去十年，仅仅是肝毒性临床试验的失败就使其损失了 20 亿美元。安全性评价工具包括产品检测（例如污染检测），以及体外和动物毒理研究、人体暴露试验等方法。目前用于毒理学和人体安全性检测的工具均已有数十年历史，传统评估工具费时费力，样品用量大，并且无法准确预测特定的安全性问题，最终可能导致临床试验暂停。由于安全性问题罕见或者试验受试者未能代表最终药品使用者，即便是严格的临床试验也经常无法监测到重要的安全性事件。

FDA 有针对性地与科学界合作，确定更可靠的方法来预测和发现重大安全性问题。针对预测候选药物对人体代谢的不利影响可能导致临床研发失败的问题，FDA 对使用人体细胞系表征药物代谢机制提出建议，给出直接采用体外试验预测人体代谢的方法，使研发人员可以尽早放弃代谢不良的化合物。此外，FDA 制定并从组织培养液中清除逆转录病毒的标准化方法，成功解决了早期使用单克隆抗体的潜在安全性问题。

FDA 开展的研究工作包括：确保生物制品安全防止污染方面的多项研究计划，最终形成动物模型、试验方法和技术标准。FDA 制定了逆转录基因治疗载体污染参考标准。基于对遗传疾病基因治疗安全性的担忧，FDA 开发了评估腺病毒载体安全性的动物模型，评估活病毒疫苗的神经毒性的多种啮齿动物毒性模型。动物模型方法既减少了灵长类动物实验，又加快了试验进程。科学家开发了监测天花疫苗中是否存在污染性病毒的新技术，并可以应用于其他疫苗和细胞产品之中。FDA 与行业和科学团体合作开发数据，允许采用转基因小鼠模型进行药物致癌性试验。该试验相较于传统研究，耗时更短，节约了 2/3 的研发成本，动物数量减少 1/2。FDA 利用数据挖掘方法开发构效关系软件，有助于在研发过程中尽早识别潜在毒性的分子结构。

FDA 迫切需要开发评价安全性的工具包，以更好地预测人体对外来抗原的免疫反应，例如进一步改进人体移植组织安全性的评价方法，评估药物肝毒性的新技术，评估基因导入相关事件以识别基因疗法的风险等。

蛋白组学和基因组学毒理学方法是提供敏感可预测的安全性评估技术的潜在工具，然而在安全性评估方面的应用仍处于早期阶段。随着生物医学和生物信息学的发展，通过计算机分析建模提高预测能力，开发预测毒理学方法成为可能。有研究认为广泛应用计算机分析技术可将药品研发成本降低 50%。FDA 意识到其长期积累的审评档案是世界上最大的体外和动物实验结果存储库，在有效保护专有数据的基础上，可以作为建立有效的安全性预测模型的基础，在研发早期尽早筛选出候选药品。FDA 迫切需要开发准确评估新药引起心律失常风险的工具。

出于人体试验伦理的考虑，人们普遍期待在药物临床试验开始前必须保证合理的安全性，希望上市的药品具有易于理解的安全性和正向的风险获益。而现实情况是，FDA 无法有把握地以快速高效的方式预测合理的安全性结果。现有工具繁琐且不精确，迫切需要建立新的工具，能够尽早剔除问题产品，并且可以更好地预测最终安全性结果。

2. 证明治疗效用的工具

预测并随后证明治疗效用（获益或效果）是产品研发中最困难也是最重要的一点。当前，临床前评估潜在疗法治疗效果的动物模型对疾病治疗预测价值还十分有限，迫切需要更好的非临床研究疗效筛选工具。在多数情况下，研发人员必须凭借经验与评价人体有效性所必需的大规模、成本高昂的临床试验进行博弈，由于是在无法理解和控制人体反应的大多数变异来源的情况下的冒险博弈，故胜算颇低。

FDA 已识别出某些在有效性领域有针对性的研究计划，并开展针对性的行动。例如，FDA 的科学家开发了统计方法来控制成像医疗器械检测可读性，并使分析软件公开可用。使用此方法，研发人员可以将成像医疗器械的检测样本数量减少 60%。

新的生物标志物或替代终点作为有效性评价指标，可以推动临床试验的快速开展。例如，FDA 采用 CD_4 细胞计数以及替代终点标志物——病毒载量，快速进行了病情检测，批准挽救生命的抗艾滋抗病毒药物，从首次人体试验到上市销售仅仅用了 3.5 年。同样，采用祛除幽门螺旋杆菌作为治疗十二指肠溃疡预后的替代终点，加快了研发进程。根据已认定的替代终点标志物来批准疫苗，实现保护性免疫，极大简化了有效性研究，从而缩短了时间，降低了成本。

在应对生物恐怖主义挑战的有效性评价方面，动物模型试验结果具有重要意义。FDA 开发了一种免疫缺陷小鼠模型，用于研究天花疫苗副作用的治疗效果。另外，还定义了适当的动物模型研究来评估下一代炭疽疫苗的有效性。FDA 同政府和学术界科学家一道制定了利用动物模型进行有效性研究的方案，评估应对生物恐怖主义威胁的抗菌药物的疗效。

通过建立临床试验网络（clinical trial network）和主试验方案（master protocols），大幅降低了临床试验成本。例如，乳腺 X 射线数字化成像器械的临床试验设计，需要 4 万名受试者，单个企业没有意愿独立完成。FDA 提议由 4 家企业共同使用同一个研究方案，每家企业只做 1 万名受试者研究，由 NCI 领导开展研究，再将 4 家企业的研究结果汇总到一起。联合试验能检测乳腺 X 射线数字化成像是否优于传统屏 - 片系统的乳腺片。每家企业都可以利用各自产品的研究结果提交申请，试验费用由 4 家企业和 NCI 共同承担，极大加速了更新换代产品的研究和上市进程。

《儿童最佳药品法案》和 FDA 的激励行动促使企业做了大量儿科药物研究。虽然每项试验结果都为研究的药品提供了信息，但信息利用不足。现在 FDA 对以往研究建立知识库，分析收集到的儿童用药的药代动力学、药效学、安全性和有效性信息，可以帮助 FDA 建立知识库，更好地为未来儿科药物研究提供支持。

新的定量测量技术的出现大大促进了新药研发，FDA 和产业界需要额外的生物标志物（生物效应的定量测量，药品作用机制和临床有效性之间的关系理解）和额外的替代终点标志物（预测有效性的定量指标）来指导产品研发。在某些情形下，除了数据挖掘和分析，可能还必须开展额外的临床研究，目的是确认某特定标志物对临床终点指标的可替代性。例如 NIH 的骨关节炎计划，必须进行疾病自然史流行病学研究，提供有关疾病进展的生物标志物数据。

新的生物标志物需要建立规范的开发策略和程序，包括收集已有的与临床结果相关的数据；收集干预试验中已有的有效性数据，与现有临床有效性测量结果进行比较；识别任何数据差异或还存在的不确定因素；识别正在进行中的临床试验中仍可以直接解决的问题。FDA 有必要加强和重建生理学、药理学和临床药理学学科，提高研发和评估新的生物标志物和跨动物和人的研究能力。

新型成像技术器械研发，例如神经精神疾病分子成像工具或药物吸收分布的测量方法，可以为药物分布、结合及其他生物学效应提供强有力的证据，但其预测价值还需进一步研究和评价。新型成像技术将最终转化为重要的生物标志物和替代终点，但是新工具将在多长时间内可用将取决于为此投入的研发努力程度。

由于认识到很多治疗方法的有效性的标准最好由医生和患者来界定，因此 FDA 需要在临床试验设计和患者驱动的结果测量方面做大量工作，以确保 FDA 聚焦的治疗领域能够准确反映患者需求和价值。医务人员和患者团体就结果测量工具和方法及治疗主张达成共识，可以为新的治疗方法开辟明确的研发路径，在需要国际监管协调的情况下患者测量工具达到共识尤为重要。

FDA 探索基于定量临床模型的药品研发。药品有效性和安全性的统计模型是从临床前和可用的临床数据基础上开发出来的，为改进药物研发的知识管理和研发决策提供了重要路径。基于模型的药物研发是利用可用的临床数据建立疾病病程和用药时间的数学及统计学特征，以设计和验证模型，用模型表征药物剂量、血药浓度、生物相浓度（药代动力学）和药物效应或副作用（药效学）之间的关系，相关患者协变量也纳入模型中。将概念化模型系统地应用于药物研发，有可能大大改进药物研发设计。FDA 科学家致力于使用模拟软件改进定量临床试验模型，进而改进试验设计并预测结果。

FDA 在工具方法创新的同时，也认识到新兴的药物基因组学和蛋白组学技术在向目标应答者提供检测性生物标志物、监测临床效果以及作为药物有效性的生物标志物方面，显示出了巨大的应用前景。但在这些技术普及之前必须先进行大量的生物学、统计学和生物信息学方法开发和标准化工作。

在关注医疗负担的时代，FDA 需要确保新的医疗产品有效，并提供关于产品使用的最新的准确信息，以便患者和医生能够对产品使用做出明智的决策。医疗成本上升，患者、医疗专业人员和支付方都期望医疗服务更有价值。随着越来越多的治疗产品处在研发中，找到更好的方法来证明产品对特定患者的有效性，对于确保所有美国人支付的医疗费用价值最大化至关重要。

（五）技术标准与生产工具

许多产品研发失败最终发生在从实验室原型药物向工业化产品转化的阶段。FDA 对创新产品的性能设计、特性描述、规模放大和生产工艺的挑战了解尚少。制定技术标准（例如分析、工艺或参照标准）和改进产品性能设计、特性描述和生产工艺可用于提高 FDA 对该领域的可预测性。

FDA 认为，对于新技术的应用，在没有成熟标准的情况下，开发临时标准是重要选择，随着新领域的发展与成熟，临时标准有助于创新产品研发的正常进行。同时，临时标准必须考虑到灵活性、创新性，紧跟科学发展，及时修订，这需要行业、学术界和 FDA 共同的专业知识、努力和协作。例如，重组蛋白和单克隆抗体在过去 15 年中显示出了显著的治疗进展。在此期间，FDA 发布了多项技术指南，主题包括单元生产线（cell production）① 的特征描述、生产和检测技术、标准、稳定性评价，以及生产工艺变更指南、转基因动物或经生物工程处理的植物生产工艺指南。

FDA 在审评过程逐步发现和明确了行业新挑战，FDA 科学家定期举办科学研讨会，与学术和行业科学家合作，开展标准研究。基因治疗腺病毒载体出现安全问题后，人们意识到需要更好的有效性标准。FDA 与业界和政府合作伙伴合作，开发了腺病毒载体特征鉴别参考标准。为了鼓励临床急需的疫苗研发，FDA 科学家开发了一种突破性的合成技术，用于生产细菌疫苗，产量提高三倍，成本大大降低。

在医疗器械领域，FDA 制定了一套统一的试验方案来评估血糖仪的性能，并将试验结果与第三方开发的参照性己糖激酶（HK）的实验室检测方法进行了比较。FDA 认为应该为血糖阈值范围定义准确度和精密度目标值，以满足临床中对更严格的血糖变化持续监测的需求。

FDA 与 CDC 和业界一道，突破障碍，成功开发并获得了快速研发和评价西尼罗河病毒核酸献血者筛查的标准和样本。

新医疗技术能否快速、成功研发取决于是否有足够的方法去定义、标准化质量控制

---

① cell 生产线（也称单元生产线、细胞式生产线）：精益生产的核心模块，是指多个独立的生产线根据不同的生产的产品、环境和人员，配置不同的顺序进行生产。在细胞式生产方式中，每条生产线是一个独立的"细胞"，遵循周密、严格的生产计划，承担不同的生产任务。产品在各个"细胞"中分别加工，最终完成成品的生产。在小批量、多品种的大环境下，单元生产线是当代最新、最有效的生产线设置方法之一，可以快速转产，能适应小批量、多品种的苛刻要求，也被称为看不见的流水线。

和产品大批量生产。这些领域的应用研究需要为将实验室原型药物转化为商业化产品提供必要的基础。FDA 积极致力于在现有资源允许的范围内开发相关领域的指南。

FDA 迫切需要针对扩增的干细胞和其他细胞产品、生物工程组织和植入性药械组合产品（例如药物洗脱支架）建立额外的表征程序和标准。例如，制定冠状动脉支架抗压缩性能的检测标准，将降低设计器械失效的可能性，并允许开展更小规模的临床试验。

FDA 认识到，制药行业对于将最先进的科学技术引入生产工艺一直存在顾虑，部分原因是出于对监管影响的担忧。生产工艺的发展滞后导致了在制品库存高、生产线中利用率低、产品浪费严重和合规性问题，成本高、生产率低。FDA 领导了一项计划，鼓励应用监测和控制生产工艺的自动传感器的过程分析技术（PAT），以及其他现代化生产技术，以提高效率和灵活性，同时保持高质量的生产标准。FDA 需要进一步的研究和数据共享来达到在生产工艺中引入最先进科学技术的目标。

参与 FDA 医疗器械审评的科学家认为，迫切需要预测性软件来模拟快速发展的医疗器械设计变化对人体的影响。FDA 相信通过收集当前可用的数据并识别数据差距，开发这类软件是有可行路径的。

生产规模放大和大规模生产问题也可能降低研发速度并使成本上升。目前，FDA 参与了一项广泛的、持续多年的研究行动，将最新的科学经验纳入其药品生产监管，并鼓励行业界采用创新的生产技术。高效、科学的产品标准和生产标准为消费者、患者和行业创造了双赢局面。

（六）未来的关注点

关键路径研究高度务实，侧重于标准、方法、临床试验设计和生物标志物等关键问题，是对基础科学和新技术进步的紧跟和广泛借鉴。FDA 认识到，如果不齐心协力改进关键路径，很可能会错失很多机遇，传统研发路径的低效率和不良产出带来的挫败感将持续升级。

解决产品开发问题不仅是临床研究和研发人员的工作，也是 FDA 审评科学家的职责所在。FDA 经常试图解决在审评过程中发现的问题。FDA 认为应当高度优先进行关键路径研究和标准化项目，帮助确保科学创新能够有效地转化为公众健康获益。所有的努力应当以消除研发中的障碍为目标。尽管许多具有专业知识的公共和私人团体表现出了帮助 FDA 制定解决方案的积极性，但 FDA 仍然是召集利益相关方识别和解决重要问题的理想领导者，FDA 绝不会放弃其主导地位，这显示出 FDA 的担当和决心。针对重大挑战和障碍，FDA 的努力已经产生了显著回报，并且在不久的将来可能会带来更大的公众健康获益。

1. 罕见病产品资助计划

FDA 罕见病产品资助计划是有针对性的精准激励举措，主要针对药物尚无法确认能否成功上市的临床试验环节，对申请人产生了积极的风险分担激励作用。该计划为符合要求的罕见病产品临床研发费用提供三年的资金支持，每年 15～30 万美元。1989～2003

年，FDA 批准了 36 种新罕见病治疗产品参与该计划，其中包括 23 种新药。但在过去十几年中每年批准的 20~40 种新药中，获得罕见病产品支持的企业数量仍相当可观。罕见病治疗产品企业也受益于 FDA 科学审评人员关于克服研发障碍的建议和指导。该支持计划在协助申请人开发罕见病疗法方面投入适度资金支持，激励作用凸显。FDA 正在对罕见病产品研发的成功经验应用于其他类型的关键路径进行内部的回顾分析。

2. 关键路径计划推进方向

FDA 必须在为患者提供新疗法方面取得突破，使产品研发和生产切实提高效率。这是实现更及时、更经济、更可预测的基于最新生物医学科学认知的新疗法的重要一步。如果 FDA 不能通过整合利益相关方资源，从根本上找到更快、更可预测、成本更低的评价方法，促进良好的生物医学理念转化为安全有效的疗法，那么 21 世纪生物医学的预期获益可能无法实现，或者无法负担。

从 FDA 职责出发，确保研发路径与生物医学的先进性保持同步，对于提高人类健康至关重要。FDA 提出在基于所有公私利益相关方的广泛协商的基础上，牵头制定一份关键路径机遇清单，划定未来的工作重点。此外，FDA 将进行内部改革，以加强其揭示关键问题和支持高度优先关键路径研究工作的能力。

FDA 将主导制定创新医疗产品的研发标准，必须采取主动措施，用最先进的科学理念指导研发，确保研发标准严谨、高效，实现公共健康获益最大化。

（七）关键路径机遇清单

2006 年 3 月，FDA 发布了"关键路径机遇清单"（Critical Path Opportunities List），提供可以帮助加快医疗产品研发和审评的机遇清单。该清单分为 6 个主题：开发更好的审评工具、简化临床试验、利用生物信息学、21 世纪的商业化生产、开发满足公共健康紧迫需要的产品、特定风险人群——儿童，并将各个主题中的具体机遇分类列出①（表 5 - 3）。

表 5 - 3　FDA 关键路径机遇清单

主题	概述	类型		机遇
开发更好的审评工具	开发新的生物标志物和疾病模型，以改善临床试验和医学治疗	生物标志物资格认定与标准		1. 生物标志物资格认定 2. 基于微阵列和蛋白组学的生物标志物识别标准
		疾病和功能紊乱的特异性生物标志物的资格认定	哮喘	3. β肾上腺素能受体基因多态性在哮喘治疗中的作用
			妊娠	4. 人工受孕治疗的有效性检测 5. 早产分娩治疗的有效性标志物

---

① FDA. Critical Path Opportunities List［EB/OL］.（2006 - 03 - 11）［2018 - 7 - 19］. http：//way back. archive - it. org/7993/20180125035449/. https：//www. fda. gov/downloads/Science Research/Special Topics/Critical PathInitiative/Critical Path Opportunities Reports/UCM077258.

主题	概述	类型		机遇
开发更好的审评工具	开发新的生物标志物和疾病模型，以改善临床试验和医学治疗	疾病和功能紊乱的特异性生物标志物的资格认定	心血管生物标志物	6. 心血管药物洗脱支架的替代结局 7. 心血管疾病中的循环生物标志物
			传染性疾病	8. 证明预防性疫苗的有效性 9. 丙型肝炎疾病进展的生物标志物 10. 艾滋病病毒感染新疗法的检测标志物
			癌症	11. 前列腺癌疾病进展的标志物 12. 作为关键路径工具的癌症治疗药物靶点
			神经精神病	13. 神经精神疾病诊断标志物
			远视	14. 可调节人工晶状体有效性的临床相关测量方法
			自身免疫和炎性疾病	15. 系统性红斑狼疮、炎症性肠病及相关疾病的疾病活动性标志物
		安全性生物标志物		16. 疫苗不良反应预测性标志物 17. 免疫反应对细胞和组织产品安全性影响的早期指标 18. 预测心脏毒性的标志物 19. 基因治疗的标志物 20. 预测性毒理学现代化
		促进新成像技术的应用		21. 成像显示器性能标准 22. 使用医学影像作为产品开发工具 23. 心血管疾病的影像学生物标志物 24. 关节炎的影像学生物标志物 25. 神经认知疾病的影像学生物标志物 26. 癌症影像学生物标志物 27. 慢性阻塞性肺疾病影像学生物标志物 28. 无创治疗监测标志物 29. 植入医疗器械影像学
		改善动物疾病模型对人类反应的预测性		30. 提高从动物数据到人体试验的推断方法 31. 更好的创伤修复模型 32. 更好的动物疾病和组织损伤模型 33. 更好的预测生物制品毒性的疾病模型
简化临床试验	创建创新且有效的临床试验和改良的临床终点	促进创新试验设计		34. 阳性对照试验设计 35. 富集性试验设计 36. 试验设计中先前经验或积累信息的适用 37. 开发制定处理缺失数据的最佳方法 38. 特定治疗领域试验方案的制定 39. 多重临床终点分析
		提高对患者反应的测量		40. 疾病相关症状测量 41. 以患者为中心的临床终点测量 42. 肿瘤学新试验设计 43. 促进传染性疾病有效性终点的开发
		简化临床试验过程		44. 数据标准的制定 45. 病例报告表标准共识

主题	概述	类型	机遇
利用生物信息学	数据池（data pooling）与仿真模型		46. 安全性生物标志物的识别与资格认定 47. 临床试验中的虚拟对照组 48. 不良事件数据挖掘 49. 多重复合疗法 50. 医疗器械性能建模 51. 临床试验模拟 52. 治疗失败分析 53. 罕见病自然史数据库
21 世纪的商业化生产	生产、规模化和质量管理	生物制品生产	54. 改进流感疫苗和其他疫苗的生产 55. 表征细胞疗法 56. 表征和标准化生物制品的创新方法① 57. 生物制品中的污染物检测 58. 便于良好表征的蛋白生产变更 59. 组织工程学 60. 疫苗效力
		医疗器械生产	61. 医疗器械与血流的相互作用 62. 生物相容性数据库的开发
		药品生产	63. 识别辅料的安全性 64. 新剂型的生产 65. 制定光谱仪标准
		纳米技术	66. 纳米技术的表征和鉴定
开发满足公共健康紧迫需要的产品		病原快速鉴定	67. 促进抗微生物产品检测② 68. 献血和人体组织的筛查
		更好的疾病预测模型	69. 测试生物恐怖活动对策产品（MCM）的动物模型 70. 用于疫苗测试的新型小动物模型 71. 新型组织模型
特定风险人群——儿童	儿科产品的研发创新		72. 儿科试验设计中的优化外推法和最佳规范 73. 药物代谢与治疗反应 74. 抑郁症亚型诊断 75. 孕妇疫苗③（maternal vaccines）动物模型 76. 青少年糖尿病的新疗法

（八）2008 财年获得关键路径计划支持的项目

2009 年 4 月，FDA 发布《关键路径计划——2008 财年获得关键路径支持的项目》。这份报告指出，尽管最初认为"关键路径计划"是通过新兴科学技术的发现促进医疗产品研发的动力，但该计划实际执行范围已经超出预期，涵盖了 FDA 监管的所有产品，包括用于评价兽药、食品的工具。

关键路径计划已成为促使 FDA 推动创新的主要动力。2008 年，美国国会首次直接拨款资助该计划。一些资金直接拨款给 FDA 的各中心，一些资金用于 FDA 局长办公室的关

---

① 指测量生物制品物理特征的创新方法［例如核磁共振、X 射线结晶学和（或）光谱学］，可用于提供物理特征与临床结果之间的联系。
② 开发识别病原体的快速、即时的检测方法。
③ 为孕妇接种疫苗，使婴儿在出生的最初几周内，避免呼吸道合胞体病毒和大肠埃希菌等的危害。

键路径计划办公室（OCPP），以支持 FDA 关键路径项目。报告列出了 2008 财年获得关键路径支持的 60 个项目（表 5 - 4），分属于 OCPP、CBER、CDER、CDRH、兽药中心（CVM）、食品安全和营养中心（CFSAN）、NCTR。FDA 参与了所有项目，除了少数几个项目，其余的都直接与 FDA 发布的《关键路径机遇报告和清单》中描述的 6 个优先主题相关联。

表 5 - 4　2008 财年获得关键路径计划支持的 60 个项目

部门	序号	项目描述
关键路径计划办公室	1	建立全国监测监管产品上市后的安全性体系
	2	临床试验方案现代化
	3	扩大并升级 FDA 不良事件和产品问题电子报告系统
	4	推动 FDA 从纸质转向电子监管环境
	5	药品不良事件可能的遗传基础
	6	为临床研究人员开发并实施 FDA 培训课程，以加深对临床研究中科学、伦理和监管问题的认识
	7	促进临床试验方法开发，以解决与药物治疗相关的安全性和有效性问题
生物制品评价和研究中心	8	加强检测美国血液供应中感染者的工具
	9	保护美国血液供应免受 HIV、基因多样性和耐药菌株的污染
	10	促进神经疾病的诊断和治疗
	11	促进确保神经干细胞疗法安全性的工具
	12	促进疫苗佐剂的研发
	13	支持红细胞和血小板新型生物标志物的开发，以保护临床试验参与者
	14	支持血液替代品的研发
	15	拓展纳米技术领域
	16	促进流动细胞术（flow cytometry）领域的研究
	17	评估细胞和基因治疗安全性的验证方法
	18	促进基因治疗产品的研发
	19	提高对病毒型癌症治疗的理解
	20	提高过敏原提取物的质量，诊断和治疗过敏性疾病及哮喘
	21	降低美国输血传播巴贝斯虫病发生率
	22	开发检测疫苗效果的新型试验设计
	23	提高乙型肝炎免疫球蛋白产品的效力
	24	创建新的工具和方法，实现不同类型数据的分析和管理
药品评价和研究中心	25	通过生物标志物研发个体化癌症治疗方法
	26	评估用于癌症治疗的 PET 成像
	27	开发新工具，分析药物对心脏的影响
	28	促进镇痛药的有效开发
	29	提高常用吸入产品的质量和疗效

续表

部门	序号	项目描述
药品评价和研究中心	30	开发新工具，以提高生产质量
	31	解决药物研发过程中膜转运蛋白的问题
	32	开发药物基因组学工具，以尽早解决药物研发中的不良反应
	33	基于 QbD 促进从实验室到商业化规模的制药生产
	34	识别并评估使用特定药物的遗传学检测
	35	研究分子机制对侵袭性乳腺癌造成的耐药性的影响
	36	开发糖尿病治疗期间监测免疫功能的检测方法
	37	促进不同治疗领域使用数据库进行个体化治疗
医疗器械与放射健康中心	38	改善神经毒性试验，使临床试验更安全
	39	医疗器械研发的工程和成像设计方法
	40	开发新的工具，识别与治疗相关的肾损害风险
	41	开发可用于研究乳腺癌消融治疗的成像生物标志物
	42	降低临床试验中心力衰竭的风险
	43	开发评估医疗器械研究中流体动力学计算方法的标准化技术
	44	开发纳米技术的监管方法
	45	改善糖尿病治疗方法
	46	改善分娩时胎儿监护方法
	47	临床试验贝叶斯方法软件
	48	用于早期检测肺癌的 CT 成像
	49	开发激光视力矫正手术（LASIK）及其他眼科手术更安全有效的工具
兽药中心	50	确保全国食品供应的质量
	51	鼓励运用 QbD 生产犬科药物和人用药物
	52	促进使用多肽治疗感染
	53	提高 FDA 审评兽药安全性和有效性的能力
食品安全和营养中心	54	提高 FDA 使用现有信息简化安全性评价和应对紧急污染的能力
	55	通过识别更多疾病风险预测因素来缓解慢性疾病
美国国家毒理研究中心	56	提高 FDA 受理和分析组学（OMICS）数据的能力①
	57	建立 FDA 的基础设施，以电子方式受理、管理、分析和传播有关 FDA 监管产品的信息
	58	研发生物标志物，以评估临床试验中药物引起的遗传损伤的潜在可能性
	59	扩大对药物相关肝损害的认识
	60	制定在个体化治疗中以及在 FDA 监管产品的发现、研发和审评中使用微阵列数据标准的共识

---

① OMICS 数据：基因组学、蛋白组学、代谢组学以及基因组关联研究的数据。

（九）2009 年关键路径计划主要成就

2009 年，FDA 发布《关键路径计划报告》，对 19 个领域的进展进行了汇总，进展可大致归为三大类：生物标志物的开发与个体化治疗、临床试验的现代化、产品安全性的提高① （表 5 - 5）。

表 5 - 5　2009 年关键路径计划取得的进展

分类	序号	领域
临床试验的现代化	1	临床试验现代化——临床试验转型计划 （Transformation Initiative）
	2	实现无纸化数据管理
	3	制药现代化
	5	用于临床试验的新毒理学工具
	19	临床研究者培训课程
产品安全性的提高	4	肝毒性知识库 （LTKB）
	6	神经毒性检测的通用监管科学战略
	7	检测腺病毒载体毒性的工具
	8	使用人类探测细胞系 （Human Detector Cell） 检测疫苗佐剂的毒性
	9	检测劣质、假冒或掺假药物的新工具
	10	提高心血管医疗器械安全性和有效性的新工具
	11	上市后电子安全监测
	16	新型 HIV 变异株的新型检测方法
	17	更好地调查感染暴发
	18	幼儿麻醉剂和镇静剂的安全性
生物标志物的开发与资格认定	12	有助于治疗乳腺癌的新型生物标志物
	13	ArrayTrack™基因组学工具 （FDA 的基因组工具）
	14	用于诊断和预测临床结果的个人基因组信息
	15	在产品研发中更好地使用药物基因组学数据

1. 临床试验现代化——临床试验转型计划

美国临床试验系统的成功取决于公众对临床试验安全性、完整性和透明度的信心。FDA 深知简化临床试验研究要求并促进患者安全至关重要。

患者及其护理人员希望尽快获得创新医疗产品，并确保获益大于风险。但是目前的临床试验审评系统通常基于纸质申请，过程缓慢且昂贵。随着技术的不断发展和新科学领域的出现，临床试验数量及复杂性增加，临床研究质量差和效率低严重阻碍了医疗产品上市，并显著延迟创新疗法的使用。同时更令人担忧的是，临床试验越来越多地转移

---

① FDA. The critical path initiative Report on Key Achievements in 2009. ［EB/OL］. （2018 - 07 - 19） ［2019 - 09 - 21］. https：//www.fda.gov/Science Research/Special Topics/Critical PathInitiative/Critical Path Opportunities Reports/default.htm.

至美国之外实施。FDA 需要了解并解决这种转变背后的原因，以便美国患者可以继续参与国际多中心临床试验。

2007 年，FDA 和杜克大学启动临床试验转型计划（Clinical Trials Transformation Initiative，CTTI）。汇聚临床试验的不同利益相关方，通过广泛采用共同确定的最佳规范，实现临床试验质量和效率的提高。CTTI 探索了有效且高效的临床试验监察最佳规范并制定出合理标准，便于发起人为试验选择最合适的监察方法，在优化资源配置的同时提高质量，在进行一系列临床试验的环境中实现质量目标优势和劣势的评估。

此外，CTTI 改进了发起人向研究者提交的严重不良事件（SAE）报告系统。该项目包括 5 个子项目：非预期的 SAE 报告和产品安全性（例如安全委员会）监测的文件规范；量化研究者用于接收、解释和提交个例快速报告的时间，并在更新产品风险概况时评估研究者对个例快速报告的感知价值；比较目前提交个例 SAE 的做法与欧盟指南的替代方法；研究患者对临床试验期间监测产品安全性和沟通的期望；召集专家组整理研究结果，并向研究者提交的 SAE 报告提供优化建议。

CTTI 与其他组织在培训和研究计划方面进行合作，以改进临床试验，包括使用临床试验比较有效性评价方法。2009 年 5 月，CTTI 与比较有效性实用主义方法（Pragmatic Approaches to Comparative Effectiveness，PACE）计划和医疗技术政策中心（Center for Medical Technology Policy，CMTP）合作召开专家会议，与政策制定者讨论新型试验设计与 RCT 评价有效性的比较，将贝叶斯自适应原则应用于试验设计，通过提高研究结果的总结能力的实用性试验设计满足决策者的需求。

CTTI 正在与 FDA 和其他组织一起参与一个协作试点项目，以开发临床试验机构血管事件的标准定义和数据收集方法。

2. 实现无纸化数据管理

FDA 正在利用信息技术（IT）使药品审评与监管从纸质环境转变为完全电子模式，使 FDA 能够更有效地管理大量数据。FDA 依赖近一个世纪的纸质基础设施，无法满足全球化经济发展的需求和创新疗法所需的复杂分析，越来越依赖于电子化申请与审评。这种依赖体现在各个环节，无论是在上市申请审评，还是在接收上市产品不良事件报告和向公众沟通重要的安全信息方面。

FDA 监管系统现代化需要在三个主要信息管理领域进行彻底颠覆：访问、标准化和界面。获取更多的信息、更加标准化的格式以及更好的数据接口是 FDA 将接收到的不断增加的信息转化为知识赋能的关键工具。FDA 内部的 IT 团队十多年来一直与利益相关方合作，设计和实施信息标准和系统，以实现信息的电子接收、管理和存储。目前，FDA 的上市产品申请程序、药品标签和不良事件报告已经实现以电子方式提交。

开发管理和存储研究数据的数据库 Janus 试点项目。FDA 与 NCI 建立跨机构的肿瘤学特别工作组资助项目（Interagency Oncology Task Force Joint Fellowship，IOTF）建立 Janus 研究数据存储库。FDA 已经能够建立信息工具和环境，简化 FDA 及其利益相关方在监管审评过程中的电子信息交互和协作。Janus 数据存储库是实施基于标准的通用电子基础设施的巨大工程的一部分，支持研究数据的提交、验证、数据存储、访问和分析。2009 年，FDA 在 Janus 数据库运营试点项目的 2.0 阶段与 NCI 合作开发数据验证和输入设施，将经过验证的标准化临床数据集加载到 Janus 存储库中，并创建可通过检索工具访问的分析视图（analytical views）。在此期间，OCPP 和 FDA 的 NCTR 致力于创建和测试 Janus 2.0 数据模型。该模型是 Janus 储存库的蓝图，FDA 计划用于存储和管理有关其监管产品的研究数据。此加强版 Janus 存储库不仅支持临床研究数据（NCI 的 Janus 初始版本），还可以提供非临床研究数据（动物毒理学数据、产品及医疗器械数据），从而实现更有效且高效的审评。

开发药品生产设施登记（establishment registration）和药品登记系统（drug listing）。该电子系统于 2009 年夏季全面投入运营，接收并管理药品生产设施及其所生产药品的关键登记数据。

开展多标准开发活动。OCPP 继续领导对未来 IT 至关重要的交换标准（exchange standards）的开发和测试。交换标准提供了在各种组织中的计算机系统之间传递信息的统一方式，确保发送并接收系统明确地理解正在交换的信息，即语义互操作性。OCPP 还在开发并维护术语标准，提供概念界定的一致方法。例如，FDA 正在创建和维护唯一成分标识码（unique ingredient identifier，UNII[①]），UNII 提供了描述食品和药物中物质成分的一致方法。

鼓励非临床毒理学和药物基因组学数据电子提交的 ToxVision 和药物基因组学（PGx）试点。这些试点包括基于非临床数据交换标准（Standard for the Exchange of Nonclinical Data，SEND）的非临床毒理学数据和自愿提交药物基因组学数据的电子申请。通过 FDA 电子网关从发起人处接收毒理学数据，经过验证并载入 FDA 国家毒理研究中心的数据库。CDER 的审评员可登录基于网络的程序 ToxVision 访问并分析数据。PGx 数据自愿向 FDA 提交，并通过 ArrayTrack™进行存储和分析。

强化结构化产品标签（structured product labeling，SPL）标准，使公众可以获取最新的产品标签信息，例如，通过图片帮助识别意外过量或进行假冒调查；开发 Janus 3.0，创建验证、载入、存储、提取和访问分析工具的操作环境，以支持 FDA 监管产品的审评。作为《美国复苏与再投资法案》（American Recovery and Reinvestment Act，ARRA）资助的一部分，为 FDA 参与比较性获益研究（CER）提供领导和资源，使 FDA 能够利用Janus 存储库进行更有力的分析，从而检测临床趋势，使 FDA 能够确定哪些干预措施对特定情况下的哪些患者最有效。FDA 将根据最新的 SEND 版本以电子形式接收发起人的非临床

---

① 唯一成分识别码（UNII）：一种非专有的、免费、唯一的、明确的、无语义的、由字母和数字组成的识别码，与物质的分子结构或概要信息相关联，由 FDA 的全球物质注册系统（GSRS）生成。GSRS 用于生成监管产品中活性物质的永久唯一标识符，如药物和生物制品中的成分。GSRS 使用分子结构、蛋白和核酸序列以及具有分类信息的描述性信息来生成 UNII。

审评数据。CDER 药理和毒理学审评员将使用 ToxVision 软件以电子方式进行审评。

3. 制药现代化

FDA 鼓励在药品生产过程中使用工具［如过程分析技术（PAT）］作为确保其质量的有效方法。PAT 包含实时［近线（at－line）、线内（in－line）或线上（on－line）］[①] 设计、分析和控制药品生产工艺，降低生产负担并提高生产一致性。PAT 技术最大限度地减少了传统制药工艺中产生的废品。2008 年，FDA 开始探索开发在生物制品（例如单克隆抗体和重组蛋白）生产过程中使用的 PAT 工具，以帮助保证生产质量。该项目以马里兰大学细胞培养生物加工领域的前期工作为基础。

4. 肝毒性知识库（Liver Toxicity Knowledge Base，LTKB）

肝毒性是临床试验中约 40% 的研发失败和 27% 的已上市药品撤市的原因。目前正在积极探索识别有助于检测药物诱导肝毒性的生物标志物的技术，包括使用基因组方法。

2008 年，FDA 开始建立 LTKB，LTKB 可以利用生物医学文献和其他公共资源的有数据支持的研究，揭示疾病、通路、基因/蛋白和药物之间的关系。LTKB 除了在申请审评阶段对 FDA 有用外，还将成为研究药物相关肝毒性原因和预防的宝贵工具。

5. 用于临床试验的新毒理学工具

在临床试验期间开发检测人体安全性的基因突变分析工具（gene mutation assay）可以减少动物实验安全性检测的不确定性。FDA 需要更好的评估工具来识别与药物相关的遗传毒性损害，以促进新疗法的开发和审评。使用动物实验等替代测试系统对药物的研究表明，基因突变增加与癌症风险相关。如果可以直接在人体中检测到影响安全的基因突变，就可以消除与实验动物临床前安全性评价相关的不确定性，从而预测人类使用的安全性。

2008 年，FDA 与学术界和工业界开展了一项合作研究项目，以开发一种检测内源性磷脂酰肌醇聚糖 A 类基因（PIG－A）突变的模型，并研究潜在遗传毒性检测人用风险可能性的工具。开发了用于检测 PIG－A 突变体红细胞的方案和两个检测系统，并分析了来自正常健康供体的血液样本。

6. 神经毒性检测的通用监管科学策略

评价与神经组织接触的医疗器械的毒性检测方法开发面临诸多挑战，包括神经系统的独特脆弱性、自身损伤修复的有限能力以及医疗器械的差异等。目前用于评价神经毒性的方法主要依赖于神经病理学和神经行为因素，这些方法包含许多难以解释的方法和终点，并且应用现有的、可用的检测方法的策略十分具有挑战性。因此，医疗器械行业和 FDA 无法就接触神经组织或脑脊液的医疗器械进行适当水平的临床前神经毒性检测达成共识。

---

① at line（近线）：测试时样品从工艺流线上移除或隔开，在一个密闭的接近工艺流线的地方进行测试。on line（线上）：测试时样品从工艺流线转移出来，并且可能再次回到工艺流线。in line（在线）：测试时样品并不从工艺流线上间隔开，可以是侵入性的或非侵入性的检测。

为解决这些问题，2008 年 FDA 医疗器械和辐射健康中心启动了一个项目，旨在为医疗器械行业和 FDA 审评人员建立神经毒性和生物相容性检测标准。这些标准将减少 FDA 对额外信息和检测的数量要求，帮助简化神经学医疗器械上市申请的临床前审评程序。

7. 检测腺病毒载体毒性的工具

腺病毒载体已成为癌症治疗中具有前景的新技术，在美国有百余项研究性临床试验正在使用，主要用于治疗晚期癌症。然而，腺病毒载体本身可能具有毒性，所以应避免始终作用于身体所有区域肿瘤的最高剂量给药，应当在用于人体临床试验前，在动物实验和体外试验中检测药物的安全性。以前的体外研究表明，腺病毒载体激活补体系统（人体对病原体早期预警系统之一）在动物实验中从未有过直接的毒性测量。

2007 年，FDA 与梅奥诊所合作启动了一项研究项目，旨在确定生物标志物测量腺病毒载体在体外基于细胞试验和动物模型中的毒性，并制定降低毒性的策略。该研究已产生了一个研究腺病毒载体毒性的实用生物标志物，并加深了 FDA 对毒性机制的认识，目前正在帮助 FDA 审评 IND 申请，并使临床试验更加安全。这些研究已经产生两个重要的健康结果：第一，确定了一种实用的用于检测 C3a 的蛋白毒性的生物标志物。该生物标志物很容易适用于人体。第二，发现动物实验中补体激活的机制与体内研究中补体激活的机制完全不同。这意味着广泛采用的用于测量补体的体外技术具有误导性，不能替代动物实验。

8. 使用人类探测细胞系检测疫苗佐剂的毒性

疫苗佐剂（vaccine adjuvant）是添加到疫苗中使疫苗更有效的物质。疫苗佐剂应用于疫苗研发和检测的不同阶段。有些佐剂成分可能会对疫苗接种者产生毒性，例如发热和其他全身副作用。由于佐剂的性质及其作用方式不同，使用小动物的传统临床前毒性研究可能无法提供信息或预测人体安全性，所以研发人员必须尽早在研发过程中识别毒性问题，以避免时间和资源的浪费以及产品失败。

2008 年 1 月，FDA 开始与行业合作者合作，创建快速的人体外细胞的筛查试验方法，以鉴别、评价新佐剂和佐剂递送系统的潜在毒性活性，帮助确定人类不可接受毒性限度的参数。FDA 科学家应当理解并确信必要的毒性临床前研究是可靠的、至关重要的。

9. 检测劣质、假冒或掺假药品的新工具

FDA 正在努力提高其药物监测计划的效率，以增加对上市药品的检测。其目标是在药品到达消费者之前识别可能存在的假冒、污染、错误标识或质量问题。FDA 试图建立识别和评估药品成分和上市产品的快速筛查检测方法，预先设计了在不同地点使用的便携式光谱仪，包括入境点、配送中心、药品生产场地和药房。该项目确定了可由 FDA 现场检查人员使用的 4 种便携式仪器：拉曼光谱仪与数据分析的化学计量学方法相结合、近红外光谱与数据分析的化学计量学方法相结合、X 射线荧光光谱与离子迁移谱相结合。总共完成了 8 项合作研究，以验证以下方法：甘油中二甘醇污染的拉曼分析、山梨醇中乙二醇污染的拉曼分析、丙二醇中二甘醇污染的近红外分析、乳糖中三聚氰胺的近红外分析、片剂中有毒金属的 X 射线荧光分析、胶囊中残留催化剂的 X 射线荧光分析、膳食补充剂中西布曲明的离子迁移光谱分析和膳食补充剂中氟西汀的离子迁移光谱分析。通过 ORA 现场科学部和 CDER 合规办公室合作，该试点将包括仪器的现场部署和分析材料的场地分配，首先应用于进口的印度阿育吠陀药物和原料药，进行了 X 射线荧光分析。

10. 提高心血管医疗器械安全性和有效性的新工具

FDA 基于仿真工程和医学成像技术的革命性研究，加深对医疗器械的全生命周期安全性和性能的理解，促进心脏植入支架、人造血管和心脏瓣膜等新型心血管医疗器械的有效开发和安全性评估，项目于 2008 年 3 月启动。

计算机模拟方法可以管理和整合动物、临床前和临床研究等各种来源的数据，以提高 FDA 对医疗器械性能的理解，并为产品开发和审评制定标准。FDA 通过与学术界、工业界和政府的广泛联系和合作，利用医学成像和计算机建模技术收集心血管医疗器械设计和性能的解剖学及生理学参数相关数据。创建可用于开发公开可用参考数据库，以及有助于加速挽救生命的医疗器械的研发和审评的参考计算机模型。

11. 上市后电子化安全监测

开发并实施全国范围的前哨电子化监测系统，彻底改变 FDA 对医疗产品上市后监测的模式。监测药品的安全性是 FDA 保护公众健康使命的基础，此前，医疗产品安全性监测在很大程度上依赖于医疗保健服务专业人员和消费者的自愿报告及行业报告的不良事件。前哨系统应用先进技术使 FDA 能够在监测产品的安全性方面发挥主动性，从而增强公共健康安全。

2008 年 5 月，前哨行动由 FDA 发起，前哨系统试图建立一个全国性电子监测系统，以改善 FDA 对上市后的药品、生物制品和医疗器械安全性的评价能力。前哨系统将实现对医疗数据库（例如电子健康记录系统和保险报销数据库）的自动化主动检索，快速地评价医疗产品的安全性问题。

前哨系统可直接识别监测哨点分布式数据库中的健康数据，并继续由其所有者维护，在现有防火墙后运行检索请求，并仅将汇总结果传输给 FDA 用于后续评价。前哨系统投入使用后将作为增强 FDA 保护公众健康的工具，能帮助 FDA 更好地评价药品。目前 FDA 推出了前哨主页，利用 Web 2.0 技术改善通信，确保透明度，并扩大获取公众反馈的机会。

2009 年，FDA 与 Harvard Pilgrim 健康护理公司签订协议，开展 Mini‑前哨系统试点。第一阶段 Mini‑前哨参与方使用集中分析方法（centralized analytical approach）将其数据转换为标准化格式，以便分析代码可以在所有数据伙伴的数据库中运行。前哨系统还采取了保护个人身份功能，参与的数据合作伙伴只会将汇总结果发送至数据协调中心，不会泄露个人隐私信息。此外，FDA 牵头组建联邦合作伙伴协作网络（Federal Partners Collaboration，FPC），扩展至多个联邦合作伙伴（例如 CMS、退伍军人管理局和国防部），创建一个分布式的计算机系统，专注于测试信号强度方法。

12. 有助于治疗乳腺癌的新型生物标志物

预测初始治疗使用曲妥珠单抗可能耐药的人群，开发改善 HER2 阳性乳腺癌女性预后的治疗方法，并识别经历过获得性耐药的女性。FDA 批准曲妥珠单抗（赫赛汀）治疗可显著改善人表皮生长因子受体 2（HER2）阳性乳腺癌的女性的预后，但并不适用于所有人群，而且肿瘤最终会耐药，赫赛汀的研发到批准耗时 11 年时间，如果从机制研究起算则耗时更长（图 5-6）。在 25% ~ 30% 的浸润性乳腺癌中，HER2 大量存在，并且其存在与侵袭性肿瘤和不良预后相关。在大约 2/3 的 HER2 阳性乳腺癌患者中，肿瘤在初始治疗时产生耐药性。最初对曲妥珠单抗治疗有反应的许多乳腺癌患者在一年内开始出现获得性耐药。但研究人员并不了解导致曲妥珠单抗耐药和临床有效性丧失的机制。

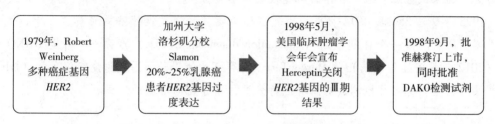

图 5-6 赫赛汀的研发与批准过程

FDA 一直致力于确定哪些生物标志物可以预测对曲妥珠单抗耐药和可能获得性耐药的人群，并确定可用于治疗曲妥珠单抗耐药性乳腺癌的新药。FDA 发现，当 *Rac1*（一种重要的细胞信号调节基因）出现以产生更多的 Rac1 活性蛋白时，会引起曲妥珠单抗耐药。曲妥珠单抗耐药细胞用曲妥珠单抗和 Rac1 特异性抑制剂 NSC23766 联合治疗时，曲妥珠单抗耐药性发生逆转。这表明 Rac1 可能是治疗曲妥珠单抗耐药疾病的潜在治疗靶点。FDA 研究人员正在寻求新的方法，以提高曲妥珠单抗治疗反应的程度和持续时间。后续研究表明，其他分子 IGF 结合蛋白（IGFBP2 和 3）可作为生物标志物，用于确定治疗反应以及对曲妥珠单抗的耐药性。FDA 希望通过建立曲妥珠单抗耐药乳腺癌细胞的基因表达谱，与曲妥珠单抗敏感细胞相比较，使用蛋白组学和其他技术研究曲妥珠单抗耐药的分子机制。

> 🔗 拓展阅读

> **赫赛汀的研发与审评**
>
> 1979 年，Weinberg 教授的一名博士后从大鼠的神经系统肿瘤中提取出 DNA，注射到正常的小鼠细胞；小鼠细胞因此发生癌变，一些癌变的细胞会引起小鼠的免疫反应，是由癌变细胞表面存在由大鼠的基因表达的一种特殊蛋白，Weinberg 教授将它命名为 neu，别名 ErbB-2，因与人表皮生长因子受体结构相似，又称 HER2。1987 年，加州大学洛杉矶分校的 Dennis Slamon 博士与德克萨斯州立大学圣安东尼奥分校的 Bill McGuire 博士以及几名基因泰克的科学家共同发现，有 20% ~ 30% 的乳腺癌存在 *HER2* 基因的扩增或过表达，这部分乳腺癌患者的每个癌细胞中有高达 200 万个 *HER2*，为正常标准的 100 倍。

HER2 过表达导致细胞增殖失控和肿瘤的发展，*HER2* 成为乳腺癌的一个潜在治疗靶点。继 *HER2* 成为侵袭性乳腺癌的标志基因之后，Genentech 团队开始开发针对 *HER2* 的单抗。Herceptin 的第一次临床试验在 15 名 HER2 阳性乳腺癌女性中开展，使已经无药可用的转移性乳腺癌患者看到了希望，4 年后，参与临床试验的患者已经增加到了 900 多人。1998 年时，美国临床肿瘤学家协会（American Society of Clinical Oncogists）宣布Ⅲ期临床研究结果，Herceptin 与化疗药物联用减缓了患者的肿瘤进展，延长了患者的生存期。Herceptin 也是制药企业与临床研究者合作的成功示范，协会主席弗兰·维斯科（Fran Visco）说："很明显，推进乳腺癌研究需要合作。"国家乳腺癌联盟对基因泰克和与赫赛汀临床试验患者组织合作的研究人员表示赞赏①。

1998 年 9 月 25 日，FDA 批准作为乳腺癌生物技术突破性疗法的赫赛汀上市，同时批准美国历史上第一个伴随诊断（companion diagnostics，CDs）产品——丹麦 DAKO 公司（2012 年被安捷伦收购）的 HercepTest。赫赛汀的使用必须通过免疫组织化学（IHC）分析法进行生物标志物检测，对患者进行分型，指导靶向用药的过程。

13. ArrayTrack™基因组学工具

ArrayTrack™是 FDA 自愿基因组数据提交计划的一部分，FDA 一致致力于开发和改进 ArrayTrack™，以推动毒理学基因组数据在药物研发和评价中的应用。在医疗产品开发过程中，越来越多地使用新的药物基因组学技术，提供关于哪些人对特定治疗有效以及哪些人无效或可能受到伤害的关键信息。这些类型的数据将有助于个体化治疗，使治疗更加安全、有效。药物基因组学研究产生了大量复杂的数据，对 FDA 的监管审评团队来说是一个不小的挑战。2004 年，作为 FDA 自愿基因组数据提交计划的一部分，FDA 开始鼓励发起人向 FDA 提交药物基因组学数据，以促进审评员提高受理、理解并审评这类新数据的能力。

ArrayTrack™是自愿基因组数据提交程序中用于接收和分析数据的关键生物信息学工具。最初，ArrayTrack™只能接收 DNA 微阵列数据。2008 年，FDA 启动了更新和改进 ArrayTrack™的工作，使其能够受理、分析和管理超微阵列的药物基因组学数据审评，包括蛋白组学、代谢组学以及最近的全组基因联合研究数据。FDA 正在开发一系列新模块，使 ArrayTrack™更加高效，能够更加熟练地审评并分析所有基因组数据。

🔎 **拓展阅读**

ArrayTrack™基因组学工具

强大的生物信息学能力被广泛认为是实现毒理基因组学的核心。DNA 微阵列等毒理基因组方法的成功应用，离不开适当的数据管理、从大量数据中挖掘知识的能力以及用

---

① Corinne L, Williams, H. Michael Shepard, Dennis J. Slamon, and Axel Ullrich honored with the 2019 Lasker ~ DeBakey Clinical Medical Research Award [J]，*J Clin Invest.* 2019，129（10）：3963 - 3965.

于数据解释的功能信息的可用性。FDA 的国家毒理学研究中心（NCTR）开发的 Array-Track™ 的公开微阵列数据管理和分析软件用于对提交给 FDA 的基因组数据的常规审查。ArrayTrack™ 存储了与 DNA 微阵列、临床和非临床研究以及来自蛋白组学和代谢组学实验的整理后数据相关的全部信息。此外，ArrayTrack™ 还提供了从各种公开生物数据库中提取的有关基因、蛋白和通路的功能信息的丰富集合，以便解释数据。ArrayTrack™ 提供了许多数据分析和可视化工具，用于单个平台数据分析、多个组学 OMIC 数据集成以及 OMIC 数据与研究数据的集成分析。重要的是，基因表达数据、功能信息和分析方法的充分整合，使 FDA 的数据分析和解释过程得到了简化和增强。使用 ArrayTrack™，用户可以从 ArrayTrack™ 工具箱中选择一种分析方法，将该方法应用于选定的微阵列数据，分析结果可以直接链接到单个基因、通路和基因本体分析。

14. 用于诊断和预测临床结果的个人基因组信息

FDA 与行业就开发和验证基于微阵列的分类模型的最佳操作达成了共识。通过使用患者的个人基因组信息可靠地预测诊断、预后和治疗结果，这对实现个体化治疗是具有巨大潜力的一步。

微阵列技术（microarray technologies）广泛应用于基础和临床研究，包括用于识别药物有效性的生物和安全性的生物标志物。如果想完全转化微阵列技术应用于临床，必须制定并实施标准和质量控制措施。微阵列质量控制（micro array quality control，MAQC）项目由 FDA 与来自学术界、工业界和政府的约 200 名参与者共同发起，鼓励将微阵列技术应用于 FDA 监管产品的发现、研发和审评。

该项目的第一阶段（MAQC - I）证明了微阵列技术在识别表达基因差异方面的技术可靠性。第二阶段（MAQC - Ⅱ）评估了各种数据分析方法在开发和验证基于微阵列的分类模型中预测患者预后的能力和局限性，从而为个体化治疗提供了坚实的科学基础。

15. 在产品研发中更好地使用药物基因组学数据

人类基因组测序和新工具、新技术的出现加速了基因组信息的使用，为药物的发现、研发和使用提供了巨大机遇。作为 FDA 促进和保护公共健康使命的一部分，FDA 已成为药物基因组学的强有力支持者，推动了这项创新过程，使医疗产品更加安全、有效。1998 年 9 月，FDA 批准了赫赛汀治疗乳腺癌，在标签中建议该药物用于特定患者亚群，以增加个人化人群治疗获益。在接下来的十年中，赫赛汀已经成为个体化治疗的后续发展和监管审评的典范。2007 年，抗凝血药华法林（Coumadin）的标签基于与药代动力学和药效学相关的组合基因型首次更新，药物卡马西平的标签注明 Stevens - Johnson 综合征的严重副作用与在亚洲血统患者中发现的基因变异之间存在密切联系。

FDA 认识到将药物遗传学研究转化为临床实践仍存在一些障碍，随即启动了许多前沿基础设施建设研究项目，包括为 FDA 工作人员、学术界、工业界等所有利益相关方提供的基因组学培训计划，以促进对现有疗法的理解，促进对最严重疾病的个体化疗法的开发和临床转化。

2004 年，FDA 启动自愿基因组数据提交计划（Voluntary Genomic Data Submissions，VGDS），VXDS 已经过渡到药物基因组学和应用生物标志物数据的常规申请（NDAs 和 BLA）提交过程中。仅在 2008～2009 年期间，临床药理学基因组审评团队就药物遗传学和生物标志物数据的治疗产品审评就增长了 250% 以上。FDA 致力于将其监管科学政策与基因组学和个体化治疗的进步相结合。FDA 的短期目标是为行业制定和发布指南，鼓励在药物研发中使用基因组学技术。未来，通过在适当情况下，药品标签中纳入药物遗传学描述，继续改善已批准药品的风险获益平衡；通过政策制定和 FDA 与外部的合作，开发生物标志物监管科学；发布早期药物研发的临床药物基因组学和临床试验中的富集策略指南。

16. 新型 HIV 变异株的新型检测方法

艾滋病病毒感染者体内的病毒逐渐变异为更致命的病毒亚型，最终导致晚期艾滋病。新型艾滋病病毒持续在全世界出现，尤其是在非洲。尽管 HIV B 亚型是美国主要的菌株，但新出现的变异株的比例已经上升，在献血者群体中占约 5%，在公共卫生环境中占 20%。持续努力检测主要的新变异型和亚型 HIV 感染者对确保国家血液供应的安全性，以及有效诊断和管理患者至关重要。

2006 年 5 月，FDA 在首次出现第一批艾滋病病毒株，且此后出现了许多不同变异菌株的喀麦隆的农村和城市开展研究。该研究使 FDA 能够获得这些病毒株，并开发用于审评在诊断和药物研发期间使用的检测方法的有效的新工具，例如标准参考品（reference panels）的研制。FDA 正在与纽约大学合作，以识别喀麦隆 HIV 病毒株特征，创建明确定义的参考品（病毒株）的储存库。这些病毒株将用于支持药物和诊断试剂研发，以确保献血者血液安全和新 HIV 疫苗及治疗方法的有效性。2009 年，FDA 成功开发出用于检测最近出现的无法使用现有检测方法进行可靠检测的两种主要 HIV 变种（CRF 02_AG 和 CRF 01_AE）的核酸工具；启动了一项关于病毒趋向性（病毒感染某些体细胞类型的能力）、遗传性和这些新菌株的发病机制的研究。

17. 更好地调查感染暴发（contamination outbreaks）

FDAA 研究使用微阵列技术（microarray technology）研究沙门菌的抗菌药耐药性。

抗微生物药（antimicrobial）耐药性是全球公共卫生挑战。FDA 特别关注食物供应链中抗性病原体的发展和传播，以及这些抗性发生的遗传机制。FDA 正在利用微阵列技术研究沙门菌的抗菌药耐药性，以了解病原体的演变并帮助进行污染原暴发调查。应用微阵列技术的载玻片上印有数十万种独特的 DNA 探针。基因芯片是快速识别特定生物的基因组库的有力工具，能够识别和检测特定细菌基因组中包含的个体遗传特征。

FDA 正在使用代表四种不同的食源性病原体的特定 DNA 微阵列，作为了解肠道病原体基因组复杂性和进化的一种手段，有助于未来暴发疫情时的调查，并增加 FDA 对细菌致病或耐药治疗的理解。FDA 的一大目标，即了解抗微生物药的批准与特定耐药决定因素的出现之间的时间关系。FDA 必须深入了解抗生素使用的结果以及使用后细菌存活的机制。这些信息将改善风险管理策略、协助抗菌产品监管，并帮助公共卫生官员制定合理的、以科学为基础的政策。

2009 年 FDA 取得的成就包括：利用微阵列技术，FDA 对最常见的食源性病原体之一的鼠伤寒沙门菌（*Salmonella enterica*）血清型鼠伤寒（*Typhimurium*）的大约 81 种菌株进行了鉴定。初步确定了过去 60 年中出现的各种耐药基因，并证明了移动遗传因素（mobile genetic elements）在耐药性出现中的重要性。

2010 年继续研究的目标：使用综合的微阵列技术描述过去 60 年来收集的 120 株鼠伤寒沙门菌隔离群；识别导致耐药性的遗传因素并进行分类，并与相应的药品批准上市时间相关联；将抗生素耐药性与病原体组的基因组相关联；描述该病原体的总体基因组多样性随时间和地理的变化特征。

18. 幼儿麻醉剂和镇静剂的安全性

每年有数百万儿童接受麻醉。对幼年动物模型的研究表明，使用某些麻醉剂和镇静剂与记忆和学习缺陷，以及中枢神经系统的其他神经退行性病变有关。成人研究数据不足以支持或否定儿童可能出现类似影响的可能性。为了解决这个问题，FDA 与多个利益相关方合作，包括专业麻醉学会、学术研究机构、患者支持团体、行业以及其他政府和非营利组织，推出儿科吸入和静脉注射关键性药物的安全计划（Safety of Key Inhaled and Intravenous Drugs in Pediatrics，SAFEKIDS），致力于解决有关安全使用麻醉剂和儿童镇静剂的科学信息方面的重大差距。FDA 已在 SAFEKIDS 计划的支持下签署了 5 项资助合同。

19. 临床研究者培训课程

临床研究人员通过向 FDA 提供监管决策的临床数据，在医疗产品开发中发挥着关键作用。然而，临床试验行业长期以来缺乏致力于长期开展临床试验的训练有素的、经验丰富的临床研究者。不断招募新研究人员不仅耗费资源，并可能影响临床研究的质量。

为了帮助培养一批训练有素的研究人员，FDA 的关键路径计划于 2009 年启动了一项临床研究员培训课程，该课程每年举办一次，针对医疗专业人员（在参与临床研究之前签署 FDA1572 表格①的研究者）。这项为期 3 天的培训课程包括由 FDA 高级专家和来自工业界和学术界的客座讲师主持的讲座，提供对新安全性问题、不良事件监测、遵守临床研究的法律和伦理义务，以及临床可接受的科学和分析标准的观点、研究设计和试验执行的系统知识。

二、FDA 监管科学战略计划优先事项

监管科学的推进和创新是 FDA 保护和提升公众健康核心使命的基础。作为一个以科

---

① FDA1572 表格：一份研究者声明文件，内容包括 FDA 对临床试验的要求，必须由主要研究者签署。

学为基础的机构，FDA 必须使用最佳的、最可及的科学数据来支持监管决策，以此改善有益于公众健康的 FDA 监管产品，并增强对所有产品的监管。重视监管科学发展的现实意义在于促进了药物创新，为预防、治疗和诊断疾病提供了新的治疗手段①。

在关键路径计划等取得重大成就的基础上，2011 年 8 月 17 日，FDA 发布了《促进 FDA 监管科学：战略计划》（Advancing Regulatory Science at FDA：A Strategic Plan），对 FDA 监管药品、食品、化妆品等产品推进以科学为基础的监管理念，将监管科学融入监管活动的方方面面②。

在该计划中 FDA 明确了 8 个重点科学优先领域（science priority areas），包括：①提高产品安全性的毒理学现代化；②促进临床评价和个体化治疗创新的激励政策，改进产品开发及患者治疗结果；③促进产品生产改进和质量提高的新方法；④确保 FDA 做好对创新的新兴技术评价的准备工作；⑤通过信息科学利用多种来源数据，提高健康结局水平；⑥实施新的预防为主的食品安全体系，促进患者健康保护；⑦促进保护美国和全球健康及安全免受威胁的医疗对策的开发；⑧加强社会和行为科学，帮助消费者和专业人员使用产品时做出明智的决策。2013 年 FDA 又新增了第 9 个重点发展领域，即加强全球产品安全网络。

（一）毒理学现代化与产品安全性

虽然，药品上市前经过 FDA 的审评，但产品上市后可能会观察到严重的、罕见的且意外的不良事件，FDA 对患者反应和临床前毒理学发现之间关系的理解存在着巨大差距。

FDA 可以通过进一步致力于监管科学的 3 个特定领域来弥补差距，并改进临床前的安全性预测：①评价和开发更好的预测患者应答的模型和分析方法；②识别和评价更可靠的生物标志物，用于监测毒性、副作用和异常情况；③使用计算工具从广泛的临床前安全数据类型和来源中整合分析并得出结论。

FDA 将通过开展内部和外部协作研究来满足以下需求，以临床前数据为基础，寻求改进产品安全性和有效性的预测方法。

1. 开发更好的人类不良反应模型

评价和推广使用基于细胞和组织的分析方法，更准确地反映人体对不良反应的敏感性。关注动物模型的开发和使用现代化，动物模型中引入疾病进展和并发症对发生不良事件的潜在影响的考虑。通过评估多个水平的生物组织安全性数据，包括基因、蛋白、通路和细胞/器官功能水平，增强对毒性机制更好的理解。评估和表征可能与罕见和意外不良事件相关的分子靶点和宿主遗传因素，即"非靶点"药物效应。

2. 识别和评价可用于非临床和临床评估的生物标志物和临床终点

评价动物模型和基于细胞水平的分析，提高预测人类使用潜在风险的准确性，包括

---

① 王海洋. FDA 科学评审启示录 [N]. 医药经济报，2012－11－12，（04）.

② FDA. Advancing Regulatory Science. http：//www. fda. gov/science research/special topics/regulatory science/default. htm，20160524.

特异性和敏感性。评价动物和人毒性标志物的一致性，并确定应当如何解释这些标志物的结果以及在不同器官系统和人群中的结果差异。

评价定量成像技术（例如正电子放射断层造影术、磁共振成像、计算机断层造影术）和其他先进方法（例如代谢组学），以识别新的生物标志物和安全性、有效性预测因子。

3. 使用、开发计算方法和计算机模型

改进构效关系（SAR）模型在人用风险预测中的应用，并将这一分析方法纳入审评过程。制定和实施将化学结构、分子结构与有关产品安全、疾病靶点和毒性机制的广泛信息相关联的模型应用目标。

开发临床试验模拟模型，可以揭示药品或医疗器械疗效、患者特征和影响临床结果的疾病变量之间的相互关系。

开发人体细胞、器官和系统的计算机模型，以更好地预测产品安全性和有效性。

实施整合药代动力学、药效学、材料科学或安全性数据机械模型（mechanistic safety data），以预测临床风险获益，并确认对不同患者群体的上市后安全性。

开发和应用数据挖掘、知识构建和数据可视化工具，为计算机模型开发、临床风险预测和监管决策提供信息。

4. 评价基因治疗安全性的新模型

目前，有许多临床试验使用基于腺病毒（一种普通感冒病毒的变种）的新型癌症治疗方法，可以被基因工程改造以提供治疗癌症的基因治疗。但是肝脏会快速清除腺病毒，阻碍病毒到达目标癌细胞，某些情况下可能会导致肝脏中毒。FDA 科学家开发了动物模型来研究肝脏如何清除循环系统中的腺病毒，以及腺病毒如何引发毒性反应。FDA 还发现了腺病毒诱导介质，这些介质可以被阻断以提高安全性。例如，在大鼠和小鼠中注射腺病毒会迅速诱导有毒介质，从而导致致命休克，科学家可以用药物阻断该介质，保护动物免于休克。

（二）以患者为中心个体化治疗评价方法改进

应用广泛获取的生物信息、用于绘制通路和构建系统生物学模型的复杂生物信息学工具以及高通量筛选方法，有助于快速确定医疗产品研发的潜在治疗目标人群。FDA 在理解基因变异如何改变个体对治疗靶点的激活或抑制应答特性方面也取得了显著进展，改进了现有疗法的临床应用，并提高了新疗法（药品）与检测方法（器械）联合开发的可能性，这些治疗方法和检测方法可以在药品标签中加入基因组学信息，为患者制定个体化治疗方案、确定最有可能获益的患者、最有可能发生不良反应的患者，并为特定患者选择最佳剂量。

临床研发漫长且昂贵，结果具有不确定性。当务之急是通过不断努力减少临床试验的不确定性，加快为患者提供有效的医疗产品。将新的科学发现转化为安全有效的医疗产品，以及优化现有产品的使用，对于 FDA 来说仍然是一项重大挑战。

药品、生物制品和医疗器械的临床研究计划取决于评价工具的可用性，例如预测有效性和毒性的终点，以及有效的临床试验设计和分析方法。有效的临床评价的核心是有意义的临床干预措施的可用性。除了传统的实验室检测之外，有效的临床评价方法通常采用生理、成像或基因组终点进行分析测量，确保分析测量的准确性和一致性，同时减少检测平台间和临床研究中心间的变异性也至关重要。

鼓励产品临床研发和评价方法的创新需要多方利益相关方参与。例如，企业和行业在药品和生物制品开发的早期阶段应对挑战，FDA 的监管科学家则在产品申请审评方面累积了丰富经验，具有促进知识和临床评价工具开发的能力，这些知识和工具是将研究发现转化为成功上市的可用产品所必需的。由于开发、验证或认定临床评价工具所需的数据和工作量巨大，所以 FDA 内部工作应当得到学术界、行业界和全球监管机构在内的一系列外部合作伙伴的支持。FDA 将与其他机构合作，共同开发新的工具和方法促进个体化疗法研发，并推进临床试验科学和现代化。

1. 开发和完善临床试验设计、临床终点和分析方法

FDA 继续完善临床试验设计和统计分析方法，以解决数据缺失、多重临床终点（multiple endpoints）、受试者富集（enrichment）和适应性临床试验设计等问题。

在缺乏最佳终点的治疗领域（例如骨关节炎、基因治疗、眼科适应证、肿瘤疫苗和干细胞衍生疗法的有效性和安全性终点）识别和评估改善的临床终点和相关生物标志物，针对特殊需要进行创新性试验设计和采用临床终点，例如孤儿药适应证的小规模试验、儿科试验（包括新生儿试验）的设计和终点。

FDA 继续改进临床试验设计中建模和模拟的运用，提高临床研究有效性。与合作伙伴广泛开展联盟合作，识别改进临床试验实施和提高效率的关键机遇，继续开发和完善评价风险获益的工具和方法。

2. 利用现有的和未来的临床试验数据

FDA 利用现有和未来的临床试验数据开发疾病进展的定量模型和测量方法。利用大型、集中的临床试验数据集来识别潜在的试验终点，探索特定人群和亚群（例如疾病发展阶段、慢性疾病状态、性别、种族、儿科和其他年龄组）以及不同疾病子集的差异，提高对临床评价参数和治疗结果之间关系的理解，并评价潜在生物标志物的临床效用。

3. 识别和认定生物标志物，研究临床终点

促进新的和改进的生物标志物的识别和认定，用于安全性和有效性、量效反应－剂量选择、疾病严重程度、进展和预后，药物基因组学预测安全性、有效性或指导临床用药。

开发和评价生物标志物认定的新方法，包括组学、系统生物学和高通量方法。

4. 提高生物标志物分析方法的准确性和一致性

提高生物标志物分析方法的准确性和一致性，并降低用于测量生物标志物分析方法的检测平台间变异性。

通过认定标准和标准化表征，降低用于检测生物标志物的分析方法的平台间变异性。

制定证据要求，提高使用新技术或全基因组测序、新蛋白组学方法和成像分析等创新技术检测生物标志物的器械的准确性和可靠性。

促进和开发科学工具，使成像中的计算机辅助诊断、数字病理检测仪器中依赖主观读取的测量值能更好地描述和标准化。

继续依靠外部合作评价新兴技术验证策略的质量，如与微阵列质量控制联盟（Microarray Quality Control Consortium）合作。

5. 研发虚拟患者生理模型

鼓励开发计算机模型，整合纳入一系列相关疾病的健康和患病的解剖结构的放射成像数据。确保模型与基因组和其他生理数据整合，促进可用于医疗器械和其他医疗产品开发和试验的完整生理模型和模拟软件的开发。由 FDA 创建一个模型库，以便研究人员可以方便地访问经 FDA 验证的模型。

（三）改进产品生产和质量评价的新方法

新科技的应用带来了制造业的创新和复杂的创新产品。FDA 需要与工业界和学术界合作研究，评估新技术如何影响产品安全性、有效性和质量，并利用这些信息制定相关的监管政策。此外，分析技术正在迅速变革，使产品结构测定和污染物检测的灵敏度、分辨率和精确度显著提高。

FDA 支持将新技术应用于产品研发和分析方法创新，通过积极的内部研究和与外部合作，满足以下每一项需求，从而改进产品生产和质量。

1. 能够开发和评估新的和改进的制造方法

研究连续生产对产品质量的影响。针对特定的创新生产技术，研究如何影响产品故障率。评估赋形剂和复杂剂型对产品安全性、有效性和质量的影响。推广过程分析技术（PAT）和质量源于设计（QbD）方法等最先进的生产策略，提高生产商保持质量一致的能力。

拓展阅读

质量源于设计（QbD）

QbD 是理解生产工艺并确定获得和确保最终产品符合规定质量的关键步骤。FDA 一直致力于寻找改进生产工艺的方法，以确保整个有效期内产品质量的一致性，并确定何时可能发生污染或其他生产故障。QbD 也将降低产品开发和生产成本，降低长期生产失败的可能性，并提供持续改进的机会。作为 QbD 的一部分，FDA 目前正在致力于三个新的领域，以支持提高生产质量：第一个是连续生产，使物料持续投入生产设备；第二个是使用过程分析技术来监测和控制生产，而不是使用当前仅仅检验最终产品的方法；第三个是开发新的统计分析方法来检测工艺或产品质量的变化。

2. 开发新的分析方法

研究使用新兴的和改进的分析技术，如 NMR（核磁共振）、质谱或近红外光谱或拉曼光谱评价制剂质量的可行性和价值，并评价这些技术是否应当取代现有方法；评价各种分析技术的适用性，确定生物类似药与其参比制剂的"相似性"；进行统计研究，支持开发和评价新的分析和检测方法，确保分析方法获得一致的可重复结果；开发改进的方法、工具来检测和测量 FDA 监管的产品中工程纳米材料和复杂剂型（例如透皮贴剂、吸入给药系统和靶向给药系统等）的物理结构、化学性质和安全性。

3. 降低产品微生物污染风险

开发灵敏、快速、高通量的分析方法，检测、识别各种微生物污染物情形，并验证在评价产品无菌性方面的效用；开发和评价不适用常规灭菌方法的药品微生物灭活或去除方法；评价特定生产工艺对微生物污染的影响；开发供行业和学术界使用的评估和验证检测微生物污染的新方法参考指南。

（四）评价新兴技术的研发与使用

FDA 正处在科学进步带来的医疗和诊断方法研发与使用发生根本性变化的关键时刻。复杂化学和生物合成领域的突破性发现有望产生新的候选药物，尖端电子技术、纳米技术和材料科学已经彻底改变了医疗器械研发。基因治疗、细胞治疗、组织工程、光遗传学、高强度聚焦超声和信息技术等新兴领域也不断产生改善人类健康的创新方法。

FDA 将开发必要的专业知识和基础设施，通过积极的内部研究与外部合作，审评新技术和新兴技术，以满足以下各项需求。

1. 鼓励创新医疗产品开发，同时开发新的评价工具和方法

实施创新战略，如 CDRH 创新计划，促进建立新医疗器械研发和评价工具的伙伴关系。该计划探索了如何在医疗器械研发早期启动首次人体试验，为关键医疗器械的开发、评价和批准提供快速通道，并鼓励研发人员与 FDA 进行早期沟通，确保创新思路转化为既能帮助患者又能证明产品安全有效的技术。

鼓励促进研究和其他工作，提高科学认知，帮助审评纳米技术等新兴技术相关的创新产品的数据提交需求。

> 🔗 **拓展阅读**
>
> **纳米技术**
>
> 随着纳米技术等尖端技术彻底改变医疗产品，FDA 全面认识到纳米材料在产品中的应用比以往任何时候都更为重要。FDA 已建立了纳米技术核心中心（Nanotechnology Core Centers），提供急需的医疗器械和技术人员来进行产品评价和安全研究，以支持监管决策。中心将促进对使用纳米材料的产品的安全性研究，建立评价使用纳米材料产品质量和有效性的方法，并认定含有纳米材料的产品临床前安全性评价的标准。

2. 开发新疗法的评价工具

开发新方法，例如体外和体内方法，以在评价组织工程或细胞治疗、干细胞衍生产品等新疗法时，确定产品安全性、有效性和质量的可测量特征；评价并采用细胞生物学、发育生物学和材料科学领域的新进展，帮助更好地理解在活细胞和组织工程医疗产品中使用的材料之间的相互作用，以及细胞产品与患者体内微环境的相互作用；开发新的方法来评价基因治疗和反义基因治疗产品；基于新的基因组学、蛋白组学、代谢组学和其他组学技术，整合对产品质量和安全性的理解；探索无线和信息技术在新的医学治疗和诊断中的作用；定期进行全面研究回顾总结，以识别新兴技术。

3. 确保安全有效的疗法创新

制定强有力的创新战略，包括在现有有效治疗产品较少、科学受到挑战的情况下，就公众健康需求高的领域与生产商密切沟通；以临床研究计划为审评基础，确保快速可靠地对创新医疗产品进行试验，可能包括开发新的策略来评价新材料和作用机制带来的新的相互作用和毒性；促进评估安全性和有效性的新技术的开发、标准化和验证。

4. 协调新兴技术产品领域的监管科学

在评估新兴技术产品领域时，加强 FDA 机构内多学科专业审评员的协作；发展促进跨学科监管科学培训和研究机制，解决新产品带来的科学与审评的差距和挑战。

（五）利用信息科学改善健康结果

FDA 从各种来源获得大量信息，包括产品申请、不良事件报告、医疗保健提供者提供的去识别化患者数据以及临床研究和基础科学研究的结果。成功整合和分析不同来源的数据将为 FDA 提供最优的知识和见解。许多目前尚未利用的机会包括：监测不良事件趋势和疾病暴发；将多项临床试验、上市后研究数据以及临床前数据整合；评价和比较医疗产品在特定患者亚群中的有效性和安全性，包括性别和种族差异分析，最终宿主基因组学和基因组应答数据；以及为各种研究目的对罕见不良事件和数据运用文本挖掘工具进行大规模主动监测。

FDA 正处于构建这种复杂数据集所必需的 IT 基础设施的早期阶段，但是要充分实现利用这些不同数据的巨大潜力，就需要对当前 FDA 的 IT 环境、新的分析方法和工具进行广泛改进。例如，提高 FDA 执行复杂数据挖掘的能力需要网络和计算基础设施的支持，能够同时查询大量检索数据源。

现有 IT 基础设施架构的扩展、协调和改进将增强和扩大这些正在进行的行动。FDA 将发展信息科学能力来满足以下需求。

1. 加强信息技术基础设施发展和数据挖掘

改善对大型复杂数据集的访问，以更快地解决问题，例如沙门菌多维地图（multi - dimensional map of *Salmonella*）；为科学计算和与 FDA 内部和外部的合作研究而开发安全的 IT 网络环境；提高访问高速网络和处理的能力，以促进计算功能向云计算等大型复杂数据集的转化和应用；建立快速检索的计算方法。

2. 为产品生命周期、风险评估和其他用途开发和应用模拟模型

识别机遇并开发计算机模拟和建模，简化数据分析，并对生物系统及其对关注因素（如毒素、病原体、电磁能和生物材料）的反应进行建模；使用模拟、新的统计模型和新的动物模型或动物模型替代品来辅助新的临床试验设计。

3. 分析大规模临床试验和临床前研究数据集

继续改进上市后数据的分析方法，包括对不良反应自发报告数据的挖掘和从可访问的大型医疗保健服务数据库中分析电子健康记录；继续并扩大以患者为中心的结果研究，方法是汇集输入进临床试验库和 Janus 数据库的关键药物类别转换成标准化格式的数据集；为 FDA 提供对各种大型患者数据库数据的访问，包括 FDA 的前哨计划。

4. 将 FDA 监管卷宗中的知识整合到数据库

整合 FDA 审评卷宗中的各种类型数据，促进预测毒理学模型的开发和模型验证。

5. 开发新的数据源和创新的分析方法与途径

领导开发国家和国际注册监管机构的科学基础设施，推进医疗产品全生命周期的监管科学和监测，例如国际骨科矫形注册管理机构（ICOR）；通过医疗器械流行病学网络（MDEpiNet）计划，推进开发创新方法，例如在器械全生命周期中的证据生成、整合和评价。

> 拓展阅读
>
> ## PACES 计划
>
> FDA 开展的具有巨大潜力的项目，通过从 FDA 产品申请审评卷宗中释放数据，整合和分析这些数据，FDA 能够为行业提供新的信息，若应用于未来的产品研发，有可能节省数十亿美元的研发成本。其中一个项目是 FDA 资助的应用比较有效性科学研究合作项目 PACES。PACES 有助于试点项目开展高级分析，以监测临床趋势，从而确定哪些干预措施在哪些特定条件下对哪些患者最有效，消除开展许多重复试验的监管难题，为特定患者找到适合的治疗方法。

（六）改进突发公共事件应对的产品评价

医疗对策（MCM）是指在应对涉及化学、生物、放射性或核（CBRN）威胁作用物或自然发生的传染病暴发的公众健康紧急情况下的药品、生物制品（包括疫苗）、医疗器械（包括诊断试剂和个人防护设备）以及其他设备和用品。快速有效应对突发公共卫生事件所需的 MCM 尚未充分开发，此外，对新的或正在出现的威胁做出快速响应开发新的 MCM 的能力有限，在突发公共卫生事件应对中提高已有的 MCM 生产能力也十分有限。

2010 年 8 月发布的对美国开发、批准和储备 MCM 流程和基础设施的广泛审查行动计划，确定了 FDA 是美国公共卫生应急医疗对策计划（Public Health Emergency Medical Countermeasures Enterprise，PHEMCE）的最关键组成部分之一。FDA 深知成功研发 MCM

产品所需的步骤，利用 FDA 的知识和专业技能将有助于在现有最先进的科学基础上建立监管路径，加快 MCM 研发，并实现应用新技术对 MCM 的快速开发和灵活的、可快速扩大生产的承诺。

为了实现上述目标，2010 年，FDA 启动了医疗对策计划（MCMi），该计划由三大支柱部分组成，旨在建立监管路径并加快 MCM 审评：①加强 MCMs 的监管审评流程；②推进 MCM 开发和评价的监管科学；③使法律、监管和政策框架现代化，以有效应对公众健康问题。其中第二个支柱，推进监管科学，对于实现美国多年投入开发 MCM 的承诺至关重要，因为许多 MCM 的开发受到了缺乏评价安全性或有效性所需的关键科学信息、动物模型或方法的阻碍。特别是当人体有效性研究不符合伦理或不可行时，通常需要使用动物模型研究，提供支持审评、许可或紧急授权 MCM 所需的有效性数据。或者，在没有新收集的人体样本可用于诊断分析 MCM 的开发和验证情况下，可以使用良好表征的留存样本，在某些情况下甚至利用人工或模拟样本来评价分析结果。为了促进针对 CBRN 威胁或新出现的传染病引发的疾病或症状开发安全有效的 MCM，FDA 将与联邦政府的 PHEMCE 合作伙伴以及学术和行业界密切合作，将其科学议程集中在四个首要领域：开发、表征和认定 MCM 开发的动物模型；更新评价 MCM 产品安全性、有效性和质量的工具；开发和认定疾病或症状的生物标志物；加强危机沟通。此外，FDA 将与临床机构、学术界、行业界和生物医学高级研究和开发局（Biomedical Advanced Research and Development Authority，BARDA）合作进行产品需求评价，以确定无须高级技能或专业知识就能高效率提供和应用，且具有最广泛应用潜力的产品。

FDA 将密切配合 PHEMCE 确定的优先事项，通过内部研究和与外部（如学术界、美国政府机构、非政府组织和行业界）合作，促进开发安全有效的 MCM，以满足以下需求。

1. 开发、表征和认定用于 MCM 开发的动物模型

开发和评估动物模型，以证明动物模型对 MCM 的应答对人类具有预测性，包括从动物向人类外推药代动力学/药效学（PK／PD）数据的能力，以确定人用的适当剂量；开发非临床有效性模型数据库，支持生物标志物和临床终点的开发，并为某些动物模型的可行性决策提供信息，以支持 MCM 的审评或许可。

2. 更新评估 MCM 产品安全性、有效性和质量的工具

与 HHS 和国防部（DOD）合作，支持和促进先进生产方法和基础设施的开发，包括快速、可扩展的平台方法；识别和评估提高个人防护设备可及性和多次使用的方法；继续制定电子数据标准和报告表，以便快速评价部署的 MCM 的安全性和有效性；开发与相关威胁因素有关的参考指南，以促进预防性疫苗、治疗、检测和诊断方法的开发；开发和评价高通量、灵敏、特异、经济高效的方法来检测威胁因素，诊断疾病或症状，并进行广泛的病原体检测。

3. 开发和认定表征疾病或症状的生物标志物

提高对由 CBRN 威胁作用物引起的人类疾病或病症的自然史的认知；识别和开发生

物标志物，增强对 MCM 作用机制的理解，并提供测量 MCM 产品有效性的工具；确定相关非临床模型中的发病机制，并评估对人类症状的预测价值。

4. 加强紧急沟通

评价过去的风险沟通和紧急沟通，以确定和提高公共卫生紧急情况下沟通的有效性；提高 FDA 关于其监管产品的沟通质量和健康素养水平；增强 FDA 的能力，并制定新的策略，在紧急情况下收集、监控和跟踪与使用药品、生物制品和医疗器械 MCM 相关的不良事件实时数据。

🔗 **拓展阅读**

MCM 疫苗研发

流行性感冒（流感）病毒每年累积性的遗传变化使每年的流感疫苗略有不同。为研发保护性疫苗，疫苗菌株需要与预期的循环流行菌株相匹配。生产商需要准确检测疫苗中每种菌株成分的效力，建立检测试剂生产标准，包括菌株特异性抗血清标准。传统方法是从流感疫苗株中纯化血凝素（HA）蛋白，用纯化的蛋白免疫羊，然后使用抗血清分析方法检测疫苗。HA 纯化耗时且通常不成功，如果没有抗血清，HA 纯化可能限制疫苗株最终批次放行检测。CBER 科学家发现，可以使用重组 DNA 技术来制备 HA 蛋白，而不必在蛋基或细胞培养物中培养病毒。重组 DNA 技术制备 HA 蛋白是制备大流行的流感病毒株特异性抗体，确保疫苗效力替代性更快速的方法。用重组 HA 免疫羊产生的抗血清显示出与病毒纯化的 HA 获得的抗血清相同的敏感性和特异性。这种方法有可能帮助更快地提供流感疫苗，特别是针对大流行的流感疫苗。

（七）加强社会和行为科学，提高沟通能力

FDA 保护公众免受伤害和促进公众健康的方法之一是确保公众容易地获得健康信息。这是通过为产品信息和质量设定并实施高标准来实现的，确保标签准确，产品广告清晰、真实而不具有误导性。FDA 还寻求提供关于如何使用产品来促进健康或减少伤害的明确信息，以便消费者和医疗卫生专业人员能够做出明智决策。FDA 还发布新的或正在出现的风险情况，以便公众掌握市场上产品的最新风险信息。

为了提高向公众提供的信息的效用，FDA 需要一种基于科学的方法来制定的有效沟通策略，包括开发信息、监测公众理解信息的方式、确保向相关人群提供最佳信息，以及评价信息对公众理解、态度和行为的影响。

为了促进将基于科学的监管决策和信息转化为公众健康获益，FDA 必须加强理解和接触不同受众领域的社会和行为科学，确保受众理解，并评价沟通在改变与使用监管产品相关行为方面的有效性。FDA 科学家正在内部或以合作方式解决以下需求。

1. 了解受众人群

提高对与个人相关的众多因素（如年龄、性别、种族、文化程度、动机、技能）以

及产品上或产品附加提供的信息（如措辞、位置、要求必须提交的和主动提交的）如何影响决策者对产品、标签和 FDA 提供信息的理解。

2. 接触受众

提高对信息渠道的理解，并确定向专业背景不同的目标受众传递信息的最有效方法；扩大对网络媒体推广和宣传 FDA 监管产品的方式的理解。

3. 确保受众理解

加强对信息格式和内容影响消费者和卫生专业人员对受监管产品的态度的理解；评价产品报销影响消费者对 FDA 监管产品相关风险的看法；改进向消费者和专业人士传达关于产品风险获益的复杂科学和定量信息（例如定量风险信息、临床试验结果、毒理学数据）的方法；了解消费者接触非目标信息（如促销优惠、电视广告中的干扰信息）对产品信息理解的影响。

4. 评价关于监管产品沟通的有效性

制定沟通评价方法来识别和跟踪公众对产品相关信息的理解、看法和态度；描述格式和内容对产品使用或误用相关行为的影响，包括处方习惯；制定快速评价公众对召回和其他时间敏感的 FDA 信息的理解和态度的方法，以便适时调整信息内容以及发布渠道；识别 FDA 监管的直接面向消费者的 OTC 广告对与产品使用相关的不良事件报告的影响。

（八）加强全球产品安全网络

随着 FDA 应对全球供应链、国际贸易以及境外来源的食品、饲料和医疗产品的挑战，FDA 依靠全球的支持和承诺来确保食品和药品的安全。

美国大约 50% 的新鲜水果、20% 的新鲜蔬菜以及 80% 的海鲜均来自国外。80% 以上用于制药的 API 需要进口。为了确保产品安全，FDA 的重点不再仅仅是国内产品，而必须是全球性产品[①]。

FDA 已经开始努力支持和配合全球的监管系统。例如，执行 GCP 检查和境外培训项目，以及与世界银行全球食品安全基金的合作，该基金是一个公共和私人组织的伙伴关系，旨在提高世界各地的食品安全能力。

确保进口食品和药品的安全需要各国共同努力，包括政府、行业界、学术界和其他利益相关方。

FDA 提供资助项目，通过培训，加强发展中国家安全性监测系统的工具以及利用信息学的能力，确保 FDA 监管产品的安全，支持建立监管能力的工作：开发社交媒体，以应对公众健康风险和新变化；在中低收入国家创建全球监管课程；开发解决全球供应链中 FDA 监管食品和药品产品及成分故意掺假的系统方法；与 USP 合作建立美国药典光谱库；参与质量论坛；基于社区开发用于验证数据和计算并鼓励互操作性的高通量测序

---

① FDA. Priority Area 9：Strengthening the Global Product Safety Net［EB/OL］.（2018 - 03 - 29）［2019 - 05 - 28］. https：//www. fda. gov/Science Research/Special Topics/Regulatory Science/ucm452830. htm.

HTS 标准。

FDA 将通过管理 FDA 内部的科学计划以及行业、学术界和政府中合作伙伴的参与，应用现有资源来实施监管科学战略计划。FDA 的监管科学战略计划旨在使 FDA 能够满足当今的公众健康需求，并为未来的挑战和机遇做好充分准备，利用可转化为产品的科学革命，保护和促进美国公众的安全与健康。

三、FDA 2014～2018 年战略计划

（一）FDA 的使命与战略

FDA 通过确保人用药品、兽药、生物制品、医疗器械、食品、化妆品、放射性制品的安全、有效，履行保护和促进公众健康的使命。FDA 通过鼓励创新，使药品、食品更加安全、有效、可及，为大众提供准确的、科学的信息，使公众选择更利于健康的药品和食品。为实现上述目标，FDA 制定了 2014～2018 年的战略重点（strategic priorities）和战略计划（图 5 - 7），统领 FDA 及各大中心和办公室的工作。

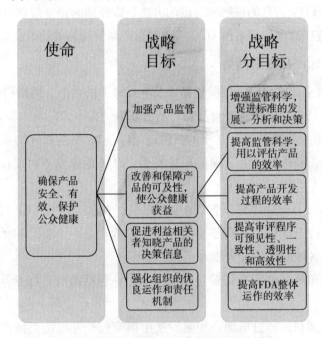

图 5 - 7　FDA 2014～2018 年战略重点和计划

（二）2014～2018 年 FDA 的战略重点领域

FDA 发展的核心理念作为战略重点领域，指导 FDA 战略计划的实施和战略目标的实现，包括监管科学、全球化、安全与质量、智慧监管和管理工作（图 5 - 8）。这五项战略重点是独立的，但相互关联不可分割。监管科学是 FDA 所有工作的核心重点，其他四个

重点与之交叉，共同助力 FDA 实现效益最大化①。

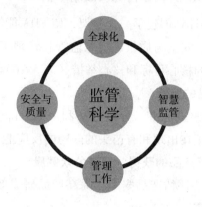

图 5 - 8 FDA 2014 ~ 2018 年的 5 个战略重点领域

"监管科学"的推进和创新是 FDA 保护和提升公众健康核心任务的基础。

"全球化"要求 FDA 运用全球化的思维思考和开展全球监管工作。FDA 认为实现保护美国公众的目标日益取决于 FDA 在美国之外的监管能力。FDA 必须与国外的监管部门、行业、地区或国际组织一道，鼓励并促进以科学为基础的标准的实施，保证产品的安全性和有效性。

"智慧监管（smart regulation）"指 FDA 通过智慧、合理和以科学为基础的监管，构建最合理的监管制度框架，同时降低不必要的监管负担，在鼓励创新的同时实现保护公众健康的目标。智慧监管要求 FDA 保持动态化，与时俱进，发现和利用最优的科学技术，从而引导有价值的创新的实现，促进行业的公平竞争，减少产品的召回，巩固消费者的信心，维持 FDA 在全球的创新领导地位。

"安全和质量"包括制造产品的标准；将产品提供给消费者的供应链的完整性和保护公众的方法，包括特定类别产品和产品安全的报告系统，以及实验室样品分析方法。

"管理工作"强调 FDA 要利用有限的预算和资源去执行各项计划。随着一系列法案赋予 FDA 新的监管职责和权力，FDA 会继续优先招聘、雇佣和培养高质量的人力资源，改善职员招聘、薪酬、培训、评估和聘用系统和流程。

FDA 将通过分层规划的框架实施这些战略重点。FDA 的高层将这些战略重点纳入年度预算编制和流程规划中。FDA 各大中心和办公室按照项目制订明确的计划和关键指标，并持续监控，以反映项目实现战略目标的进程。项目进展情况与战略长期目标与战略相结合，通过年度绩效、雇员绩效计划以及项目绩效评价指标（如采用国会预算办公室的年度绩效指标、各类产品付费法案的绩效措施以及 FDA - TRACK 措施）进行监测；项目执行情况将通过 FDA - TRACK 行动由高层领导定期审查，每季度审查一次。

① FDA. FDA Strategic Priorities：2014 ~ 2018 ［EB/OL］. (2014 - 09 - 30)［2019 - 10 - 14］. http：//www. fda. gov/About FDA/Reports Manuals Forms/Reports/ucm227527. htm.

（三）2014～2018 年 FDA 的核心目标及战略举措

2014～2018 年 FDA 战略计划创建了一个框架，使 FDA 能够整合并实现五个战略优先事项——监管科学、全球化、安全与质量、智慧监管和管理工作，明确设定了 FDA 努力实现的目标，涉及四大方面的核心目标和核心举措（表 5-6）。

1. 加强对 FDA 监管产品的监管

增加监管科学的应用，改进标准、分析方法和决策；降低制造、生产和分销风险；强化问题发现能力；改进对正在出现和有苗头的问题的反应能力。

2. 改善和保障 FDA 监管产品的获得，促进公众健康

提高监管科学能力，有效评估产品安全；提高产品研发效率；提高产品审评的可预测性、一致性、透明度和效率。

3. 促进对 FDA 监管产品的使用知情决策

加强社会和行为科学帮助消费者做出知情决策；改善向公众提供的安全信息和健康信息。

4. 加强组织的卓越性和责任机制

招募、培养、留任和战略性地管理世界一流的监管人才队伍；提高 FDA 整体运行效率；加强投资基础设施以提高生产力和能力。

表 5-6　FDA 2014～2018 战略重点和计划

FDA 使命	战略目标（goals）	战略分目标（objectives）	战略措施（strategies）
确保药品安全有效，保护公众健康	1. 加强对 FDA 监管产品的监管	1.1 增强监管科学的使用，以促进标准的发展、分析和决策	①评估并提升预防控制标准的有效性 ②促进安全性预测模型的开发 ③评估并鼓励新技术的开发，使检测快速、敏感、专属且高通量 ④开发并评估提高安全性和毒性的信号检测、标准和验证的方法 ⑤开发为加速检测、调查和停止食源性污染物的方法 ⑥为整合上市前后审批和合规监管职能制定全面的监管步骤
		1.2 降低制造、生产和分销上的监管风险	鼓励新药申请采用质量源于设计（QbD）方法，即基于风险的药品研发和质量策略
		1.3 加强对产品问题的监测与监管	①通过 FDA 前哨主动监测系统评估医疗产品安全性问题 ②改进不良事件监测系统
		1.4 提高识别产品紧急问题时的应对能力	①行政扣留掺假或是标识错误的食品 ②强化恐怖主义、流感和新传染病应急准备
	2. 改善和保障 FDA 监管产品的获得，促进公众健康	2.1 提高应用监管科学评估产品的效率，解决未满足的医疗和公众健康需求，保护患者和消费者	①加强与科研机构、行业和其他监管机构合作、培训与信息共享 ②推动药品研发工具的开发，促进改善生命质量和挽救生命的药品研发，降低研发复杂性和开发成本 ③加强基础设施建设，提供高质量、最先进的科学研究 ④推动生物信息学基础设施现代化，在系统生物学、食品安全、基因组学、药物基因组学、预测毒理学、神经系统功能和生物医学影像领域应用最新数据

FDA 使命	战略目标 （goals）	战略分目标 （objectives）	战略措施 （strategies）
确保药品安全有效，保护公众健康	2. 改善和保障 FDA 监管产品的获得，促进公众健康	2.2 提高产品研发过程的效率	①促进药物研发和试验中使用的新型评价方法、工具和模型（如动物模型、生理模型、计算机模拟工具）的开发 ②促进罕见病药品研发 ③促进 FDA 和发起人在产品开发过程中沟通 ④促进先进技术、方法和相关科学发现（如新发现的生物标志物、适应性临床试验设计和基因组学）的应用 ⑤促进个体化疗法研究 ⑥促进新的抗菌药研发
		2.3 提高审评程序的可预见性、一致性、透明性和高效性	①采用电子格式提交申请，提高审评效率 ②实施电子化审评程序，提高审评效率 ③提交申请数据标准化和完整性，提高审评效率 ④考虑健康差异和健康产出的监管决策 ⑤加强与行业和公众在上市前的审批程序和申请提交的状态的沟通
	3. 促进对 FDA 监管产品的使用知情决策	3.1 加强社会科学和行为科学运用，帮助患者、消费者和专业人员对产品做出知情决策	①在形成性研究基础上实施更广泛的沟通计划 ②将定量和定性的社会科学研究与社交媒体分析数据、药学和流行病学数据结合，探索和检测跨学科方法，评估信息沟通的效果 ③分析有关监管产品健康和安全信息的经济影响和行为影响 ④促进对患者和专业人员风险获益态度的认知理解，包括个体特征和医疗条件差异对风险承受能力的影响 ⑤加强专业人员对各类产品的理解，例如生物类似药 ⑥支持和鼓励消费者日常饮食习惯改变的健康获益研究
		3.2 增加患者和供应商获得产品风险获益信息的渠道	①加强 FDA 对已批准产品的风险获益评估的沟通 ②促进患者获得处方药风险获益信息 ③通过社交媒体、电子邮件和网站等途径向利益相关者宣传风险沟通警示性信息和安全信息 ④通过消费者有效沟通和新闻媒体宣传，确保公众和利益相关者意识到医疗产品质量和真实性问题 ⑤通过利益相关者、国际会议等宣传 FDA 产品信息 ⑥促进 REMS 的标准化，促进与医疗系统整合 ⑦拓展医生至患者的沟通工具
		3.3 提高向公众提供的产品安全和健康信息的质量	①促进消费者获得和使用准确的营养学信息 ②长期开展向公众宣传烟草产品危害的教育活动 ③扩大社交媒体、FDA 网站和 FDA 消费者更新（FDA's Consumer Updates）网页的使用，促进安全和健康信息沟通 ④提供准确和有价值的信息，消费者可以选择更加健康的饮食，降低慢性疾病和肥胖发生 ⑤确保患者和医疗专业人员知晓医疗产品的风险和安全使用要素 ⑥对于疾病暴发和污染事件进行有效的风险沟通 ⑦为英语水平有限的消费者提供安全和健康信息
	4. 加强组织的卓越性和责任机制	4.1 招募、培养、保留和管理高水平的职员	①雇佣和留任有资历的科学家、医生、分析学家、法律和管理人才 ②在机构内部通过接班人计划和管理层培养计划，与科学发展保持同步 ③发展跨学科的监管科学培训机制，解决创新产品的监管差距和挑战 ④培育参与、合作、卓越文化，促进平等、公正、理解和多元化 ⑤为职员提供继续学习、职业发展和平衡工作生活的机会

FDA 使命	战略目标 （goals）	战略分目标 （objectives）	战略措施 （strategies）
确保药品安全有效，保护公众健康	4. 加强组织的卓越性和责任机制	4.2 提高 FDA 整体运行的效率	①提高科学领导力，工作能力和合作关系促进公众健康决策 ②提高管理和项目的效率，使 FDA 项目资源利用最大化 ③利用改进的财务模型提高管理服务成本和支出的透明度 ④持续改进高质量的审评部门和其他部门工作程序的方法 ⑤开发和应用资源计划模型，将绩效目标和公众健康产出相结合 ⑥建立一套加强基于风险的决策程序和管理框架 ⑦提供加强合作的 IT 工具 ⑧实施严格的合规性检查，内部控制和风险管理措施，包括伦理标准、避免职员利益冲突 ⑨实施现代化管理系统
		4.3 投资基础设施，提高 FDA 效率和能力	①提供基础设施，如现代化的实验室，满足 FDA 科学使命和不断增加的工作量 ②实施 IT 系统现代化计划，提供最先进的信息整合和共享系统 ③开发和改进 FDA 内外部数据和信息共享方法 ④提高环境和能源的利用，促进可持续发展 ⑤致力于高效和节约成本，提高工作的经济性 ⑥为 FDA 职员提供安全和健康的工作环境 ⑦确保关键业务和敏感信息的安全

四、CDER 的监管科学研究计划

除 FDA 总体的监管科学计划以外，CDER 还在中心层面提出监管科学研究计划，CDER 的监管科学活动旨在加速新药研发，同时确保新药安全有效。为了实现这一目标，CDER 领导了多方面的工作，吸引了来自各个学科的科学家共同实现三个目标[①]：①建立新的工具和分析方法来支持和加速新药审评；②开发新的工艺和技术，帮助确保药品生产达到最高质量标准；③建立信息系统和计算工具，帮助预测和迅速识别上市药品的安全性和有效性问题。

（一）CDER 的监管科学研究目标

运用科学知识指导 CDER 药品审评决策过程。FDA 的科学家通过实验室、临床和统计研究，主动解决药物研发和医疗保健服务技术进步之间的知识差距，以及药品上市后监测过程中出现的安全问题。CDER 监管科学研究正在开展的行动如下[②]。

1. 简化和改进药物毒性预测程序

CDER 有多种程序，旨在更快、更可靠地预测药物毒性。例如，CDER 科学家和统计学家开发了定量结构 – 活性和关系（QSAR）模型，帮助研发人员在成本高昂的动物实验之前

---

① FDA. Regulatory Science at CDER［EB/OL］. (2017 – 11 – 20)［2019 – 11 – 18］. https：//www. fda. gov/drugs/science research/ucm559797. htm.

② FDA. CDER's Regulatory Science Research Goals［EB/OL］. (2017 – 09 – 22)［2019 – 11 – 18］. https：//www. fda. gov/Drugs/Science Research/ucm573368. htm.

预测新分子的安全特性。CDER 在预测药物在临床试验中心脏毒性方面也取得了显著进展。

2. 缩短确定新药相对于现有疗法获益所需的时间

许多药物临床终点的黄金标准是患者的总生存率，但是完成该终点的研究可能需要数年时间。CDER 科学家正在评估与患者生存相关的替代终点。例如，已经对两种可能的替代终点——病理完全应答（乳腺癌）和客观应答率（肺癌）进行了重点研究，以确定替代终点与存活终点的关联程度。

3. 更准确地识别哪些患者将从药品中获益

CDER 科学家正在进行研究，帮助识别哪些病毒性肝炎和某些类型的囊性纤维化患者会从新药中获益，并帮助这些药物获得批准。

4. 提高产品质量，减少来自药品短缺的威胁

由于人为差错造成的生产中断是药品短缺的主要原因。CDER 资助的连续生产研究有助于使药物生产更快、更安全。

5. 开发新的工具和能力，快速应对公众健康威胁

抗生素耐药性导致许多普通抗生素无效，对公众健康构成新的威胁。为帮助解决该问题，CDER 统计学家帮助开发了一种新的临床试验设计，根据抗生素风险的持续时间调整预期治疗结果排序（desirability of outcome ranking with response adjusted for duration of antibiotic risk，DOOR / RADAR），以分析优化抗生素治疗方案。

6. 使研发人员更容易使用和获取电子数据，增进科学知识积累、减少重复劳动

CDER 科学家正在开发易于检索的数据库，为从事新项目的科学家提供已经积累的数据。例如，建立新的数据库将已有数据与化学结构联系起来，更易于在 FDA 审评卷宗中找到毒性数据，使检索更高效、精确。

7. 改进对上市药品的监测，以保护公众健康

CDER 创建前哨系统，用于主动监测大型医疗保险数据库。前哨系统将极大地扩展 FDA 识别风险和制定风险管理策略的能力，以降低药品相关危害。

8. 开发新的方法支持仿制药审评决策

为了加快做出仿制药审评决定，CDER 正在开发新的工具和方法，例如开放式微灌流法分析皮肤用药，如阿昔洛韦皮肤用药。

（二）CDER 的监管科学项目领域

CDER 多样化的研究项目涉及影响药品安全和生产质量的各个关键领域。CDER 监管科学项目领域①如下。

1. 应用监管科学

应用监管科学将新科学引入 CDER 的审评过程。CDER 科学家寻求开发实验室数据、

---

① FDA. CDER's Regulatory Science Program Areas［EB/OL］.（2017 - 09 - 27）　［2019 - 11 - 18］. https：// www. fda. gov/Drugs/Science Research/ucm573372. htm.

基于数据的工具、最佳规范和方法，解决 CDER 审评人员在药物研发和审评过程中遇到的即时的、新出现的监管科学问题。

2. 生物标志物

CDER 科学家帮助识别、开发、检测和评估新的生物标志物，帮助预测毒性和长期临床结果，并帮助医疗保健服务提供者针对个体患者制定疗法。生物标志物有助于确保药物研发的安全性和有效性，并简化研发过程。

3. 临床药理学

CDER 科学家通过观察人体对药物的作用和药物对人体的作用来研究体内药物作用机制，确定患者安全有效的剂量，识别药物反应的个体差异。例如，药物基因组学的研究正在帮助 CDER 科学家为个体患者确定最佳治疗方案。

4. 临床试验方法

CDER 科学家正在帮助加速药物研发，使临床试验更有意义、更有效率。例如，CDER 正致力于改进心脏毒性临床试验。

5. 药品安全性监测

CDER 科学家在新药上市前进行安全性审评，并监测上市后药品是否存在非预期的健康风险。例如，CDER 跟踪和监测药物引起的肝毒性，随着人口老龄化以及更多的人使用药品，肝毒性越来越受到关注。

6. 仿制药和生物等效性

CDER 的仿制药监管科学项目通过开发新的方法来审评仿制药的物理特性和药理特性，确保公众可以获得高质量仿制药。

7. 生产创新

CDER 支持药品生产现代化研究，以便高效地生产安全、高质量的药品。研究领域包括连续生产、监测和生产控制的分析技术，以及快速检测工艺或产品质量变化的新的统计方法。

8. 处方药广告和风险沟通

CDER 处方药推广办公室研究如何向消费者和医疗保健服务专业人员传达处方药的风险和获益信息。

9. 产品质量评估

CDER 以多种方式制定药品质量标准，包括鼓励生产创新和寻求确保药品质量的新方法。

10. 放射性药物研究委员会（RDRC）项目

CDER 的 RDRC 项目允许在某些条件下无须 IND 申请即可使用放射性药物进行基础研究[1]。

---

[1]　RDRC 项目始于 1975 年 7 月 25 日，21 CFR 361.1 的 RDRC 项目允许在无 IND 申请的情况下对人类受试者使用放射性药物进行基础研究，其他情况下仍需提交 IND 申请。

（三）CDER 执行的监管科学研究项目

CDER 有一系列举措来简化药物研发过程，并确保新的和现有的药物安全有效[①]。

1. 21 世纪审评行动（The 21st Century Review Initiative）

21 世纪审评行动是 CDER 在进行涉及多个办公室的药品审评时遵循的一套绩效标准。这套标准涉及会议安排和时间表，以便在审评早期发现问题及时与申请人沟通。21 世纪审评行动的目标是使药品审评过程更加有组织、整体化，并确保所有决策者都能共享必要的信息。审评小组成员负责在药品审评过程中分别及时提出和解决不同的问题并共享信息。

2. 关键路径计划

关键路径计划是促进 FDA 监管产品的研发、审评和生产过程现代化的核心行动。2013 年，FDA 推出了关键路径创新会议，为 FDA 工作人员和外部研究人员创造了沟通机会，就新出现的治疗领域和药物研发新方法进行非正式科学对话。

3. 药物开发工具（DDT）资格认定计划

药物开发工具资格认定允许 CDER 指导申请人开发或改进 DDT，以用于特定应用场景。DDT 一旦获得资格认定，申请人就可以在符合应用场景条件的研发过程中使用 DDT，而无须 CDER 重新审查和确认工具适用性。

4. 前哨计划

前哨计划弥补了 FDA 不良事件报告系统的不足，支持 CDER 的上市后监测计划。借助前哨系统，FDA 能够快速、安全地访问电子医疗保险数据库，提高 FDA 评估健康数据、进行研究和采取风险管理措施，以及保护公众健康的能力。

五、CBER 2012～2016 年监管科学战略

（一）CBER 监管科学战略的背景

FDA 的 CBER 在引领 21 世纪美国乃至全球护理标准的生物创新疗法研发方面发挥着主导作用。这些新兴的治疗方法包括各种各样的生物制品，如基因替代和组织再生产品。此外，CBER 还应用新策略和方法开发新型疫苗，在维持血液和血液制品的安全和充足供应方面发挥着重要作用。

为了应对监管挑战，CBER 于 2012 年 5 月发布监管科学和研究计划[②]，提供建立促进新生物制品的开发及安全性和有效性评估的政策环境。生物制品具有复杂特性，在结构

---

① FDA. CDER's Regulatory Science Initiatives［EB/OL］.（2017 – 09 – 22）［2019 – 11 – 30］. https：//www. fda. gov/Drugs/Science Research/ucm573376. htm.

② Center for Biologics Evaluation and Research. STRATEGIC PLAN FOR REGULATORY SCIENCE AND RESEARCH, 2012 – 2016［EB/OL］.（2012 – 05 – 20）［2019 – 11 – 12］. https：//www. fda. gov/news – events/press – announcements/statement – fda – commissioner – robert – califf – md – announcing – fda – oncology – center – excellence – launch.

和功能上极其复杂多样，易受污染，生产质控也很复杂，并且可能存在长期或永久性不良反应的风险。CBER 的监管科学和研究计划支持 CBER 审评人员站在推动生物制品研发和评价的基础研究和新兴技术的最前沿进行监管决策。

CBER 监管科学和研究战略计划的制订基于 CBER 的职责和战略计划、FDA 的监管科学战略计划和正在开展的 FDA 研究计划。战略计划涵盖 CBER 应对生物制品监管挑战的监管环境，CBER 采用的研究人员 – 审评员（researcher – reviewer）模式以及 CBER 研究管理计划。这些信息将为理解 CBER 的研究战略目标、提供解释和背景。战略计划详细说明了 CBER 在未来几年将面临的监管挑战，所需开展的研究项目。该计划还描述了满足这些需求所需的技术和基础设施，以及将采取哪些步骤使资源得到有效利用。

CBER 研究人员 – 审评员模式是对生物制品研发和安全性有效性审评的支撑。CBER 研究人员处在生物医学创新和发现的最前沿，贡献了支持中心使命的关键知识和专业技能。CBER 中既有全职审评员，也有集研究和审评于一身的研究人员 – 审评员，研究人员 – 审评员是既承担监管责任又承担与职责相关研究的科学家，这使得 CBER 能有效利用有限的人力资源，解决监管的高优先级别的科学问题。

监管与研究相结合使 CBER 能够在以下方面发挥关键作用：识别和解决影响某些新产品类别研发的问题，表征和开发用于生物制品研发的临床前研究的复杂和新颖的预测模型，开发检测方法、标准物质（reference materials）或其他工具，以评估产品安全性和有效性；识别并实施有效的检测当前批准的产品的安全性和质量的新技术；识别新生物制品可能对制造商来说尚不明显的实际或潜在的安全性或有效性问题；在公开会议演讲分享新知识，同行评审的科学期刊上发表研究成果，促进产品开发。

CBER 通过研究副主任（Associate Directors for Research，ADR）协调其监管科学和研究工作，中心主任办公室和具有研究部门的各个办公室内均设有研究副主任。具有研究部门的办公室是疫苗研究和审评办公室、血液研究和审评办公室，细胞、组织和基因治疗办公室，生物统计和流行病学办公室以及合规和生物制品质量办公室。中心主任办公室的研究副主任制定中心层面的政策和程序，以确保 CBER 的监管科学和研究计划与其监管任务相一致。各办公室的研究副主任与中心主任办公室的研究副主任密切合作，识别需要制定政策或需要改进的领域，并实施这些政策和程序。

CBER 主任和研究副主任对支持监管科学的总体目标的研究活动进行管理，以确保研究与监管任务相关，符合预定的优先领域，代表高效、高质量的科学水平。研究管理策略由四个"支柱"支持：①战略计划和优先级设定；②资源的适当分配；③研究人员 – 审评员模式；④内部和外部评估，以确保研究质量、效率以及监管与公共健康的相关性。

各办公室利用各种资源指导其战略计划和优先事项的确定，包括考虑正在研发但尚未由发起人提交申请的特定产品，也称为前瞻性的水平扫描。典型的资源包括：监管卷宗回顾；全职审评员、研究人员 – 审评员和办公室负责人的建议；科学会议上的非正式信息收集；来自咨询委员会、实地考察和研讨会的外部建议信息。由各个办公室的研究副主任整合到特定的研究优先事项中，中心级别的广泛研究优先事项集中反映各办公室的优先事项。各办公室研究副主任还向中心研究副主任报告年度研究计划执行报告和主要科学成就的摘要。

（二）CBER 的战略计划优先领域

CBER 的战略计划有六项战略目标，涵盖四项核心和两项支持领域。这些目标如下。

1. 加强国家应对恐怖主义、流感大流行性和新发传染病威胁的准备

聚焦开发病原体快检的综合方法，加强对季节性疫苗和流感疫苗的准备，并促进医疗对策产品（MCM）许可证的颁发，以治疗或预防因生物恐怖袭击而引起的疾病。

2. 通过国际合作改善全球公共卫生，包括研究和信息共享

聚焦在与疫苗相关的项目、血液供应的传染源监测与筛查与国际合作伙伴和发展中国家合作，努力减少全球传染病的传播。

3. 提高保持科技先进性的能力，促进开发安全有效的生物制品

促进 CBER 科学家在必要时紧跟创新技术步伐，改进已批准产品和正在开发产品的检测方法，识别可以提高生物制品安全性、质量、效力或可用性的先进科学技术。CBER 必须保持和强化科学方面的专业知识、基础设施和内部流程，以便有效地监管研发中的癌症等慢性疾病和罕见病治疗的创新产品。该领域的主要工作是开发检测方法、临床前评估模型和生物标志物等关键工具。

4. 确保生物制品的安全

聚焦改进临床试验期间可能罕见的不良事件监测。在产品上市后，当暴露的人群明显增加时，对可能发生的不良事件进行监测，尽早识别特定不良事件的个人易感的风险因素。

5. 监管科学与研究推进

评估和实施新的方法，以提高产品研发和批放行分析方法的可靠性、敏感性和特异性。开发提高产品的安全性或质量的方法，包括开发检测生物产品无菌性的高灵敏度快检方法，提高复杂生物制品生产工艺的一致性和可靠性，或者评估重组蛋白特性，以提高生物类似药的一致性、安全性以及质量；评估纳米材料的安全性和有效性；支持新的生物测定和检测方法的开发和评估的统计学研究。

促进安全、有效的再生医学和治疗癌症等慢性病和罕见病等创新产品的开发。开发用于临床试验设计和分析的改进工具；开展多学科研究，提高对如何监管干细胞衍生产品和组织工程产品等细胞疗法的理解；对癌症和罕见病等非临床研究模型和方法进行研究。

促进癌症疗法的创新产品研发，包括细胞和基因疗法、肿瘤疫苗和免疫疗法。上述产品在Ⅲ期临床试验失败率很高，一些产品在上市后仍发生严重不良事件。CBER 和工业界需要新的检测方法和生物标志物，预测安全性和有效的临床性能，从而有助于避免因后期产品缺陷而造成的时间和金钱损失。

6. 管理卓越性和责任机制

通过改善实验室、科学计算能力和全套的科学能力，重点加强监管科学和研究优先事项。促进其他的人力资源能力提升。加强监管科学战略的评估，并定期评估研究计划与监管和公共健康的相关性、效率和质量。

建立支持高质量最先进科学研究的基础设施，即计算机密集型科学技术基础设施（计算机硬件和软件），包括分子建模（如用于疫苗安全性研究）、微阵列和基因组学（如用于促进细胞治疗、疫苗和血液制品的表征），蛋白组学和代谢组学（如用于促进疫苗特性和血液制品安全性），系统生物学（如用于促进细胞特性和提高组织安全性），大型数据库的上市后监测、仿真和蒙特卡罗模拟（如用于安全性决策分析支持），临床试验和贝叶斯分析（如用于已上市生物制品安全性改进）。

六、CDER 与 CBER 的数据标准战略

（一）数据标准战略背景

数据标准是 FDA 的监管科学战略中构建信息化基础设施的核心议题。2013 年 2 月 12 日 FDA 发布 CBER – CDER 数据标准战略初始 1.0 版本，每季度更新，到 2020 年 4 月 22 日已经更新至 4.0 版本①。FDA 提出数据标准战略的目的是加强对开发、实施和维护综合性数据标准计划的持续承诺，该计划将促进上市前和上市后监管审评程序，以便为患者提供安全、有效的医疗产品。FDA 的首席科学家办公室下属的数据标准咨询委员会作为数据标准战略实施的总负责机构（图 5 – 9），整合 CBER 数据标准项目委员会和 CDER 数据标准委员会及其他中心数据标准委员会，共同利用整合资源、人才和专业知识，最大化利益相关者协作、政策制定和项目实施，以开发和使用能够有效和高效审评上市前与上市后提交的安全性、有效性数据的数据标准。

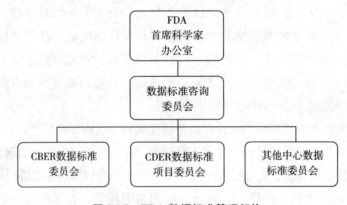

图 5 – 9 FDA 数据标准管理架构

---

① CDER and CBER. Data Standards Strategy FY2018 – FY2022 ［EB/OL］. （2018 – 01 – 20）［2019 – 05 – 21］. https：//www. fda. gov/media/110928/download.

（二）数据标准战略原则

FDA 的数据标准战略聚焦三个原则：①确保使用经认可的标准开发组织（standards development organizations，SDO）经自愿和共识程序制定的高质量的数据标准，以代替政府独立制定的标准；除非这些标准与法律不一致或不切实际；②与现有的健康信息技术（health information technology）行动、法律、法规和行政命令等保持一致，以降低监管负担；③在可行的情况下，通过采用或改编目前正在使用的其他标准，确保数据标准的有效性和广泛实用性①。

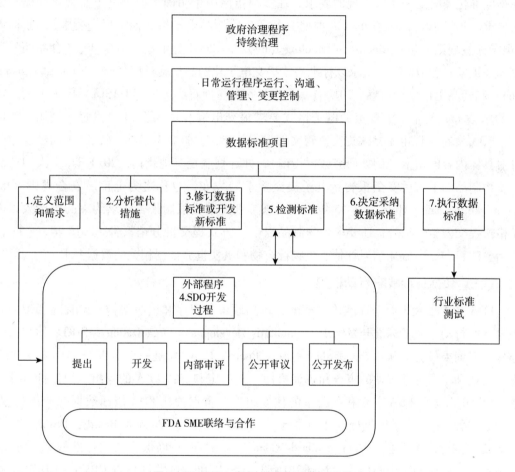

图 5 – 10　FDA 数据标准战略的组织模式

FDA 认识到，标准相关的利益相关者众多，包括行业、医疗保健服务专业人员、患者、SDO、技术提供商以及其他政府和非政府组织（NGO），各方在 FDA 努力实现其促进开放的、基于共识的数据标准应用目标中发挥着关键作用。FDA 的科学和医学职员与这些利益相关者一起，理解、参与和协作，共同构建数据标准，在某些情况下帮助实施数

---

① CDER and CBER. Data Standards Strategy FY2018 – FY2022［EB/OL］. （2018 – 01 – 20）［2019 – 05 – 21］. https：//www. fda. gov/media/110928/download.

据标准行动计划，开发新的数据标准，并更新现有的数据标准。FDA 的外部利益相关者包括但不限于其他监管机构；其他联邦机构；临床数据交换联盟（Clinical Data Interchange Consortium，CDISC）；关键路径研究所（C – Path）；HL7 卫生信息交换标准（Health Level 7）①；ICH；国际标准化组织（ISO）；TransCelerate 生物医药组织②（TransCelerate Biopharma，TCB）；WHO。

FDA 的目标是提高监管审评程序的可预测性、一致性、透明度和效率。审评程序中的许多改进取决于医疗产品的电子申请数据的提交和电子审评工具和系统的标准化实施。数据标准化战略是法律、法规的要求，在多项指南中也明确了促进电子监管数据标准化的要求。2003 年，FDA 发布《人类处方药和生物制品电子格式标签提交要求》，亦称为《电子标签规则》（the Electronic Labeling Rule），自 2004 起生效。2007 年，《食品药品管理局修正案》（FDAAA）要求以标准格式提交电子化药品设施登记（establishment registration）和药品上市申请信息。2012 年，《FDA 安全与创新法案》（FDASIA）要求申请人按照 FDA 发布最终指南中规定的电子格式要求提交申请，并给予 24 个月过渡期限。2014 年，FDA 发布《以电子格式提交监管文件》最终指南。自 2014 年以来，FDA 已经发布了针对具体内容的指南（例如研究数据指南），并计划制定其他指南。2014 年，《人用药品和生物制品的上市后安全报告：电子提交要求》发布，也称之为上市后安全规则（the Postmarketing Safety Rule），2015 年实施，该规则要求受强制报告要求约束的申请人以电子格式提交安全性报告，还要求生物制品以电子方式提交批分销报告。2016 年，《21 世纪治愈法》包括与临床结果评估、生物标志物和真实世界证据相关的数据要求。

（三）数据标准战略行动框架

FDA 建立了一个数据标准治理框架，包括政策、程序和组织架构，以管理和说明其数据标准行动，包括标准开发组织（Standards Development Organization，SDO）协作。数据标准咨询委员会（Data Standards Advisory Board，DSAB）是一个负责与 FDA 相关的数据、交换和术语标准行动的审查和咨询机构，并确定和支持 FDA 的跨组织数据标准化需求。DSAB 由每个 FDA 中心和办公室的代表组成，重点关注 FDA 层面数据标准优先权。在中心层面，CDER 的数据标准计划委员会（Data Standards Program Board，DSPB）和 CBER 的数据标准委员会（Data Standards Committee，DSC）确保在数据标准战略、开发、实施和政策方面的跨中心协作、沟通和协调。DSPB 和 DSS 共同负责 CBER – CDER 数据标准战略和相关行动计划，以及数据标准项目的持续规划、协调和进度跟踪。CBER – CDER 数据标准目标侧重在有助于改进医疗产品数据交换、审评和管理的关键领域（表

---

① HL7（Health Level 7）：成立于 1987 年，从 1994 年起是美国国家标准局（ANSI）授权的 SDO 之一，是从事医疗服务信息传输协议及标准研究和开发的非盈利组织。HL7 现有会员 2200 多，其中团体会员超过 1500 个，代表世界上主要国家和医疗方面 90% 的信息系统供应商。

② TransCelerate：一家国际生物医药研发领域的非营利性组织，创造了实用的解决方案，如模板、指南、模型框架和系统，以解决阻碍生物制药行业向患者提供急需药物的能力障碍和问题。解决方案采用合作开发方式，可由临床研究生态系统中的利益相关者自愿采用。

5-7）。CBER-CDER 数据标准战略在开发项目见表 5-8。

表 5-7 CBER-CDER 2018~2020 财年数据标准战略行动目标①

目标	阶段	内容
1	上市前	引入数据标准，支持对医疗产品更有效、更科学地批准前审评
	1.1	与利益相关者和 SDO 合作，开发、实施和维护标准与术语
	1.2	支持扩展医疗产品审评所需的分析数据标准
	1.3	根据需要引入数据标准，以支持生物标志物认定审查计划
	1.4	参与旨在协调医疗和临床研究数据标准的行动
2	上市后	利用数据标准改进上市后风险管理战略以及医疗产品的药物警戒和监测
	2.1	与外部利益相关者合作，识别并使用数据标准来传达关键性风险评估和减低策略（REMS）信息
	2.2	执行 ICH E2B（R3）标准，以电子方式传输个例安全性报告（ICSR），并与外部利益相关者沟通
3	质量	实施通用数据标准（common data standards），以提高上市医疗产品的质量和完整性
	3.1	参与制定和实施描述医疗产品制造和检测的数据标准，如稳定性、质量标准、制造组件和批次分析
	3.2	实施一套符合国际 ISO 编码标准唯一识别医疗产品标识码，并与利益相关者沟通
	3.3	改进申请提交要求，确保有利于电子接收、存储和使用的格式完整地获取重要设施位置和制造信息
4	创新	促进数据标准的开发和使用方面的创新
	4.1	评估和支持识别、标准化和实施支持监管研究和 Meta 分析的标准和术语的努力
	4.2	评估和支持实施监管数据提交新标准的努力［例如模型引导的药物开发项目（MIDD）、组学和临床结果评估］
	4.3	评估在临床数据审评中利用医疗数据标准，鼓励在临床研究中使用电子健康记录（EHR）支持临床试验
	4.4	评估以允许 FDA 接收、处理和分析数据为目的，以电子标准格式提交真实世界数据的可行性
5	沟通	确保与利益相关者就数据标准进行有效沟通和协作
	5.1	维护并定期更新 FDA 资源网页，其中包含提交资料中使用数据标准的最新要求和建议（例如研究数据技术一致性指南和 FDA 数据标准目录）
	5.2	维护当前数据标准行动计划 提供定期外部交流机会（例如网络研讨会），更新并向行业澄清支持性的、要求的数据标准
	5.3	每年召开一次公开会议，听取利益相关者对电子文件的意见
	5.4	为内部和外部利益相关者提供教育培训活动，以了解数据标准对监管审评行动、系统和工具的影响

---

① CDER and CBER. Data Standards Strategy FY2018-FY2022［EB/OL］.（2018-01-20）［2019-05-21］. https://www.fda.gov/media/110928/download.

续表

目标	阶段	内容
6	信息管理	通过数据标准提高信息流的管理和可用性
	6.1	建立一致的内部标准和规范，以支持业务流程和监管审查
	6.2	促进从内部和外部来源获取高质量、标准化的数据，以做出监管决策

表 5-8　CBER-CDER 数据标准战略在开发项目①

	目标 1				目标 2		目标 3			目标 4			
	1.1	1.2	1.3	1.4	2.1	2.2	3.1	3.2	3.3	4.1	4.2	4.3	4.4
评价和测试 CBER 的非临床数据交换标准	×												
研究数据标准测试	×												
eCTD 4.0 项目	×												
EHRs 来源数据获取：标准化临床研究数据					×							×	
ICH E2B IND 报告	×												
临床结果评价	×	×									×		
整合 REMS 信息进入结构化产品标签（SPL）						×							
拨款项目：使用 HL7 快速医疗互操作资源（FHIR）对 21 CFR11 部分合规性的支持研究	×												
药品质量/CMC 数据标准化							×						
医疗产品身份识别计划（IDMP）项目						×		×					
上市后变更规则制定与数据标准									×				
通用数据模型（common data model）协调计划：Ⅱ阶段													×
评估向 FDA 提交申请中 RWD 适用性的数据标准													×

注：×代表在研阶段。目标与表 5-7 中目标相对应。

七、制定监管科学战略的范式

（一）监管科学战略的底层思维逻辑

无论是 FDA 层面的监管科学战略，还是各审评中心层面的监管科学战略，其制定过程均可以归纳为使命与目标设定、差距识别、重点领域识别、战略发布四个步骤（图 5-11）。

目标设定是基于 FDA 的固有使命、新颁布的法律法规授权 FDA 的新职责进行清晰的、反复的目标陈述，保护和促进公众健康是 FDA 最高使命目标，而促进未满足的治疗需求产品加速上市，保证监管产品的安全有效和质量，使患者最终获益是具象化战略的

---

① CDER and CBER. Data Standards Strategy FY2018 - FY2022 [EB/OL]. (2018 - 01 - 20) [2019 - 05 - 21]. https://www.fda.gov/media/110928/download.

终极目标。

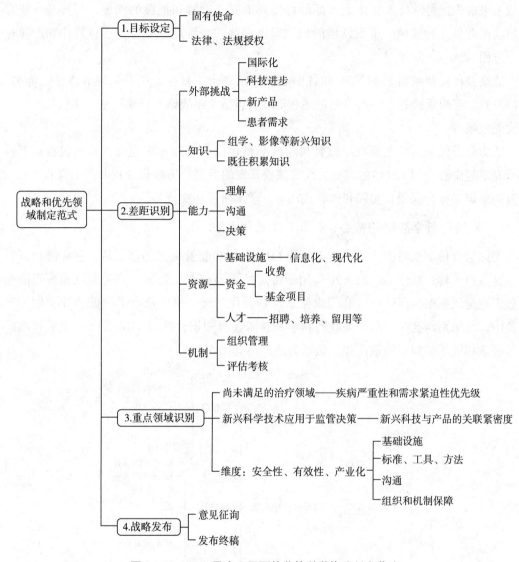

图 5-11　FDA 及中心层面的监管科学战略制定范式

差距识别是通过内部分析、外部评估和建议程序，使 FDA 或各中心认识到在履行职责与新兴科学技术应用于监管决策之间，还存在哪些知识差距（knowledge gap），面临哪些挑战。差距识别是从自身掌握的知识、具备的能力、缺少的资源、缺失的机制等方面进行的分析，差距对标的目标是保证监管产品的安全性、有效性和质量所必需的知识、能力、资源和机制。而挑战则是从国际化、科技进步、产业发展、产品更新换代、患者需求角度去识别导致差距的原因，从宏观和微观层面为差距的识别和问题的根源提供分析进路。

重点领域识别或者称为优先领域识别是根据长期或短期发展目标，在挑战中抓关键，在差距中找核心，不能"眉毛胡子一把抓"，而是要重点突破，聚焦制约性瓶颈环节。重点和优先领域就是那些阻碍尚未满足治疗需求的领域产品研发上市的领域，是 FDA 对当前或未来最先进科学技术转化成产品的特性尚不完全理解和把握的领域，甚至是可能存在风险或者争议的领域。重点领域的识别紧密围绕三个维度：安全性、有效性和产业化三个方面。

战略及优先领域制定是 FDA 和各中心根据从理念、目标、工具标准和方法、能力、基础设施、组织保障等方面的清晰论述和规划，包括 5 年战略、行动计划、年度战略、战略优先领域等。

能力建设优先领域主要在于监管科学的学科建设和研究社区建设方面，包括监管科学研究卓越中心（CERSI）的建立，高等院校开发的系列学历教育课程和培训课程，FDA 自身的培训和教育课程、实践和体验式活动、学术研讨和交流等。

（二）监管科学战略的核心：标准、工具和方法

美国监管科学战略的核心聚焦于支持 FDA 审评和监管决策的新工具、新标准和新方法，这些新工具、新标准、新方法应用于特定的需求和产品领域。优先领域和重点战略领域识别是依据疾病严重程度和需求紧迫性划分优先级，确定重点关注的治疗类别和产品范围，并识别与这些产品相关联的科学和技术前沿知识，作为 FDA 需要补充和提高的监管科学相关学科知识的最优先、最紧迫的范围（图 5 - 12）。

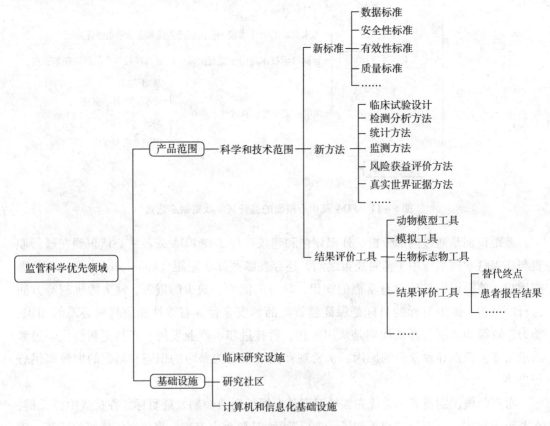

图 5 - 12　FDA 监管科学优先领域的核心框架

对 FDA 监管科学战略框架及其优先事项分析，可以清晰地发现，FDA 的监管科学进路是通过识别疾病和需求优先领域，锁定 FDA 最前沿科学技术知识领域的知识缺口，针对性地提高监管决策能力，整合内部和外部资源支持监管决策的新标准、新方法和新工具开发。不能忽视的是，FDA 的新标准、新方法和新工具的应用是基于基础设施建设的平台，包括临床试验机构网络、研究型社区建设（CERSI 和外部研究单位、联盟等）以及信息化基础设施平台。后续章节中将对监管科学聚焦的新标准、新方法和新工具的开发情况进行深入分析。

第六章
创新药物研发工具

为促进替代终点等创新药物研发工具的广泛使用，2004 年"关键路径计划"（CPI）指出，生物医学上的诸多进步没有很好地助力药物和新疗法的研发。CPI 的一个重要作用是将先进的生物医学技术作为新工具，运用在药物开发过程当中，从而加速安全、有效的新医药产品研发上市。

2009 年，FDA 建立了生物标志物资格认定计划（BQP）①。BQP 的目标是提供一个面向行业的生物标志物研发和认定平台，给予生物标志物资格认定并公开提供支持信息，在监管审评过程中促进获得资格认定的生物标志物资格的使用，鼓励药物研发和监管决策中应用新认定的生物标志物。一旦生物标志物获得资格认定，发起人就可以将其用于符合特定应用场景的药物研发计划，而无须 CDER 重新审查相关支持性信息。

2010 年，FDA 发布《面向行业和 FDA 的药物研发工具资格认定程序指南草案》，并于 2014 年发布最终指南②。该指南由 CDER 资格认定程序工作组（Qualification Process Working Group）制定，目前已被新指南替代。

CDER 于 2015 年建立了"药物研发工具资格认定程序"（Qualification Process for Drug Development Tools，QPDDT），旨在通过鼓励申请人公开获得认定的创新药物研发工具③，促进生物标志物（biomarkers）、临床结局评价工具（clinical outcome assessments，COAs）、动物模型（animal models）等创新性药物开发工具（drug development tools，DDTs）在药物研发过程中的普及使用，减少新型研发工具的重复审评④。

2016 年 12 月，《21 世纪治愈法案》促进国家精准医学行动的倡议的落实，在对疾病的分子水平理解的基础上，进一步推动疾病预防、诊断和治疗产品的研发。法案将由 FDA 开发药物开发工具资格认定的正式程序写入法律，以期提高临床试验的效率，优化

① Woodcock J, Buckman S, Goodsaid F et al. Qualifying biomarkers for use in drug development: a US Food and Drug Administration overview [J]. Expert Opin. Med. Diagn, 2011, 5 (5): 369 - 374.

② FDA. Guidance for Industry and FDA staff: qualificationprocess for drug development tools [EB/OL]. (2014 - 01 - 07) [2018 - 10 - 26]. https: //c - path. org/wp - content/uploads/2014/01/FDA - releases - guidance - for - drug - development - tool - qualification.

③ FDA. Guidance for Industry and FDA Staff Qualification Process for Drug Development Tools. [EB/OL]. (2014 - 01 - 01) [2018 - 10 - 26]. http: //www. fda. gov/downloads/drugs/guidance compliance regulatory information/guidances/ucm230597.

④ FDA. Drug Development Tool Programs and Initiatives [EB/OL]. (2018 - 07 - 15) [2018 - 10 - 26]. https: //www. fda. gov/drugs/development approval process/ucm426815. htm.

分子医学时代的产品审评决策。FD&CA 新增第 507 节"药物研发工具资格"（Drug Development Tool, DDT）认定条款①。2019 年 12 月，《药物研发工具的资格认定程序指南草案》（Qualification Process for Drug Development Tools Guidance for Industry and FDA Staff）全面修订后以相同的名称再次发布。

一、药物研发工具资格认定计划

（一）三大类 DDT 认定项目

申请者寻求特定类型工具的 DDT 资格认定并不是监管强制要求，而是基于自愿申请的认定程序。DDT 的申请人可以是个人、企业、组织（包括联邦政府）及联盟（consortium）。未经认定的 DDT 或经认定的 DDT 在与认定的应用场景不同的应用场景下使用时可与 FDA 的审评中心沟通，达成一致意见后也可以在监管申请中使用。经过资格认定的 DDT 均有特定的应用场景（context of use, COU）声明，COU 声明确定了 DDT 在药物开发中的特定用途。DDT 申请文件应当能够为拟议的 DDT 和拟议的 COU 提供支持。FDA 建立了三种类型的基于特定 COU 的 DDT 认定程序，包括生物标志物认定程序（BQP）、临床评价结果工具认定程序（COAQP）或动物模型认定程序（AMQP）。

BQP 适用于生物标志物认定，在 FD&C A 第 507（e）（1）节中，生物标志物的定义是对正常生物过程、病理过程或治疗干预产生的生物反应的基于客观测量和评估的特征指标，包括生理的、病理的或解剖学特征或测量指标，例如分子标志物、组织学标志物、放射学（成像）或生理学特征标志物。生物标志物并不是对个人感觉、功能或生存能力的评估指标。

COAQP 程序适用于临床结果评估工具（COAs）认定，FD&CA 第 507 节将 COAs 定义为对患者症状和总体精神状态的测量工具，或对疾病或状况对患者功能影响的测量工具，包括患者报告结果（PROs）。COAs 是用于描述或反映患者感觉、功能或存活情况的药物开发工具。COAs 可用于证明药物是否显示临床疗效。一般来说，如果 COAs 明确定义，并且在充分和良好对照的研究中对特定目标 COU 进行了可靠的评估，FDA 将考虑给予资格认定。经认定的 COAs 可用于特定 COU 下的临床试验，以支持新药开发、监管审评和在标识中使用。

AMQP 仅适用于在充分且良好对照的有效性研究中拟使用的动物模型的资格认定，模型认定后可以作为依据动物实验法规（the Animal Rule）开发的药物有效性的、实质性的证据。经过认定的动物模型并不能保证其适用于所有药品和生物制品的研发。除作为有效性、实质性证据的动物模型以外，其他类型的动物模型并不适用于 CDER/CBER 资格认定

---

① FDA. 21st Century Cures Act: Qualification of Drug Development Tools［EB/OL］. (2019 - 06 - 28)［2019 - 12 - 21］. https://www.fda.gov/Drugs/Development Approval Process/Drug Development Tools Qualification Program/ucm561587. htm.

计划的范围，如用于概念验证测试或安全测试的模型。

DDT 资格认定对于药品监管决策具有重要作用，一方面是建立了 DDT 常规资格认定程序，在申请人对新工具精确定义、严格评价的基础上，CDER 或 CBER 审查并予以认定。另一方面是促进 DDT 公开并在产品研发和审评过程中广泛应用。药物开发者只需满足如下条件，便可在特定应用场景使用经过认定的 DDT：①试验操作正确（如依据 COU 规定的程序和试验方法）；②DDT 使用目的符合条件；③获得资格认定时，不存在影响资格认定基础的新证据。对于获得资格认定的 DDT，CDER 和 CBER 的审评人员可信任 NDA/BLA 申请中提交的符合 COU 的 DDT，无须重新确认 DDT 的有效性。

（二）DDT 资格认定的概念框架

任何药物研发人员或利益相关方如果想提交 DDT 资格认定申请，必须首先到 FDA 官网访问并查询相应类别的资格认定主页，理解 FDA 对 DDT 资格认定的主要考虑和建议。

1. 申请时机

申请人可随时要求与相应 DDT 资格认定项目方召开会议，讨论其特定 DDT 和 COU 的资格认定的路径。与 FDA 的早期沟通有诸多优势，包括识别药物研发要求和在适当的与临床相关的 COU 的一致性。因为不同的认定计划有特定的考虑，所以 FDA 鼓励申请人与相关的 DDT 项目尽早沟通。

2. 审评过程

一旦在初步评估后 FDA 认为提交的申请文件是完整的，FDA 将向申请者发布一份备忘录，注明全面审查开始日期和时间框架。FDA 对完整 LOIs、QPs 和 FQPs 的目标审查时限分别是 3 个月、6 个月和 10 个月。在审查结束时，FDA 以确认函通知申请者是否接受确认资格认定的决定。

3. 审评决定

审评中心的医学官、科学家、行政人员及其任命人员根据若干因素审查认定申请，包括提交材料的科学价值、DDT 和 COU 满足特定药物开发需求的能力，支持拟议的认定申请的资格信息和资源的可用性，并在适当的情况下证明 DDT 在临床试验中是可行和实用的，以便 FDA 决定是否接受进入相应的认定程序。FDA 做出接受 LOI 或 QP 申请的确认函时，意味着只要申请者能够解决确认函中提出的建议和意见，申请即可以分别进入下一阶段，即 QP 或 FQP 阶段。FDA 做出不接受确认函决策并不是最终决定，因为申请者在解决了确认函中的补充信息要求或建议后，可以重新提交更新的 LOI 或 QP 申请。

申请者在申请的任何时间可以自行决定采取撤回行动，撤回的项目可以通过提交新的 LOI 重新启动。

4. 主题专家评审与 DDT 委员会决定

委托外部专家评审是 DDT 资格认定的主要模式。承担资格认定项目的评审专家称为主题专家（subject matter experts，SMEs），由 FDA 工作人员和外部具备相关知识的专家担任。FDA 可能通过合作协议、项目拨款或其他适当机制委托外部 SMEs 参与审查 QPs 和

FQPs。SMEs 在审查过程各阶段都可以参与审评，以确定对特定 DDT 和 COU 的重要科学方面和监管方面的要求符合性。SMEs 审评最终形成意见，向 DDT 委员会提交项目评审建议。

CDER 和 CBER 的 SMEs、高级医学审评官、科学家、管理人员、指定的代表组成 DDT 咨询委员会。DDT 咨询委员会做出最终评审决定。

5. 生物医学联盟的作用发挥

DDT 资格认定的申请方通常采用联盟形式，许多 DDT 资格认定项目的成本、复杂性和多学科性质可能给单个申请者参与资格认定带来挑战。CDER 和 CBER 鼓励采用 DDT 开发的最佳规范，其中包括通过多方协作联盟的形式，加强数据共享、数据生成协作以及整合专家知识和资源。协作和知识共享可以加速并有助于实现资格认定的关键里程碑阶段。当 FDA 认为资格认定将从联盟的咨询或合作中受益时，可以将 DDT 申请者推荐给特定的联合单位。生物医学联盟在监管科学研究中占有重要地位，很多经过 FDA 认定的 DDT 都出自联盟的申请。根据 FD&C A 507（e）（2），所谓生物医学联盟是资源共享、没有隶属关系、学科交叉团队组成的联合研究共同体，可以采用公私合作关系，可以包含政府机构、高等教育机构，患者支持组织、行业代表、临床和科学专家、其他相关实体和个人。

（三）DDT 资格认定的通用术语标准：BEST

有前景的科学发现有效地转化为批准上市的医疗产品需要有效的、没有歧义的沟通。FDA 特别重视 DDT 术语标准和概念界定，旨在创建一个研发者与监管机构之间可以互相信任和理解的通用语言。定义不清和关键术语使用不一致会妨碍科学证据的评估和解释，并可能对医疗产品研发计划构成重大障碍。

在 FDA 监管的产品安全、有效性的评价的新兴科学领域缺乏明确性和一致性的术语也同样存在障碍。2015 年春，FDA - NIH 联合指导委员会（FDA - NIH Joint Leadership Council）将翻译科学和医疗产品开发中使用的术语统一确定为优先需求领域，重点关注与研究终点和生物标志物相关的术语。双方共同努力，以改善沟通、协调预期和提高科学理解为目标，开发了 BEST（Biomarkers, EndpointS, and other Tools）术语表资源。BEST 也称为最佳词汇表，是一种术语分类法，用于分类和开发生物标志物和其他 DDT 相关的科学概念。最佳术语表通过持续的公共程序定期更新，界定重要的定义，划定不同类型 DDT 之间的界限，并描述 DDT 术语之间的一些层次结构、联系和依赖关系。除非另有说明，FDA 中对生物标志物类别或 DDT 类别和类型的讨论遵循 BEST 术语表定义（图 6 - 1）。BEST 术语表由 FDA - NIH 的专家共同组成工作组一同制定①，BEST 是一个"动态（living）"资源，定期更新并积极寻求行业反馈意见。

---

① FDA. FDA Biomarker Working Group［EB/OL］.（2020 - 01 - 12）［2020 - 04 - 05］. https：//www. fda. gov/about - fda/center - drug - evaluation - and - research - cder/fda - biomarkers - working - group.

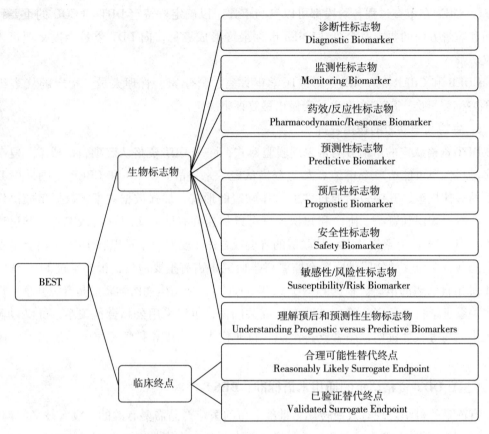

图 6 – 1　BSET 术语分类

对于生物标志物和临床结果评估，验证是必不可少的质量保证过程。验证是确定测试方法、工具或仪器对其预期用途具有可接受的性能的过程。无论是临床目的还是非临床目的，充分的验证（如生物标志物检测的分析验证和临床验证）对于将测试方法、工具或仪器应用于任何预期目的都非常重要，如为阐明疾病病因或病理生理学，预测疾病临床进展使用预后生物标志物，为预期富集性试验确定潜在的应答者，或用于表征临床获益使用替代终点。建立适用于预期测量用途的检测方法，通过检测来确认生物标志物是否具有预测或测量临床概念的能力是至关重要的。

因此，验证基本上可以证明生物标志物的所有潜在用途，确定生物标志物及其检测方法是否适用于产品开发中的特定用途和 COU，例如，用替代终点评估治疗效果；使用预后生物标志物确定临床事件、疾病复发或进展；使用与烟草相关的易感性/风险性生物标志物进行风险评估。预后性生物标志物可用于对预后不良的患者进行富集，以提高临床试验的统计能力。使用统计学上无效检测或无先验信息性预后生物标志物可能导致无法证明药物疗效，因为对高概率事件患者的富集可能导致统计效力不足。预测性生物标志物可用于识别可能对治疗有反应的患者。然而，使用统计学上的无效检测或无先验信息的预测性生物标志物可能导致治疗效果低于预期而使试验的证明效力不足。当把替代终点生物标志物或临床结果评估作为特定医疗产品安全性或有效性结论的基础时，验证尤其重要。如果生物标志物不能代表疾病过程和治疗效果，或者不能充分检测出医疗产品的严重风险，那么即使该生物标志物在检测分析方法上是有效的，无论审评结论是否批准都可能导致审评中做出错误决策。如果使用生物标志物或临床结果评估的治疗结果不能充分反映根据已公认的传统临床终点评估的治疗效果，则可能得出有关医疗产品的获益的错误结论。最后，基于统计学上无效检测（analytically invalid test）或无先验（non-informative）信息型生物标志物的诊断产品就不能安全或有效地使用，避免可能导致不恰当的临床决策。

拟使用生物标志物通常需要搜集广泛的信息，例如，生物标志物与临床结果的流行病学关联，或临床试验中显示的生物标志物与临床结果的相关性。第一次实施生物标志物检测或初始性临床相关研究获得的数据通常不足以确认生物标志物的有效性。取而代之的是，必须设计并执行一系列收集和分析有关检测方法、工具或仪器的分析和临床性能相关信息的程序。任何验证工作必须遵守适当的质量管理规范。首先，确定感兴趣的生物标志物或临床结果，并指定作为验证对象的特定检测方法、工具或仪器。其次，明确说明检测方法、工具或仪器的用途，并了解与该用途相关的潜在获益和风险。例如，使用生物标志物替代终点作为批准产品的基础，其含义不同于临床试验利用生物标志物进行的预后富集，通常预后富集性生物标志物的不确定性程度可能更容易接受，但批准决策的不确定性相对来说更难以接受。在确定检测方法、工具或仪器有效性的标准以及所需证据的种类和数量方面体现了工具开发者对获益和风险考虑。

（四）DDT 资格认定的程序

《21世纪治愈法案》规定了 DDT 资格认定的法定程序，并增加了透明度条款，促进对如何开发符合认定要求的 DDT 的理解，支持开发 DDT 最佳规范的共享学习环境，提供已认定的 DDT 的可用信息，为信息共享和合作开发 DDT 提供了机会。法案适用于 2016年12月13日之后，根据 FD&CA 第507条款向 CDER 和 CBER 提交的 DDT 资格认定申请。FDA 在资格认定计划主页发布了以下信息（表6-1）：①申请者姓名；②DDT 资格认定程序；③DDT 名称或说明；④COU；⑤全面审查开始日期；⑥审查状态：接受或不接受或合格或不合格和所处阶段（LOI、QP、FQP）；⑦资格审查报告中申请文件的核心内容摘要；⑧对于 LOI 或 QP 的确认函，接受或不接受；⑨对于 FQP，除了资格认定书，还包括 FDA 摘要评论；⑩资格撤销或修改函[①]。

---

① CDER/CBER. Qualification Process for Drug Development Tools Guidance for Industry and FDA Staff (DRAFT GUIDANCE) [EB/OL]. (2019-12-30) [2020-04-14]. https：//www.fda.gov/media/133511/download.

表 6 - 1   DDT 资格认定计划提交文件公开内容①

DDT 提交	根据第 507（c）节，FDA 将在其网站上主动发布的文件和（或）信息
意向书（LOI）	· 收到日期和状态（正在考虑，接受或拒绝） · 申请人名称② · DDT 类型（例如生物标志物、临床结果评估） · DDT 名称/描述 · 拟议的 COU · DDT 研发人员提交的 LOI 摘要 · 药物研发过程的 DDT 需求 · 如果 FDA 咨询外部专家，则做出说明 · FDA 正式书面确认函（受理或拒绝受理 LOI）
资格认定计划（QP）	· 收到日期和状态（正在考虑，接受或拒绝） · 申请人名称 · DDT 类型（例如生物标志物、临床结果评估） · DDT 名称/描述 · 拟议的 COU · DDT 研发人员提交的 QP 摘要 · 如果 FDA 咨询外部专家，则做出说明 · FDA 正式书面确认函（受理或拒绝受理 QP）
完整资格认定资料包（FQP）	· 收到日期和状态（正在考虑，接受或拒绝） · 申请人名称 · DDT 类型（例如生物标志物、临床结果评估） · DDT 名称 · 最终确定的 COU · DDT 研发人员提交的 QP 摘要 · 如果 FDA 咨询外部专家，则做出说明 · FDA 正式书面决定书（受理或拒绝受理 QP）
其他文件	
资格认定决定	· 申请人名称 · DDT 类型（例如生物标志物、临床结果评估） · DDT 名称 · FDA 正式书面资格认定决定书 · FDA 执行摘要包括最终 COU 和 DDT 使用注意事项 · FDA 撤销（rescission）或修改（modification）函（如适用）

DDT 资格认定过程包括三个顺序开展的阶段性申请提交和审评过程（图 6 - 2）：意向书（LOI）、资格认定计划（QP）和完整资格认定资料包（FQP）。DDT 的资格认定程序适用于所有类型的 DDT。

每个 DDT 资格项目都经过 LOI、QP 和 FQP 阶段，在收到前一阶段的接受确认函后，LOI 和 QP 将分别进入 QP 和 FQP 阶段。在 LOI 和 QP 阶段，FDA 的审评中心的审评人员在确认申请完整后进入综合审评，并把综合审评结果提交 DDT 咨询委员会对综合审评结论进行评估，做出是否进入下一阶段的决定，对于发出不接受确认函的，将不允许进入

---

① FDA. Manual of Policies and Procedures（MaPP）：drug development tool qualification programs ［EB/OL］. （2014 - 07 - 30）［2020 - 03 - 21］. https：//www. fda. gov/about - fda/center - drug - evaluation - and - research - cder/cder - manu - al - policies - procedures - mapp.

② 申请人（submitter）：负责并启动 DDT 资格认定申请的个人、团体、组织（包括联邦政府）或联盟。

下一阶段，直到问题解决。认定结束时，FDA 将发布 FQP 认定决定函，确认给予资格认定或不予认定，通常情况下，资格认定最终决定也是由 DDT 咨询委员会做出。

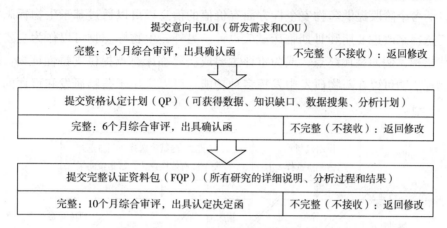

图 6 - 2　DDT 资格认定的三个顺序阶段

二、生物标志物资格认定

（一）生物标志物分类

生物标志物是一类可供客观测定和评价的某种特征性生化指标，通常是特殊小分子、蛋白和核酸序列，测定生物标志物可以获知机体当前所处的生物学状态和进程[1]。生物标志物作为正常生物进程、病理进程或对治疗干预的生物反应指标，是用于客观测量和评价的一个特征指标，也是用于判断健康状况、疾病进展、对治疗等干预手段产生反应的生物指标。生物标志物可以是生理学、病理学或解剖学特征或测量值，在科学上被认为与正常或异常生物学功能或疾病进程的某些方面有关。治疗前测量患者的生物标志物可用于选择临床试验受试者。治疗后测量患者的生物标志物指标变化可预测或识别与候选药物相关的安全性问题，或揭示预期治疗最终获益的药理学作用。生物标志物可以通过提供药效的可量化预测指标帮助降低药物研发和审评中的不确定性，并且有助于选择给药剂量。组合型生物标志物由若干生物标志物组成，这些生物标志物以规定的算法组合得出某个解释性的指标数值[2]。

生物标志物在药物发现和研发的各个阶段的重要性已得到普遍认可。在研究和发现阶段，生物标志物可用于更好地理解导致疾病进展或毒性的途径。生物标志物可以支持药物靶点的选择和先导候选药物的鉴定，以进入临床前研发阶段。在临床前研究阶段，

① 中国科学院．中国学科发展战略——再生医学［M］．北京：科学出版社，2017：196．

② FDA. Guidance for Industry and FDA Staff Qualification Process for Drug Development Tools ［EB/OL］. (2018 - 07 - 15) ［2019 - 08 - 21］. https：//www. fda. gov/downloads/Drugs/Guidance Compliance Regulatory Information/Guidances/UCM230597.

可以利用生物标志物来评价毒性，进一步了解药物的作用机制，并确定在 I 期临床研究中使用的初始剂量。临床安全性生物标志物通常用于帮助监测药物对器官的毒性，并在药物研发的各个阶段提供药物安全性方面有价值的信息。可以通过基于生物标志物的分层和患者选择来改进 II 期和 III 期临床试验设计。另外，生物标志物可以作为主要临床终点的替代指标，例如替代终点，或为审评主要或次要临床终点提供支持性证据。简而言之，生物标志物可以在药物研发中发挥多种功能，可以应用于药物研发和审评的各个阶段（图6-3）。

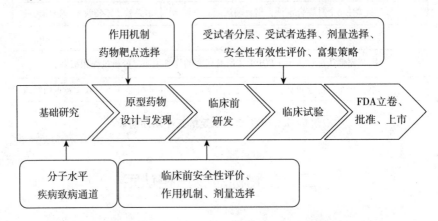

图6-3　生物标志物在药物研发过程中的应用

根据 BEST 资源，生物标志物分为易感性/风险性生物标志物、监测性生物标志物、诊断性生物标志物、预后性生物标志物、药效学/反应性生物标志物和安全性生物标志物[1]。

用于开发靶向药物和生物标志物的科学证据水平十分有限。绝大多数疾病高度复杂，涉及许多遗传变异以及生化和环境因素，有时比遗传因素更具影响力，而且在不同的亚群存在多种变异。当科学家不了解疾病通路时，与疾病进展有关的生化指标虽然与疾病有关，但与疾病的因果通路（causal pathway）并不直接相关。针对偶然靶点（incidental targets）而研发的药物不能治疗患者，有时反而会造成伤害。例如，旨在通过升高高密度脂蛋白（HDL，一种"好"胆固醇）预防心脏病的药物并没有起作用，临床试验发现升高 HDL 并不能预防心脏病发作，心血管事件风险增加反而与 HDL 升高有关[2]。FDA 认为，依赖广泛接受但临床试验尚未证实的生物标志物是具有风险的。开发监管机构用于支持监管决策的生物标志物研发时，应当对疾病通路有充分的理解，否则，可能导致有前景的靶点和生物标志物开发失败。

① FDA. BEST（Biomarkers, Endpoints, and other Tools）Resource［EB/OL］.（2016-12-20）［2020-04-29］. https://www.ncbi.nlm.nih.gov/books/NBK338448/.

② Keene Daniel, PriceClare, Shun-Shin Matthew J, Francis Darrel P. Effect on cardiovascular risk of high density lipoprotein targeted drug treatments niacin, fibrates, and CETP inhibitors: meta-analysis of randomised controlled trials including 117, 411 patients［J］. BMJ（Clinical research ed.）, 2014, 349.

阿尔茨海默病是一种进行性、致命性的痴呆症，会导致记忆力丧失、认知障碍和行为问题，影响 500 多万美国人的生命健康。预计未来 30 年内，患病率将会增加 2 倍。阿尔茨海默病的药品研发存在障碍，基础科学研究尚未发现疾病的潜在原因或通路，尚无法有效干预疾病进程。除少数病例中确定了明确的遗传关联外，阿尔茨海默病的病因和关键的遗传和生化通路在很大程度上仍不为人知。目前没有生物标志物或诊断测试可用来识别患者是否患有或将要患有阿尔茨海默病，只能通过尸体解剖。阿尔茨海默病患者的大脑解剖显示了淀粉样斑块聚集、蛋白"缠结"（protein "tangles"）和炎症，但这些异常对疾病发展的影响尚不清晰。淀粉样蛋白斑块（amyloid plaque）在阿尔茨海默病中起关键致病作用的假设引导了一系列针对斑块形成的药物研发，但临床试验未能显示任何效果[1]。目前，科学家尚不能对特定患者使用靶向药物预防或治疗阿尔茨海默病，或识别关键生物标志物。科学家尚未发现满足以下条件的生物标志物：①精确识别患病个体；②精确预测临床进展；③精确识别药物靶点；④精确识别对不同治疗应答不同的患者亚组。因此，对于阿尔茨海默病治疗药物研发，在广泛人群中进行新药临床试验仍然是必要的。

1. 易感性/风险性生物标志物

易感性/风险性生物标志物（susceptibility/risk biomarker）是表明在目前临床上没有明显疾病或病症的个体中发生疾病或症状可能性的生物标志物[2]（表 6 - 2）。

表 6 - 2　易感性/风险性生物标志物举例

序号	生物标志物	用途	发现者及发现时间
1	乳腺癌基因 1 和 2（BRCA1/2）	该基因突变，可识别乳腺癌发展倾向的个体	Struewing 等，1997；Thorlacius 等，1998
2	V Leiden 因子	识别深静脉血栓形成（DVT）发展倾向的个体	Kujovich，2011
3	载脂蛋白 E（APOE）基因	该基因突变，可识别阿尔茨海默病发展倾向的个体	Chartier - Harlin 等，1994；Genin 等，2011
4	人乳头瘤病毒（HPV）亚型	某些 HPV 亚型感染，识别宫颈癌发展倾向的个体	Khan 等，2005；Shiffman 等，2011
5	C - 反应蛋白（CRP）水平	识别冠状动脉疾病高风险倾向的成年患者	Greenland 等，2010；Pearson 等，2003；Ridker 等，2007；Ridker 等，2008

2. 诊断性生物标志物

诊断性生物标志物（diagnostic biomarker）是指用于检测或确认相关疾病或病症的存在，或用于识别患有该疾病亚型个体的生物标志物[3]（表 6 - 3）。

---

①　FDA. Targeted Drug Development：Why Are Many Diseases Lagging Behind? ［R］. (2015 - 07 - 15) ［2019 - 08 - 03］. https：//www. fdanews. com/ext/resources/files/07 - 15/7 - 15 - FDA - Report. pdf. 1520448564.

②　FDA. Susceptibility/Risk Biomarker ［EB/OL］. (2018 - 04 - 02) ［2019 - 12 - 30］. https：//www. ncbi. nlm. nih. gov/books/NBK402288/.

③　FDA - NIH Diagnostic Biomarker ［EB/OL］. (2016 - 12 - 22) ［2019 - 12 - 30］. https：//www. ncbi. nlm. nih. gov/books/NBK402285/.

表 6 – 3　诊断性生物标志物举例

序号	生物标志物	用途	发现者及发现时间
1	汗液氯化物	确证囊性纤维化	Farrell 等，2008
2	囊性纤维化跨膜传导调节因子（CFTR）	某些 CFTR 突变，用以选择更可能对特定治疗有反应的患者	Davies 等，2013
3	半乳甘露聚糖（GM）	筛选可能患有侵袭性曲霉菌病的患者参与抗真菌剂的临床试验	Marr，2016；FDA，2015
4	血糖或糖化血红蛋白 A1c（HbA1c）	识别患有 2 型糖尿病（DM）的患者	美国预防服务工作组，2016
5	重复血压读数	在 18 岁及以上成人的临床环境之外的重复血压读数可识别原发性高血压的个体	美国预防服务工作组，2016
6	肾小球滤过率（GFR）	识别患有慢性肾病的患者	美国肾脏病基金会，2002
7	射血分数（EF）	识别心力衰竭患者中具有射血分数降低型或射血分数保留型的患者	Yancy 等，2013
8	基因表达谱（DGE）	弥漫性大 B 细胞淋巴瘤的患者识别具有不同原始肿瘤细胞特征的亚组	Scott 等，2014

3. 监测性生物标志物

监测性生物标志物（monitoring biomarker）是用于对疾病或症状的状态评估，或医疗产品或环境因素（或受医疗产品或环境试剂影响）暴露的证据进行连续测量的生物标志物①（表 6 – 4）。

表 6 – 4　监测性生物标志物举例

序号	生物标志物	用途	发现者及发现时间
1	丙型肝炎病毒核糖核酸（HCV – RNA）	评估慢性丙型肝炎患者的治疗反应	肝脏病研究协会（AASLD）和传染病协会（IDSA），2016
2	国际标准化比率（INR）或凝血酶原时间（PT）	评估华法林患者是否已达到所需的抗凝效果	Holbrook 等，2012
3	血液中单克隆免疫球蛋白（M 蛋白）	意义未明单克隆免疫球蛋白血症（MGUS）的个体是否显示出进展为其他疾病的迹象，包括可能需要治疗的某些血癌类型	Kyle 等，2002
4	前列腺特异性抗原（PSA）	评估前列腺癌患者的疾病状态或负担	Freedland 和 Moul，2007；Sandler 和 Eisenberger，2007；Thompson 等，2007
5	癌抗原125（CA 125）	评估卵巢癌患者治疗和预后的疾病状态或负担	Gundogdu 等，2011；Rustin 等，2001
6	HIV – RNA	检测和指导抗逆转录病毒疗法（ART）的治疗效果	AIDSinfo，2007
7	B 型脑钠肽（BNP）或 N 端前脑钠肽（NT – proBNP）	儿童肺动脉高压患者临床补充决策	Kheyfets 等，2015；ten Kate 等，2015

---

① FDA – NIH Monitoring Biomarker［EB/OL］. (2016 – 12 – 22)［2019 – 12 – 30］. https：//www. ncbi. nlm. nih. gov/books/NBK402282/.

序号	生物标志物	用途	发现者及发现时间
8	成瘾药物的血药浓度	测量成瘾药物戒断和依从性	美国成瘾医学协会（ASAM），2001
9	妊娠期间耻骨联合 – 宫底高度	在产前筛查期间，可以连续检测，监测胎儿生长异常	Papageorghiou 等，2016

4. 预后性生物标志物

预后性生物标志物（prognostic biomarker）是指用于识别所关注的患有特定疾病的患者发生临床事件、疾病复发或进展的可能性的生物标志物[1]（表 6 – 5）。

表 6 – 5　预后性生物标志物举例

序号	生物标志物	用途	发现者及发现时间
1	*BRCA1/2*	*BRCA1/2* 突变可评估乳腺癌复发的可能性	Basu 等，2015
2	染色体 17p 和 *TP53*	患有慢性淋巴细胞白血病患者，染色体 17p 缺失和 *TP53* 突变可以评估死亡的可能性	Gonzalez 等，2011；Shanafelt 等，2006
3	PSA	随访期间评估前列腺癌患者，前列腺特异性抗原（PSA）增加可评估癌症进展的可能性	Roberts 等，2001
4	血浆纤维蛋白原	筛查高度恶化风险和（或）全因死亡率的慢性阻塞性肺疾病患者参与干预性临床试验	Miller 等，2016；FDA，2016
5	CRP	识别患有不稳定性心绞痛或急性心肌梗死病史，且更有可能发生复发性冠状动脉疾病事件的患者	Ferreiros 等，1999；Haverkate 等，1997；Liuzzo 等，1994；Nakachi 等，2008；Pearson 等，2003
6	Gleason 评分	评估前列腺癌患者癌症进展的可能性	Epstein 等，2016；Gordetsky 和 Epstein，2016
7	肾脏总体积	选择患有肾功能进行性恶化的高风险常染色体显性多囊肾患者参与干预性临床试验	Grantham 等，2006；FDA，2016

5. 预测性生物标志物

预测性生物标志物（predictive biomarker）是指用于识别有生物标志物比无生物标志物的类似个体更可能对暴露的医疗产品或环境试剂产生有利或不利影响的生物标志物（表 6 – 6）。

表 6 – 6　预测性生物标志物举例

序号	生物标志物	用途	发现者及发现时间
1	非小细胞肺癌的鳞状细胞分化	识别应避免使用培美曲塞治疗的患者，与使用其他标准治疗（如多西紫杉醇或顺铂联合吉西他滨）相比，鳞状分化患者可能存在更差的生存期或无进展生存期结果	Scagliotti 等，2009
2	囊性纤维化跨膜传导调节因子（CFTR）	评估囊性纤维化疗法的临床试验中选择更可能对特定疗法有反应的患者	Davies 等，2013

---

[1] FDA – NIH Prognostic Biomarker［EB/OL］.（2018 – 04 – 02）［2019 – 12 – 30］. https：//www.ncbi.nlm.nih.gov/books/NBK402289/.

续表

序号	生物标志物	用途	发现者及发现时间
3	BRCA1／2	评估铂类敏感性卵巢癌女性时，识别可能对 Poly（ADP－核糖）聚合酶（PARP）抑制剂有反应的患者	Ledermann 等，2012
4	人白细胞抗原等位基因（HLA－B＊5701）	阿巴卡韦治疗前评估 HIV 患者，识别有严重皮肤反应风险的患者	AID Sinfo，2007
5	硫嘌呤甲基转移酶（TPMT）	6－巯基嘌呤或硫唑嘌呤治疗的患者中，TPMT 基因型或活性可识别对高药物浓度存在严重毒性风险的患者	Pharm GKB，2016；Relling 等，2011
6	BRCA1/2	对电离辐射敏感性的预测性生物标志物，是电离辐射诱导的一种损伤	Pijpe 等，2012

6. 药效学/反应性生物标志物

药效学/反应性生物标志物（pharmacodynamic/response biomarker）是指用于表明已经暴露于医疗产品或环境试剂的个体中发生生物反应的生物标志物（表6－7）。

表6－7　药效学/反应性生物标志物举例

序号	生物标志物	用途	发现者及发现时间
1	B 淋巴细胞	评估系统性红斑狼疮患者对 B 淋巴细胞刺激因子抑制剂的反应	Stohl 和 Hilbert，2012
2	血压	评估高血压患者对降压药或限制钠盐摄入的反应	James 等，2014
3	血清低密度脂蛋白（LDL）胆固醇	评估高胆固醇血症患者对降血脂药或饮食变化的反应	Stone 等，2014
4	HbA1c	评估糖尿病患者对降糖药或生活方式变化的反应	美国糖尿病协会，2016
5	汗液离子浓度	评估囊性纤维化患者对囊性纤维化跨膜调节（CFTR）增效剂的反应	Durmowicz 等，2013；Mayer－Hamblett 等，2016
6	国际标准化比值（INR）	评估患者对华法林治疗的反应	Holbrook 等，2012
7	病毒载量	评估抗逆转录病毒治疗的反应	AASLD 和 IDSA，2016；AASLD 和 IDSA，2016；健康与人类服务部成人和青少年抗逆转录病毒指南小组，2016
8	尿液中糖胺聚糖	评估 I 型黏多糖病患者的酶替代疗法的效果	Jameson，2016
9	左心室射血分数	评价体外膜肺氧合机（ECMO）对心脏功能的影响	Kimball，1991
10	18F－FDG－PET/CT 测量的标准化摄取值（SUV）	评价癌症患者使用不同化疗药物和（或）分子靶向药物治疗弥漫性大 B 细胞淋巴瘤的效果	Kelloff 等，2005；Wahl 等，2009

7. 安全性生物标志物

安全性生物标志物（safety biomarker）是指在医疗产品或环境试剂暴露之前或之后测量的生物标志物，以表示不良反应的可能性、出现或毒性程度（表6－8）。

表 6-8 安全性生物标志物举例

序号	生物标志物	用途	发现者及发现时间
1	肝氨基转移酶和胆红素	评估潜在肝毒性	Senior，2014
2	血清肌酐	评估患者服用影响肾功能的药物以监测药物肾毒性	Wasung 等，2015
3	血清钾离子	评估患者服用利尿剂（降低的水平）、ACE 抑制剂、ARBs 或醛固酮拮抗剂时，血清钾可以用作安全性生物标志物	James 等，2014；Roush 和 Sica，2016
4	肾损伤尿生物标志物［KIM-1、白蛋白、总蛋白、β2 微球蛋白（β2-MG）、尿簇蛋白、TFF-3 和尿胱抑素 C］	检测急性药物诱导的肾毒性，肾小管病变或肾小球伴肾小管病变	FDA，2009；FDA，2010
5	中性粒细胞计数	评估接受细胞毒性化疗的患者以调整剂量，确定是否需要中断治疗或考虑使用生长因子	Rizzo 等，2010；Smith 等，2015
6	校正后 QT 间期（QTc）	评估药物诱发尖端扭转型室性心动过速的可能性	ICH，2015；FDA，2005
7	*HLA-B*1502* 等位基因	卡马西平治疗前筛查患者，携带等位基因的患者发生严重和致命性皮肤反应的风险增加。*HLA-B*1502* 等位基因几乎只在亚洲人群中发现。阳性患者不应使用卡马西平，除非获益明显大于风险	Chung 等，2004

（二）FDA 已认定的生物标志物

FDA 的生物标志物认定程序（BQP）对用于辅助诊断的生物标志物或用于药物等产品开发和监管审评的生物标志物进行认定。专门用于临床试验中患者的诊断、监测或分层的生物标记物不需要获得 FDA 的认定。

生物标志物资格认定的目的是支持与利益相关者合作开发验证新的生物标志物，提供用于支持监管决策的生物标志物审查程序框架，使生物标志物符合满足特定药物开发需要的特定 COU，支持监管决策。

被 FDA 认定的生物标记物可以为减少药物开发过程中监管决策的不确定性提供有价值的信息。当某个生物标志物被认定时，意味着已经经过正式的监管审查程序，确保可以在研发和监管审评时针对特定 COU 依赖已认定的生物标志物有清晰的概念解释和运用。生物标志物资格认定合格，并不代表生物标志物检测方法认定合格。

生物标志物的认定过程通常是协作开展的，由多个利益相关者以工作组或联盟形式合作开发生物标志物，并提交认定申请。协作模式使资源共享，降低单个协作方的负担。尽管资源有限，但协作模式非常有助于鼓励有关各方积极为 DDT 开发和认定付出努力。

随着 DDT 认定的不断发展，目前已有 8 个生物标志物获得 DDT 资格认定，还有一系列生物标志物正在申请资格认定阶段（表 6-9、表 6-10）。

表 6 - 9　已获得 FDA 资格认定的生物标志物①

申请方	生物标志物	简述	COU	认定日期
C - Path 药物预测安全性检测联盟（PSTC）肾毒性工作组（NWG）	白蛋白、β2 - 微球蛋白、clusterin、胱抑素C、KIM - 1、总蛋白和三叶因子 - 3	免疫测定评估的泌尿系肾毒性生物标志物	安全性生物标志物与传统指标一起用于表征大鼠的肾损伤	2008/4/14
国际生命科学学会健康和环境科学研究所（IL-SI/HESI）肾毒性工作组	丛生蛋白、RPA - 1	免疫测定评估的泌尿系肾毒性生物标志物	安全性生物标志物与传统指标一起用于表征大鼠的肾损伤	2010/9/22
PJ O'Brien、WJ Reagan、MJ York 和 MC Jacobsen	心肌肌钙蛋白 T（cT-nT）和 I（cTnI）	免疫测定评估的血清/血浆心脏毒性生物标志物	表征已知心脏毒性药物对大鼠、狗或猴进行试验时的心脏毒性，可用于估算无毒性人体剂量的安全性生物标志物	2012/2/23
真菌研究组（mycoses study group）	半乳糖甘露聚糖	免疫测定评估的血清/支气管肺泡灌洗液生物标志物	与其他临床和宿主因素一起用于鉴别侵袭性曲霉菌病患者的诊断性生物标志物	2015/11/14
慢性阻塞性肺疾病（COPD）生物标志物认定团队	纤维蛋白原	通过免疫测定评估的血浆生物标志物	与其他特征指标一起用于评估促进 COPD 恶化的预后生物标志物	2016/9/14
多囊肾病结果研究团队	总肾脏体积（TKV）	MRI、CT 和 US 评估 TKV	具有患者年龄和基线肾小球滤过率的常染色体显性多囊肾病的预后生物标志物	2016/9/15
C - Path 预测安全性检测联盟肾毒性工作组（PSTC - NWG）、FNIH - BC 肾安全性生物标志物项目组（FNIH BC - KSP）	丛生蛋白、胱抑素 C、KIM - 1、NAG、中性粒细胞明胶酶相关脂质运载蛋白（NGAL）、骨桥蛋白（OPN）	尿肾毒性生物标志物免疫分析	安全性生物标志物，以检测 I 期试验中健康受试者肾小管损伤	2018/7/25
华盛顿大学医学实验室	疟原虫 18S rRNA 序列和 18S rDNA 序列	核酸扩增法测定血样中恶性疟原虫 18S rRNA 序列和 18S rDNA 序列	在疫苗和（或）药物开发的临床研究中，监测性生物标志物，健康受试者在恶性疟原虫孢子虫感染导致疟疾（CHMI）后指导药物治疗	2018/10/12

---

① FDA. List of Qualified Biomarkers［EB/OL］.（2020 - 04 - 14）［2020 - 05 - 03］. https：//www.fda.gov/drugs/cder - biomarker - qualification - program/list - qualified - biomarkers.

表 6 - 10　正在申请 FDA 资格认定的生物标志物①

申请方	生物标志物简述	COU	申请提交和审评日期*
纪念斯隆凯特琳癌症中心/麦迪韦逊医疗公司/杨森诊断（Janssen Diagnostics）公司	细胞的测定评估的循环肿瘤细胞（CTC）单独或与乳酸脱氢酶（LDH）组合的生物标志物	用作转移性去势抵抗性前列腺癌（mCRPC）研究中存活时间替代终点的药效/反应性生物标志物	过渡到 507 条款
C - Path、PSTC、骨骼肌工作组（SKM WG）	免疫测定评估的骨骼肌损伤（SKM1 - 8）生物标志物	血清肌酐激酶和血清天冬氨酸氨基转移酶（AST）监测大鼠骨骼肌变性的安全性生物标志物	过渡到 507 条款
国际生命科学研究所（IL-SI）/健康与环境科学研究所（HESI）	RT - qPCR 和微阵列评估的转录组学生物标志物组	鉴定体外哺乳动物细胞结构染色体损伤的安全性生物标志物	过渡到 507 条款
FNIH BC 和北美放射学会（RSNA）定量成像生物标志物联盟（QIBA）联合资格认定委员会	定量 FDG - PET / CT 检测的肿瘤的 SUV	加速评估 NSCLC（肺癌）和 DLBCL（淋巴瘤）新型疗法的药效学/反应性生物标志物	过渡到 507 条款
FNIH / BC - RSNA / QIBA	CT 测量的肿瘤体积	预测原发性和转移性癌症的疾病进展或肿瘤反应的药效学/反应性生物标志物	过渡到 507 条款
C - Path PSTC NWG	免疫测定评估肾损伤的尿液生物标志物	补充大鼠急性药物性肾小管损伤检测的安全性生物标志物	过渡到 507 条款
C - Path PSTC NWG / FNIH BC - KSP	免疫测定评估肾损伤的尿液标志物	正常健康受试者肾小管损伤的安全性生物标志物	过渡到 507 条款
C - Path CAMD	MRI 检测的海马体积（hippocampal volume）	识别可能发展为进展性阿尔茨海默病的遗忘型轻度认知障碍患者富集研究的预后性生物标志物	过渡到 507 条款
FLUIDDA 公司	CT 评估的肺和气道的结构和功能参数	评估对 COPD 和哮喘患者干预反应的药效学/反应性生物标志物	过渡到 507 条款
循证转化协会（Safer and Faster Evidence - based Translation，SAFE - T）	测定评估药物诱导的肾损伤的尿液和血清生物标志物	检测药物诱导的肾损伤的安全性生物标志物	过渡到 507 条款
SAFE - T	多次测定评估药物诱导的肝损伤的血清生物标志物	检测药物诱导肝损伤的安全性生物标志物	过渡到 507 条款
SAFE - T	多次测定评估药物诱导的血管损伤的血清生物标志物	检测血管损伤风险的安全性生物标志物	过渡到 507 条款
AnaBios 公司	心肌细胞测定评估的算法衍生生物标志物	根据心律失常的可能性对促心律失常药物选择排序的安全性生物标志物	过渡到 507 条款
福萨咨询公司	心电图评估测定的心搏恢复系数	心律失常风险的安全性生物标志物	过渡到 507 条款

① FDA. Biomarker Qualification Submissions［EB/OL］. (2020 - 04 - 14)［2020 - 05 - 03］. https：//www. fda. gov/drugs/cder - biomarker - qualification - program/list - qualified - biomarkers.

续表

申请方	生物标志物简述	COU	申请提交和审评日期*
Benesic 和 Gerbes 博士	基于细胞的测定评估血液单核细胞的蛋白组生物标志物组	评估特发性药物诱导肝损伤的安全性生物标志物	过渡到 507 条款
C - Path PSTC 肝毒性工作组（HWG）	免疫测定评估血清谷氨酸脱氢酶（GLDH）	检测药物诱导肝损伤的安全性生物标志物	过渡到 507 条款
Perspectum 诊断公司	MRI 评估铁修正的肝脏炎症和纤维化（LIF）生物标志物	识别更可能患有非酒精性脂肪性肝炎（NASH）肝脏组织病理学患者的预后生物标志物	过渡到 507 条款
C - Path MREC	MRI 评估回肠末端和大肠的解剖学特征	作为共同主要终点（co - primary endpoint）的克罗恩病的药效学/反应性生物标志物	LOI - 2017/05/26
COPD 基金会	血液分析仪评估血液嗜酸性粒细胞计数	针对更可能表现出 COPD 恶化的受试者的预测性生物标志物；针对更有可能对抗感染治疗产生反应的受试者的预测性生物标志物	LOI - 2016/08/29 LOI - 4/5/2019
C - Path 结核病药物治疗方案工作组（CPTR）	免疫测定评估绵羊脂阿拉伯甘露聚糖（Lipoarabinoman-nan）	评估肺结核患者的治疗反应的药效学/反应性生物标志物	LOI - 2017/ 06/23
1 型糖尿病协会	免疫测定评估胰岛细胞自身抗体	识别更可能发展为 1 型糖尿病个体的易感性/风险生物标志物	LOI - 2017/08/31
宾夕法尼亚大学佩雷尔曼医学院成瘾研究中心	基因分型法识别 ORPD1 中的 SNP（rs678849）	针对某些阿片类药物错误用药的预测性生物标志物，以改进丙诺啡试验	LOI - 2018/06/11
C - Path PSTC - NWG FNIH BC - KSP	尿液肾毒性生物标志物的免疫测定	评估药物是否对正常健康志愿者和肾功能正常患者的肾小管造成轻度损伤反应的安全性生物标志物	LOI - 2018/04/25
早衰症研究基金会	Progerin 是一种核内膜蛋白层粘连蛋白 A 的异常剪接变体	药效学/反应性生物标志物评估药物干预对早衰患者未来临床治疗的影响	LOI - 2018/06/27
C - Path PSTC	谷氨酸脱氢酶（GLDH）	临床试验阶段健康人和患者药物性肝损伤的安全性生物标志物	507 条款更新 - 6/29/2018
FNIH	双能 X 射线骨密度仪（DXA）骨矿物质密度（BMD）的比例变化	髋关节和非脊椎骨折风险降低临床终点的替代终点	507 条款更新 - 2018/08/25/
马萨诸塞州总医院神经科	在真皮 - 表皮交界处手动计数的表皮神经突密度	诊断性生物标志物，与其他临床指标一起使用，用于在药物开发研究中对 SFPN（孤立性肺结节）的诊断	LOI - 2018/08/01
马尼托巴大学雷迪健康科学学院	HLA - DR/DQ 基因与人工计算的系数不平衡（HLA DR/DQ Eplet Mismatch Score manually counted from software mismatch identification）	预后生物标志物，与其他试验共同用于肾移植受者的移植排斥风险分类，以改进或进行药物临床研究分层	LOI - /2018/08/13

续表

申请方	生物标志物简述	COU	申请交提和审评日期*
Perspectum 诊断公司	肝脏铁负荷校正（CT1 值）磁共振影像	诊断富集性生物标志物，与临床危险因素联合使用，以识别更有可能出现非酒精性脂肪性肝炎（NASH）肝组织病理学表现的患者	507 条款更新 - 2018/10/16
FLUIDDA 公司	CT 测量下肺叶体积	监测性生物标志物，与其他参数一起使用，与药物研发中 IPF 状态的变化相关	LOI - 2018/08/13
FNIH - BC 和北美放射学会、定量成像生物标志物联盟	CT 测量肿瘤体积变化	评价肿瘤体积变化的药效学/反应性生物标志物，应用于肿瘤新药临床试验中	507 条款更新 - 2018/02/11
Perspectum 诊断公司	肝脏质子密度脂肪分数（MRI - PDFF）的 MRI 测量	诊断富集性生物标志物，用于非酒精性脂肪性肝炎（NASH）患者的筛选	LOI - 2018/12/02
Safe - T	免疫测定和质谱法测定血液中的药物诱导的血管损伤（DIVI）生物标志物	监测 DIVI 的生物标志物，并与其他参数一起使用，以测量炎症、血管内皮和平滑肌损伤	507 条款更新 - 2019/01/24
AnaBios 公司	用于临床前识别药物促心律失常风险的安全生物标志物，特别侧重于尖端扭转型心动过速（TdP）型心律失常	心律失常前评分将在药物研发的临床前阶段用于评估供试品的 TdP 心律失常前风险，完善临床方案和风险管理计划、风险获益评估，以及监管决策的制定	507 条款更新 - 2019 /04/16
FNIH - BC、自闭症生物标志物临床试验联盟（ABC - CT）	N170 至直立面（upright Faces）	诊断生物标志物，可减少 ASD 相关异质性来改进临床试验	LOI - 2019 /01/31
FNIH - BC	进展 OA 项目生物标志物	预后生物标志物，以识别更可能经历膝盖骨关节炎疾病的个体	507 条款更新 - 2019/01/21
FNIH - BC	非酒精性脂肪性肝炎（NASH）的四个循环生物标志物面板（NIS - 4、OWL、PRO - C3 - PRO - C6、ELF 单独或组合使用）	与临床因素结合的诊断富集性生物标志物，识别 NASH 的肝脏组织病理学发现且非酒精性脂肪性肝疾病活动评分（NAS）≥ 4 且肝纤维化为 2 或 3 期的患者（按 Brunt / Kleiner 量表）	LOI - 2019/10/29
Tufts 医疗中心	晚期膝骨关节炎（esKOA）评分	预后生物标志物，识别可能经历长期疾病的患者	LOI - 2019/09/05
Tufts 医疗中心	累积损害和疾病活动评分	预后富集生物标志物，以识别可能经历长期疾病的患者	LOI - 2019/09/05
FNIH - BC	从普通膝部 X 射线片的胫骨软骨下区域生成的分形特征分析（FSA）曲线得出小梁骨纹理（TBT）生物标志物（$n = 6$）；这 6 个生物标志物是垂直滤波器（VF）截距、VF 线性斜率、VF 二次斜率、水平滤波器（HF）截距、HF 线性斜率和 HF 二次斜率	预后富集成像生物标志物面板，可用于 II 期和 III 期临床试验，以基于 WOMAC 疼痛分量表和（或）X 射线照相术的关节间隙宽度减退和（或）关节置换	LOI - 2019/09/19

续表

申请方	生物标志物简述	COU	申请提交和审评日期*
FNIH – BC	通过免疫分析评估骨关节炎预后的生物标志物	预后富集性分子生物标志物，用于Ⅱ期和Ⅲ期临床试验，根据 WOMAC 疼痛评分量表和（或）放射学关节间隙宽度损失和（或）关节置换，识别随后48个月内可能经历疾病进展的膝骨关节炎诊断个体	LOI – 2019 /09/18
FNIH ABC – CT	面部动眼神经注视指数	临床和人口统计学特征的诊断性生物标志物，用于自闭症谱系障碍（ASD）的受试者中选择异质性较低的亚组进行临床试验	LOI – 2020/01/30
转基因组织	药物性血管损伤（DIVI）的免疫和质谱测定	监测 DIVI 的生物标志物，与其他参数一起用于测量炎症、血管内皮和平滑肌损伤	LOI – 2019 /01/12

＊根据2014年DDT认定指南。《21世纪治愈法案》后FD&C A增加507节，原认定申请过渡到新的507 DDT资格认定程序①。＊＊LOI：Letter of Intent 意向书。

（三）药品标识与药物基因组学生物标志物

药物基因组学研究人类基因的组成如何影响药物反应，利用药物基因组学信息有助于确定个体化最佳治疗方案。药物基因组学可以在识别药物应答者和无应答者、避免不良事件、优化药物剂量以及确定是否还需要更密切的监测方面发挥重要作用。

为了给医药专业人员和公众提供可以优化治疗决策的药物基因组学信息，FDA 在 Drugs @ FDA 公布了治疗产品以及药品标签中使用的药物基因组学信息②。标签中的药物基因组学生物标志物并非都是经过 FDA 认定的生物标志物，在指导临床用药方面的生物标志物无须经过 FDA 认定，但标签内容已经在药品审评时经过 FDA 的审查核准。

部分产品标签内容包括基于生物标志物信息而应当采取的具体措施。根据措施类型，药物基因组信息标注在标识的不同部分。药品标签可能包含的基因组学生物标志物信息，包括药物暴露与临床应答变异性、不良事件风险、基因特异性给药、药物作用机制、多肽药物靶标和目标基因、试验设计特点等。

FDA 公布批准的药物标签中包含药物基因组信息，包括但不限于种系或体细胞基因变体（多态性、突变）、遗传病因学基因功能缺陷、基因表达差异和染色体异常的生物标志物，还包括用于筛选患者治疗的特定蛋白生物标志物。但不包括非人类遗传生物标志物（例如影响抗生素敏感性的微生物基因变异）和仅用于诊断目的的生物标志物（例如遗传性疾病）。在复方制剂中，除某一药物成分仅被批准为复方制剂的情况下，列出所有

---

① FDA. Clinical Outcome Assessment Qualification Program Submissions [EB/OL]. (2020 – 05 – 15) [2020 – 05 – 31]. https：//www. fda. gov/drugs/drug – development – tool – ddt – qualification – programs/clinical – outcome – assessments – coa – qualification – submissions.

② FDA. Table of Pharmacogenomic Biomarkers in Drug Labeling [EB/OL]. (2020 – 05 – 02) [2020 – 05 – 15]. https：//www. fda. gov/drugs/science – and – research – drugs/table – pharmacogenomic – biomarkers – drug – labeling.

药物成分，否则仅列出与生物标志物相关的单一药物成分。

药品标签中标注药物基因组学信息可以帮助医药专业人员进行患者诊断和分层，开展基于生物标志物检测基础上的精准个体化治疗，也可以优化给药剂量，预测不良反应高风险人群，还可以为优化临床研究设计提供支持。FDA 已经批准的药品标签中包含的药物基因组学信息整理在本书附录一中，供读者参考。

三、临床结果评估工具资格认定

（一）临床结果评估工具的应用范围和种类

临床结果评估工具（clinical outcome assessment，COA）认定是对用于在特定 COU 下的充分且良好对照研究中使用的临床获益（benefit）评估工具，给出已经进行良好界定并经过可靠评估的监管结论。COA 资格认定并非适用于所有情形，认定程序仅限于尚未满足的公共健康需求领域应用的 COA，这是 COA 认定的重要理念基础。FDA 在 COA 认定中直接与申请者合作，指导拟参与资格认定的 COA 的开发过程。FDA 非常鼓励多学科的协作环境，CDER 可以利用多学科资源审评 COA 申请，并就 IND/NDA/BLA 申请之外开展的 COA 的开发或修订提供建议。

CDER 总体负责 COA 资格认定计划的战略发展。随着行业对该计划的兴趣和热情高涨，审评资源也越来越有限，CDER 开发了一个筛选项目优先性的框架，对拟议提交申请的公共健康获益和科学价值进行评估，特别关注可以纳入优先考虑的申请范围，主要关注点包括：拟议的 COA 是否填补了关键的临床结果测量缺口，药物开发是否停滞或放缓？拟议的 COA 是否比当前可用的、可接受的 COA 有显著的改进？COA 是否以患者为中心，即在日常生活中，由于缺乏可接受的测量方法而未能在临床环境中对患者日常生活相关和重要的指标进行测量？在某个特定疾病领域，是否已经在 COA 资格认定计划或其他机制下开展了其他工作？如果拟议的工具已经被认为是可接受的，是否有其他机制来沟通其可接受性，而无须正式的资格认定程序，例如发布特定适应证临床结果评估指南？申请者是否愿意根据研究结果开发新工具或改进现有工具[①]？

COA 认定审评团队（Qualification Review Team，QRT）包括来自 CDER 临床结果评估部（DCOA）、对应的临床治疗领域审评部门、生物统计学办公室和其他合适人员，必要时，FDA 的其他中心的代表也可以参加审评。

COA 可用于测量患者的症状、总体精神状态或疾病或病症对患者机能的影响。COA 的测量结果可用于证明药品是否提供预期的治疗获益。实际应用中的 COA 是通过明确定义的方法和说明、数据收集的标准方法、评分、分析和对目标患者人群结果解释的方法

---

① FDA Clinical Outcome Assessment（COA）Qualification Program：Frequently Asked Questions［EB/OL］.（2020 - 04 - 27）［2020 - 05 - 29］. https：//www. fda. gov/drugs/drug - development - tool - ddt - qualification - programs/clinical - out-come - assessment - coa - qualification - program - frequently - asked - questions# COA Qualification Review Team.

的组合。COA 可提供治疗获益的直接或间接证据。

COA 共分为四类：患者报告的结果（patient - reported outcome，PRO）工具、临床医生报告的结果（clinician - reported outcome，ClinRO）工具、观察者报告的结果（observer - reported outcome，ObsRO）工具和临床表现结果（performance outcome，PerfO）工具[①]。

PRO 是基于直接来自患者（受试者）的测量患者症状或功能状态的工具，是未经医生或其他患者之外人员的修改或解释的患者反应[②]。

ClinRO 是基于训练有素的医生经过对患者健康条件的观察后进行报告的测量。

ObsRO 是基于患者或健康专业人员以外的人观察结果的测量工具，可以是能够定期观察和报告患者健康的特定方面的人员，如对父母、配偶或其他非临床护理人员进行报告。

PerfO 是基于由患者根据医疗保健服务专业人员的指令执行任务的结果测量工具，例如步速的测量工具（如定时 25 英尺步行测试)[③]。

COA 开发路线图（图 6 - 4）描述了选择或开发 COA 的一般程序。第一列是在确定临床试验测量的目标 COU，第二列是产生兴趣概念界定时需要考虑的信息。这些信息可用于确定要制定的适当类型的结果评估工具（第三列）。选择或开发的 COA 类型（PRO、ClinRO、ObsRO 或 PerfO 测量工具）取决于目标兴趣概念和 COU（例如适用的患者群体）。例如，如果疼痛强度是要界定的概念，并且患者群体能够自我评估，那么 PRO 是最合适的。如果需要临床判断来解释观察结果，则应当选择 ClinRO。如果需要界定的概念只能通过日常生活中的观察（不在医疗环境中）充分捕捉，并且患者不能为自己报告，那么选择 ObsRO 更为合适。当观察需要定义已完成任务的实际表现（确认功能性能是否具备）时，PerfO 可能是最合适的选择。

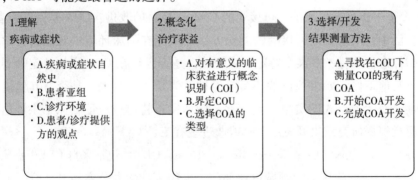

图 6 - 4　临床试验中以患者为中心的结果测量工具开发路线图

---

①　FDA. Clinical Outcome Assessment Qualification ［EB/OL］. (2020 - 04 - 03) ［2020 - 05 - 09］. Program. https：//www. fda. gov/Drugs/Development Approval Process/Drug Development Tools Qualification Program/ucm284077. htm.

②　FDA. Guidance for Industry and FDA Staff Qualification Process for Drug Development Tools ［EB/OL］. (2019 - 12 - 30) ［2020 - 04 - 14］. https：//www. fda. gov/downloads/Drugs/Guidance Compliance Regulatory Information/Guidances/UCM230597.

③　FDA. Clinical Outcome Assessment (COA)：Glossary of Terms ［EB/OL］. (2018 - 04 - 24) ［2020 - 04 - 14］. http：//wayback. archive - it. org/7993/20180424212148/. https：//www. fda. gov/Drugs/Development Approval Process/Drug Development Tools Qualification Program/ucm370262. htm#ClinRO.

（二）已获得认定的临床结果评估工具

截至 2020 年 5 月，已有 6 个 COA 获得 DDT 的资格认定，还有一系列 COA 已提交资格认定申请（表 6 - 11、表 6 - 12）。

表 6 - 11　FDA 认定的临床结果评估工具（COA）①

提交者	COU	名称	关注概念	类型	资格认定日期
Office of Cardiology, Hematology, Endocrinology, and Nephrology（OCHEN）Division of Cardiology and Nephrology（DCN）					
JohnSpertus	慢性心力衰竭（CHF）患者	肯萨斯城心肌病患者生存质量量表 Kansas City Cardiomyopathy Questionnaire（KCCQ）	CHF 症状及对身体功能限制的影响	PRO	2020/04/09
Office of Neuroscience（ON） Division of Psychiatry（DP）					
C - Path：PRO 联盟	>18 岁临床诊断 MDD 患者	重度抑郁综合征测量量表 Symptoms of Major Depressive Disorder Scale（SMDDS）	总体 MDD 症状	PRO	2017/11/27
Office of Immunology and Inflammation（OII） Division of Pulmonary, Allergy, and Critical Care（DPACC）					
C - Path：PRO 联盟	青少年（12 ~ 17 岁）和成人（≥18 岁）患有轻度至重度持续性哮喘的哮喘症状	哮喘症状日记 Asthma Daytime Symptom Diary（ADSD）and Asthma Nighttime Symptom Diary（ANSD）	哮喘症状核心定义的严重程度	PRO	2019/3/28
Evidera 公司	成人稳定性慢性阻塞性肺疾病（COPD）	COPD 症状评估工具 Evaluating Respiratory Symptoms in Chronic Obstructive Pulmonary Disease（E - RS：COPD）	稳定性 COPD 呼吸综合征	PRO	2016/03/10
Office of Infectious Diseases（OID） Division of Anti - Infectives（DAI）					
Evidera 公司	慢性 COPD 患者慢性支气管炎急性细菌性加重（ABECB - COPD）	慢性肺病恶化评估工具 Exacerbations of Chronic Pulmonary Disease Tool（EXACT）	ABECB - COPD 症状	PRO	2014/01/09
Office of Oncologic Diseases（OOD） Division of Oncology 2（DO 2）					
C - Path：PRO 联盟	>18 岁成人ⅢB 或 Ⅳ期非小细胞肺癌患者（NSCLC）	NSCLC 症状评估问卷 Non - Small Cell Lung Cancer Symptom Assessment Questionnaire（NSCLC - SAQ）	症状严重程度（咳嗽、疼痛、呼吸困难、疲劳和食欲）	PRO	2018/04/04

注：COA 由 CDER 的临床部门负责认定。

---

① FDA. Clinical Outcome Assessment Qualification Program Submissions［EB/OL］.（2019 - 12 - 20）［2020 - 05 - 04］. https：//www. fda. gov/drugs/development - approval - process - drugs/qualified - clinical - outcome - assessments - coa.

表 6 - 12　资格申请阶段的临床结果评估工具（COA）①

提交者	名称	COU 相关概念	COA类型	申请受理日期	所处阶段
Office of Drug Evaluation（ODE）Ⅰ Division of Cardiovascular and Renal Products（DCaRP）					
C - Path：PRO 联盟 CHF 工作组	慢性心衰症状量表 Chronic Heart Failure - Symptom Scale（CHF - SS）	CHF 症状	PRO	2019/04/30	LOI 受理
C - Path：PRO 联盟 CHF 工作组	CHF 影响量表（CHF - IS）	CHF 症状影响	PRO	2019/04/30	LOI 受理
C - Path：PRO 联盟 CHF 工作组	CHF 活动监测终点量表 CHF - Activity Monitor - Based Endpoint Measure	日常身体活动	DHT	2019/05/03	LOI 受理
BTG International，Inc	静脉曲张症状问卷 Varicose Vein Symptom Questionnaire（VVSymQ）	浅静脉功能不全患者的静脉曲张症状	PRO	2014/05/13	法律程序中
Division of Neurology Products（DNP）					
C - Path：PRO 联盟认知工作组	日常生活评估 PerfO 工具（IADLs）	>45 岁以上阿尔茨海默病轻度认知障碍	PerfO	2015/03/18	LOI 受理
Sysnav	DMD 日常监测工具 ActiMyo®	≥ 5 岁以上杜氏肌营养不良症（DMD）日常行为监测	DHT	2018/08/30	LOI 受理
Casimir	杜氏视频评估 Duchenne Video Assessment	≥4 岁 DMD 门诊患者活动质量评价	Clin-RO	2019/01/23	LOI 受理
美国国家儿童医院研究所	交互式视频评估能力 - 坐姿（ACTIVE）- seated	DMD 或贝克肌营养不良（BMD）患者抗肌萎缩蛋白病上肢和躯干活动功能达到量（FRV）	PerfO	2013/05/30	LOI 受理
Jeffrey Statland	面肩肱骨复合功能结果测量工具（FSHD - COM）	面肩肱型肌营养不良患者身体功能	PerfO	2017/11/20	LOI 未受理
C - Path：多发性硬化症结果评估联盟（MSOAC）	进展速度符号数字模式检测（SDMT）	有多发性硬化和复发缓解（RRMS）、继发性进展（SPMS）或原发性进展（PPMS）临床病程的成人	Perfo	2013/12/23	LOI 受理
C - Path：PRO 联盟，多发性硬化症工作组	多发性硬化中的疲劳测量	DMD 患者身体功能	PRO	2017/06/21	LOI 受理
C - Path：PRO 联盟，多发性硬化症工作组	Actibelt® DMD	DMD 患者真实世界步行变化	DHT	2019/01/23	LOI 受理
C - Path：PRO 联盟，多发性硬化症工作组	DMD 身体功能 PRO	DMD 患者身体功能	PRO	2017/06/21	LOI 受理

① FDA. Clinical Outcome Assessment Qualification Program Submissions［EB/OL］.（2018 - 07 - 15）［2020 - 05 - 30］. https：//www. fda. gov/Drugs/Development Approval Process/Drug Development Tools Qualification Program/ucm450689. htm.

续表

提交者	名称	COU 相关概念	COA 类型	申请受理日期	所处阶段
Division of Psychiatry Products（DPP）					
C-Path：抑郁症工作组	重度抑郁日常监测（SMDDD）	重度抑郁症患者 24 小时记录	PRO	2018/11/05	LOI 受理
C-Path：抑郁症工作组	重度抑郁症日记评估（SMDDMA）	重度抑郁症即时性评估	PRO	2019/02/04	LOI 受理
NeuroCog Trials, Inc	虚拟现实功能能力评估工具（VRFCAT）	精神分裂症功能性能力评估	PerfO	2019/02/05	LOI 受理
Silvia Zaragoza Domingo	精神分裂症 EPICOG-SCH	精神分裂症认知障碍	PerfO	2019/06/30	LOI 受理
Division of Anesthesia, Analgesia, and Addiction Products（DAAAP）					
酒精临床试验行动计划	WHO 酗酒风险评级	酒精滥用障碍（AUD）患者 2 级酗酒风险	PRO	2019/04/23	LOI 受理
ACTTION	镇痛临床试验的体力活动加速测定评估工具（PAACT）	非认知障碍成人膝关节骨性关节炎的骨骼肌肉痛诊断	DHT	2018/05/31	LOI 受理
ACTTION	QUALIfied 疼痛治疗评价量表	患有急性和慢性疼痛的非认知障碍成人的疼痛强度	PRO	2015/08/05	LOI 受理
Stanton Newman	Postop QRS	手术和麻醉康复	PRO, PerfO, ClinRO	2019/01/30	LOI 未受理
Division of Metabolism and Endocrinology Products（DMEP）					
老龄化研究联盟中的运动联盟	常规步态速度评估法（UGS）和简易机体功能评估法（SPPB）	65 岁由髋部骨折导致肌肉质量和力量减少、功能下降导致下肢功能减退	Perfo	2014/01/03	LOI 受理
生活质量咨询机构和杜克大学医学中心	体重对生活质量影响（IWQOL-Lite）临床试验版量表	在超重和肥胖的成年患者体重减轻后生命质量（HRQOL）的特定方面的改善	PRO	2013/04/19	LOI 受理
David Cella	肌萎缩 PROMIS® 生理功能项目库	肌萎缩的身体功能	PRO	2015/11/03	LOI 受理
Martin Daumer	肌萎缩 Actibelt®	髋骨骨折患者外科手术后肌萎缩恢复期真实世界中的步速	DHT	2019/01/18	LOI 受理
Division of Pulmonary, Allergy, and Rheumatology Products（DPARP）					
C-Path：PRO 联盟儿科哮喘工作组	儿童哮喘日记（Child Asthma Diary）	7~11 岁儿童的哮喘症状和体征的严重程度	PRO/ObsRO	2017/06/13	LOI 受理
Evidera 公司和囊性纤维化基金会	囊性纤维化呼吸道症状日记-慢性呼吸道感染症状评分（CFRSD-CRISS）	慢性呼吸道感染的稳定和急性发作期成人和青少年（≥12 岁）患者囊性纤维化症状的严重程度	PRO	2013/10/30	审评

提交者	名称	COU 相关概念	COA 类型	申请受理日期	所处阶段
San Keller	PROMIS® ME/CFS/SEID	测量肌痛性脑脊髓炎（ME）/慢性疲劳综合征（CFS）/系统性运动不耐受疾病（SEID）的症状和功能	PRO	2015/10/08	LOI 受理
COPD 标志物认定联盟（CBQC）	恒速运动测量工具	中度至重度肺功能损害的 COPD 门诊患者：支气管扩张术后 FEV1/FVC＜70% 支气管扩张后 FEV1＜80% 预测正常男性或女性患者，至少40岁	PerfO	2019/08/27	转入507条款
美国国家犹太医学中心	评估特发性肺纤维化（ATAQ-IPF）生命质量的工具	特发性肺纤维化引发的症状体验、日常功能和其他与健康相关的生命质量影响	PRO	2012/01/25	LOI 受理
C-Path：PRO 联盟类风湿性关节炎工作组	ROMIS®类风湿关节炎短型疲劳 10a	美国风湿病学会/欧洲风湿病联盟2010 类风湿关节炎（RA）分类标准中≥6 分确诊为 RA 的成年患者（＞18 岁）	PRO	2016/10/14	转入507条款

Office of Drug Evaluation (ODE) Ⅲ: Division of Gastroenterology and Inborn Error Products (DGIEP)

提交者	名称	COU 相关概念	COA 类型	申请受理日期	所处阶段
IBD PRO 联盟	克罗恩病患者报告结果体征和症状量表（CD-PRO/SS）	18 岁以上在门诊治疗中重度临床活动性 CD 的成人患者（＞18 岁）	PRO	2013/04/01	LOI 受理
Dan Turner Anne Griffiths	小儿炎性克罗恩 MRE 指数（PICMI）	5～17 岁 CD 患者疾病行为	Clin-RO	2012/11/16	LOI 受理
Anthony Otley	TUMMY-CD	CD 表现和症状	PRO	2015/07/09	LOI 受理
Anthony Otley	PROMIS® 儿童 CD 短表-Fatigue 10	8～17 岁 CD 患者疲劳持续时间与强度	PRO	2017/0711	LOI 受理
MarcRothenberg	小儿嗜酸细胞性食管炎（EoE）评分（PEES™v2.0）	2～12 岁儿童，12～18 岁青年 EoE 患者	ObsRO	2012/01/03	LOI 受理
C-Path：PRO 功能性消化不良工作组	功能性消化不良症状日记（FDSD）	成人（≥18 岁）符合罗马Ⅲ诊断 FD 标准的 FD 症状	PRO	2012/02/29	LOI 受理
美国神经胃肠病学与运动学会	美国人神经胃肠病学和运动学会胃轻瘫主要症状指数日记（ANMS GCSI-DD）	成人特发性或糖尿病性胃轻瘫患者（＞18 岁）症状	PRO	2011/12/23	LOI 受理
C-Path：PRO 联盟 IBS 工作组	肠易激综合征症状日记-便秘/腹泻/混合（DIBSS-C/D/M）	成年肠易激综合征 IBS-C、IBS-D 或 IBS-M 患者表现和症状	PRO	2010/04/29	转入507条款
Marie Hogan Jeff Sloan	多囊肝病问卷（PLD-Q）	Gigot Ⅱ型和部分Ⅲ型多囊肝病的成年患者的症状	PRO	2015/02/08	LOI 受理
IBD PRO 联盟	溃疡性结肠炎患者报告结果体征和症状（UC-PRO/SS）	UC-PRO/SS 将用于评估治疗对中度至重度 UC 患者临床试验中患者报告的 UC 体征和症状的影响	PRO	2013/03/14	LOI 受理

续表

提交者	名称	COU 相关概念	COA 类型	申请受理日期	所处阶段
Dan Turner Anne Griffiths	TUMMY – UC	UC 儿童和青少年（2~18 岁）	PRO/ ObsRO	2013/02/07	撤销

Division of Dermatology and Dental Products（DDDP）

提交者	名称	COU 相关概念	COA 类型	申请受理日期	所处阶段
国家斑秃基金会	患者报告的斑秃（AA）症状和影响量表	成年 AA 患者（>18 岁），头皮脱发率至少 >25%，目前脱发持续时间至少 6 个月斑秃症状	PRO	2018/03/09	LOI 受理
Joslyn Kirby	化脓性汗腺炎生活质量量表（HiSQOL）	成人化脓性汗腺炎患者症状严重程度和活动、社会心理影响	PRO	2019/04/14	LOI 受理
Joslyn Kirby	化脓性汗腺炎面积及严重程度指数（HA-SI）	化脓性汗腺炎患者发炎严重程度	Clin-RO	2019/06/11	LOI 受理

Office of Antimicrobial Products（OAP）
Division of Anti – Infective Products（DAIP）

提交者	名称	COU 相关概念	COA 类型	申请受理日期	所处阶段
FNIH	皮肤感染患者报告的结果测量量表（SKIN-FECT – PRO）	成人（>18 岁）急性细菌性皮肤及皮肤结构感染（ABSSSI）症状测量	PRO	2013/03/01	LOI 受理
Nader Shaikh Alejandro Hoberman	急性中耳炎症状严重程度量表（AOM – SOS）	儿童急性中耳炎症状测量	ObsRO	2013/03/01	LOI 受理
FNIH	肺炎患者报告的 CABP 症状测量结果（肺 – PRO）	成人社区获得性肺炎（CABP）患者（>18 岁）	PRO	2013/05/07	LOI 受理
Evidera 囊性纤维化基金会	囊性纤维化呼吸症状日记 – 慢性呼吸感染症状评分（CFRSD – CRIS）	青少年（12 岁以上）和成人慢性呼吸道感染稳定期和急性加重期患者囊性纤维化症状	PRO	2013/10/30	法律程序
FNIH	肺炎患者报告结果量表（肺 – PRO）用于 HABP 症状的测量	院内感染细菌性肺炎（HABP）（>18 岁）	PRO	2013/10/30	LOI 受理
国家过敏和传染病研究所、Leidos 生物医学研究、国防部和 Evidera 公司	流感 – PRO 工具	患有流感症状的成人和儿童患者中患者报告的流感症状的存在和严重程度	PRO	2010/03/30	LOI 受理

Office of Hematology and Oncology Products（OHOP）

提交者	名称	COU 相关概念	COA 类型	申请受理日期	所处阶段
David Cella	PROMIS®生理功能项目库	成人实体瘤或血液病患者（>18 岁）肿瘤学生理功能测量	PRO	2015/11/03	LOI 受理

Division of Hematology Products（DHP）

提交者	名称	COU 相关概念	COA 类型	申请受理日期	所处阶段
Lakshmanan Krish-namurti	镰状细胞疼痛日记	患有镰状细胞病的儿童患者的疼痛强度和疼痛干扰	PRO	2014/02/14	LOI 受理

Division of Oncology Products 1（DOP1）

提交者	名称	COU 相关概念	COA 类型	申请受理日期	所处阶段
FACIT. org 西北大学	癌症治疗的网络/功能评估 - 疾病相关症状量表（NFKSI - DRS）	人晚期或转移性肾癌（AJCC - IV期）患者（>18 岁）	PRO	2019/08/19	LOI 受理
Division of Oncology Products 2（DOP 2）					
NIH、NCI	儿童和成人的丛状神经纤维瘤（PN）疼痛量表	神经纤维瘤病 1 型（NF - 1）的儿童和成人患者肿瘤相关疼痛强度和肿瘤相关疼痛干扰	PRO	2014/03/06	LOI 受理

四、动物模型资格认定

动物模型为动物物种、挑战剂和产生疾病过程或病理状况的暴露途径的特定组合，其在多个重要方面对应于所研究的人类疾病或病症。动物模型中的挑战剂是指用于诱发动物疾病或状态的化学的、生物的、放射性或核物质。

《动物实验法规下工业产品开发指南》（the Guidance for Industry Product Development Under the Animal Rule，2015 年 10 月）中提供了有助于动物模型认定的信息，例如动物模型的基本要素、研究设计原则。

动物模型资格认定计划（Animal Model Qualification，AMQP）特别适用于旨在用于充分、严格的有效性对照研究的动物模型，该研究可作为根据《动物实验法规》开发的证明药物有效性的实质性证据。选择合适的动物模型对于 FDA 审评或许可产品至关重要。其他类型的动物模型，例如用于概念性验证试验或安全性试验的动物模型，不适用资格认定①。FDA 尚未公布已经认定的动物模型。

动物模型申请人应当提供三方面的基本证明资料：①动物模型中的疾病或状态的自然史与人类疾病相对应；②某一特定动物物种的疾病过程或病理状态在多个重要方面与人类疾病相对应；③动物疾病或症状与人类疾病或关注的情况具有相同或非常相似的致病或毒性机制。

（一）AMQP 的认定标准

AMQP 的认定程序由 CDER 和 CBER 联合负责。认定程序仅限于《动物实验法规》下用于支持产品批准的动物模型。一个认定合格的动物模型可以用于相同目标疾病或病症的研发项目中对多个研究用药物进行有效性检测。这类可以申请资格认定的动物模型应当被认为是独立于产品的，与特定药物无关，因此，开发用于单个研究药物项目的模

---

① FDA. Guidance for Industry and FDA Staff Qualification Process for Drug Development Tools［EB/OL］.（2014 - 01 - 31）［2019 - 12 - 21］. https：//www. fda. gov/downloads/Drugs/Guidance Compliance Regulatory Information/Guidances/UCM230597.

型不符合资格认定要求。《动物实验法规》规定，只有满足以下 4 个标准时，FDA 才可以依赖动物研究提供的药物有效性数据作为实质性证据①：①对预防或实质性降低产品中的成分产生的毒性有清晰的病理生理机制的合理理解；②该疗效（effect）在预期可对人类的反应做出预测的不只一种动物物种中得到证实，如果仅在单一的动物物种中证明这种疗效，除非这个动物物种代表了一个充分表征的可以用来预测人类的反应动物模型；③动物研究终点显然与人类的预期获益相关，通常是提高生存率或预防主要并发症；④依据动物和人类中获得的有关产品的药代动力学和药效学的数据或信息，或其他相关数据或信息，可以允许对人的有效剂量做出选择。

动物模型资格认定后意味着 FDA 已经接受针对特定的动物物种通过特定的给药途径给予特定的挑战剂，产生在多个重要的、与感兴趣的人的疾病过程或症状一致的动物疾病过程或症状。FDA 将根据人类疾病或症状的数据和动物模型自然史研究的相应数据的充分性做出最终资格认定决定。一旦动物模型获得资格认定，FDA 不必每次在规定的 COU 下对使用模型的合理性进行重新评估。

（二）AMQP 的决策支持条件

1. 特定 COU 限制

动物模型经过评估并符合特定 COU。COU 是一个完整而准确的说明，描述了合格动物模型在药物开发和监管审评中适当应用的条件，还包括复制模型所需的信息。

这些说明包括但不限于所采用的动物的特征；挑战剂的特性和制备；挑战剂暴露的操作程序信息；确定主要和次要终点；干预的触发因素；在复制动物模型时，将用作质量控制和质量保证措施的表征疾病或症状的关键参数值的范围。

扩展合格动物模型的 COU 应当提交附加数据支持。COU 的扩展可能包括但不限于增加临床适应证、使用不同的挑战剂或不同的暴露给药途径。

2. 合格动物模型的使用限制

在将合格的动物模型用于试验药物的有效性研究之前，发起人应当从药物的作用机制、相关宿主因素、具备剂量选择和给药方案的潜力考虑证明动物模型适用于药物研发的试验系统。同样，由于动物模型认定时并未指定特定药物应用，使用合格的单一动物模型并不能确保该模型被认为是可接受的，如《动物实验法规》下第二个认定标准所述，"如果仅在单一的动物物种中证明这种疗效，除非这个动物物种代表了一个充分表征的可以用来预测人类的反应的动物模型"。FDA 可能不会接受仅适用于单一动物模型的试验药物有效性的证据，即使是经过认定的动物模型，除非 FDA 得出结论，有足够的证据证明该模型产生的结果能够充分预测人类对该药物的反应。审评机构将按照一事一议的方式做出允许在单一物种中使用动物模型批准药物的监管决定。

---

① Animal Model Qualification（AMQP）Program［EB/OL］.（2019 – 12 – 11）　［2019 – 12 – 21］. https：//www. fda. gov/drugs/drug – development – tool – ddt – qualification – programs/animal – model – qualification – amqp – program.

动物模型资格认定合格并不意味着在未经审评或无支持性数据的情况下，从使用已认定动物模型的充分且良好对照的有效性研究中获得的数据批准产品。资格认定也不意味着符合《动物实验法规》第二个标准就是可接受的。

3. 研究数据质量和完整性要求

由于资格认定是一个监管结论，FDA 建议在可行的范围内，为支持动物模型认定而提交的自然史研究的模型应当在 GLP 实验室中进行，以确保数据质量和完整性①。未按照 GLP 规定时，申请人应当提交一份研究计划以确保研究数据的完整性。无论采用何种数据质量和完整性保证计划，认定申请中模型定义的自然史研究都将接受 FDA 的检查，以验证数据的质量和完整性。

五、基于替代终点的审评决策

（一）替代终点与生物标志物的关系

根据 BEST 定义，生物标志物是用于判断健康状况、疾病进展、对治疗等干预手段产生反应的生物指标。生物标志物有助于疾病诊断、预测未来发病程度和发病结果，比如血压高低是心血管生物标志物、血糖水平是糖尿病的生物指标。生物标志物也用来识别特定患者的最佳疗法，监测疗法的安全性和有效性。

根据 FD&C A 第 507（e）（9）条款，"替代终点"是指一个标志物，如实验室检测指标、影像学指标、物理测量指标或其他测量指标，其本身并不是临床获益的直接测量，并且已知可用于预测临床获益，可用于支持药物或生物制品的传统审批；或可合理预测临床获益，并可用于支持根据第 506（c）节加速批准药品或生物制品②。

替代终点实质是用于预测临床效果的有效性生物标志物。在评价新医药产品或已上市产品新适应证的安全性和有效性的临床试验中，通常采用临床终点/结局（clinical end-points/outcomes）或替代终点（surrogate endpoints）测量临床效果。临床终点，即临床结局指标，是反映患者感受、功能、存活特征或变量值的指标③。临床终点是最可靠的终点指标。临床终点直接测量患者关键治疗结果指标的改变，即患者的感觉或功能是否改善，或生存期是否延长。当临床结局需要较长时间研究，或者使用替代终点指标表征改善的临床获益指标广为接受时，可用替代终点预测临床效果。

（二）替代终点的发展与监管应用

从 20 世纪 80 年代中期开始，FDA 开始关注如何提高药物临床试验数据分析水平。

---

① Woodcock，J，S Buckman，F Goodsaid，ete. Qualifying Biomarkers for Use in Drug Development：A US Food and Drug Administration Overview ［J］. Expert Opin Med Diagn，2011，5（5）：369 – 374.

② FDA. Table of Surrogate Endpoints That Were the Basis of Drug Approval or Licensure ［EB/OL］.（020 – 03 – 17）［2020 – 04 – 30］. https：//www. fda. gov/drugs/development – resources/table – surrogate – endpoints – were – basis – drug – approval – or – licensure.

③ 刘炳林. 药物临床试验中有效性指标的分类 ［J］. 中国新药杂志，2016，25（10）：1104 – 1105.

临床试验发起人开始使用生物标志物和替代终点作为临床有效性证据的指标工具，新型临床试验数据分析工具开始逐渐发展起来。替代终点本身不是临床终点，例如胆固醇水平降低、血压降低，T 细胞计数增加等，但是，替代终点能够反映临床结局的改善，例如心脏疾病发作概率降低，AIDS 患者感染可能性降低。1987 年，FDA 依据"胆固醇水平降低"这一替代终点批准首个降血脂的他汀类药物默克公司的洛伐他汀，是最早使用替代终点获得上市批准的案例。

FDA 一方面积极发展替代终点在药品审评中的促进作用，另一方面也持谨慎接受态度。1992 年开始，随着 PDUFA 增加药品和生物制品的加速批准的快速通道，FDA 制定了"基于替代终点批准或基于除存活、不可逆发病率外临床终点的制剂上市批准程序"（21 CFR 314.500 和 21 CFR 601.41），在法规层面上明确了替代终点代替临床终点用于药品审评的合理性。2012 年，FDASIA 将采用替代终点的"加速批准"模式在法律中确立下来，并要求加速批准上市药品需开展上市后临床研究，继续验证药品的临床效果。

自 2015 年开始，CDER 建立 QPDDT 程序①，QPDDT 中最重要的就是 BQP，替代终点作为有效性指标的生物标志物可能被 FDA 认定为合格的生物标志物。

替代终点广泛应用于新药开发和审评程序中，FDA 批准新药中约 45% 依赖于替代终点，其中一篇基于 2005～2012 年 FDA 上市新药临床试验分析的文献表明有 48.9% 新药依赖于替代终点，仅 29% 采用临床终点获批上市②。

除经过验证的替代终点外，FDA 接受新的替代终点作为不同类型疾病药品的审批证据。2010 年 1 月～2014 年 12 月 31 日，FDA 批准的 197 个创新药（NME 和新生物制品）中，有 84 个采用替代终点获得上市批准（其中采用标准审批途径的有 67 个，占 79.8%，采用加速批准途径的有 17 个，占 20.2%③。替代终点根据疾病类型划分，可能适用于不同疾病类型（表 6 - 13）。

表 6 - 13　2010～2014 年 FDA 依赖替代终点批准的药品

替代终点	主要疾病类型	频数	替代终点	主要疾病类型	频数
客观应答率（ORR）	癌症	12	CT 显示的内脏脂肪百分比变化	脂肪代谢障碍	1
一分钟用力呼气量（FEV1）/ 用力肺活量（FVC）	肺病	10	玻璃体黄斑黏附（VMA）主要读数	VMA 症	1
无进展生存率（PFS）	癌症晚期	9	蛋白水平	α1 蛋白酶抑制剂缺乏症	1

①　FDA. Guidance for Industry and FDA Staff Qualification Process for Drug Development Tools［EB/OL］.（2014 - 01 - 01）［2018 - 11 - 12］. http：//www. fda. gov/downloads/drugs/guidance compliancere gulatory information/guidances/ucm230597. pdf.

②　FDA. 21st - Century Cures：Modernizing Clinical Trials and Incorporating the Patient Perspective［EB/OL］.（2014 - 07 - 11）［2019 - 09 - 01］. http：//www. fda. gov/newsevents/testimony/ucm404647. htm.

③　FDA. Novel Drugs Approved Using Surrogate Endpoints［EB/OL］.（2015 - 01 - 01）［2018 - 11 - 12］. http：//www. fda. gov/downloads/newsevents/testimony/ucm445375.

替代终点	主要疾病类型	频数	替代终点	主要疾病类型	频数
糖化血红蛋白 A1C（HgA1C）	糖尿病	9	活检的急性排斥现象（BPAR）	器官排斥	1
持续病毒应答（SVR）	1 型丙肝	6	尿中游离皮质醇水平	库欣病	1
免疫原性	肺炎、脑膜炎	5	嗜中性粒细胞绝对计数（ANC）	嗜中性白细胞减少症	1
病毒载量	AIDS/HIV	3	血尿酸水平	痛风	1
CT/MRI 显示的脾脏体积/减少百分比	I 型戈谢病、癌症	3	血清铁蛋白（SF）	输血铁负荷	1
细胞遗传应答的主要指标（MCyR）及血液应答的主要指标（MaHR）	CML/ALL	3	血压	高血压	1
血红蛋白（Hgb）	I 型戈谢病	2	眼内压（IOP）	青光眼	1
血清中低密度脂蛋白胆固醇（LDL – C）	HoFH	2	腰椎骨髓密度（BMD）	骨质疏松症	1
CT/MRI 肿瘤影像	晚期黑色素瘤	1	药代动力学参数	凝血因子 XIII 缺陷症	1
X 光显示的椎骨骨折	骨质疏松症	1	阴道细胞的副基底层和表层细胞成熟指数	性交痛	1
氨、谷氨酰胺、瓜氨酸水平	NAGS 缺乏症	1	最低门冬酰胺酶活性水平	ALL	1
血浆甲氨蝶呤（MTX）水平	MTX 中毒	1	痰液培养转化时间	多重耐药肺结核	1

在替代终点发展的 30 多年中，疾病类型不断发生变化，有效治疗手段日益增多，适用的替代终点也发生改变，这就更需要监管部门对替代终点的合理性进行深入研究。为了说明 FDA 对替代终点接受标准的复杂性、多因素和多特质的特点，列举以下有代表性的替代终点监管决策应用实例。

1. 生化血红蛋白 A1c

1976 年已有案例使用糖化血红蛋白 A1c（Hb A1c）作为糖尿病患者糖代谢指标控制水平的临床指标。1999 年一篇基于 23 篇公开发表文献的 Meta 分析文章表明，糖化血红蛋白 Hb A1C 和 2 型糖尿病致死率之间有很强的相关性。20 世纪 90 年代，FDA 接受 Hb A1c 作为药品审批的有效性主要终点，并公布使用 Hb A1c 作为血糖控制替代终点的指南。Hb A1c 作为糖尿病患者血糖控制水平替代终点已有 20 多年的历史。2006 年，美国糖尿病协会（ADA）、世界卫生组织（WHO）以及美国内分泌临床医师协会（AACE）公开发布推荐 Hb A1c 是监测血糖控制指标的"金标准"，1 型和 2 型糖尿病治疗终点是特定水平的 HbA1c。2008 年 FDA 又制定颁布了《糖尿病药品和治疗性生物制品开发行业指南草案》①，详细说明了利用 Hb A1c 作为经过验证的替代终点在糖尿病药品和生物制品研发

① FDA. Guidance for Industry Diabetes Mellitus: Developing Drugsand Therapeutic Biologics for Treatment and Prevention [EB/OL]. (2008 – 02 – 13) [2019 – 10 – 15]. http://www.fda.gov/downloads/ Drugs/20% Guidances/ucm071624.

中的详细试验设计和标准。FDA 以 Hb A1c 作为替代终点批准的药品包括 2 型糖尿病治疗药品度拉糖肽（Trulicity/dulaglutide）、依帕列净（Jardiance/empagliflozin）等，除广泛应用于糖尿病治疗领域外，Hb A1c 还作为瘦素缺乏症治疗药品美曲普汀（Myalept/metreleptin）、I 型戈谢病治疗药品葡糖脑苷脂酶（Vpriv/velaglucerase alfa）、慢性肾病贫血症治疗药品聚乙二醇肽（Omontys/peginesatide）等的有效性替代终点。

2. HIV 病毒载量

病毒血症监测和疾病进展的相关性研究最早见于 1991 年，1995 年相关文章涉及使用血清 HIV – 1 RNA 和 CD_4^+ T 细胞计数这两个指标预测 AIDS 疾病进展。1996 年，艾滋病临床试验小组（AIDS Clinical Trials Group，ACTG）的 116B/117 试验小组、ACTG 病毒学委员会耐药性和 HIV – 1 RNA 工作组公开发表了 HIV – 1 RNA 基线水平作为预测 AIDS 进展的独立指标。1997 年，FDA 专门就此议题召开了咨询委员会会议，考虑在抗逆转录病毒药物的标准审批程序中应用 HIV RNA 水平这一替代终点作为临床终点。1999 年，FDA 公布认定 HIV RNA 是评价抗逆转录酶病毒疗法的严格的基准指标。

2002 年，FDA 发布草案指南①，允许 HIV RNA 短期减少（24 周）作为加速批准的基础，而标准审评要证明 HIV RNA 的长期抑制作用（48 周）。HIV 病毒载量最终确定为替代终点一共历经了 7 年，在 HIV 病毒载量被 FDA 接受为替代终点以前，艾滋病的临床试验终点是患者的死亡风险，加速批准只能基于地达诺辛（Didanosine）和扎西他滨（Zalcitabine）引起的 CD_4^+ T 细胞计数变化。而采用 HIV 病毒载量作为替代终点具备许多优势，包括便于测量，可用于评价药物早期活性，加速识别应答率等。近年来依赖病毒载量替代终点批准的抗艾滋病药品包括利匹韦林（Edurant/rilpivirine）、吉利德四合一抗艾药（Stribild/elvitegravir，cobicistat，emtricitabine，tenofovir disoproxil fumarate）、度鲁特伟（Tivicay/dolutegravir）。

3. 客观应答率和无进展生存期

在肿瘤学中，总生存期是临床获益的"金标准"。但 FDA 认可许多其他替代指标包括整体生存期、基于肿瘤评价的终点指标批准药物上市，如无病生存期、客观应答率、进展时间、无进展生存期等，以及基于症状评价的终点指标，如患者报告结果。20 世纪 70 年代，FDA 开始基于客观应答率（objective response rate，ORR）审评癌症治疗药物。到了 20 世纪 80 年代，经与肿瘤药物咨询委员会（Oncologic Drugs Advisory Committee，ODAC）讨论后，FDA 认为抗肿瘤药批准应当采取更为直接的临床获益证据，如生存期改善、患者的生存质量提高、身体功能或肿瘤相关症状改善。20 世纪 90 年代，生存期的其他替代终点开始出现并确立下来，无病生存期（dsease – free srvival，DFS）和持续的完全应答作为终点指标被认可。无病生存期通常定义为随机选择某个时间直到肿瘤复发或因

① FDA. Antiretroviral Drugs Using Plasma HIVRNA Measurements – Clinical Considerations for Accelerated and Traditional Approval（2002）［EB/OL］．［2002 – 05 – 13］. http：//www. fda. gov/downloads/drugs/guidance compliancere gulatoryinformation/guidances/ucm070968.

各种原因出现死亡。2003 年 12 月，ODAC 一致认为 DFS 延长能够代表临床获益，但是应当经过谨慎的风险获益评估，尤其是评估辅助治疗产生的毒性对患者功能的影响。2004 年 5 月，ODAC 建议在符合特定条件下 DFS 应当作为手术条件下辅助抗结肠癌药物的一个可接受的终点指标。进展时间（time to progression，TTP）和无进展生存期（progression - free survival，PFS）在良好设计临床试验（通常盲法）中是可信赖的终点指标。ODAC 建议依靠这类替代终点指标开展临床试验设计，尤其是对于完全应答率很低的疾病或临床试验中证明生存期获益存在困难的情形。FDA 于 2007 年专门出台了《抗肿瘤药品和生物制品批准的临床试验终点行业指南》，对抗肿瘤药物临床试验的替代终点的定义、适用情况、试验设计考虑要点、优缺点等进行了明确的阐述，对指导癌症治疗药物的开发和选择合适的终点指标提供了科学建议①。抗癌药一直是创新药研究的热点，FDA 也基于替代终点指标批准了数个抗癌新药，包括采用 ORR 批准的治疗晚期卵巢癌的奥拉帕尼（Lynparza/olaparib）、不可切除/晚期黑色素瘤的纳武单抗（Opdivo/nivolumab）；采用 PFS 批准的治疗慢性淋巴细胞白血病（CLL）的阿托珠单抗（Gazyva/obinutuzumab）、治疗表皮生长因子受体（EGFR）外显子 19/21 基因变异型非小细胞癌的阿法替尼（Gilotrif/afatinib）等。

（三）基于风险的替代终点分类

根据替代终点与临床效果的相关性和证据积累，FDA 将替代终点分为三类：经过验证的替代终点、可能有效的替代终点、候选的替代终点。

1. 经过验证的替代终点

经过验证的替代终点（validated surrogate endpoint）是具有明确的作用机制和临床数据，能够有效预测临床效果，申请人可直接作为试验终点以支持药品标准审评途径，而无须额外的有效性资料。

替代终点在长期临床使用中经过临床验证，显示与临床结局指标有良好的相关性，则可以应用于标准审评程序中，对于应用这类终点的申请，FDA 不要求申请人提交额外有效性资料。当替代终点能够明确预测某些试验临床获益的情况下，替代终点的使用是很有价值的，比如，临床试验有足够样本量说明收缩压降低，则中风发生率降低，就可以采用收缩压这一替代终点开展短期、小规模临床试验。在所有生物标志物中，经过验证的替代终点是最难以确定的，往往需要经过多年临床经验验证才能造就一个可靠有效的替代终点。表 6 - 14 列举了部分经过验证的替代终点及相关临床结局。

---

① FDA. Guidance for Industry Clinical Trial Endpointsfor the Approval of Cancer Drugs and Biologics [EB/OL]. (2007 - 05 - 01) [2019 - 10 - 12]. http：//www. fda. gov/downloads/drugs/guidance compliancere gulatory information/guidances/ucm071590.

表 6-14　经过验证的替代终点及相关临床结局①

经过验证的替代终点	相关临床结果
收缩压（SBP）	中风发生率
低密度脂蛋白（LDL）水平	心力衰竭发生率
1 秒用力呼气量（FEV1）	慢性肺病（如哮喘）等用药后呼吸功能改善
HIV 病毒载量	AIDS 诊断
客观应答率（ORR）、无进展生存期（PFS）	癌症总生存率

2. 可能有效的替代终点

可能有效的替代终点（reasonably likely surrogate endpoint）是指具有明确的作用机制，但是临床数据不足以证明其具备认定资格，这一类临床终点可用于严重或危及生命疾病药物加速批准途径。可能有效的替代终点未经验证，通常仅作为"加速批准"途径下为加速严重疾病患者获得有效疗法的一种手段。通常，FDA 会根据在上市后的临床环境收集的额外数据，确定可能有效的替代终点是否能够预测临床获益，该项要求强调了对于基于可能有效的替代终点批准的药品，在上市后阶段持续评估的重要性。FDA 还强调，基于目前的科学理解，需要在临床使用时严格评估甚至重新评估替代终点。经过验证的替代终点往往有多年的临床证据基础，但即便如此 FDA 仍认为经过验证的替代终点仍无法完全展示医药产品整体风险获益，只是起到一定的预测作用②。

3. 候选的替代终点

候选的替代终点（candidate surrogate endpoint）仍处于评价状态，不能在药品审批中代替临床终点。

（四）替代终点认定的监管考量

临床试验的终点可用于测量临床试验的结果。当临床试验旨在评估一种新的医疗产品或已批准产品的新用途的疗效时，研究者可以选择直接测量拟研究的临床结果的终点指标，也可以选择一个替代终点作为拟研究临床结果的替代指标。根据临床结果评估疗法的获益或可能获益，以确定其是否超过任何不良反应，例如药物性肝损伤是否超过症状改善的获益。

在某些临床试验中，替代终点可以代替临床结果指标（图 6-5）。例如，当临床结果指标可能需要很长时间来研究时，或者把改善的临床获益作为替代终点很容易被理解时可使用替代终点，例如收缩压替代终点的降低值测量可以代替中风的临床结果，使用这个已经验证过的替代终点可以在较少的受试者人群中更快地开展以降低中风风险为目标

---

①　FDA. FDA Facts：Biomarkers and Surrogate Endpoints［EB/OL］.（2017-12-21）［2020-05-10］. http：//www. fda. gov/aboutfda/innovation/ucm512503. htm.

②　S Amur, L LaVange, I Zineh, etc. Biomarker Qualification：Toward a Multiple Stakeholder Framework for Biomarker Development, Regulatory Acceptance, and Utilization. CLINICAL PHARMACOLOGY & THERAPEUTICS,（2015）98（1）：311.

的临床试验。

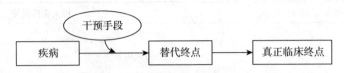

图6-5　理想的替代终点在疾病与临床终点中的位置①

替代终点也用于进行临床终点研究不符合伦理的情况。在替代终点代替临床结果终点被接受之前，必须积累大量的证据，包括流行病学研究和临床试验的证据。通常需要临床试验来证明在 COU 下，替代终点可以用于预测临床获益或与临床获益相关联。经过这种广泛检测的替代终点被称为已验证的替代终点，已验证的终点可以被 FDA 接受作为获益的证据。

虽然替代终点有很多潜在优势，但是替代终点想要获得资格认定的证据，门槛相对来说很高，许多疾病的致病因素十分复杂多样，不存在特定的替代终点，缺乏判断临床疗效的"金标准"，是替代终点开发的障碍，也为 FDA 建立替代终点标准带来了困难。

一个合格的替代终点必须满足两个条件：一是该指标必须与真正的临床结局有因果关系，即替代指标与真正的临床结局有高相关性，并且可以预测疾病结局；二是可以完全解释由治疗引起的临床结局变化的净效应②。

但是替代终点可能无法达到理想的预测疾病和临床终点目标，可能存在假阳性或假阴性结果，从而高估或低估许多临床结果，这是由于：①替代指标虽然与临床终点有关，但不在疾病的致病通路上；②疾病有多种致病通路，干预措施只能影响替代终点所在的通路；③干预措施仅影响非替代终点主导的致病通路，即影响生物标志物的致病因素与影响临床结果的致病因素是独立的；④替代指标和临床终点没有相关性③。

以阿尔茨海默病疗法为例，阿尔茨海默病的治疗尚无有效的生物标志物，但 FDA 正在寻求促进相关潜在疗法的开发，包括依靠替代终点支持产品批准、鼓励在临床试验中使用富集性设计以及开发生物标志物时进行合作。在使用替代终点和中间终点（intermediate endpoints）开发方面，为了在阿尔茨海默病患者中检测疗效，FDA 鼓励使用认知障碍和功能障碍 2 个短期临床终点，但认知改进并不总是意味着功能改善④。多数疗法集中于尚未发展成痴呆症的患者，以期在疾病造成实质性损害之前加以阻止。由于早期损害轻微，药物在患者中显示出对功能障碍的影响具有挑战性。因此，FDA 表示如果有证据表明认知评估具有有效性和可靠性，则允许企业仅依靠更容易证明的短期临床终点"认

①　方向华. 替代终点在心血管病临床试验中的运用及其局限性［J］. 循证医学，2005，5（6）：365.

②　徐小国，蒋萌. 替代指标在临床试验中的应用与局限性［J］. 中国临床药理学与治疗学，2006，11（10）：1195.

③　Frank R and Hargreaves R. Clinical biomarkers in drug discovery and development［J］. Nature Reviews Drug Discovery. 2003. 2：566-580.

④　FDA. Targeted Drug Development：Why Are Many Diseases Lagging Behind? ［EB/OL］.（2015-07-20）［2018-11-29］. https：//www. fdanews. com/ext/resources/files/07-15/7-15-FDA-Report? 1520448564.

知改善或认知稳定"①，可以加速批准药物。

（五）建立新替代终点使用的沟通程序

根据 PDUFA Ⅵ，FDA 采用 C 类会议程序，与希望将生物标志物用作替代终点的发起人进行讨论，该替代终点之前未被用作拟议 COU 中产品批准的主要依据。通过召开 C 型会议讨论替代终点作为主要疗效终点的可行性，确定可能存在的知识缺口，并讨论如何解决这些缺口。根据发起人提供的证据水平，会议的结果可能是，发起人需要进行进一步研究，以便解决 FDA 提出的问题，然后才可能将替代终点用作产品批准的主要依据。通常在发起人获得的初步临床研究结果显示在可耐受的剂量水平下，拟议的生物标志物对候选药物有反应，这时发起人提出 C 型会议申请应当附带背景资料包②，应当提交以下信息。

1. 替代终点与临床结果的关系

（1）用该替代终点作为主要终点的理由　该替代终点预测什么临床结果？使用替代终点而不是临床结果终点的理由是什么？有哪些证据支持替代终点与临床结果之间的关系？

（2）替代终点与因果通路（causal pathway）的关系　对疾病因果通路的理解，以及与替代终点有何联系？

（3）证明临床相关性所需的终点指标变化阈值　替代终点的变化可以反映临床结果变化或出现临床结果的可能性有多大？替代终点的变化程度和时间？替代终点的变化是否稳定以及短时间内会发生吗？如何确定最小变化阈值（大小及时间）？是否有用于确定阈值的测量工具的信息？

（4）不同条件下替代终点反应的一致性　替代终点如何预测目标人群中不同亚组的临床结果？是否有数据显示替代终点在相关亚组中预测的临床反应相同？

（5）可靠地识别治疗前后临床结果的变化　是否有临床证据支持和专家认可的工具评估疾病状态治疗对临床结果的影响？目前替代终点所预测临床终点的衡量标准的专属性以及敏感度如何？

2. 替代终点与治疗产品的关系

（1）治疗产品引起替代终点变化的预测值　替代终点变化能预测临床结果变化的证据是什么？

（2）治疗产品的脱靶效应（off – target effects）　是否有证据表明治疗产品会影响无关的因果通路，从而导致替代终点的变化与预期不同？是否存在影响替代终点但与改善

---

① FDA, Draft Guidance, Alzheimer's Disease：Developing Drugs for the Treatment of Early Stage Disease ［EB/OL］. (2016 – 05 – 04) ［2018 – 11 – 16］. https：//www. fda. gov/training – and – continuing – education/guidance – webinar – series/webinar – transcript – draft – guidance – industry – alzheimers – disease – developing – drugs – treatment – early – stage.

② FDA. Considerations for Discussion of a New Surrogate Endpoint (s) at a Type C PDUFA Meeting Request ［EB/OL］. (2019. 02. 07) ［2019 – 12 – 23］. https：//www. fda. gov/downloads/Drugs/Development Approval Process/Development Resources/UCM614581.

疾病过程无关的药理作用?

（3）用于检测替代终点的测量工具的可靠性　举例如下。

1）操作手册（operations manual）　操作手册是否包括从样本收集到结果报告的详细过程?

2）测量工具的性能特征（performance characteristics）　测量工具的性能特征已经研究到何种程度? 在资料包中是否有用于生成数据的样本类型的描述?

（六）FDA 已批准药品替代终点目录

《21 世纪治愈法案》修订《FD&C A》第 507 节，FDA 必须公布在加速批准和传统审评路径下作为药品或生物制品批准或许可基础的替代终点目录[①]。FDA 公布替代终点目录旨在为药物开发人员提供与 FDA 讨论特定研发项目时应用终点指标的有价值信息。

替代终点目录包括已经批准的新药申请（NDAs）或生物制品许可申请（BLAs）时发起人用作临床试验主要疗效终点的替代终点指标。该目录还包括可能适合于作为药品或生物制品批准的临床试验主要疗效终点指标的替代终点指标，尽管尚未用于支持批准 NDAs 或 BLAs。根据 FDA 发布的替代终点目录，有助于研发人员在设计药物研发计划时考虑使用潜在的替代终点指标。

替代终点目录旨在作为帮助申请人与 CBER 或 CDER 等审评部门讨论潜在的替代终点使用的参考指南，但对于在特定药品或生物制品研发项目中使用替代终点的可接受性问题，FDA 将采取一事一议的方式。

替代终点的使用依赖于具体的应用场景，在某些情况下依赖于疾病状况、患者人群、治疗作用的机制以及当前已有疗法的可及性。已经适用于某个特定药品或生物制品临床研究的特定替代终点，不一定适用于不同临床应用场景中的不同研究项目。

替代终点目录中不包括生物标志物替代终点和临床终点的组合终点，也不包括生物标志物替代终点和 COA 的组合终点。如果复合终点由多个生物标志物替代终点组成，则该信息包含在目录中。

FDA 同时发布成人和儿童替代终点目录（本书附录二和三），但是支持从成人到儿童推断的药代动力学终点并未包括在儿科替代终点目录中。如果替代终点先前被用于支持加速批准药品或生物制品，但随后的确证性试验（confirmatory trials）未能证明预期的临床获益，则替代终点不再被接受，并将从目录中删除。

（七）应用替代终点批准的药品

在 2015 年 1 月 ~ 2019 年 12 月 31 日期间，FDA 共批准 220 个创新药（NME 和新生物制品），其中 91 个基于替代终点获得批准（完整列表见本书附录四），占创新药总数的 41.4%。按疾病治疗类别使用的替代终点统计见表 6 - 15。

---

① FDA. Table of Surrogate Endpoints That Were the Basis of Drug Approval or Licensure ［EB／OL］.（2018 - 08 - 12）［2020 - 03 - 14］. https：//www. fda. gov/drugs/development approval process/development resources/ucm613636. htm.

表 6 – 15   2015 ~ 2019 年 FDA 批准药品所采用的替代终点

替代终点	主要疾病类型	药品数量
无进展生存期（PFS）	癌症	27
客观应答率（ORR）	癌症	36
无事件生存期（EFS）	癌症	3
完全应答率（CR）	癌症	6
无转移生存期（MFS）	前列腺癌	2
完全缓解率（CRR）	急性髓性白血病	3
1 秒用力呼气量（FEV1）	哮喘、肺病	6
无疾病生存期（DFS）	降低乳腺癌复发	1
持续病毒应答率（SVR）	肝炎	5
低密度脂蛋白胆固醇（LDL – C）	高胆固醇血症	3
糖化血红蛋白（HbA1c）	糖尿病	3
血钾	高钾血症	2
血钙	继发性甲状旁腺功能亢进症	1
血磷	X – 连锁低磷性佝偻病	1
血尿酸	痛风	1
碱性磷酸酶（ALP）	慢性肝病	1
中性粒细胞绝对计数	关节炎	1
血小板计数	免疫性血小板减少症（ITP）	2
HIV – RNA 浓度	HIV 感染	4
苯丙氨酸浓度	苯丙酮尿症（PKU）	1
骨骼肌肌营养不良蛋白	杜氏肌营养不良症（DMD）	1
免疫球蛋白 G 抗体对克氏锥虫的重组抗原呈阴性	美洲锥虫病	1

第七章
创新临床试验方法

临床试验是新药研发中耗时最长、成本最高的过程。由于药物临床试验进展落后于疾病步伐，许多严重危及生命患者仍在等待治疗之中。所以创新各种监管科学工具、方法和标准，合理缩短临床试验的时间显得尤为重要。

一、FDA 的临床试验现代化行动概况

近年来，FDA 正在采取相关措施解决临床试验阶段的关键问题，使临床试验更加科学、先进和高效。例如经常召开会议并与发起人密切合作，规划有效的临床试验计划；在临床试验中使用灵活的临床试验设计；发布适应性临床试验设计指南等文件；通过各种审评和批准路径加快研发和审评流程等。

（一）临床试验新工具和创新试验设计方面

FDA 正在采取多种措施使临床试验现代化，全面推进新工具的使用和创新临床试验设计。例如，FDA 鼓励采用适应性临床试验设计，识别更容易获益的患者特征，预测潜在副作用的患者人群，并写入药品标识，为医生处方提供基础信息。FDA 也正在推广无缝试验设计的使用，节省临床试验时间和成本，并且可以减少必要的受试者数量[1]。

FDA 还在推行主试验方案（master protocols）的使用，以更协调的方式采用相同的试验结构设计评价针对一种疾病的多个亚型或针对不同类型患者的疗法。特别是针对靶向药物，主试验方案设计可以同时对不同的靶点进行评价，可以更好地了解药物在不同疾病亚型患者中的获益。

（二）临床试验现代化的监管程序方面

为促进药物研发过程的现代化，FDA 宣布了一项新的复杂创新临床设计试点会议计划［Complex Innovative Designs（CID）Pilot Meeting Program］，目的是巩固和促进新型试验设计在药物研发方案中的应用，以推动创新[2]。

---

① FDA. Dr. Gottlieb's speech to the regulatory affairs professionals society (RAPS) 2017 regulatory conference ［EB/OL］. (2017 – 09 – 11) ［2019 – 07 – 18］. https：//www.fda.gov /News Events /Speeches /ucm575400.htm.

② FDA. FDA Innovative Clinical Trial Designs Launch ［EB/OL］. (2019 – 09 – 15) ［2020 – 02 – 03］. https：//www.q1productions.com/clinical – trial – designs/.

新型试验设计会带来新的不确定性，从而导致新的风险。FDA 必须采取额外措施保护患者安全并确保药物的安全性。例如，在采用适应性和无缝临床试验设计时，知情同意书必须随着试验的进展及时进行更新，不仅要反映新的安全性数据，而且要纳入有关疗效不断变化发展的数据。

扩展队列的首次人体试验可以不间断地完成整个药物研发计划，但是可能会减少发起人与监管机构沟通的机会。例如，在 Ⅱ 期临床试验结束时和 Ⅲ 期临床试验开始之前可能无法举行会议。因此，FDA 需要确保在无缝临床试验过程中与临床试验发起人进行沟通并对试验进行监督。

FDA 正在采取措施，使发起人评价临床信息以及 FDA 审评临床数据的过程实现现代化。作为药物研发和审评过程的一部分，这需要更好地使用先进的计算工具，以及更复杂的统计和计算方法，包括更广泛地使用建模和模拟，以及高性能计算集群（high performance computing clusters）①。

（三）计算机辅助建模和模拟方面

为了配合创新复杂临床试验设计的发展，FDA 大力开发高性能计算机处理工具集群。这些工具有助于 FDA 开发更复杂的方法以审查临床试验数据，并且能够使 FDA 有效地评价产品审评中提交的复杂内容。FDA 正在加大对这些计算工具的投资力度，并采取措施促进审评人员使用这些计算平台。

此外，建模和模拟的使用也十分重要，几乎 100% 的新药申请都涉及建模和模拟的内容。例如，对剂量应答关系进行建模，以评价不同剂量的安全性和有效性，并帮助选择总人群（general population）或亚组的最佳剂量；使用建模和模拟估计新药疗效，以便为关键性试验（pivotal trials）选择适当的样本量；使用建模和模拟评价终点的可靠性，以及帮助证明生物标志物和临床终点之间的关系。

除此之外，FDA 计划举行一系列研讨会，发布指南文件，并制定将建模方法转化为监管审评的政策和程序。FDA 将针对这些方法开展试点计划，作为该试点的一部分，FDA 通过举行会议与发起人讨论模型引导的药物研发（MIDD）问题。

FDA 的目标是加快新方法的开发和使用，提高使用先进工具的能力，以满足监管的金标准。

FDA 还在与科学家合作，利用类似的计算工具开发基于帕金森病、亨廷顿病、阿尔茨海默病和肌营养不良的安慰剂组的疾病自然史模型。如果 FDA 能够更好地利用严谨、可靠的疾病自然史模型，尤其是在罕见病领域，将有助于提高临床试验招募的效率。

FDA 正在开发预测算法（predictive algorithms），例如肺癌分型算法模型工具。这些工具仍处于开发阶段，最终可用于对肿瘤进行分类，并提高 FDA 评价的准确性。所有这

---

① 高性能计算集群：将 2 台或更多计算机联系在一起，通过绑定计算机节点的计算能力来提供更高的计算能力，以便解决复杂的计算问题。

些进步都有助于提高研发效率，并且有望降低临床试验成本。

（四）真实世界证据应用方面

现代临床试验还将更多真实世界证据（RWE）纳入研究计划，《21 世纪治愈法案》也推动了这一倡议，最初阶段可以使用 RWE 来支持标签修订和验证新的研究设计，而不是支持新的药物批准①。有关真实世界证据的应用将在下一章中深入讨论。

二、创新适应性路径思维

（一）传统路径与适应性路径

科学的发展速度远远快于"制度"进程，为患者提供新药的审批政策、程序和框架具有滞后性，给生物医学创新生态系统中的所有利益相关者带来挑战，最重要的是，可能会延迟或阻碍患者获得新的、急需的治疗产品上市。

在传统的药品监管模式下，药品的生命周期划分为两个截然分开的阶段：批准前和上市后。在批准前阶段，患者只能在遵循知情同意程序，满足特定的入组标准的情况下才能参与临床试验，并在被随机分配到试验组的情况下，才会接受真正的新药试验。药品一经上市批准，用药情境突然改变，新药的使用范围从相对较少的高度选择的受试者人群扩大到可能不再满足标签中规定的使用条件的大量真实世界患者。尽管药品在批准时是"安全有效的"，但在现实世界中大规模使用仍然具有不可预测性，特别是基于有限临床试验数据外推的永久安全预期是不切实际的。监管机构往往对申请人是否应当在批准前增加额外的安全性和有效性数据要求方面做出权衡，从国际趋势看，监管机构选择了适应性审批路径，重塑药品审批政策、程序和框架。

美国采取的加速批准程序，欧盟的附条件批准程序均允许把研发阶段缩短，使批准前与上市后进一步融合，旨在使尚未满足治疗需求的危重疾病患者能够尽快用上有希望的药品。因为，对于生命垂危的危重疾病患者来说，在无替代选择的情境下，患者、医生和监管机构愿意承担更大的风险，包括最终疗效和安全性方面未知的风险。同时，美国采用风险评估和减低策略（REMS），欧盟采用风险管理计划（RMP）对批准的药品进行持续风险控制，控制已知风险并不断探索未知风险。

在过去的十年中，出现了一批关于药物批准的前瞻性计划的适应性路径（adaptive pathway），名称多种多样，包括交错式批准（staggered approval）、适应性批准（adaptive approval）和渐进式批准（progressive authorization）等。这些审评路径对药品的批准不再是两阶段的，而是随着时间的推移不断发展的，批准和不批准之间的截然分开"神奇时

---

① Jill Wechsler. FDA Seeks More Modern, Innovative Clinical Research Methods [J]. applied clinical trials, 2017, 05.

刻"（magic moment）被渐进式的管理和降低不确定性所取代①。适应性许可（adaptive approval，AL）是采用灵活的方法监管药物和生物制品前瞻性的计划。AL 在权衡患者及时获得治疗需求与审评要求中寻找平衡点，通过证据收集的阶段性迭代减少不确定性，持续评估获益和风险的不断变化的信息，然后进行监管审评和后续批准后的调整，甚至是补救性风险控制措施，逐步使患者诊疗决策更为明智，从而最大限度地发挥促进公众健康的作用。

以下两图显示了传统许可路径和适应性许可（AL）路径下，新药治疗患者的证据生成和患者增加速率的时间变化过程。图 7 - 1 代表传统审批路径，在获得上市许可之前，几乎所有接受新药治疗的患者都是正式入组随机对照试验（RCT）或其他类型干预性研究。药品获得上市许可后，用药患者数量迅速增加。这意味着对于大多数药物而言，大多数患者的治疗经验对证据生成没有发挥作用，仅有一小部分患者（或使用少量药物的所有患者）可能会参与患者登记或其他形式的观察性研究（主动监测）。上市后启动的少量 RCT 或继续开展 RCT 目的是探索新的适应证，或可能作为完成 REMS 或风险管理计划要求的上市后研究和承诺的内容。

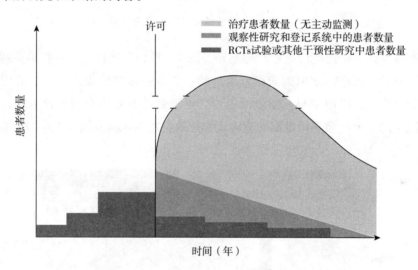

图 7 - 1　传统许可路径患者数量变化②

图 7 - 2 代表适应性路径，在适应性路径下，批准许可前参与 RCT 的受试者数量可能会比一般批准路径中的患者数量少，监管机构可能会比一般审批路径提前授予初始许可（initial license），但通常情况下，提前批准是附加额外许可后研究条件的。由于药品获得初始许可后一般受到处方限制，在药品获得初始许可上市后，接受治疗的患者数量增长缓慢。几乎所有没有参加进行中的或新启动的 RCT 患者的数据都会被某种形式的观察性研究纳入，为真实世界的有效性证据做出贡献。在证据收集达到监管机构预先要求的承

①　Eichler H - G, Oye K, Baird L G, et al. Adaptive licensing: taking the next step in the evolution of drug approval [J]. Clinical pharmacology and therapeutics, 2012, 91 (3). 426 - 437.

②　Eichler H - G, Oye K, Baird L G, et al. Adaptive licensing: taking the next step in the evolution of drug approval [J]. Clinical pharmacology and therapeutics, 2012, 91 (3). 426 - 437.

诺或条件的关键时间节点时，可授予"完整许可（full license）"，此后对主动监测和 RCT 的要求将逐步放宽。

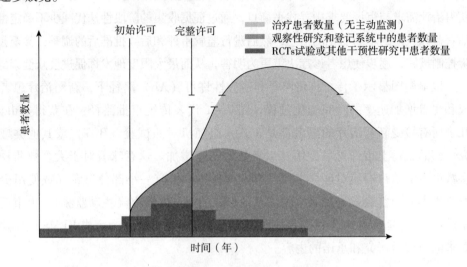

图7-2 适应性许可路径患者数量变化①

根据适应性许可路径与传统批准的差异（图7-3），药物研发计划将被重新设计，通常仅针对具有较高医疗需求但尚未得到满足的、初步临床试验规模较小、适用患者人群数量有限的新疗法，以便尽早获得批准上市。根据新的有效性和安全性数据，随着治疗人群范围限定的扩大或缩小，批准的适应证和疗效将在临床研发路径上进行重新评估。

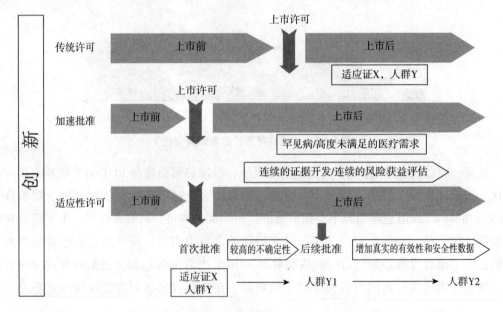

图7-3 适应性许可与传统许可、加速批准比较

---

① Eichler H-G，Oye K，Baird L G，et al. Adaptive licensing：taking the next step in the evolution of drug approval [J]. Clinical pharmacology and therapeutics，2012，91（3）：426-437.

（二）适应性路径的驱动和促成因素

H – G Eichler 将促使适应性路径影响药品快速上市的首要科学或政治环境因素称为驱动因素（drivers）；将促使监管决策框架发生转变的外界因素称为促成因素（enablers）（表 7 – 1）。

表 7 – 1　适应性批准（适应性路径）的驱动因素和促成因素①②

驱动因素	促成因素
患者期望：紧迫的医疗需求和对未满足的严重疾病治疗需求 新兴科学：治疗人群的细分和将疾病干预在初始阶段 医疗服务系统面临的压力：支付方影响力增加 制药行业/投资者面临压力：药物研发的可持续性	提高对疾病过程的理解，提高知识管理 创新型的临床试验设计 医疗服务环境中的快速学习系统 让患者参与试验设计：理解可接受的不确定性 从预测到监测的转变 有针对性地开具处方

适应性路径与传统药品审评路径相比（表 7 – 2），上市前和上市后时间节点不再截然分开。监管机构出于对尚未满足医疗需求的新疗法尽快上市的考虑，在Ⅱa临床阶段③结束时，以随机对照试验（传统模式）证据为基础附条件批准药品上市，在上市后转换为以随机化患者登记或其他实用性的真实世界证据（RWE）获取模式。

表 7 – 2　从传统路径到适应性许可的转换

传统路径	适应性许可路径
生命周期管理 一项产品/技术的生命周期在上市许可获批时起被截然分为上市前和上市后阶段	**生命周期管理** 获得许可后，证据继续积累，通过"学习—确认—再批准"模式进行监管审评决策。决策者参与到 AL 中，使药物研发、批准、医保报销、临床应用和治疗结果监测的综合规划成为可能
预测 历史情况证明，监管机构对药品上市后监管的力度有所下降	**监测** 监管机构的上市后监管和风险控制权力比以往有所加强；监测工具（例如患者登记、电子健康记录、上市后有效性研究）持续改进，为全生命周期的监管提供有效基础
随机对照试验 在许多疾病领域，来自 RCT 的数据信息成为监管决策的基础；监管机构和支付方通常认为非随机试验数据是不充分的（孤儿药和上市后的安全性研究除外）	**证据产生工具包** 证据生成的工具包用于支持监管和医保决策，包括传统的证据生成工具包、RWE 生成工具包以及所有（非随机）观察性研究工具包。RWE 在药品批准后的早期阶段变得越来越重要

---

① Hans – Georg Ericher, Nicola Bedlington, Mathieu Boundes, etc. Medicines Adaptive Pathways to Patients：Why, When, and how to engage? ［J］Clinical Pharmacology & therapeutics, 2019（105），5：1148 – 1154.

② Eichler, H. G. et al. From adaptive licensing to adaptive pathways：delivering a flexible life – span approach to bring new drugs to patients ［J］. Clin. Pharmacol. Ther. 2015（97）：234 – 246.

③ Ⅱ期临床试验包括：①确定新药作用于目标患者的最大和最小有效剂量范围，为Ⅲ期临床试验剂量提供参考；②新药产生疗效的血药浓度与药效学参数的关系，即药代动力学和药效学关系。根据目的不同，Ⅱ期临床有时又分为Ⅱa期和Ⅱb期。Ⅱa期为早期剂量探索性研究，采用剂量递增设计；Ⅱb期早期对照研究，采用平行剂量 – 效应设计。

续表

传统路径	适应性许可路径
广泛人群 发起人的目标往往是获得初始批准的尽可能广泛的适应证。通常区别于竞争对手的新产品，在广泛适应证试验人群中的识别亚组人群的效果可能在上市后逐步确认	**目标人群** 适应性方法的最初目标是识别在哪个亚组人群中具有正向的风险获益和价值，然后在其他亚组中进行附加的临床试验和研究，并根据新数据，逐渐扩大（或限制）目标人群的数量
关注上市许可 获得上市许可是发起人的主要目标，接下来才是监管审评的考虑	**关注患者评价** 从一开始就考虑到所有决策者（包括监管人员、支付方、供应商和患者）的信息需求，并在可能的情况下进行协调，以便有效地研发药物和及时获得药物；并促使患者尽可能越来越多地参与决策
开放性用药 医生在没有证据的情况下，几乎完全自由地在说明书之外开具处方	**有针对性用药** 监管机构、支付方和行业更加重视靶向药物的使用和减少说明书外用药；以确保用药安全和高成本收益

2012 年后，适应性许可的概念已经发生变化，行业利益相关方认为"适应性许可"的范围过于狭窄，因为重点不仅仅是监管，还必须包括药品上市的所有步骤，包括临床实践中和监管后决策的适当应用。"通往患者的药物适应性路径"（Medicines Adaptive Pathways to Patients，MAPPs）或"适应性路径"作为更具包容性的概念替代了适应性许可。

MAPPs 旨在使创新性疗法在产品生命周期的早期阶段以一种可以持续的方式，用于满足恰当的目标适应证的患者治疗需求。在可调整方案的情形下，MAPPs 是整个产品生命期内决策关键问题的一项里程碑。监管机构考虑的因素如何通过法规和批准路径努力解决"证据 vs. 可获得（evidence vs. access）"谜题①。

2012 年，在由麻省理工学院生物医学创新中心牵头利益相关方参与的 NEWDIGS 新药研发行动中，探索出了采用一种前瞻灵活地监管药品和生物制品的方法，即通过反复收集证据来减少不确定性，通过平衡向患者及时提供药品与获得充分的关于风险获益的实际数据的需求，以寻求新药对公众健康最大化的积极影响②。该行动意识到，传统的创新体系需要进行现代化改造，缩小科学进步的步伐与引导创新疗法转化到有效的医疗服务体系进程的差距，这是一项艰巨的任务，NEWDIGS 跨越传统的利益相关者、专家和地理边界创建了一个研究合作机制。NEWDIGS 创造术语"适应性生物医学创新"（ABI），提供了一个共同的愿景和一般原则，以促进生物医学创新更高的效率、协调性和有效性。

ABI 专注于协调利益相关者以推动以患者为中心的可持续创新，在整个产品生命周期中坚持持续学习和改进原则，具体表现如下：①优化患者的获益，最小化患者伤害；②逐步拓展疗法认知并降低不确定性；③整合所有利益相关者可接受的折中决策。

---

① Eichler, H. G. et al. From adaptive licensing to adaptive pathways: delivering a flexible life – span approach to bring new drugs to patients [J]. Clin. Pharmacol. Ther. 2015 (97)：234 – 246.

② 2011 年，新加坡卫生科学局（HSA）与麻省理工学院生物医学创新中心以及百时美施贵宝、强生、美国生命技术公司、辉瑞以及昆泰五家公司联合启动 NEWDIGs 计划，这是一项监管科学与肿瘤创新方案的项目。

（三）临床需求与证据需求的权衡

适应性许可路径与传统许可路径的差异聚焦在临床研究证据获取方面，对于监管机构来说，监管科学的关注点是适应性临床试验设计的科学性、可靠性，旨在加速药物上市的同时保证证据质量不降低。

在临床试验中，传统的试验设计方法有平行组设计（parallel group design）、交叉设计（cross‐over design）和析因设计（factorial design）等①。这些试验设计方法属于固定设计（fixed design）的范畴，即试验需要在按照研究方案完成所有规定样本量的受试者后，对药物的有效性和安全性数据进行整体评价。

而适应性设计的思想则允许在试验进行的过程中对药物的有效性和安全性进行中期监测和分析。最早应用适应性思想的临床试验是序贯试验设计（sequential design），主要被应用于制造业和产品监测过程中，随后，Bross 和 Armitage 等逐步将序贯设计的思想引入医学研究中来②。传统的序贯设计思路是在受试者被分配至试验组和对照组，且完成试验之后即进行一次性的统计分析，评价试验药物是否有效或无效，从而提前结束试验③。

Armitage 的学生 Pocock 在 1977 年提出成组序贯试验方法（group sequential methods）④，将整个试验划分为 N 个连续的时间段，每个阶段内都有 $2n$ 个受试者加入试验并随机的分配到两个处理组，每个处理组均分配 n 个，当第 i 个阶段（$i = 1$，2，……，N）试验结束后，把第 1 到第 i 个阶段的试验结果累积起来进行一次统计分析，即期中分析（interim analysis），如拒绝零假设即可结束试验，否则继续下一阶段的试验；如果直到第 N 个阶段结束后仍不能拒绝零假设，则可接受零假设。在成组序贯试验（group sequential trial）中，需要多次进行期中分析。

在 20 世纪 80 年代，人类免疫缺陷病毒（HIV）患者支持组织对监管机构面临的"证据 vs. 可获得困局"进行了深刻的分析，即监管机构面临促进患者快速获得有希望的药品等疗法的紧迫需求，同时需要确保患者、监管机构、医生在药品上市批准时充分理解风险获益之间进行微妙的权衡。药品上市后，支付方（payer）和患者必须在选择获益和成本不确定的新疗法还是放弃替代治疗机会之间进行权衡。

为了面对药品监管的多重困局（图 7‐4），立法者和药品监管机构逐步引入灵活的临床试验设计思路（表 7‐3）。1995 年发布的 ICH‐E6 GCP《临床试验管理规范指南》中明确，可以在一个临床试验正式完成之前的任何时间内，为了比较组间的有效性或安全性而进行期中的统计学分析。在 1999 年发布的 ICH E9《临床试验统计分析指南》中已经包含适应性设计成组序贯设计内容。规定任何在正式完成临床试验前为了比较关于治疗组间的安全性和有效性的分析称为中期分析，如果一个期中分析是为决定是否终止试验

---

① 苏炳华. 新药临床试验统计分析新进展［M］. 上海：上海科学技术文献出版社，2000.
② Armitage P. Sequential Medical Trials (2nd Edition)［M］. New York：John Wiley & Sons，1975.
③ 何清波，苏炳华. 成组序贯试验的原理和方法［J］. 现代预防医学，1999，26（3）：310‐312.
④ Pocock SJ. Clinical Trials：A Practical Approach［M］. New York：John Wiley & Sons，1983.

而设计，则应当采用以统计学监测计划为原则的成组序贯设计。如果试验进程中确实需要调整，则调整变化的内容必须在研究方案中予以补充说明。其中尤其要注意的是，由于这些调整变化对分析或推断产生的影响，所以选择的分析方法必须保证Ⅰ类错误大小保持不变①。

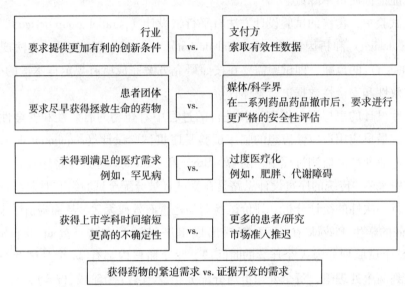

图7-4 监管机构面临的证据与可及性困境②

表7-3 临床试验设计创新类型比较

临床试验设计创新	定义	作用	法规支持
探索性IND研究	在正式Ⅰ期临床试验前，通过限制研究规模（限制受试人数、给药剂量、给药时间），对人体试用"微剂量"新药进行研究，建立早期临床决策模式	帮助评估药物或生物制品进一步开发的可行性，更有效地开发有前景的药物	《探索性IND研究指南》2006.1
适应性试验设计	包括一种前瞻性设计的研究，这种设计根据研究中受试者数据（通常是中期数据）分析，及时发现和调整一个或多个特定方面的研究设计和假设	较早识别无效的治疗，减少资源浪费，而将资源重新分配给更有前景的治疗	《药品和生物制品适应性试验设计草案指南》2010.2
富集策略	一种能够选择对受试药物获益可能性最大的受试人群的前瞻性研究方法	减少临床试验规模、研发时间和研发成本	《支持人用药品和生物制品批准的临床试验富集策略草案指南》2012.12
临床试验网络的建立和"主试验方案"	同一个临床试验基础设施架构下，同时进行多个药物临床试验的研发模式	通过集中化的程序、体系从而能优化临床试验设计和开展	——

---

① 高晨燕，冯毅，陈峰，等，临床试验统计学指导原则（Ⅱ）[J].中国临床药理学杂志，1999，15（4）：311-317.

② H-G Eichler1，L G Baird，R Barker，etc. From Adaptive Licensing to Adaptive Pathways：Delivering a Flexible Life-Span Approach to Bring New Drugs to Patients. Clin Pharmacol Ther. 2015，97（3）：234-246.

在适应性设计路径下，FDA 为减少临床试验时间和费用采取多项措施，包括在上市申请提交前与行业、发起人开展频繁的沟通，密切合作，约一半的药品和 80% 罕见病用药审评使用灵活的临床试验设计（flexible clinical trial designs）。FDA 发布适应性试验设计指南，允许发起人随着药品研发过程，修改临床试验设计。发布富集策略指南允许发起人招募对药品产生反应可能性较大的患者。支持临床试验网络的建立和"主试验方案"，大大减少了临床试验费用。

对于严重或威胁生命疾病患者，尤其是没有有效疗法的患者，为了获得新疗法往往愿意承担更高的风险。FDA 一直以来秉承申请人应当采取灵活的，而非单一固化的临床试验设计的理念，强调临床试验设计的效率，一方面应保证对药物适应证安全性和有效性的验证，另一方面还需要考虑疾病的严重程度和罕见情况，以及是否能解决尚未满足的临床需求[1]。2005 ~ 2012 年 FDA 批准的 188 个创新药的 208 个适应证中，超过 1/3 以上仅根据一项关键临床试验（pivotal clinical trial）即获得批准，而且很多案例中，这些试验的规模较小、周期较短，突出体现了 FDA 对于创新临床试验设计的灵活态度[2]。

在罕见病领域，超过 60% 的罕见病药物仅根据一项关键临床试验即获得上市批准，通常因为这些罕见病的致病因素认识比较充分，临床试验设计往往基于较好的临床前药理作用机制，而且对这些罕见病的自然史研究比较成熟和确定，因此在开展临床试验时，患者往往都会给予研究新药，对照组往往选择历史对照方式。FDA 于 2013 年仅根据一项"开放标签的单臂试验"（open label – single arm trial）即批准了治疗套细胞淋巴瘤的创新药伊布替尼（Imbruvica），该药临床试验中所有受试者均接受研究性新药治疗，而且该试验是非盲法试验，并采取试验结果与受试者之前采取的其他治疗方法的治疗结果历史对照，通过比较客观应答率（ORR，如肿块缩减、复发率和存活率等）支持批准决策。

对于心血管疾病药物等临床试验设计而言，小规模的临床试验往往无法获得支持药物上市的安全性有效性数据，此时，通过优化和创新试验终点来提高临床试验的效率应当被优先考虑。

三、临床试验优化的政策与立法推进

（一）《Kefauver – Harris 修正案》与临床试验设计

由于轰动世界的"反应停事件"，1962 年通过《Kefauver – Harris 修正案》要求发起人不仅要证明药物的安全性，还需证明药物的有效性以支持批准，通过包含"充分且良

---

① FDA Testimony . 21st – Century Cures：Modernizing Clinical Trials and Incorporating the Patient Perspective ［EB/OL］. (2014 – 07 – 11) ［2018 – 09 – 16］. http：//www. fda. gov/newsevents/testimony/ucm404647. htm, 20140711.

② Downing NS, Aminawung JA, Shah ND, etc. Clinical Trial Evidence Supporting FDA Approval of Novel Therapeutic Agents, 2005 – 2012 ［J］. JAMA, 2014, 311（4）：368 – 377.

好对照的"临床试验作为有效性证明的基础①。自此，随机双盲对照试验（randomized double - blind controlled trial）成为临床试验"金标准"。

在20世纪60~80年代，药物研发者、学术界和监管机构致力于开发和改进设计、实施和分析可产生所需证据的随机对照临床试验（RCTs）的方法。在此期间，虽然许多疗法（例如心血管疗法、精神病药物、抗感染药和癌症治疗）取得了重要进展，但是，药物研发计划中产生的证据仍然有限。例如：①剂量－应答（dose - response）信息通常很少；②女性受试者通常很少；③缺乏长期用药的数据；④没有进行肝肾功能不全等亚组的评估；⑤药物间相互作用的数据无法获得等。从20世纪80年代中期到20世纪90年代，国际监管机构期望在药物研发计划中获得此类信息，因此，临床研究设计更为复杂，受试者数量更多。

（二）"关键路径计划"与优化临床试验设计

药物临床试验的复杂化和高成本使制药行业面临着生产效率危机。尽管药物研发投入不断增加，但新药研发成功率却在下降。2004年，全球新分子实体（NME）的引入呈现20年来的最低水平。单个研制成功的NME的研发投入已经提高到大约8亿美元甚至更多，较高的临床试验失败率是成本提高主因，70%~90%的候选药物以失败告终②。高成本药物研发会阻碍更具创新性、风险性的产品以及市场较小的产品的研发。

2004年，"关键路径计划"（CPI）提出了转变困局的核心路径，确立的主要领域包括：生物标志物的开发和利用；临床试验方法和过程现代化；积极使用生物信息学，包括疾病建模和试验模拟等。其中临床试验现代化的内容包括：建立临床试验数据及其管理的标准；完全自动化的临床试验过程和数据管理；完善临床试验质量管理体系；临床试验过程的监管现代化。

（三）监管科学战略计划与优化临床试验设计

2010年，FDA监管科学战略计划把开发促进临床试验科学和试验实施所需的新工具和方法作为重要内容，以促进个体化医疗和临床试验现代化，包括：①开发和完善临床试验设计、终点和分析方法；②利用现有和未来的临床试验数据；③识别并认定生物标志物和研究终点；④提高准确性和一致性，并减少测量生物标志物分析方法的平台间变异性；⑤开发虚拟的生理患者计算机模型③。

---

① Theoret M R , Pai - Scherf L H , Chuk M K , et al. Expansion Cohorts in First - in - Human Solid Tumor Oncology Trials［J］. Clinical Cancer Research, 2015, 21（20）：4545 - 4551.

② Woodcock J, Woosley R. The FDA critical path initiative and its influence on new drug development［J］. Annu. Rev. Med, 2008, 59：1 - 12.

③ FDA. Stimulate Innovation in Clinical Evaluations and Personalized Medicine to Improve Product Development and Patient Outcomes：Strategic Plan for Regulatory Science［EB/OL］. (2019 - 07 - 22)［2019 - 11 - 30］. https：//www. fda. gov/science - research/advancing - regulatory - science/section - 2 - stimulate - innovation - clinical - evaluations - and - personalized - medicine - improve - product.

（四）PDUFA V 与优化临床试验设计

2012 年，《FDA 安全和创新法案》（FDASIA），对 PDUFA 第五次授权，PDUFA V 要求在新药和新生物制品审评中尽可能使用生物标志物，并促进创新性的临床研究设计。这将帮助制造商在研发过程中尽早发现失败产品，从而降低研发成本。

（五）基于《21 世纪治愈法案》的临床试验设计

2016 年，《21 世纪治愈法案》第 3021 条——创新临床试验设计，要求 FDA 协助发起人将复杂的适应性设计和其他新型试验设计纳入拟议的临床试验方案以及新药和生物制品申请中，以促进更有效的产品研发。

FDA 鼓励使用最先进的创新技术，如适应性试验设计、建模和模拟以评估产品的安全性和有效性。CDER 和 CBER 利用以上创新工具帮助预测临床结果、为试验设计提供信息、支持有效性证据，评估潜在的不良事件，协助发起人整合建模和模拟，例如，根据个体生理学和遗传学使用建模和模拟优化产品剂量。CDER 与科学家合作开发帕金森病、亨廷顿病、阿尔茨海默病和肌肉萎缩症的疾病自然史模型，这可能有助于产品设计和评估的建模。CDRH 的科学家和工程师正在建立用于产品设计和评估的监管模型，包括开发数字模型库（digital library of models）和一系列用于医疗器械检验的"虚拟患者计算机模型"[1]。

（六）PDUFA Ⅵ 与优化临床试验设计

1. 促进患者观点纳入与优化临床试验设计

2017 年，《FDA 再授权法案》（FDARA）对 PDUFA 进行第 6 次授权（PDUFA Ⅵ）[2]，增加了两项新要求：一是将患者观点（patient perspective）纳入药物研发和审评过程；二是进行与临床试验有关的更多灵活性设计。PDUFA Ⅵ 要求 FDA 推进临床试验模拟方法，并扩大适应性设计、贝叶斯设计和其他新型临床试验设计的使用，以支持药物研发。

PDUFA Ⅵ 还探讨了改进罕见病药物研发过程的新方法，例如，允许更灵活的临床试验设计和生物标志物的使用。由于信息技术和社交媒体的发展，患者的声音更强大、更团结，患者参与药物研发过程已成为热门话题。FDA 的监管决策中欢迎患者支持团体的意见，并将患者报告结果工具（PRO）整合到临床试验设计中，扩大患者参与度[3]。

---

① HHS. Testimony from Scott Gottlieb, M. D. on Implementing The 21st Century Cures Act：An Update from FDA and NIH before Committee on Energy and Commerce ［EB/OL］. （2018 – 07 – 25）［2019 – 08 – 08］. https：//www. hhs. gov/a-bout/agencies/asl/testimony/2018 – 07/implementing – 21st – century – cures – act. html.

② FDA. FDA Reauthorization Act of 2017 （FDARA）［EB/OL］.（2018 – 06 – 21）［2019 – 07 – 08］. https：//www. fda. gov/regulatory – information/selected – amendments – fdc – act/fda – reauthorization – act – 2017 – fdara.

③ Biopharmadive. PDUFA 6 procedures will include patients, biomarkers for 2018 – 2022 ［EB/OL］.（2016 – 07 – 18）［2019 – 08 – 28］. https：//www. biopharmadive. com/news/pdufa – 6 – procedures – will – include – patients – biomarkers – for – 2018 – 2022/422789/.

2. 启动复杂创新试验设计试点计划

（1）CID 试点计划的内容与程序　FDA 前任局长 Scott Gottlieb 认为，使医疗服务提供者和患者能够获得新药如何起作用的准确信息，是使药物研发更有效的最有潜力的方法之一，也是围绕临床试验设计的创新方法开发科学研究。根据 PDUFA Ⅵ Title Ⅱ Sec. 205——试点计划的符合性评估（Conformity Assessment Pilot Program），FDA 同意为高度创新的试验设计实施试点计划——复杂创新试验设计（Complex Innovative Trial Design，CID）试点计划（Pilot Program）。FDA 可以将试点计划中开发的试验设计写入行业指南以便为行业提供案例，此外，FDA 可能会定期审评并确定是否调整计划内容，还同意召开公共研讨会，讨论复杂的适应性试验设计、发布复杂适应性试验设计指南草案。CID 试点计划针对可能需要模拟以确定操作特性（operating characteristics），并且具有高度创新性的试验设计。该试点计划是一个理念孵化器（idea incubator），FDA 通过与试点参与者的互动，帮助促进未满足治疗需求的领域的产品研发，并推进科学界设计临床试验的方法，同时保持实施高质量的、良好对照试验的"金标准"，从而产生可靠结果，以评估安全性和有效性①。根据 PDUFA Ⅵ，复杂创新试验设计（CID）试点计划、模型引导的药物研发（MIDD）试点计划正在实施，通过应用试点计划的成果，可提高药物研发、临床试验等过程的效率。

2019 年 9 月，基于《21 世纪治愈法案》第 3021 条，FDA 发布了《关于药物和生物制品的复杂创新试验设计与 FDA 的沟通行业指南草案》（Interacting with the FDA on Complex Innovative Trial Designs for Drugs and Biological Products），旨在为发起人和申请人提供与 FDA 沟通药品或生物制品的 CID 计划方案的机会②。

CID 包括使用无缝试验设计、建模和模拟以评估试验操作特性、使用生物标志物富集患者人群、复杂的适应性设计、贝叶斯模型设计以及其他创新设计。由于创新是一个相对概念，会随时间而改变，因此，CID 并没有固定定义。CID 的特征包括使用外部对照（external controls）、纳入先验知识（prior knowledge）以及融合多种适应性特征等。

2018～2022 年，FDA CDER 和 CBER 将基于 CID 试点计划举行 CID 试点会议。该试点会议计划符合 FDA 在 PDUFA Ⅵ 下的承诺。每个发起人可向 FDA 提交会议请求，包括 A 型、B 型、B 型末期、C 型会议、IND 修正案审查以及可能的 pre–IND 会议。FDA 同意会议请求后，发起人将与 CDER 或 CBER 举行两次会议，这将为医疗产品研发者和 FDA 提供讨论 CID 监管方法的机会。FDA 对 CID 计划方案的审查通常面临评估试验运行特征

---

①　FDA. FDA In Brief：FDA launches new pilot to advance innovative clinical trial designs as part of agency's broader program to modernize drug development and promote innovation in drugs targeted to unmet needs［EB/OL］.（2018 – 08 – 29）［2019 – 07 – 27］. https：//www. fda. gov/news – events/fda – brief/fda – brief – fda – launches – new – pilot – advance – innovative – clinical – trial – designs – part – agencys – broader.

②　Federal register. Interacting With the Food and Drug Administration on Complex Innovative Clinical Trial Designs for Drugs and Biological Products；Draft Guidance for Industry；Availability［EB/OL］.（2019 – 09 – 23）［2019 – 11 – 31］. https：//www. federalregister. gov/documents/2019/09/23/2019 – 20494/interacting – with – the – food – and – drug – administration – on – complex – innovative – clinical – trial – designs – for.

的挑战，包括广泛的计算机模拟以及跨学科和 FDA 办公室的详细讨论。

CID 试点会议由 CDER 转化科学办公室（Office of Translational Sciences）的生物统计学办公室（Office of Biostatistics）和 CBER 的生物统计学和流行病学办公室（Office of Biostatistics and Epidemiology）共同管理①。

为了促进创新并表明 FDA 可以接受不同类型的试验设计，通过试点计划开发的试验设计可以由 FDA 作为案例研究提出，并在指南或公开研讨会披露相关信息。通常需要披露以下信息以便于讨论拟议 CID：研究终点（例如总体生存率）、目标人群、样本大小、统计效能的确定、零假设（null hypotheses）和备择假设（alternative hypotheses）、关键操作特性、二分式结果（dichotomous outcomes）概率或连续变量结果（continuous outcomes）的均值和方差、模拟目标、模拟场景、假设（例如退出率、纳入率）、建模特征、包括适应性内容的关键研究设计特征（例如增加/减少剂量的决策标准等），以及如果采用贝叶斯方法，贝叶斯方法如何用于设计以及分析目的。一般而言，案例研究不需要包括分子结构、发起人名称、产品名称、受试者数据、招募策略、不良事件或研究资格标准的完整描述等信息。

（2）CID 计划方案中的贝叶斯设计　贝叶斯方法可能非常适合某些 CID 设计，因为贝叶斯方法可以在试验的设计和分析中提供灵活性，尤其是在使用复杂的适应性设计和预测模型时更是如此。此外，贝叶斯推断可用于多种证据来源的设计中，例如从成人数据外推至儿科人群，或借用Ⅱ期临床试验的对照数据以扩大Ⅲ期临床试验②。

如果发起人选择提交贝叶斯 CID 计划方案（Bayesian CID proposal），则 FDA 对计划方案的评估将取决于发起人与 FDA 之间在以下两个方面的明确沟通：先验分布（prior distribution）和临床终点的决策标准。由于借用试验外部信息的贝叶斯方法并不具有普适性，也不能用于豁免提供实质性证据的要求，因此提出此类方案时，发起人应当包括借用外部数据的合理理由。

贝叶斯推理依赖于先验分布的标准来控制出现错误结论的机会。如果没有先验分布，贝叶斯方法的使用会增加错误结论的机会。因此，关于先验分布的讨论对于 FDA 评估贝叶斯计划方案至关重要。通常，贝叶斯 CID 计划方案应当包括对先验分布的深入讨论。为了获得准确推论，先验分布通常应当基于对相关证据的全面评估，包括可能隐含是否具有疗效或疗效大小存疑的证据。因此，贝叶斯计划方案还应当包含讨论内容，以解释发起人为确保不会有选择地获取或使用信息而采取的步骤。

对于使用频率统计方法（frequentist statistical approach）进行的许多临床研究，使用

---

① FDA. Federal Register. Complex Innovative Designs Pilot Meeting Program［EB/OL］.（2018 – 08 – 24）［2019 – 07 – 28］. https：//www. federalregister. gov/documents/2018/08/30/2018 – 18801/complex – innovative – designs – pilot – meeting – program.

② FDA. Interacting with the FDA on Complex Innovative Trial Designs for Drugs and Biological Products［EB/OL］.（2019 – 09 – 23）［2019 – 09 – 27］. https：//www. fda. gov/regulatory – information/search – fda – guidance – documents/interacting – fda – complex – innovative – trial – designs – drugs – and – biological – products.

α 值为 0.025 的单侧假设检验建立对产品疗效的支持。使用贝叶斯方法时，有必要指定其他决策标准。决策标准的选择对研究的设计和推断的质量都有很大影响。发起人应当在研究方案中针对所有主要和次要终点提出决策标准，如果产品获得批准，则应当将相关信息包含在产品标签中。CID 计划方案应当包括选择决策标准的理由。FDA 将在 IND 审评期间评估这些建议，将基于与审评部门达成的共识做出最终决策。

CID 计划方案的一个共同特征是使用模拟来估计试验操作特性或优化设计参数，例如中期分析的次数和时间。《药品和生物制品的适应性临床试验设计指南》讨论了此类模拟，并提供了模拟报告的内容和格式的建议。

（3）Ⅱ期临床试验的数据纳入Ⅲ期临床试验的 CID 计划　目前越来越倾向于利用来自Ⅱ期临床试验的对照数据来提高Ⅲ期临床试验的效率，在这种情况下，可以将Ⅱ期临床试验的结局数据纳入后续Ⅲ期临床试验的治疗差异估计（estimation of treatment differences）中。在Ⅲ期临床试验中使用Ⅱ期临床试验的对照数据来支持对照组可以减少Ⅲ期临床试验的总样本量，从而减少时间，并降低成本。

将Ⅱ期临床试验的数据纳入Ⅲ期临床试验的 CID 计划方案应当包括对Ⅱ期临床试验和Ⅲ期临床试验人群的临床可比性的讨论，包括研究程序、治疗方法和终点的相似性，以及标准治疗是否发生变化从而影响结果。Ⅱ期临床试验的数据应当提供足够详细的信息，以供 FDA 评估其质量。此类计划方案应当包括景观特征评估（landscape assessment），以确定来自其他来源（例如医学文献）的其他数据是否与Ⅱ期临床试验的数据一致。例如，如果由于治疗的改变，先前对照组的应答率总体上低于同期对照组，那么借用先前数据可能会增加错误结论的概率。应当包括一种评估和解决先前数据与同期的Ⅲ期临床试验数据之间的异质性的策略，例如使用分层模型（hierarchical models）或其他方法。如上所述，如果使用贝叶斯方法，则计划方案应当包括对决策标准和先验分布的详细讨论，包括要借用的Ⅱ期临床试验数据的有效样本量以及如何借用。

（4）多重方案随机序贯试验（sequential multiple assignment randomized trials，SMARTs）　SMARTs 旨在为适应性干预方法的开发提供信息。适应性干预是一系列决策规则，可根据患者特征及表现（例如应答、依从性）指定何时以及如何修改治疗方案或剂量，以优化临床上的重要结局。SMARTs 由多个干预阶段组成，每个阶段对应适应性干预中涉及的某个关键决策。在 SMARTs 中，患者会经历多个阶段，并在每个阶段被随机分配到某个治疗方案。

在 SMART 临床试验计划方案或类似的设计中需要与 FDA 讨论和沟通的内容包括统计问题与假设、阶段数、干预措施、中期应答类型（intermediate response categories）、流程图的清晰阐述以及调整多重性（multiplicity）① 的方法。

---

① 如果某一临床试验需要对多个检验假设做出统计学推断，例如多个主要疗效指标的多重检验、多组间、多重比较、多个时间点的中期分析等情况，便会涉及多重性问题。

3. 启动模型引导的药物研发试点计划

PDUFA Ⅵ 突出了推进模型引导的药物研发（model - informed drug development, MIDD）目标。根据 PDUFA Ⅵ Title Ⅱ Sec. 205——试点计划的符合性评估，FDA 将开展试点计划，2018 ~ 2022 年期间，CDER 和 CBER 将基于该试点项目举行会议①。该试点项目旨在履行 FDA 在 PDUFA Ⅵ 中的承诺，为发起人或申请人提供与 FDA 工作人员会面以讨论 MIDD 方法的机会，并将发布指南文件、制定或修订 SOP，以纳入 MIDD 评价方法的指导②。

FDA 将举办研讨会，以确定最佳方法，包括：①基于生理学的药代动力学模型（PB-PK）；②剂量 - 暴露 - 应答研究的设计分析和推论；③疾病进展模型的开发，包括疾病自然史和试验模拟；④评估生物制品的免疫原性和其他相关内容。

MIDD 试点计划旨在为药物研发者和 FDA 提供机会，以讨论 MIDD 方法在药物研发和监管评估中的应用，提供有关如何在特定药物研发计划中使用特定 MIDD 方法的建议。

根据试点计划，FDA 将在 PDUFA Ⅵ 期间每年每季度接受 2 ~ 4 次会议请求。基于试点计划同意的每个会议请求，FDA 将在大约 120 天的时间内就药物研发问题进行初步和后续会议。

申请参加 MIDD 试点计划应满足以下条件：为相关研发计划提供有效 IND 或 PIND 号的药品与生物制品研发企业；相关联盟或软件与设备开发人员应当与药物研发公司合作；申请中不包括涉及复杂适应性、贝叶斯方法或需要计算机模拟以确定验证性临床试验操作特征的统计设计。

鉴于每季度将接受 2 ~ 4 次会议请求作为试点计划的一部分，FDA 最初将优先考虑选择以下方面的会议请求：剂量选择或估计，例如剂量与给药方案的选择或改进；临床试验模拟，例如基于药物 - 试验 - 疾病模型，以预测试验周期，选择适当的方法测量应答情况、预测结果等；预测性或基于机理的安全性评估，例如使用系统药理学与机制模型来预测安全性或识别关键的生物标志物。

未被选择参与试点计划的发起人可以通过现有路径，例如 C 型会议请求、关键路径创新会议等寻求与 FDA 的沟通。

四、适应性临床试验设计

2006 年，FDA 发布的关键路径机遇清单中鼓励在临床试验中使用创新的适应性设计

---

① FDA. Federal register. Pilot Meetings Program for Model - Informed Drug Development Approaches [EB/OL]. (2018 - 04 - 12) [2019 - 08 - 27]. https：//www. federalregister. gov/documents/2018/04/17/2018 - 08010/pilot - meetings - program - for - model - informed - drug - development - approaches.

② Certara. FDA's PDUFA Ⅵ Goals Highlight Model - informed Drug Development [EB/OL]. (2016 - 08 - 05) [2019 - 08 - 27]. https：//www. certara. com/2016/08/05/fdas - pdufa - vi - goals - highlight - model - informed - drug - development/.

方法以及贝叶斯方法。临床试验中适应性设计方法的目的是使研究者能够灵活地识别所研究疗法的最佳临床获益，而不会破坏预期研究的有效性和完整性①。

FDA 于 2010 年发布《药品和生物制品的适应性临床试验设计行业指南草案》，2018年进行更新②。该指南将适应性临床试验设计定义为：允许根据试验中受试者的累积性数据对研究设计的一个或多个方面进行修改的前瞻性临床试验设计③。FDA 于 2019 年 11 月发布《药品和生物制品的适应性临床试验设计最终指南》指出，虽然建议在实施适应性设计之前要有预先计划，但是根据试验的总数据结果，允许研究计划有所偏离④。

（一）适应性临床试验设计的优势与风险

适应性设计具有灵活性（flexibility）、完整性（integrity）和合理性（validity）的特点⑤。适应性设计最大的优点是灵活性，通常采用多阶段设计（图 7-5），根据中期分析调整研究方案，不仅可以提高试验的效率，而且可以通过提前终止无效试验、增大优效治疗组的随机化分配比例等方式使受试者更容易接受有效的疗法，并满足伦理学的要求；而试验的完整性和合理性是适应性设计试验质量的保证。在适应性设计的应用中，试验灵活性的增强不能以损害试验的完整性和合理性为代价，否则试验质量不能得到保证，试验结果的可信度将降低。

与传统试验设计相比，适应性设计具有很多优势。在统计效率方面，适应性设计更容易检测药物真正的疗效，即更大的检验效能。在伦理方面，适应性设计可以通过多种方式提供伦理优势，如尽早终止试验使受试者避免承担不必要风险，并让受试者有机会寻找更好的疗法。在药物疗效方面，适应性设计能够解决通常需要更大的成本才能解决的更多问题。适应性设计还可以提高试验的处理效应。例如，具有适应性剂量选择的试验设计能够更好地估计剂量 - 应答关系，从而使后续试验更有效。在利益相关者方面，受试者更容易接受适应性设计，也更愿意加入采用治疗反应 - 适应性随机化的试验，以便有机会接受更有效的治疗。

适应性设计依赖于临床试验中已有的信息和资料，会引入操作误差，如选择偏倚、评价方法偏倚、治疗修订偏倚、治疗效应相应的可信区间不正确、资料收集偏倚、患者

---

① Chow Shein - Chung, Chang Mark. Adaptive design methods in clinical trials - a review ［J］. Orphanet Journal of Rare Diseases, 2008, 3（1）.

② 衡明莉，王北琪，等. 对美国 FDA 适应性设计指导原则的介绍 ［J］. 中国临床药理学杂志, 2019, 35（12）: 1316 - 1320.

③ FDA. Adaptive Design Clinical Trials for Drugs and Biologics ［EB/OL］.（2018 - 09 - 28）［2019 - 07 - 09］. https://www.fda.gov/media/78495/download.

④ FDA Adaptive Designs for Clinical Trials of Drugs and Biologics Guidance for Industry ［EB/OL］.（2019 - 11 - 29）［2019 - 12 - 02］. https://www.fda.gov/regulatory - information/search - fda - guidance - documents/adaptive - design - clinical - trials - drugs - and - biologics - guidance - industry.

⑤ 陈峰，夏结来. 临床试验统计学 ［M］. 北京：人民卫生出版社, 2018.

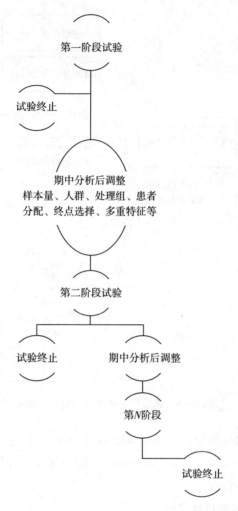

图 7 - 5　适应性临床试验设计的方案阶段性调整示意图

纳入标准与分组变化、假设与统计矛盾等①②。

（二）适应性临床试验设计的分类

《药品和生物制品的适应性临床试验设计最终指南》中将适应性设计划分为基于非比较性数据的适应性设计和基于比较性数据的适应性设计两大类③（图 7 - 6）。

1. 基于非比较性数据的适应性设计

基于非比较性（non - comparative）数据的适应性设计，完全基于非比较性数据进行

---

①　衡明莉，王北琪，王骏. 对美国 FDA 适应性设计指导原则的介绍［J］. 中国临床药理学杂志，2019，35（12）：1316 - 1320.

②　王维亭，郝春华，汤立达. 临床适应性设计及在新药研发中的应用［J］. 现代药物与临床，2010，25（05）：334 - 339.

③　FDA. Adaptive Designs for Clinical Trials of Drugs and Biologics Guidance for Industry［EB/OL］.（2019 - 11 - 29）［2020 - 03 - 02］. https：//www. fda. gov/media/78495/download.

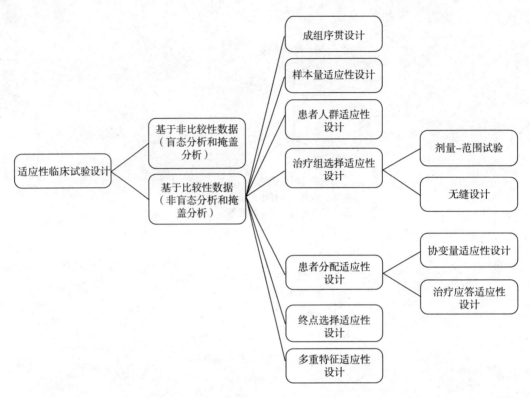

图 7 - 6 适应性临床试验设计的分类

分析，即分析时不考虑治疗组分配（treatment assignment）信息。这种分析有时被称为盲态分析或掩盖分析（blinded or masked analyses）。即使在开放标签试验中，也可能包括基于非比较性数据的适应性设计。

2. 基于比较性数据的适应性设计

基于比较性（comparative）数据的适应性分析，也称为非盲分析（unblindend analyses）或非掩盖分析（unmasked analyses），其特点是有预先设定终止试验或根据比较性数据的中期分析对试验设计进行修改的规则。

（1）成组序贯设计（group sequential designs）　允许根据预先规定的试验终止标准对比较性数据进行一次或多次前瞻性计划的中期分析。其中成组序贯分析可以通过减少预期样本量和临床试验的时间，依靠伦理和有效性上的优势加速对新疗法的审批。

当有足够的有效性证据支持监管决策，或有证据表明试验不可能证明有效性时，成组序贯设计可依据规则终止试验，这种终止通常被称为无效终止（stopping for futility）。

（2）样本量适应性设计（adaptations to the sample size）　利用中期分析后所得冗余参数（分析时会使用治疗分配信息）的估计值，对试验样本量进行前瞻性计划调整。根据比较性的中期分析结果对样本量进行前瞻性计划修改，通常被称为非盲态样本量适应性设计或非盲态样本量再估计。

（3）患者人群适应性设计（adaptations to the patient population）　在许多情况下，药

物在受试人群的某个目标亚组中的疗效可能更明显。该亚组人群可以通过人口统计学特征或与药物作用机制相关的遗传或病理生理标志物来定义。患者人群适应性设计允许根据比较性中期分析结果对患者人群进行适应性调整。

（4）治疗组选择适应性设计（adaptations to treatment arm selection）　根据比较性中期分析结果，对临床试验中的治疗组进行前瞻性计划修改，可能包括添加或终止治疗组。这种设计常被用于早期探索剂量－范围（dose－ranging）的试验。适应性剂量－范围试验可以从几种剂量开始，然后基于中期分析的比较性数据，选择用于继续评价的剂量。与非适应性设计相比，这种适应性设计能够提供更优的剂量－应答关系，并允许在未来的验证性试验中选择最佳剂量或用于评估的剂量。

对于旨在提供有效性、实质性证据的试验，假设检验方法应当能够解释最佳剂量，或从多种剂量中筛选的剂量以及其他的适应性修改，例如可能提前终止试验或修改未来样本量。一般而言，如果遵循适应性设计的总原则，则可以基于整个试验数据使用无缝设计（seamless designs），使剂量选择和剂量验证阶段相结合。

（5）患者分配适应性设计（adaptations to patient allocation）　有两种。第一种是协变量－适应性随机化（covariate－adaptive randomization），即治疗组分配部分或全部依赖于患者基线特征，或者先前所招募患者的分配情况。这种方法可以促进治疗组之间基线协变量（基线特征）的平衡。第二种是治疗应答－适应性随机化（response－adaptive randomization），即在试验过程中，根据先前招募的受试者的累积性治疗结果数据，每个新招募的受试者被分配到治疗组的机会各不相同。在统计学方面，治疗应答－适应性随机化方法在某些情况下可以使检验统计量的差异（variance）最小化，从而缩短试验周期、减少样本量或产生更高的统计效能。在伦理方面，治疗应答－适应性随机化方法可以使更多的受试者分配到更优的治疗组。在实用主义设计方面，具有这种设计特点的临床试验可以吸引潜在的受试者，从而加快试验进度和降低招募患者的难度。但值得注意的是，治疗应答－适应性随机化方法还存在争议，一些研究者认为不充分的中期分析结果不应当用于改变试验的随机化比率（试验组和对照组中的患者比例），以及目前双臂试验中的统计效率没有得到实质性提高，故无法证明随机化比率调整的合理性。

（6）终点选择适应性设计（adaptations to endpoint selection）　一种允许根据比较性中期分析结果对主要终点的选择进行适应性修改的设计。在对试验多个终点结果（FDA认为的主要终点结果）的处理效应有较大的不确定性时，可能会使用该种适应性设计。与其他适应性设计一样，该种适应性设计也应当预先设定适应性规则，并且统计假设检验方法要能够解释适应性终点的选择。由于终点选择涉及重要的临床考虑因素，因此考虑使用此类设计时，应当尽早与 FDA 审评部门沟通。

（7）多重特征适应性设计（adaptations to multiple design features）　可以将两种或两种以上适应性特征设计综合用于更复杂的临床试验。简单适应性设计的一般原则也适用于复杂的适应性设计。

（三）适应性临床试验设计的质量保证

为避免临床试验过程中的偏倚和选择性影响试验完整性，FDA 强烈建议只有与试验实施或其管理人员无关的专业人员才能获得及有必要知道比较性中期分析结果。确保患者、研究者和发起人等与试验有关的人员不能获得比较性中期分析结果的目的有两个：首先，这能确保以上人员不会根据累积数据对试验设计进行潜在的非计划性修改。例如，当试验管理人员掌握了比较性中期分析的结果时，监管者就很难确定根据试验外部信息所做的方案修改是否受到影响。如果设计修改可能受到了比较性中期结果的影响，就会导致无法用统计学方法控制结论的错误率以及产生可靠的估计值，或者该统计学方法难以实施或者会大大降低试验效率。其次，限制获得比较性中期结果能够为试验的实施质量提供最大保证。试验研究者对累积数据的了解可能会对患者的招募、依从性、保留或终点评估产生不利影响，从而影响试验及时而可靠地实现其目标。试验实施过程中的问题很难预测，并且通常无法通过统计学分析进行调整。因此，具有适应性设计的临床试验应当包括严格计划、谨慎实施、完整记录的原则，以保证比较性中期结果的保密性和维持试验的完整性。

目前，FDA 推荐多种限制发起人获得适应性设计试验中的比较数据的方法：比如，可以建立一个专门的独立适应性机构——适应性委员会（Adaptation Committee），该机构独立于独立数据监察委员会（Independent Data Monitoring Committees，IDMC）。或者，可以将有关适应性的决策工作分配给 IDMC，虽然 IDMC 最主要的工作是确保患者的安全和试验的完整性。后一种方法能够很好地用于成组序贯设计和其他简单的适应性设计。以上两种方法各有优势，第一种方法能够使每个委员会均具有专业知识很强的人员，从而能够让 IDMC 将工作重点充分放在其主要职责上；第二种方法用一个机构（如 IDMC）实现两项职能，避免了多个监察组织之间的需要进行信息共享和交流的后勤挑战。

实现对数据访问权限的适当限制，就需要有维持和保证试验保密性的程序、完整的监察记录以及相关的操作规程。FDA 推荐的常用的方法有：有权访问中期数据的人员签署保密协议；使用后方或物理防火墙阻止试验人员访问可用于推断治疗分配的任何信息；研究和制订数据访问计划，确定谁有权访问保密性数据、何时进行访问以及可以访问哪些类型的数据和结果。

（四）适应性临床试验设计的监管问题

1. 及时与 FDA 沟通

适应性试验由于其复杂性和操作特性的不确定性，要求发起人与 FDA 进行比以往更早、更广泛的沟通。在药物研发的早期阶段，FDA 对临床试验方案的审评通常侧重于受试者的安全性，而不是药物的药理活性或有效性。但是，在资源允许的情况下，FDA 可能会对探索性试验方案进行审评，目的是考察所收集的信息与后期试验设计之间的关系。如果发起人在早期探索性试验中对适应性设计因素有疑问，可以申请 C 类会议。FDA 根据优先顺序以及药物开发项目的具体情况确定是否召开会议。

在药物开发的后期，为确保试验能够提供足够可靠的结果，FDA 在试验设计和分析计划的审评方面发挥了更广泛的作用，建立获取来自 FDA 有关后期临床试验的正式和实质性反馈的监管机制，例如 EOP2 会议。

FDA 对复杂适应性设计的操作特性的审评通常比较困难，通常需要进行大量的计算机模拟，以及跨学科和跨 FDA 办公室对审评事项进行讨论。FDA 很难在短时间内对特殊方案评估（special protocol assessments，SPAs）申请进行充分审评，考虑到审评时限为 45 天的答复和承诺，FDA 建议只有发起人前期与 FDA 就拟议试验和设计开展了广泛讨论的情况下，才能提交复杂适应性设计试验的 SPAs。

FDA 对拟议的后期适应性临床试验的审评包括设计和分析计划是否符合适应性设计的关键原则。特别是发起人应当预先规定适应性设计的细节，并证明结论的错误率能够得到充分控制、处理效应的估计足够可靠，以及试验的完整性能够适当保持。

FDA 在对复杂试验设计的任何拟变更事项进行审评时可以提供建议，但 FDA 通常不参与前瞻性计划的适应性设计决策，因为决策属于发起人的责任，通常通过指定的负责实施适应性设计的委员会（如 IDMC）来完成。在试验进行的过程中，FDA 可以要求独立数据监察委员会（IDMC）公布公开会议的会议记录，但闭门会议的会议记录或任何其他有关比较性中期结果的沟通和信息在试验结束之前都应当保密（不包括患者安全面临风险的特殊情况）。

2. 适应性试验的文件要求

为了让 FDA 进行全面的评估，适应性设计临床试验的文件资料要比非适应性设计试验的更复杂。除了非适应性临床试验方案和统计分析计划等常规组成部分（如 ICH E9《临床试验统计分析指南》中的内容）之外，在适应性设计试验实施前提交给 FDA 的文件还应包括：①所用设计的基本原理；②监察和适应性计划的详细描述；③负责实施适应性设计的相关机构的职责信息（IDMC 专门的适应性委员会）；④预先设定的统计学方法；⑤评估和讨论试验设计的操作特性等。

向 FDA 提交的与适应性设计试验有关的上市申请应包括足够的信息和文件，以使 FDA 能够对结果进行完整的审评。除了 NDA 或 BLA 的常规内容外，申请应当包括的特定内容有：①所有的前瞻性计划、所有相关委员会章程（如 IDMC 或适应性委员会章程）以及任何前述支持性文件；②与适应性规则依从性以及在数据访问计划中概述的为保持试验完整性的程序的依从性有关的信息；③适应性计划实施过程中由任何委员会召开的中期会议的参会人员及会议记录；④中期分析结果或与适应性决策有关的中期分析结果；⑤在拟用药品包装说明书中对适应性设计和试验结果做适当说明。

（五）探索性 IND 研究

2004 年 3 月公布的关键路径报告中提到"一个新的药用化合物（medical compound）需要经 10 年以上的临床前筛选及评价方能进入 I 期试验；而进入 I 期试验的药品最后能上市的概率估计只有 8%"。新分子实体（NME）IND 中仅有 10% 最终能完成临床试验并成功提交上市申请（NDA）。因此 FDA 认为应当开发使用能够早期识别无开发前景的化合物新型工具，从而减少无开发前景的候选产品的时间及资源浪费。2006 年 1 月 8 日，为指导行业、研究人员和审评人员，FDA 颁布了"探索性 IND 研究"（exploratory IND studies）指南①，介绍了新药或治疗用生物制品计划进行人体探索性 IND 研究时，所需的临床前及临床研究方法以及 CMC 信息等。探索性 IND 研究指的是在正式 I 期临床试验前，通过限制研究规模（限制受试人数、给药剂量、给药时间），对人体试用"微剂量"新药进行研究，建立早期临床决策模式，探索药物的人体生物利用度、药代动力学模式或代谢规律，而不以治疗为目的的人体临床探索试验，有别于传统的 IND 研究。FDA 通过建立和明确探索性 IND 研究模式，帮助申请人评估药物或生物制品进一步开发的可行性，从而更有效率地指导申请人开发有前景的药物。

　　FDA 对探索性 IND 的临床前试验证据要求更为灵活。探索性 IND 试验的给药剂量为亚药理剂量（sub - pharmacologic doses），或预期能产生药理作用但无毒性作用的剂量。与传统 I 期临床试验相比，探索性 IND 试验对人体产生的潜在风险更小。因此，与传统 IND 试验相比（表 7 - 4），启动有限制性的探索性 IND 试验需要的临床前数据较少。

表 7 - 4　探索性 IND 与传统 I 期 IND 申请资料及相关要求的比较

申请内容	传统 I 期 IND	探索性 IND
概述及一般研究计划	描述拟定的临床试验计划的合理性，并探讨临床研究的可能结果	应描述选定一个化合物（或几个化合物）的合理性，及对它们进行单一试验或相关试验的合理性，不要求探讨结果
试验类型	·剂量递增试验 ·安全性试验 ·耐受性试验	·微剂量试验（通常包括单次给予小剂量受试物，目的为收集药代动力学信息或进行影像研究，或二者兼有） ·筛选研究剂量递增试验旨在考察药效终点，而不是确定耐受限度
CMC 信息	根据需要分阶段提供 CMC 资料	CMC 资料的总结报告，使 FDA 能进行必要的安全性评估
药理毒理学信息	药理毒理学信息源于动物及体外的临床前安全性试验结果	探索性 IND 需要的临床前安全性研究相对减少
候选物或相关化合物先前的人体试验	若有，应当提供	无（为 NCE 的首次人体试验）
其他	探索性临床试验完成后，可引用其结果	探索性临床试验完成后 IND 即撤销或失效

五、临床试验富集策略

　　随着全球新药研发风险的不断增加和临床试验成本的不断提高，寻求合理缩短临床

---

　　① FDA. Guidance for Industry, Investigators, and Reviewers Exploratory IND Studies. ［EB/OL］. (2016 - 01 - 30) ［2019 - 11 - 23］. http：//www. fda. gov/downloads/drugs/guidance compliancere gulatory information/guidances/ucm078933.

研发周期和降低临床试验成本的有效方法成为行业界日益强烈的需求①。随着精准医学的发展，对个体化治疗越来越多的深入研究发现，并不是所有患同种疾病的患者都会从某一新药治疗中获益，而具有某一类特征的亚组人群会表现出更大的获益，其他人群获益则很小，因此，临床试验中由于不获益人群占比过大使整体获益降低，造成临床试验效率较低，增加了研发时间和资金投入。为解决以上问题，美国 CDER 和 CBER 于 2012 年底发布《支持人用药品和生物制品有效性的临床试验富集策略指南草案》，并于 2019 年 3 月正式发布《支持人用药品和生物制品有效性的临床试验富集策略最终指南》（Enrichment Strategies for Clinical Trials to Support Determination of Effectiveness of Human Drugs and Biological Products）②。

该指南将富集策略定义为前瞻性地利用患者特征选择研究人群，该人群比未经选择的人群出现药物效果（drug effect）的可能性更大。富集策略旨在提高药品研发的效率并支持精准医疗，即根据基因组学和蛋白组学等因素为患者量身定制治疗方案。此外，FDA 发布该指南不仅适用于药品和生物制品，其中许多原则也适用于其他医疗产品的研究，包括医疗器械③。

（一）富集策略的选择

1. 降低变异性富集策略

降低变异性策略（Strategies to decrease variability）是通过降低所研究患者人群的变异性提高研究质量的策略。该策略降低变异性的方法包括：①严格规定入组标准，保证入组人群患有目标疾病；②对研究者进行培训，以确保研究者遵守研究方案的入组定义和标准；③识别并选择有可能遵从治疗的患者以减少药物暴露的差异；④随机化分组前设立安慰剂诱导期（placebo lead-in periods），以排除病情自发性改善或对安慰剂反应大的患者；⑤通过仅招募基线指标（baseline values）稳定（例如血压测量结果、跑步机运动测试、肺功能试验或者患者报告结果测量指标）的患者，减少患者本身的变异性；⑥排除服用药理活性与研究药物相似或者与研究药物发生相互作用药物的患者；⑦排除很可能无法耐受药物的患者；⑧排除可能因非医学原因失访的患者（例如到达研究机构困难）；⑨排除不太可能完成治疗期的患有多种疾病的患者。

在使用这些减少变异性的策略前，应当仔细考虑使用这些策略的影响，并与关键患者亚组中的信息需求相平衡。

---

① 杨志敏，李宁，等. 富集设计的理论与方法及其在新药临床开发中的应用 [J]. 中国新药杂志，2014，23 (08)：915－920＋947.

② Federal register. Enrichment Strategies for Clinical Trials to Support Demonstration of Effectiveness of Human Drugs and Biological Products；Guidance for Industry；Availability [EB/OL]. （2019－03－15）[2019－09－09]. https：//www. federalregister. gov/documents/2019/03/15/2019－04815/enrichment－strategies－for－clinical－trials－to－support－demonstration－of－effectiveness－of－human－drugs.

③ FDA. Enrichment Strategies for Clinical Trials to Support Determination of Effectiveness of Human Drugs and Biological Products [EB/OL]. （2019－03－15）[2019－07－09]. https：//www. fda. gov/media/121320/download.

2. 预后富集策略——识别高风险患者

预后富集策略（prognostic enrichment strategies）旨在增加可能患有特定疾病相关终点事件或病情严重恶化的患者比例。现已存在各种各样的预后指标来识别更有可能发生相关结果事件的患者（或持续测量大的变化，如症状恶化）。这些预后指标包括临床和实验室测量、病史、基因和蛋白检测指标等。在许多情况下，选择高风险的患者先进行药物的初始结果研究，成功后则在较低风险患者中进行大规模研究。预后富集策略也可能适用于旨在延缓各种疾病进展的药物，如阿尔茨海默病、帕金森病、类风湿关节炎和多发性硬化症，以及其他进展更快的疾病。

在任何基于事件的研究中，适当的样本量取决于对照组的效应值和事件比率。预后富集会在较短时间内增加事件数量，通常允许使用较小的样本量即可进一步进行研究。

3. 预测性富集策略——识别对治疗更可能应答的患者

预测性富集策略（predictive enrichment strategies）旨在通过选择更有可能对治疗应答的患者人群。有许多方法来识别更可能对特定干预产生应答的患者，并且当基于病理生理学的某一特征、过去对所接受治疗的应答史或与研究药物作用机制相关的疾病特征选择患者时，预测型富集策略长期以来一直用于临床试验。

目前存在五种预测性富集策略。

（1）经验策略　基于筛选期的应答情况或基于使用该药物或相关药物之前的观察选择可能的应答者。

（2）病理生理策略　基于患者个体生理学或对疾病病理生理学的评估选择可能的应答者。个体病理生理学的指标可以包括生物标志物（例如影响肿瘤扩散的特定突变）、影像学结果，甚至可能是与某些疾病表型相关的人口统计学或临床特征。

（3）经验基因组策略　针对与临床结果（例如 RNA 表达谱、单核苷酸多态性阵列）相关的特定基因组型的患者亚组研究。

（4）随机停药研究　随机停药研究时，在开放标签期或随机试验的治疗组中对治疗有明显应答的患者被随机分配到继续接受药物治疗或安慰剂治疗组中。

（5）对无应答者和对其他治疗不耐受的患者进行研究。

（二）富集策略研究人群的考虑因素

富集策略可以针对的人群包括：仅包括具有富集因素的患者；或包括具有和不具有富集因素的患者，但仅分析具有富集因素的患者作为主要研究假设之一。这是设计预测性富集策略的关键步骤，其中没有富集因素的患者预期不会应答，如果纳入分析则会使效应值降低。

使用富集策略的一个关键问题是应当在多大程度上研究标志物阴性患者人群。是否在标志物阴性群体中使用研究药物取决于具体情况。例如，由于存在显著毒性可能性而不能在低风险患者群体中使用该药物。

对于预测性富集策略，特别是使用病理生理学检测或生物标志物的预测性富集策略，研究没有富集因素的人群是最重要的。经验表明，所选择的富集因素通常不会将患者精确地划分为应答和无应答的亚组，因此，通常可以利用可获得的标志物阴性人群的信息以评估该富集因素的性能。即使是不完美表征的标志物也可以大大增加研究成功的可能性。此外，在治疗严重和危及生命的疾病（尤其存在替代疗法）时，对不太可能应答的患者使用研究性药物会引发严重的伦理问题。

1. 仅研究标志物阳性的患者

由于仅针对标志物阳性人群的研究不能提供有关标志物阴性人群的直接信息，根据研究目的，不需要标志物阴性人群信息或其信息不可用的研究通常不应当纳入标志物阴性人群。例如，如果基于作用机制、非临床或早期临床数据显示标志物阴性患者没有或只有极小的应答或者会暴露于不合理的风险中，那么在大多数情况下，没有理由纳入标志物阴性人群。

图7－7所示的研究将支持富集人群中的有效性声明（effectiveness claim），但会夸大未富集人群的实际有效性，因此标志物阳性患者的比例将是重要信息。该研究不能提供关于标志物阴性人群的新临床证据，并且由于缺乏标志物阳性和标志物阴性人群有效性比较的能力，该研究无法进一步表征标志物的预测性。

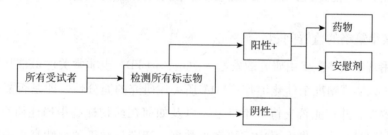

图7－7　标志物阴性人群不可能产生疗效的预测性富集策略设计

2. 研究标志物阳性和阴性患者

FDA鼓励在大多数旨在提供主要有效性证据支持的试验中纳入一些预测性标志物阴性患者，如果早期研究已经确定标志性阴性患者无应答或有充分证据表明他们不会应答，则不纳入。如果试验药物存在显著毒性，在标志物阴性患者中进行研究的证据水平将会降低。一般而言，标志物阴性患者的标志物临界值（cut off）和应答性的不确定性越大，纳入样本合理性就越重要。当证明在标志物阴性人群中有必要使用该药物时（例如对于替代疗法少的严重疾病患者），标志物阴性人群产生应答尤为重要，尤其在该药物具有重要安全性问题的情况下。

对纳入标志物阳性和阴性患者的研究中有两种情况需要考虑：①在随机化前可以评估标志物；②仅在随机化后可以评估标志物。

在第一种情况下（图7－8），确定所有患者的标志物状态，并根据标志物状态分层进行随机化。主要研究目标通常是对标志物阳性患者的疗效进行统计学意义的严格证明，并且该研究将为标志物阳性患者组的统计学效应值提供支持。

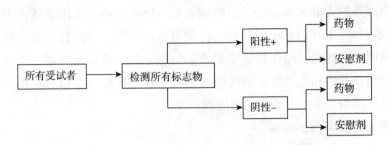

图7-8　标志物阴性人群可能产生疗效的预测性富集策略设计

第二种情况（图7-9）是预期药物仅在标志物阳性人群中有效的情况，但是由于在随机化时标志物检测结果不可用，仍然必须对所有患者给药。标志物阳性亚组中的疗效作为主要研究结果仍然是合适的，但风险获益评估将反映整体人群的结果。

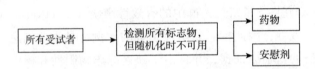

图7-9　随机化前不能评估标志物对所有患者随机化的预测性富集策略设计

（三）富集策略的监管问题

是否使用富集策略主要由研究的发起人决定，但FDA也非常关注最能从靶向治疗中获益的患者，以实现精准个体化治疗。FDA还关注研究的充分性，即是否能成功评估特定人群的有效性，并且能否支持上市批准，以及如何在药物标签中描述研究结果。FDA关注的关键问题是在非富集人群中需要多少数据，特别是对于预测性富集策略，应当在早期研发阶段与FDA讨论。

1. 富集策略的关键监管问题

使用富集策略的原因有很多，例如，如果可以识别应答可能性大的人群，可以使患者的获益大于风险；使用样本量更少的研究证明有效性，可以提高药物研发的效率。但是，在考虑使用富集策略时，发起人需考虑以下两个关键监管问题。

（1）富集策略是否能用于识别应答的患者　当在治疗前通过预测性标志物（例如病理生理学或基因组学特征、短期筛选）对更可能产生应答的患者进行定义时，可以直接使用富集策略选择患者以使其接受治疗。在某些情况下，由于在治疗开始后才知道富集因素，因此不能使用富集策略选择患者人群，但可用于识别待研究的亚组。如果情况紧急并且必须在富集因素检测结果可用前进行，则无法适用富集策略。尽管存在以上问题，但当疾病和应答变异性使得非富集策略不可行时，使用富集策略显然会带来重要获益。

（2）研究药物是否可用于研究人群以外更广泛的人群　一般而言，FDA的监管标准不局限于批准主要或仅在富集人群中证明有效性的药物，FDA将确保标签真实而不会夸大应答可能性、应答程度或富集因素的预测性。但使用富集策略时，应当始终考虑非富集人群数据的可用性。可能需要发起人在药品上市后继续确证药物疗效，包括有效性和安全性研究以及更广泛人群的试验。

2. 生物标志物阴性患者的纳入考量

如果良好对照的富集策略最终成功，则可以提供有效性证据。然而，在许多情况下，关于在标志物阴性患者中是否产生疗效，以及在该人群中疗效表征的程度仍然是需要考虑的问题。试验是否应当纳入标志物阴性患者人群，在什么情况下不应当纳入？一般而言，降低异质性的富集策略不会产生该问题，但预后富集策略，特别是预测性富集策略会产生该问题。

一般而言，使用预后富集策略的研究已被接受作为 FDA 批准的基础，无须在更广泛的人群中进行研究。FDA 已普遍接受预后富集策略的研究结果，基于观察到的疗效批准适应证，并且在标签的临床研究部分描述该研究，包括患者人群。此外，标签还应当关注未经研究的人群。当预测性富集策略用于药物研发并且治疗标志物阳性组出现重要疗效进展时，由于标志物阴性组的数据有限而推迟批准通常是不合理的。发起人应当与 FDA 审评人员讨论收集富集因素阴性人群的信息量。

3. 标签内容的考量

富集策略的使用将对标签产生影响，尤其是在"适应证和用法"和"临床研究"部分。标签应当准确描述所用的富集策略，包括临床用药的限制或问题。在药物研发过程中，针对标签问题发起人应当与 FDA 讨论富集策略的潜在影响。

六、临床试验网络与主试验方案

（一）主试验方案与临床试验网络的关系

药物研发中最为限速、成本最高的环节就是Ⅲ期临床试验阶段，FDA 认为目前临床试验体系的效率还有待提高，随着临床试验网络和主试验方案的建立，能够在同一个临床试验基础设施架构下，使用总体设计的试验框架（overall trial structure）同时评价用于特定疾病或疾病亚型的多种疗法，以便在更短的时间内有效地解决多个问题。通过采用主试验方案设计，多个企业可以共享临床试验网络中的基础设施，从而降低试验成本。主试验方案往往适用于复杂疾病或罕见病领域，可以加快药物上市，并及时终止不成功的项目。此外，主试验方案可以仅对患者进行一次筛查并将其纳入最佳治疗组，以提供以患者为中心的疗法①。

主试验方案的开发需要和 CDER 审评人员、学术界的科学家、NIH 和相关组织人员开展密切的沟通交流，同时主试验方案需要经过同行评审程序。2014 年 6 月，美国国家癌症研究所（NCI）与美国西南肿瘤组（SWOG）及几家私人基金会和 5 家制药公司推出了生物标志物驱动的鳞状细胞肺癌新药的前瞻性研究（Lung Cancer Master Protocol，Lung -

---

① Neil Lesser，Bushra Naaz. Master protocols：Shifting the drug development paradigm [J]. Deloitte Insights，2018，9.

MAP），这是一个新的减少药物研发成本的示范项目，也是一项伞形试验，全美国共有700个临床试验中心（Sites）参与了该试验。在该项目中，根据患者基因检测信息预测对药物的可能反应，将患者分配使用5种治疗肺癌新药中的其中一种，在给药过程中患者使用药物有脱靶现象，则可以使用另一种药物。Lung－MAP试验包括5种试验性药物，具体如下：药物1，属于单克隆抗体与免疫治疗剂（与PD－L1结合），由MedImmune公司研发；药物2，属于PI3K（激酶）抑制剂，由基因泰克开发；药物3为Palbociclib，属于口服的细胞周期蛋白依赖性激酶（CDK）抑制剂（选择性地抑制CDK－4和－6），由辉瑞研发；药物4为AZD4547，是一种口服成纤维细胞生长因子受体（FGFR）抑制剂，由阿斯利康研发；药物5为rilotumumab，是人肝细胞生长因子抗体，由安进开发。

主试验方案能够借助常规的临床试验网络的生物标志物筛选平台，通过常见算法将患者分配到多个同时进行的试验方案中，同时在不同试验方案中共享对照组患者的生物标志物信息。

（二）主试验方案的创新

CDER、CBER以及肿瘤卓越中心（Oncology Center of Excellence，OCE）于2018年9月共同制定并发布了《主试验方案：加快肿瘤药物和生物制品研发的有效临床试验设计策略行业指南草案》，描述了主试验方案设计和试验实施的各个方面以及相关的考虑因素，旨在为FDA、药物临床试验发起人、学术界和公众之间继续讨论提供建议①。

主试验方案主要有两方面的创新（表7－5）：①使用具有基础设施的试验机构网络②，以简化试验后勤（trial logistics）、提高数据质量、促进数据收集和共享；②使用通过创新统计方法进行研究设计和数据分析的共同方案，能够比独立试验更有效地实现目标。

表7－5　主试验方案创新特征

创新方面	具体内容
基础设施	识别生物标志物的共同筛选平台
	管理
	指导委员会（Steering Committee）
	法律委员会（Adjudication Committee）
	数据监察委员会（Data Monitoring Committee）
	中心机构伦理委员会（Central Institutional Review Board）
	试验网络和临床中心（clinical Centers）
	流程（processes）
	随机化
	收集、管理数据和安全性信息
	质量控制监察

① FDA. Master Protocols: Efficient Clinical Trial Design Strategies to Expedite Development of Oncology Drugs and Biologics [EB/OL]. (2019 – 09 – 28) [2019 – 07 – 13]. https://www.fda.gov/media/120721/download.

② 临床试验网络：多个研究机构组成的单一资源网络（single source network），将减轻可以远程处理的试验机构的任务。

续表

创新方面	具体内容
试验设计	适应性随机化和其他适应性设计特征 纵向建模（longitudinal modeling）以确定治疗成功率或失败率 共享对照组 疾病自然史队列（natural–history cohort） 生物标志物资格认定

（三）主试验方案的类型选择

主试验方案是指具有多个亚组研究设计的方案，这些亚组研究可能具有不同的目标，但需要协调一致进行，以同时评估一种或多种疾病亚型的一种或多种研究药物。主试验方案包括三种不同的形式（表 7-6）：伞形试验、篮子试验和平台试验。这些试验由一系列试验或亚组研究构成，亚组研究可以使用相同的关键设计元素（key design components）和操作内容（operational aspects），比单独实施的单一试验更容易协调。

表 7-6　主试验方案类型

试验类型	目标
伞形（umbrella）试验	在单一疾病背景下研究多种靶向疗法
篮子（basket）试验	在多种疾病或疾病亚型背景下研究单一靶向疗法
平台（platform）试验	以不间断的方式在单一疾病背景下研究多种靶向疗法，基于决策算法允许疗法进入或离开平台

1. 伞形试验

在单一患者群中评价单一药物或药物组合的主试验方案通常被称为伞形试验（图 7-10）。

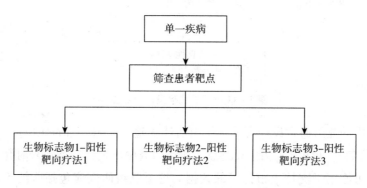

图 7-10　伞形试验设计示意图①

伞形试验评价不同的疾病通常是生物标志物定义的疾病亚型。首先筛查患者是否具有生物标志物或其他特征，根据筛查结果将其分配到某一处理组（治疗组），在不同处理

① Jeffrey M. Drazen, M. D. , David P. Harrington, etc. Master Protocols to Study Multiple Therapies, Multiple Diseases, or Both［J］. The new england journal of medicine, 2017, 377: 62-70.

组中研究多种药物。

在一个伞形试验设计中，有多个不同的处理组，该设计允许在最有可能获益的患者中同时检测多种靶向药物疗效[①]。伞形试验中的亚组研究可包括剂量探索（dose – finding）内容，以在进行药物作用估计（activity – estimating）之前识别研究药物组合的安全剂量。发起人应当确保在主试验方案评价之前已经确立每种研究药物的Ⅱ期临床试验推荐剂量（recommended phase 2 dose，RP2D）。

伞形试验可采用随机对照设计来比较研究组与共同对照组的药物活性。作为对照组的药物应当是靶向患者人群的标准治疗（standard of care，SOC）。

灵活的伞形试验设计可以允许试验增加或终止某一组的研究。但是，伞形试验可能需要大量的药物和生物标志物，需要开发多种检测方法，这一过程往往较为复杂。

2. 篮子试验

在基于疾病阶段、组织学、先前疗法数量（number of prior therapies）、人口统计学特征、基因或其他生物标志物定义的不同人群中评价单一研究药物或药物组合的主试验方案通常被称为篮子试验。

篮子试验涉及多种疾病或组织学特征。在筛查患者是否存在靶点后，纳入检测结果为阳性的受试者。篮子试验包含检测不同生物标志物 – 药物对（biomarker – drug pairs）的多个分层（strata）（图 7 – 11）。

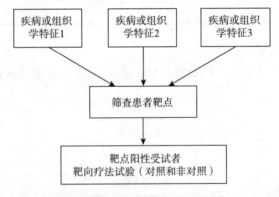

图 7 – 11　篮子试验设计示意图[②]

篮子试验中的亚组通常设计为单臂作用估计试验（single – arm activity – estimating trials），以总体应答率（ORR）为主要终点。亚组研究中出现强应答信号时允许扩大亚组研究，以便生成可能用于支持上市许可的数据。每个亚组研究应包括所纳入的受试者、试验组的科学依据以及详细的统计分析计划（statistical analysis plan，SAP）。

①　George Weiner. Holden the Line on Cancer. Climate change in clinical research – mastering buckets and umbrellas［EB/OL］.（2019 – 07 – 13）［2019 – 09 – 30］. https：//medcom. uiowa. edu/holden/climate – change – in – clinical – research – mastering – buckets – and – umbrellas/.

②　Drazen J M，Harrington D P，Mcmurray J J V，et al. Master Protocols to Study Multiple Therapies，Multiple Diseases，or Both［J］. New England Journal of Medicine，2017，377（1）：62 – 70.

对于增加适应证的研究，已经批准用于某种适应证的试验药物，只需要为试验开发一种靶点的检测方法就可以通过篮子试验快速证明试验药物是否适用于其他适应证。然而，篮子试验设计也存在不足，例如：由于疾病亚型通常是预后因素，篮子试验的终点选择是有限的；如果基因突变的患者人群小，某些篮子试验的样本量可能会很小①。

3. 平台试验

平台试验是在单一疾病背景下，以连续和动态的方式研究多种靶向疗法，关键是通过评估来确定这些药物何时进入或退出试验平台。适应性平台设计提供了灵活的选择功能，例如因无效放弃治疗、证明一种或多种疗法的优越性，或在试验过程中增加新的疗法。平台试验可以包括固定数量的疗法（例如来自不同临床试验发起人的几种疗法），或者在试验过程中可以终止和（或）增加疗法。后者是开放式或延续性（perpetuating）平台试验，因为只要有新疗法可以进入试验，该平台就会持续进行。与每个试验仅研究一种疗法的传统策略相比，此类平台试验可以更快速地找到有效疗法，并且所需资源更少。此外，他们不需要为试验中的每种疗法提供新的试验基础设施②。

图7-12描绘了随时间推移的平台试验设计方案。平台试验没有固定终止日期，会根

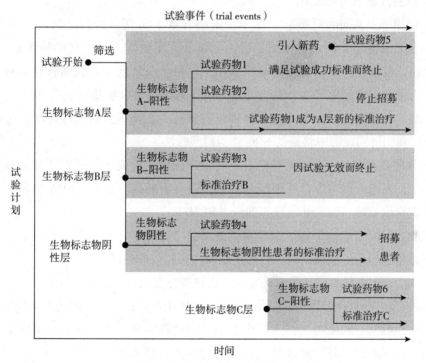

图7-12 平台试验设计示意图③

---

① Stanford Medicine. Basket and Umbrella Trial Designs in Oncology［EB/OL］.（2019-08-23）［2019-09-30］. https：//med. stanford. edu/content/dam/sm/cisd/symposium-May 2017-slides/Eric Polley-May 2017-symposium.

② Saville B R，Berry S M. Efficiencies of platform clinical trials：A vision of the future［J］. Clinical Trials，2016，13（3）：358-366.

③ Drazen J M，Harrington D P，Mcmurray J J V，et al. Master Protocols to Study Multiple Therapies，Multiple Diseases，or Both［J］. New England Journal of Medicine，2017，377（1）：62-70.

据试验情况进行增加和删除分层。在试验开始时，对入组患者进行生物标志物 A 和 B 的筛查，并根据筛查结果分配到三个分层中的某个分层。生物标志物 A 阳性患者被随机分配到三组中的一组，检测两种研究药物，并与共同的标准治疗组对照。当研究药物 1 满足临床试验的成功标准时，终止该组试验，并且对试验药物 1 进一步检测后，取代先前的标准治疗，作为对照组中新的标准治疗。药物 1 被证明有效后，在生物标志物 A 层中随机分配进行试验药物 5 组的试验，与具有相似生物标志物的患者使用相同的对照组。试验药物 2 组完成招募并终止试验。当研究药物 3 不太可能提供获益时，生物标志物 B 层终止招募患者。此时，新的生物标志物 B 阳性患者被分配到生物标志物阴性层。当生物标志物测定和研究性靶向药物都可用于试验时，开放生物标志物 C 层试验。此时，对患者进行筛查，分为生物标志物 A 和 C，然后分配到适当的层。该图中仅描绘了一种可能的平台试验模式。这里显示的统计方法涉及随机治疗组分配、使用相同的对照组，以及可以提前终止成功或失败试验的序贯分析。

（四）主试验方案设计的要点

1. 主试验方案的特殊设计①

（1）使用单一共同的对照组　在单一疾病背景下研究多种药物时（如伞形试验），FDA 建议发起人使用共同的对照组以提高主试验方案效率，将当前的标准治疗（SOC）作为对照组，以便在医疗实践中解释试验结果。由于有新药批准或新科学证据，在试验期间靶向人群的标准治疗可能会发生变化，使得将患者随机接受先前的 SOC 会不符合伦理标准，在这种情况下，发起人应当暂停患者招募，直到试验的修改方案、统计分析方案（SAP）和知情同意书中将新的 SOC 作为对照疗法。

（2）两种或多种试验药物的新组合　在用于评估两种或多种研究药物同时给药的主试验方案中，发起人应当为合并用药方案提供强有力的科学依据。FDA 强烈建议发起人确保已经识别出每种药物的 II 期推荐剂量（RP2D）。

主试验方案应当总结每种研究药物的安全性、药理学和初步有效性数据；采取合并用药而不是单独用药的原理；以及合并用药时的协同效应的证据。

当药物组合方案的 RP2D 尚未确定时，主试验方案可以包括用于新合并用药方案的剂量探索阶段。在进行有效性评估之前，应当至少提供 6 名接受合并用药方案拟定剂量治疗患者的安全性数据。如果在儿科人群中考虑采用这种方法，发起人应当确保方案涵盖儿科人群的全部年龄段，并且确保研究药物可以为儿科患者提供直接的临床获益。在进行有效性评价阶段之前，发起人应当向 FDA 提交剂量探索阶段的结果。

对于旨在评估两种或多种研究药物组合的临床研究计划，总体研究计划必须描述每种研究药物对疗效贡献的证明方法以支持风险获益评估。

---

① FDA. Master Protocols: Efficient Clinical Trial Design Strategies to Expedite Development of Oncology Drugs and Biologics [EB/OL]. (2019-09-28) [2019-07-13]. https: //www. fda. gov/media/120721/download.

（3）针对多种生物标志物的药物研究　当发起人计划使用一种或多种生物标志物时，FDA 强烈建议尽早讨论生物标志物的开发计划。对于针对多种生物标志物的药物主试验方案临床试验，必须在开始试验之前利用标志物阳性标准对患者筛查的检测方案进行分析验证。

若主试验方案包含针对多种生物标志物的药物亚组研究，该方案应当有预先设定的计划，以分配可能有资格纳入研究的患者。每个亚组的随机分配和样本量假设应当考虑特定生物标志物的潜在预后影响。

（4）增加或终止（stopping）治疗组　评估多种研究药物的主试验方案可以根据中期分析或外部数据[①]而增加、扩大或终止治疗组。

在开始试验前，发起人应当确保主试验方案及其相关的统计分析计划（SAP）描述可能发生的变化，例如增加新的试验组等，根据中期分析结果重新估计样本量，或基于无效性规则（futility rules）终止试验组。

（5）独立数据监察委员会　在新药临床试验中，为保证受试者的安全权益、节约研究时间和成本，往往需要在试验结束前以中期分析的形式对研究药物的有效性和安全性进行初步审核。为防止产生偏倚，中期分析通常由与试验无任何利益关系的一组专业人员组成，即独立数据监察委员会（IDMC）。主试验方案应当描述独立数据监察委员会的章程（charter），以监察有效性结果。IDMC 章程应当授权委员会对有效性和无效性规则进行预先评价和临时特别评价，并建议进行方案修改或采取其他行动，包括调整样本大小和根据无效性或有效性证据终止或修改亚组研究。

2. 生物标志物开发计划

主试验方案通常评估由生物标志物定义人群的分组疗效，应当采用经过分析验证的体外诊断（in vitro diagnostic，IVD）方法解释使用该生物标志物的合理性。使用未经充分分析性能验证（例如精确度、准确度）的 IVD 可能会产生不可靠的结果。使用未经分析验证的 IVD 检测的试验方案可能会因为缺陷而使试验暂停。

发起人应当尽早在生物标志物开发计划中建立规程以制定样本采集、处理、检测和分析方法计划。发起人可能需要向 FDA 提交 IVD 的分析验证数据，以确定是否可以解释临床结果。

此外，当试验使用尚未批准的研究性 IVD 时，发起人和伦理委员会（IRB）应根据 21 CFR 812.2 中的标准评估该研究性医疗器械以及对受试者的风险等级（重大风险、无显著风险）。发起人可以联系 FDA 的相关中心（CDRH 或 CBER），或可以提交有关肿瘤学合作开发计划（oncology codevelopment program）的所有信息，包括向 CDER 或 CBER 所提交 IND 中的 IVD 信息，以确定试验中的风险。

---

① 从临床试验机构以外获得的，有其他发起人提供的数据为外部数据，例如：a. 生物样本分析数据：实验室数据、药代动力学/药效学数据、生物标志物的检测数据等；b. 外部仪器检测数据：心电图、血流仪、生命体征监测、影像学检查等；c. 受试者的记录。

有兴趣开发检测特定生物标志物的医疗器械的发起人应当咨询负责审评 IVD 的 FDA 相应（CDRH 或 CBER）中心。

3. 统计学考虑

（1）非随机、活性评估试验设计　在主要终点是总体应答率（ORR）的非随机方案中，样本量应当足以根据 95% 的置信区间下限排除临床上不显著的应答率。统计分析方案应当描述所进行的无效分析。FDA 建议采用 Simon 2 阶段①（Simon two – stage design）等设计，以限制使用无效药物。如果发起人认为试验结果将成为上市申请中有效性证明的主要依据，则临床试验方案和统计分析方案（SAP）应当确保收集的数据足以满足该目标。

此外，SAP 应当预先确定最终分析（final analysis）的时间，确保充分收集数据和对所有患者进行有效性和安全性随访，并描述每个亚组研究的独立审评计划。如果亚组研究的初步结果表明可用疗法取得了重大进展，发起人应当与审评部门会面，讨论方案修改，以决定后续试验如何开展。

（2）随机设计　如果发起人将随机化方法纳入伞形试验设计，FDA 强烈建议尽可能使用共同对照组。

（3）使用适应性/贝叶斯设计的主试验方案　在包含适应性设计的主试验方案中，SAP 应当提供《药品和生物制品适应性临床试验设计指南草案》中描述的所有信息，并提供无效分析方案。主试验方案可以使用贝叶斯统计方法或其他方法来计划或修改样本大小、放弃（dropping）试验组或其他适应性策略。SAP 应当包括有关贝叶斯或其他方法使用的详细信息。

（4）含生物标志物定义亚组的主试验方案　在具有篮子试验或复杂设计的主试验方案中，应当明确说明具有一种以上靶向生物标志物的患者将如何被分配到亚组研究中。从临床试验设计的角度来看，FDA 大体认为有两种分配方法可接受。一种方法是优先考虑生物标志物或疗法。例如，在 BATTLE – 1 试验中，研究人员根据其预测值对生物标志物组进行排序，并将具有多种生物标志物的患者分配到其中具有最高预测值的一组。另一种方法基于预先设定的随机化比率。例如，Lung – MAP 试验使用相反（reverse）的患病率（prevalence rates），在具有低患病率生物标志物的肿瘤试验中，患者更有可能被分配到患病率较低人群的亚组研究中。

（五）主试验方案的监管问题

由于主试验方案的复杂性以及需要避免可能危及患者安全的错误沟通，发起人应当主试验方案向 FDA 提交新的 IND 申请。对于包含主试验方案的 INDs，发起人应当考虑以

---

① Simon 2 阶段设计的基本原理：先对第一阶段的 n_1 例患者给予试验药物，如果有效病例数小于或等于第一阶段临界值 r_1，则不拒绝零假设，尚不能认为该药有效，终止研究；否则，另外 n_2 例患者进入第二阶段，对其给予试验药物，如果在总的 $N = n_1 + n_2$ 例患者中总的有效病例数（包括第一阶段的有效病例数）小于或等于第二阶段临界值 r，也不拒绝零假设，尚不能认为该药有效，即该药物判定为无效。否则，该药物可进行下一期临床试验。

下事项：在一个 IND 中，主试验方案应当是进行的唯一的试验。发起人应当将主试验方案提交至负责审评主要适应证的 CDER 或 CBER 审评部门。如果正在研究多个适应证，发起人应将 IND 提交给 CDER 血液和肿瘤产品办公室（Office of Hematology and Oncology Products）或 CBER 内最合适的临床审评部门。

1. 安全性监测和报告计划

发起人必须确保对研究进行适当监测，并确保研究按照 IND 中包含的总体研究计划和方案进行。此外，发起人应当建立系统的方法，确保根据 IND 安全性报告规定向临床研究人员和监管机构快速报告严重的安全性问题。该方法应当描述实施修正方案的过程以解决严重安全性问题。

初始 IND 应当包含拟议计划以定期提交累积性安全性总结报告。安全性总结报告应当包括在研究药物临床开发计划的报告期内针对每种研究用药物因安全性原因所采取的所有行动的信息。发起人应当参考最新的安全性报告，以支持修改现有或新亚组研究的方案建议。

由于这些试验越来越复杂并且也越来越快速，未能及时识别不良事件的风险也随之增加，发起人应当选择在癌症研究和临床试验方面具有经验的医疗监察员，以便及时评价安全信息。

2. 独立安全性评估委员会

对于所有主试验方案，发起人应当建立独立安全性评估委员会（Independent Safety Assessment Committee，ISAC）或独立数据监察委员会（IDMC），以评估除有效性以外的安全性。发起人应当在 IND 中描述该委员会的组成及其职责。委员会应当完成 FDA 法规中规定的所有严重不良事件的实时评价，并定期评估研发计划中的总体安全性信息。

3. 机构伦理委员会或独立伦理委员会

在 IRB 或独立伦理委员会（Independent Ethics Committee，IEC）审查并批准临床试验方案之前，发起人不得启动该试验。一旦获批，研究者应当向伦理委员会提供累积性的安全性信息以及要求的其他信息。

4. 知情同意书修改

除了向 IRB 提交知情同意书以供审查之外，发起人可能需要在 IND 中包含初始和所有更新的知情同意书，以使 FDA 评估患者基于已知信息是否可以做出参与试验的决定。

除新的安全性信息外，知情同意书的更新应当包括所有临床方案的重要修改。根据 21 CFR 312.30 提交的方案修改应当附有修改后的知情同意书，基于患者安全考虑需要立即修改的情况下，应当尽快提交方案修改后的知情同意书。

七、扩展队列临床试验

2019 年 9 月 28 日发布《主试验方案：加快肿瘤药物和生物制品研发的有效临床试验

设计策略行业指南草案》的同时，CDER、CBER 与 OCE 共同发布了《扩展队列：用于首次人体临床试验以加快肿瘤药品和生物制品研发指南草案》[①]。该指南的目的是向发起人提供有关设计和实施首次人体（first-in-human，FIH）临床试验的建议，旨在通过多重扩展队列（expansion cohort）试验设计，将不同阶段的临床试验无缝连接，有效加快癌症治疗药物和生物制品的临床研发。试验设计采用多个同时产生的患者队列，其中每个队列分别评估药物的安全性、药代动力学和抗肿瘤活性的不同方面。FIH 多重扩展队列试验可以使发起人从基于药物动力学与药理学的 I 期临床研究到 II 期临床试验无缝推进以加速研发。

该指南反映了 FDA 目前的监管考虑：最适合基于多重扩展队列试验研发的药物特征；包含在 IND 申请中以支持每个队列的信息；何时与 FDA 进行计划和开展多重扩展队列研究的沟通；保护参加 FIH 扩展队列研究患者的措施。

（一）扩展队列试验设计的优势与风险

FIH 多重扩展队列试验设置了初始剂量递增阶段，以及具有特定队列目标的三个或更多的额外患者队列。这些扩展队列的目标包括：①在特定疾病中评估抗肿瘤活性；②在特定人群（例如儿童或老年患者或器官损害患者）中评估合理的安全剂量；③评估替代剂量或给药方案；④与其他药物一同使用时该药物的剂量和给药方案的确定，或潜在生物标志物的评价。

多重扩展队列试验使发起人能够在早期阶段发现患者对研究药物的应答，通过额外的单臂研究扩大试验规模，从而更快地收集关键数据并加快药物批准。此类设计可将传统试验时间缩短一半。

多重扩展队列试验在概念验证阶段可以同时测量药理学效果和早期疗效。但并非所有疗法都适用于此试验设计，发起人应当仅对尚无有效治疗手段的严重疾病患者使用该方法。此外，发起人应当为使用此类试验提供合理理由，以证明受试者的潜在获益大于风险。

这些扩展队列使研究人员能够根据中期数据的分析来设计有效的试验。研究者可以评估哪些药物剂量在哪些患者人群中会产生疗效，并相应地扩大或减少某些人群。这种灵活性使研究人员可以尽早终止失败疗法，并且可以将更多的患者分配到试验药物显示有效的治疗组中，从而提高药物研发成功的机会。

在药物研发中使用扩展队列设计，以证明在 FIH 试验中药物有效性的初步临床证据，与 FDA 加速批准程序（例如突破性疗法认定）所描述的目标和概念完全吻合。基于临床中药物活性的早期信号，扩展队列的设计和目标变得越来越复杂，有可能取代 I 期和 II 期试验，同时也可用于监管目的，如提供初步临床证据以支持突破性疗法认定的要求或支持加速批准。

---

① FDA. Expansion Cohorts: Use in First-In-Human Clinical Trials to Expedite Development of Oncology Drugs and Biologics [EB/OL]. (2019-09-28) [2019-07-18]. https: //www. fda. gov/media/115172/download.

由于多重扩展队列试验在研发中迅速开展，因此 FDA 没有时间考虑新疗法的长期临床获益和安全性。此外，由于这些数据通常是从单臂研究中收集的，无法从早期扩展试验数据中深入了解治疗效果。与标准治疗相比，尽管收集安全性数据更具挑战性，但 FDA 仍会批准更多新型疗法，这会增加患者的风险。因此，FDA 提出了加速试验进行的方法，如使用长期临床获益的替代指标（如对治疗的应答率或无进展生存期）作为在短时间内评价药物疗效的方法。

设计和实施具有多个扩展队列的大型早期试验具有复杂性，必须考虑降低患者潜在风险的策略。临床试验发起人必须权衡扩展队列试验的优势和风险，包括药物尽快上市和竞争的优势，以及安全性和疗效不确定性的风险。

（二）与 FDA 的沟通和互动

根据《关于 IND 发起人在药物研发期间如何与 FDA 沟通的最佳规范指南》（Staff Best Practices for Communication Between IND Sponsors and FDA During Drug Development），发起人应当要求举行 pre - IND 会议，讨论 FIH 多重扩展队列试验的研究计划。提交初始 IND 时，首页函中应当突出显示其为 FIH 多重扩展队列试验。

若试验方案修订对方案的安全性和范围造成实质性影响，发起人还应当在提交所有方案修改并通知监管项目经理。虽然修改后的方案可以在提交 IND 后继续实施，但 FDA 强烈鼓励发起人在计划实施修改方案前至少 30 天内提交修改方案，以允许 FDA 进行安全性审评。应当立即实施并尽快提交包含发起人认为确保患者安全所需的变更，例如，终止毒性不可接受的队列、修改受试者入组资格或进行监测以控制不良反应风险的方案修改。

FDA 或发起人可以在提交 IND 之后的 30 天内要求电话会议讨论方案修改。在正式会议上与 FDA 讨论在特定患者人群中的进一步进展。

八、无缝临床试验设计

传统临床试验强调研究的阶段性，需在研究过程中设置事件和时间节点，留出一段"空白时间"协调信息收集，对结果进行充分分析和讨论，以便启动后续试验。每个试验独立进行，在启动试验前都需要经历方案撰写和提交、专家研讨、监管机构审评、研究者选择、各机构伦理委员会审查等复杂流程。由于早期临床通常包含了少则十余个、多则三四十个单独的临床试验，这导致了试验进度的极大延缓①。因此，对于更快获得变革性创新疗法的需求更加迫切。制药行业、监管部门以及其他学术组织都希望可以找到加快药物研发的高效方法。FDA 前任局长 Scott Gottlieb 博士曾表示：采用新颖的临床试验设

---

① 叶方琴，杨劲. 加速肿瘤药物开发：具有扩展队列的早期临床无缝试验设计简介 [J]. 中国临床药理学杂志，2019，35（10）：1049 - 1057.

计和分析数据的方法是推动在难以治疗疾病领域中药品和生物制品创新的关键，FDA 也正在采取一系列的措施推进政策，使开发过程更加现代化和高效，包括采用"无缝试验"（seamless trails）来加快肿瘤药物的开发①。在 2017 年监管事务从业者协会（Regulatory Affairs Professionals Society，RAPS)② 监管会议的演讲中，Scott Gottlieb 博士指出，与传统的临床试验相比，无缝试验可以通过中期观察（interim looks）将独立的试验相结合，通过使用大型、持续的试验以节省时间和成本，并且可以减少患者入组人数③。

（一）无缝试验设计与传统设计的差异

传统临床试验使用连续的、独立的研究，"分阶段（phased）"地实现研究目标。在初始 IND 中提交研究药物的非临床毒理学研究，以选择合理安全的起始剂量并表征潜在的靶向器官，以指导人体试验中的安全性监测计划。IND 被批准后，进行人体药理学试验（Ⅰ期）以评估特定剂量方案的安全性和耐受性、药代动力学（PK）、药效学（PD），为探索性治疗试验（Ⅱ期）设计提供了信息。Ⅱ期试验的设计通常旨在估计研究药物活性，进一步表征安全性特征，并且可能重新确定剂量或给药方案。通过Ⅱ期观察到的潜在疗效，治疗性确证试验（Ⅲ期）通常是随机、阳性或安慰剂对照试验，旨在证实药物安全性和有效性的实质证据，并为风险获益平衡提供信息以支持药品批准上市。这种阶梯式（step – by – step）的方法为监管机构的批准提供了基础，通常需要 8 ~ 10 年才能完成（图 7 – 13）。

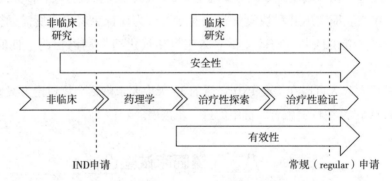

图 7 – 13　传统的药物研发进程④

① FDA. FDA in brief：FDA launches new pilot to advance innovative clinical trial designs as part of agency's broader program to modernize drug development and promote innovation in drugs targeted to unmet needs ［EB/OL］. (2018 – 08 – 29) ［2019 – 07 – 15］. https：//www. fda. Gov/News Events/Newsroom/FDA In Brief/ucm618829. htm.

② RAPS：从事医疗健康及相关产品（包括医疗器械、药品、生物制品和营养品）监管的最大的全球性组织，成立于1976年。RAPS 提供教育和培训、专业标准、出版物、研究、知识共享、网络、职业发展机会以及其他有价值的资源，包括监管事务证书（regulatory affairs certification，RAC）。

③ FDA. Dr. Gottlieb's speech to the regulatory affairs professionals society (RAPS) 2017 regulatory conference ［EB/OL］. (2017 – 09 – 11) ［2019 – 07 – 18］. https：//www. fda. gov /News Events /Speeches /ucm575400. htm.

④ Marc R. Theoret，Lee H. Pai – Scherf，Meredith K. Chuk，etc. Expansion Cohorts in First – in – Human Solid Tumor Oncology Trials ［J］. American Association for Cancer Research，2019，7：4545 – 4551.

无缝试验设计是针对这些传统阶段性临床试验的缺点提出的。所谓无缝，是指将两个或两个以上的阶段性临床试验无缝衔接在一起，无须在前一个阶段做完之后再重新对后一个阶段重新提交方案以及对其进行审评。无缝设计可以加速临床试验，并且能够节省整个试验进程中的样本量（图 7 – 14，本书根据文献进行了部分调整）。

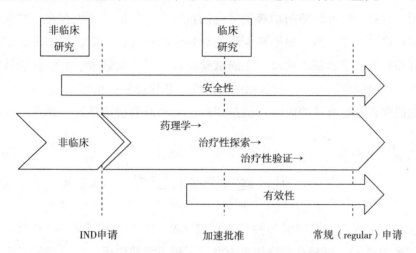

图 7 – 14　无缝试验设计的加速药物研发进程①

Ⅱ/Ⅲ期无缝设计是最常见的一种无缝设计方法。在传统新药临床试验中，Ⅱ期临床试验一般为剂量－应答试验，用于筛选和推荐临床给药剂量，Ⅲ期临床试验在已推荐临床给药剂量的条件下进一步评价药物的有效性和安全性，两个阶段的试验单独进行，试验数据单独使用不能共享。而Ⅱ/Ⅲ期无缝试验设计则将Ⅱ期和Ⅲ期临床试验作为一个整体进行，试验的第一阶段进行剂量探索，当第一阶段试验完成后进行中期分析，并根据分析结果进行适应性调整，舍去劣效剂量组，选择最优剂量组进入第二阶段试验；第二阶段试验在已确定剂量组的基础上，对试验药物的有效性和安全性做进一步确证性验证，达到一般Ⅲ期临床试验的目的。在Ⅱ/Ⅲ期无缝设计中，第一阶段剂量探索中的试验数据可以和第二阶段疗效确证中的数据合并使用，在一定程度上充分利用了样本信息，节约整个研究的样本量；且与独立的Ⅱ、Ⅲ临床试验相比，Ⅱ/Ⅲ期无缝设计还可以缩短二者之间的时间间隔，整体上缩短试验周期，提高试验的效率。此外，无缝设计也常用于Ⅰ、Ⅱ期临床试验的连接，即在试验的第一阶段完成Ⅰ期临床试验的目的，寻找试验的最大毒性剂量（maximum toxicity dose，MTD）；在 MTD 下的候选剂量组进入第二阶段后，进一步进行剂量探索，对试验的有效性进行初步评价。

（二）无缝试验设计的前景与挑战

作为 FDA 在临床试验阶段降低药物研发成本的更广泛计划的一部分，无缝试验设计

---

① Marc R. Theoret, Lee H. Pai – Scherf, Meredith K. Chuk, etc. Expansion Cohorts in First – in – Human Solid Tumor Oncology Trials ［J］. American Association for Cancer Research，2019，7：4545 –4551.

也可应用于肿瘤学之外的其他领域。在缺乏有效治疗方法的疾病患者中，以及患者治疗结果较差的疾病中，例如一些神经退行性疾病、自身免疫疾病和遗传病，无缝设计有助于加速药物研发，并可以使患者更快地获得这些疗法。无缝设计对于治疗各类疾病的药物都特别有利，FDA 可以在加速批准途径下快速评价和批准药物。

虽然无缝试验设计可以使药物获得较高的批准率，但该设计也存在一些问题。无缝试验设计包括多个扩展队列，如果缺少预先计划的统计分析方案，数据的价值就会受到限制，并且需要进一步验证。其次，无缝试验设计经过多次修改，会使试验具有更高的假阳性或假阴性错误率，从而影响数据的有效性。其他挑战包括因缺乏安全性监测系统，患者和药物研发者可能面对的风险，以及制药企业和监管机构在频繁修正方案时的沟通挑战①。

九、建模与模拟工具

在药物研发过程中，模型引导的药物研发（MIDD），也称为建模和模拟（modeling and simulation，M&S），已经在药物研发中发挥了相当大的作用。M&S 可以基于历史观察对化合物、疾病机制和疾病水平的数据进行建模。在这些模型上运行计算机进行模拟，以生成可用于预测结果的信息，从而提高决策的质量、效率和成本效益。

在临床试验中，M&S 将尝试使用包含生理系统信息的数学模型来研究药物在虚拟患者人群中的作用。通过观察不同输入值（inputs）的影响，模拟可用于检验假设、提高可预测性、更好地表征风险，从而优化临床试验设计。通过这种方式，M&S 可以帮助研究者在临床试验开始之前探索和量化风险，从而更好地规划和设计临床试验。

（一）M&S 的发展与政策

FDA 通过确保药物、医疗器械和放射性产品等的安全性和有效性来保护公众健康。为完成其使命，FDA 必须及时了解研究的最新进展，并与利益相关者就复杂科学和公众健康问题进行沟通。建模和模拟以及高性能计算（high - performance computing）方面的创新对 FDA 实现促进公众健康的目标至关重要。为此，FDA 需要通过 M&S 保持跟进计算机医学的进步和创新，提高 FDA 评估医疗产品的能力。FDA 发布的《促进 FDA 监管科学：战略计划》将建模和模拟作为重要内容之一。FDA 于 2016 年由首席科学家办公室发起成立了 M&S 工作组，以提高对建模和模拟的认识，并推进相关政策以促进公众健康。

M&S 工作组，其主要目标包括②：提高对建模和模拟成功、挑战和机遇的认识，以

---

① Pharma Technology Focus. SEAMLESS TRIALS: THE KEY TO MORE DRUG APPROVALS? [EB/OL]. (2019 - 07 - 18) [2019 - 12 - 21]. https://pharma. nridigital. com/pharma_ mar18/seamless_ trials_ the_ key_ to_ more_ drug_ approvals.

② FDA. Modeling and Simulation at U. S. FDA [EB/OL]. (2019 - 12 - 26) [2019 - 12 - 31]. http://sharepoint. fda. gov/orgs/OC - OCS/ORSI/ModSimWG.

推动 FDA 的监管科学；为 FDA 跨领域的建模和模拟工作创建加强沟通和协调的环境；建立用于研究和监管决策的建模和模拟的可信度原则（credibility principles），促进 M&S 相关政策的一致性；与从事类似活动的国家和国际组织保持联系。M&S 工作组为跨部门工作组，近两百名的专家参与该工作组，人员分布在 FDA 的各个中心，包括 CDER、CBER、CDRH、NCTR 等，其中 CDER 和 CDRH 的专家人员最多。该工作组由若干个兴趣组，包括风险评估组、大数据组、统计组、机制组、化学组和物理组。每个兴趣组均有 2~3 名组长负责组内工作。

此外，该工作组建立了执行团队，负责整个工作组的各项具体工作。执行团队主要负责以下工作：①制订沟通计划：负责统筹内部机构间和外部相关机构的沟通；②发布 FDA 在 M&S 领域的白皮书：包括各部门的成功案例、通过解决难题促进建模方法的广泛应用、与内外部相关部门研究建模方法的新机遇；③研究模拟控制和可信度准则方面的内容。

FDA 的 M&S 工作组已经开始与非营利性的阿维森纳预测医学联盟①（Avicenna Alliance Association for Predictive Medicine）建立合作伙伴关系，该联盟设在欧盟，与政府、监管机构、行业和研究人员合作，以促进建模和模拟，并识别政策和监管障碍以帮助推进计算机医学（in silico medicine）。根据合作协议，双方将相互提供技术支持（technical assistance）以及有关计算机医学相关问题的科学和政策观点，并参与合作研究和培训②。

FDA 认可通过 M&S 获得的公众健康数据，包括在药品、医疗器械或医疗干预的开发、监管和评估中使用计算机模拟，并鼓励将 M&S 作为开展研究和产品研发的工具之一，由于 M&S 在组织不同数据集、探索替代研究设计和预测性能等方面发挥着关键作用，使得安全有效的新疗法可以提高开发效率。

FDA 通常建议在以下领域使用建模和模拟：①预测临床结果；②临床试验设计；③支持有效性证据；④识别相关的研究患者；⑤预测产品安全性。

在某些情况下，计算机临床试验（in silico clinical trials）可用于取代人体临床试验，特别是那些旨在评估药物相互作用风险的临床试验。FDA 将继续推进这些方法和技术，以确保产品创新，并为患者更快速地提供可挽救生命的技术。

（二）M&S 在临床试验中的支持作用

1. 剂量和时间的药代动力学建模

M&S 在临床试验中最成熟的应用是剂量和时间的药代动力学建模。有效性和安全性问题在临床试验中至关重要。药物的有效性或毒性与给药剂量和时间具有密切相关性，给药剂量和时间选择不当会对药物的安全性和有效性产生严重影响，从而导致试验失败

---

① 阿维森纳联盟：根据比利时法律（Belgian Law）注册的非营利组织，是医疗行业和虚拟生理人类生物医学研究所（Virtual Physiological Human Institute for Biomedical Research）成员代表的学术研究人员之间的合作伙伴关系。其使命是与决策者、监管者、临床医生和患者团体合作，促进 M&S 在医疗行业中的应用，并通过提供专家指导和验证以制定计算机医学政策，从而帮助解决这些新兴技术带来的监管障碍。

② Nuventra. Lessons from FDA's Grand Rounds："How Simulation Can Transform Regulatory Pathways"[EB/OL]. (2018 – 10 – 24)[2019 – 08 – 12]. https：//www. nuventra. com/resources/blog/simulation – transforms – regulatory – pathways/.

或注册延迟。因此，在临床试验前确定药物的适当剂量和给药时间是非常重要的。

该 M&S 应用已成功预测从临床前至Ⅲ期临床研究的最佳给药方案。通过了解暴露－应答关系中的模式，PK／PD 分析可以帮助识别儿童、老年人、肝肾功能不全患者等特殊人群所需的剂量调整。

2. 虚拟生理人类模型

虚拟生理人类（virtual physiological human，VPH）模型是一个庞大的全球性虚拟社区（community），旨在创建人类健康和疾病的计算机模型①。这些模型通常涉及细胞、组织或器官水平的过程。例如心脏模型，其中单个细胞的模型与心脏组织的力学模型（mechanical models）相吻合。VPH 还提供计算和数据基础设施，以促进 VPH 建模，同时也考虑到处理医疗数据的复杂性。VPH 的长期目标是创建患者的"数字双胞胎"（digital twin），即患者的个体化计算机模型，可以模拟患者的生理学或病理学特征。VPH 的最终目标是创建可以供医生使用的虚拟患者，或者可以在虚拟人群中进行计算机试验，或者由患者自己来管理健康。

生理学或病理学的计算机模型可以通过多种方式在医学领域应用。如果模型可以个体化，能够帮助医生预测患者疾病进程或预测治疗的结果，此类预测可以在医生做决策时发挥重要作用。计算机模型也可用于计算机临床试验中，可以预测新医疗器械或新药的性能，并因此有助于设计更好和更有针对性的临床试验，或有助于减少在医疗器械进行首次筛查中使用试验动物的数量。

---

① Medicalxpress. The Virtual Physiological Human – a 'digital twin' for patients［EB/OL］.（2017 – 12 – 31）［2019 – 10 – 23］. https：//medical express. com/news/2017 – 12 – virtual – physiological – human – digital – twin. html.

第八章
真实世界证据方法

一、真实世界证据的监管需求

（一）真实世界研究的出现

临床试验的设计分解释性和实用性两种，实用性试验用来衡量一种治疗方法在日常的临床实践中的效果（effectiveness），而解释性试验是用来衡量一种治疗方法在理想的试验条件下对严格符合受试条件的受试者的治疗效能（efficacy），一般与安慰剂作对照[1]。解释性与实用性临床试验的区别最早由 Schwartz D 等[2]提出，后又由 MacRae KD[3] 进行了进一步的阐述，两种方法在临床试验中都很重要，但它们回答的问题不同。目前，业内普遍认为，真实世界研究起源于实用性随机对照试验（Practical Randomized Control Trials，PRCT），也属于开放性临床研究，药物流行病学研究范畴，其核心是效果研究，是对RCT 的进一步补充。

尽管现代医学领域非常重视随机对照试验（RCT），特别是解释性随机对照试验（Explanatory Randomized Control Trials，ERCT），ERCT 的"理想受控"环境获得的证据，在临床试验时研究结果的外推性相对不佳。研究人员开始设计和实施 PRCT，目的是获取可直接应用于真实临床实践的证据，PRCT 可提供有关"真实世界"环境下干预的结局信息，其研究结果可以直接拿来应用。这可以说是真实世界证据的雏形。

早在 1954 年，脊髓灰质炎国家基金［National Foundation for Infantile Paralysis，后称为畸形儿基金会（March of Dimes）］就已发起脊髓灰质炎疫苗现场试验（field trials），共有 623972 名美国小学生注射了疫苗或安慰剂，另有超过一百万名小学生作为"观察"对照。1955 年公布的统计结果显示，索尔克（Jonas Salk）的灭活病毒疫苗在预防麻痹性脊髓灰质炎方面有 80% ~90% 的效果[4]。Williamson TR 等于 1966 年开展的一项眼科研究中

---

① 张彦红，梁伟雄，朱磊，等. 实用性临床试验与解释性临床试验的比较［J］. 中国中西医结合杂志，2009，29（02）：161 –164.

② Schwartz D, Lellouch J. Explanatory and pragmatic attitudes in therapeutical trials［J］. J Chron Dis, 1967, 20（8）：637 –648.

③ MacRae KD. Pragmatic versus explanatory trials［J］. Int J Technol Assess Health Care, 1989, 5（3）：333 –339.

④ Meldrum, M.（1998）. "A calculated risk"：the Salk polio vaccine field trials of 1954. BMJ, 317（7167），1233 – 1236. doi：10. 1136/bmj. 317. 7167. 1233.

首次使用"real world"一词①·②。1993 年"真实世界研究"（real world study，RWS）在 Kaplan 关于雷米普利在高血压患者中的大型前瞻性研究的论文中提出，后逐渐兴起③·④。

RWS 数据来源主要基于临床登记数据，研究更贴近于临床实际的诊疗过程。RWS 是与 RCT 有着密切关联的。RCT 是新疗法实施前的研究，而 RWS 则是属于新疗法实施后的研究，两者不是对同一个问题的平行论证，也不是替代关系，而是承上启下关系⑤。

RWS 是指在较大的样本量（覆盖具有代表性的更广泛人群）的基础上，在真实诊疗过程中，根据患者的实际病情和意愿非随机选择治疗措施，开展长期评价，并注重有意义的结局指标，在广泛真实诊疗实践中评价干预措施的外部有效性和安全性⑥。

近十几年来，临床试验数量呈指数增长，进行大型传统临床试验的费用多年来也一直在稳步增长，传统临床试验的费用有可能会一直增加，但没有证据显示支持卫生保健决策的证据数量相应增加。

传统的临床试验通常在特定人群和特定环境中进行，这些环境不同于现实中的临床或家庭环境。这些临床试验为了控制变异性必须采取确保数据质量的控制措施，例如制定详细的受试者纳入标准、使用与普通医疗记录不同的详细病例报告表，强化监测和专业研究人员实施，以确保遵守既定的研究程序，并确保数据收集的精确性⑦。

当今时代，传统临床研究中的 RCT 的结果依然是比较干预措施的有效性和安全性的最有力证据，并被认为是临床研究的金标准⑧。毫无疑问，临床试验仍然是新疗法安全性和有效性的科学证据来源，以及解释相关生物学治疗机制的有力工具。临床试验对于药品上市审评通常是必需的，但是，临床试验中获得的内部效度（internal validity）通常是以普遍性临床应用下的不确定性为基础的，因为受试者人群可能与实际临床使用人群有很大不同。此外，临床试验中涉及的伴随疾病和伴随用药的相互作用数据可能较少，并且通过强化干预来支持对治疗的依从性，而这种强化干预在临床实践中几乎无法实施。

———————————

① WILLIAMSON，T. R.，& BARRETT，G. V. FEASIBILITY OF MEASURING EYE MOVEMENTS IN REAL – WORLD AND SIMULATED DRIVING SITUATIONS［J］. Perceptual and Motor Skills，1966，23（1），329 – 330.

② 徐建锋，杨丽君，莫荔，等. 真实世界下玻璃体腔内注射抗 VEGF 药物治疗眼底疾病的实效性研究［J］. 国际眼科杂志，2017，17（09）：1734–1737.

③ 杨松，马龙腾，张菁菁. 中国临床医学真实世界研究施行规范［J］. 中华实验和临床感染病杂志（电子版），2017，11（06）：521–525.

④ 李金根，姜众会，高铸烨，等. 真实世界研究在中医药临床研究中的应用［J］. 世界科学技术 – 中医药现代化，2017，19（01）：78–82.

⑤ 李敏，时景璞，于慧会. 真实世界研究与随机对照试验、单病例随机对照试验在临床治疗性研究中的关系比较［J］. 中华流行病学杂志，2012；33（3）：342–345.

⑥ 佚名. 真实世界研究之真实之路：特点与难点［EB/OL］.（2017 – 09 – 01）［2019 – 08 – 07］. http：//www. medsci. cn/article/show_ article. do? id = 68f1111646ae.

⑦ Sherman R E，Anderson S A，Dal Pan G J，et al. Real – World Evidence – What Is It and What Can It Tell Us？［J］. N Engl J Med，2016，375（23）：2293 – 2297.

⑧ Spitzer. Ernest，P. Cannon，Christopher，Serruys，Patrick. Should real – world evidence be incorporated into regulatory approvals？［J］. Expert Opinion on Drug Safety，2018，17（12）：1155 – 1159.

为了获得有关健康和疾病状态的新发现，许多试验人员、临床研究人员和医疗产品开发人员越来越关注通过利用电子健康记录（EHR）、保险报销（claim）数据库，电子设备和应用软件（或 App）获得实际临床实践中的数据，将研究扩大并整合到多样化的现实环境中。

（二）RWS 与 RCT 的关系与比较优势

很多人认为所谓的"真实世界"应当与干预性和随机化概念区分开。FDA 于 2016 年12 月在《新英格兰医学杂志》上发表文章①，纠正这一错误观念，文章指出 RWE 与其他证据的本质区别在于数据的获取环境不同，而非研究方法和试验设计，即 RWS 覆盖更多具有代表性的受试人群②，数据来源于医疗机构、家庭和社区，而非独立于常规临床实践的研究机构。

因此，RWS 不仅可以是观察性研究，还可以是干预性研究，甚至是采用类似 RCT 设计的随机对照研究③。但对真实世界证据的讨论必须建立在对所使用方法清晰理解的前提下，以便将已开发的和经过验证的最佳方法与最适合的研究情景相结合。

目前，RCT 为确定正在研究的干预措施有效性的最高水平证据。由研究性和商业性发起人进行的肿瘤领域 RCT 可以支持新药的监管审评或现有药物增加新适应证，从而提高癌症患者的生存率；改进肿瘤药物治疗，给药时间（scheduling）和给药方案；确定最有可能从特定疗法中获益或受害的患者亚群；并评估应用不同治疗方式治疗患者的效用。

尽管 RCT 明显改善了对癌症患者的护理，但仍具有很大的局限性。RCT 的设计和实施成本很高，设计和启动过程缓慢，并受到一些基础设施和实质性监管负担的困扰。RCT 通常需要复杂的试验方案，收集大量患者数据及记录，这将增加参与试验机构的工作量和成本。最近的研究表明，极大比例的 III 期肿瘤临床试验尚未完成，浪费了资金和患者资源。随着癌症治疗的进展和医学新发现的涌现，诊疗标准发生不断变化，RCT 的启动和完成延迟将导致试验结果在报告时不再与诊疗标准相关。此外，所有 RCT 都具有严格的纳入排除标准（eligibility criteria），以确定试验所需的受试者人群，限制了试验结果的适用性。因此，RCT 的批评者认为，所研究的患者群体通常不能反映"真实世界"医疗实践，因为纳入排除标准可能仅选择健康的患者，并且可能排除具有并发症或临界器官功能④的患者。因此，虽然 RCT 可以充分评估干预的有效性；可一旦干预措施被应用到社区实践中，在"真实世界"的有效性可能与 RCT 结果大不相同。

此外，RCT 经常评估理想临床条件下的试验方案，包括剂量调整和毒性控制。因此，当该疗法被应用到一般临床实践环境和真实世界的患者时，可能 RCT 产生的结果与真实

---

① Sherman RE, et al. Real－World Evidence — What Is It and What Can It Tell Us ［J］. N Engl J Med, 2016, 375（23）：2293－2297.

② 孙宇昕，魏芬芳，杨悦. 真实世界证据用于药械监管与卫生决策的机遇与挑战 ［J］. 中国药物警戒，2017，14（06）：353－358＋363.

③ 刘晓清，孙晓川. 真实世界证据 ［J］. 协和医学杂志，2017，8（Z2）：305－310.

④ 临界器官是指对一定群体来说，在特定的环境接触条件下，某外来化合物首先到达临界浓度的器官。

世界的结果不同。此外，传统上肿瘤领域临床试验终点可能无法反映对患者最重要的结果，如症状缓解、生活质量改善或个人目标的实现，因此迫切需要更好地衡量这些患者报告结果的方法，以便更好地评估新疗法的影响和价值。

从临床试验到真实世界证据的知识积累为治疗方法的改进提供了可能。RCT 的局限性引起了人们对使用 RWE 填补知识空白的兴趣，而传统临床试验无法解决这些问题，而从真实世界数据中可提取有临床意义和可靠的信息，可以应用于患者诊疗实践。

图 8-1 提供了一个知识层次结构（knowledge hierarchy）的示例，以说明数据到信息再到知识，最后到治疗智慧（wisdom）的提升过程。表皮生长因子受体（EGFR）L858R 突变的数据揭示患者基因组发生了改变，通过临床研究，获得关于使用厄洛替尼的知识（图 8-1），证明发生此类 DNA 突变的肺癌患者的临床获益，但使用该药相关的治疗智慧（wisdom）来自于认识到并非所有患者都会获益，而且对于那些获益确定性的患者，受益的机会可能转瞬即逝。

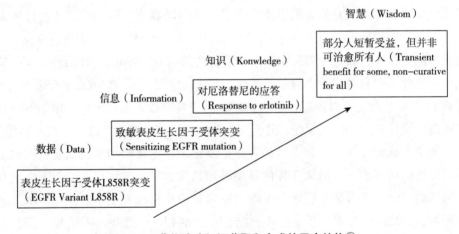

图 8-1　药物治疗知识获取和合成的层次结构①

RCT 和 RWE 各自具有优势和劣势（表 8-1）。RCT 的优点是可以获得完整、准确、无偏倚和标准化的数据。缺点是完成 RCT 所需的时间长、费用高，而且试验数据对不符合研究参与条件的人群缺乏普遍性。相比之下，RWE 的优势在于在常规医疗实践环境中获取患者结局数据。但是，依赖 RWE 的研究也会受到偏倚、不完整或不准确数据的影响，而且在研究环境中使用的数据元素和结局测量方法也没有标准化，所有这些都将影响数据集（data sets）分析中的信息可靠性。

---

① Richard L. Schilsky. Finding the Evidence in Real-World Evidence：Moving from Data to Information to Knowledge [J]. Journal of the American College of Surgeons，2017，224（1）：1-7.

表 8 – 1　RCT 和 RWE 证据的优缺点①

类型	优点	缺点
RCT	完整	速度慢，成本高
	准确	仅适用于研究人群
	无偏倚	年纪较大、病情较重的患者缺乏信息
	特定干预措施	对照组可能不能反映当下临床实践
	标准化结局测量	
	反映"什么可以起作用"	
RWE	在普通的临床实践环境中获取患者结局	有偏倚
	应对临床实践中的变化	可能不完整
	反映"什么起作用"	质量不确定
	随时可用，快速	数据元素和结局测量未标准化；异质人群可能掩盖治疗效果；可以产生假设

　　RWE 具有诸多优势，RWE 可以为疗法研发、结局研究、患者护理、医疗保健服务体系研究、质量改进、安全监管和良好对照的有效性研究提供信息，还可以提供有关临床环境和诊疗提供方，以及医疗服务系统特征等因素如何影响治疗效果和结果的信息。RWE 有助于研究人员有效地回答与患者人群广泛性相关的问题，节约时间和资金②，但RWE 仍面临诸多挑战（图 8 – 2）。

（三）真实世界数据来源的担心

　　真实世界数据来源也引起了监管机构的担心，特别是在能否作为监管机构决策依据的问题上，担心更普遍。EHR 和保险报销数据不是专门为支持临床研究而收集或组织、优化的，并且许多个人设备和健康相关应用软件收集数据的准确性和可靠性未知。此外，使用这些来源的数据，也产生了对于数据隐私的担忧。

　　来源于真实世界的证据具有质量不确定和来源的多样性，分析工具的复杂性，以及方法学专业研究人员短缺可能导致构思不良的研究和分析设计，产生不正确或不可靠的结论。因此，识别真实世界证据的两个关键维度很重要。第一个是生成证据的环境，其中包括数据源限定的人群及用于收集和管理该人群数据的具体方法。第二个是用于进行数据监测或研究的方法学。

　　由于 RCT 所产生的结果可能会在真实世界医疗实践中出现适用性问题③。近年来，临床研究人员、监管机构、行业和患者支持组织一直为实现临床证据生成现代化而不断

---

　　① Richard L. Schilsky. Finding the Evidence in Real – World Evidence：Moving from Data to Information to Knowledge［J］. Journal of the American College of Surgeons，2017，224（1）：1 – 7.

　　② Sherman RE，et al. Real – World Evidence — What Is It and What Can It Tell Us？［J］. N Engl J Med. 2016，375（23）：2293 – 2297.

　　③ Sherman R E，Davies K M，Robb M A，et al. Accelerating development of scientific evidence for medical products within the existing US regulatory framework［J］. Nature Reviews Drug Discovery，2017，16：297 – 298.

努力，将重点转移到真实世界数据（real – world data，RWD）获取及真实世界证据（real – world evidence，RWE）的生成上。随着在社区医疗实践中可获取数据的增长、移动技术和远程医疗的进步使临床证据现代化成为可能。

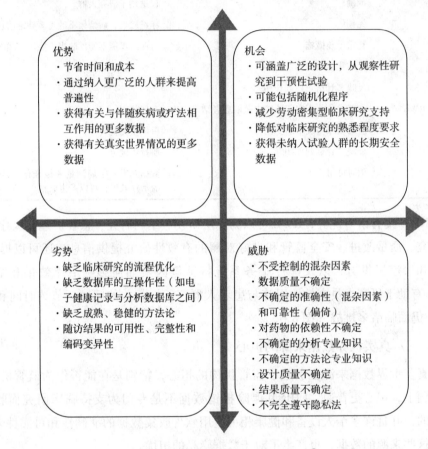

图 8 – 2　真实世界证据 SWOT 分析①

（四）RWD 转化 RWE 及其他应用

1. RWD 与 RWE 在药品监管领域的涵义

2016 年，《21 世纪治愈法案》对 FD&CA 进行修订，FD&CA 第 505F（b）节将 RWE 定义为"从传统临床试验以外的来源获得的药物的使用情况或潜在获益或风险的数据"②。2018 年 12 月，FDA 发布《RWE 计划框架》（Framework For FDA's Real – World Evidence Program），建议使用 RWE 计划来指导数据的生成，以支持新适应证的批准或支持上市后

---

①　ESpitzer, Ernest & P. Cannon, Christopher & Serruys, etc. Should real – world evidence be incorporated into regulatory approvals? ［J］. Expert Opinion on Drug Safety. 2018, 17（12）：1155.

②　FDA Legal Information Institute. 21 U. S. Code § 355g. Utilizing real world evidence ［EB/OL］.（2018 – 08 – 17）［2020 – 02 – 03］. https：//www. law. cornell. edu/uscode/text/21/355g.

研究的数据要求。该计划框架适用于药品和生物制品审评项目。

RWD 是从各种来源收集的与患者健康状况或接受常规医疗健康服务相关的数据。RWD 的范围包括来自 EHR 数据；医保报销和结算数据（Medical Claims and Billing Data）；产品和疾病登记系统（Product and Disease Registries）的数据；患者生成的数据（Patient - generated data），包括家庭使用场景下获得的数据；从其他来源获得可以显示健康状况的数据，如移动设备。

RWE 是由 RWD 分析后得出的关于医疗产品使用和潜在获益或风险的临床上的（Clinical）证据。

FDA 认为，在制定 RWE 计划时，把 RWD 的来源和由此生成的证据区分考虑是非常有必要的，RWD 来源可靠性决定了证据可用性。FDA 特别指出，在监管决策的应用场景下，对 RWE 评估不仅关注生成证据的方法学，还取决于底层 RWD 的可靠性和相关性，底层数据的结构也是监管考量的关注点。

RWD 可分为两种类型：一类是原始数据（primary data），专门用于研究目的；一类是二级数据（secondary data），用于其他目的。原始数据通常是指从研究用专属病例报告表、电子医疗和健康记录或临床结局评估中获得的数据，以及从干预性Ⅳ期临床研究和非干预性前瞻性观察性研究、患者登记和健康调查中收集的数据。二级数据通常从临床病例评价、登记系统或医保报销数据库中获得，并用于回顾性数据研究，或者作为前瞻性研究设计或混合研究的数据输入①。

从 RWD 来源来看，FDA 通常认可的来源包括但不限于患者登记系统、EHR 采集系统、行政和医保报销数据系统，这与美国卫生系统长期以来建立的临床试验网络和数据基础设施的成熟度密切相关。FDA 希望通过已有的临床数据基础设施，在现代化计算机处理系统嵌入分析程序，以支持多种类型的研究设计。

FDA 在 RWE 计划框架中主要关注随机试验（如大样本简单试验、实用性临床试验）及观察性研究（前瞻性或回顾性）两种设计生成 RWE，但 RWD 研究设计实际上可以根据应用场景进行扩展。

根据《21 世纪治愈法案》，FDA 阐明 RWD 除生成 RWE 之外，也可以用于提高临床试验的效率：为随机对照试验的检验生成假设；识别药物研发工具；评估研究设计的人群纳入/排除标准来判断临床试验的可行性；在贝叶斯统计模型中提供先验概率分布；识别预后指标或患者基线特征以进行富集或分层；组建地理分布的研究队列等（图 8 - 3）。

2. RWD 转化为 RWE

RWE 是在特定背景下，通过建立获取数据的基础设施，并采用多类型的研究设计对

---

① Clinical TrialS. Real - World Evidence Studies［EB/OL］.（2015 - 10 - 12） ［2020 - 02 - 03］. http：//www. appliedclinicaltrialsonline. com/real - world - evidence - studies？ pageID = 1.

收集的 RWD 进一步汇总、分析，并生成证明产品安全性和有效性的证据（图 8 - 4）。多类型的研究设计包括但不限于随机试验（如大样本简单试验、实用性临床试验），前瞻性或回顾性的观察性研究等①。

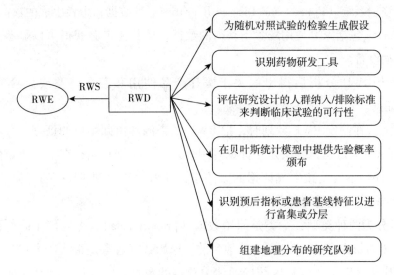

图 8 - 3   RWD 与 RWE 的关系

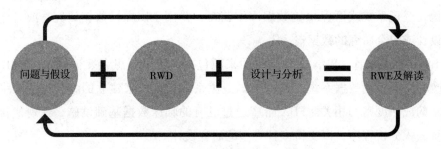

图 8 - 4   RWD 向 RWE 的转化

杜克 - 马戈利斯卫生政策中心的 Mark McClellan 指出 RWD 和 RWE 之间的关键区别，即 RWD 与患者的健康状况和医疗服务相关，通常从临床记录或类似来源收集。RWE 是通过应用可靠、严格的分析方法对 RWD 进行筛选（culling）后而得出的分析结果证据。

RWD 向 RWE 转化是一个递进的过程，是一种横向以时间为轴的"长周期"，纵向以病例数为轴的"大数据"的"汇集"过程（图 8 -5）。

① Ramamoorthy, A., & Huang, S. - M. What Does It Take to Transform Real - World Data Into Real - World Evidence? [J] Clinical Pharmacology & Therapeutics, 2019, 106（1），10 - 18.

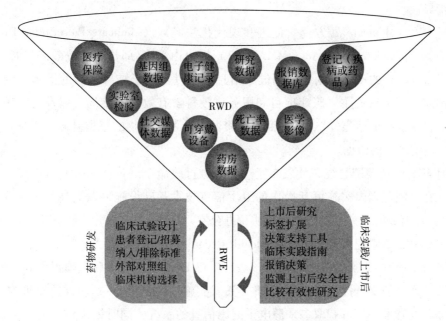

图 8 – 5 RWD 向 RWE 的转化及 RWE 的应用①

二、RWE 应用的立法与政策进程

（一）真实世界电子记录数据法规指南发展

真实世界数据获取路径是数据库建设，建立通用电子数据库作为 RWD 的来源，这与美国在卫生信息技术相关基础设施方面的建设密切相关。美国的 RWD 和 RWE 在监管中的应用经历了漫长的立法过程，并发布系列指南供行业参照使用（表 8 – 2）。

1987 年，美国建立 HL7 卫生信息交换标准（Health Level 7），成为电子健康信息传输、集成、共享和检索的框架和标准②。

1997 年 3 月，FDA 发布了 21CFR 第 11 部分规定，在某些情况下 FDA 接受的电子记录、电子签名和对电子记录执行的手写签名（等同于纸质记录和纸质上的手写签名）的接受标准，适用于 FDA 法规中规定的任何创建、修改、维护、存档、检索或传输电子形式的记录。

2003 年，FDA 发布《电子记录；电子签名—范围和应用行业指南》（Guidance for Industry Part 11, Electronic Records；Electronic Signatures — Scope and Application），在满足 21CFR 第 11 部分法规或其他要求的情况下，该指南为保存记录或向 FDA 提交信息的人员

---

① Ramamoorthy, A., & Huang, S. – M. (2019). What Does It Take to Transform Real – World Data Into Real – World Evidence Clinical Pharmacology & Therapeutics, 2019, 106 (1), 10 – 18.

② HL7. HL7 International. ［EB/OL］. (2018 – 09 – 01) ［2020 – 02 – 03］. http：//www. hl7. org/about/index. cfm? ref = nav.

提供了指导。

2003 年，《Medicare 处方药、促进和现代化法案》（Medicare Prescription Drug, Improvement, and Modernization Act, MMA 2003）提出由 HHS 部长建立按效果付费（pay-for-performance）的示范计划，采用健康信息技术以及基于结果证据的措施来满足受益人的报销需求。重点关注"医疗项目和服务比较科学有效性和结局，以及此类项目和服务提供的科学证据的适当性"，参与商业健康保险计划的药物的证据基础可以作为其纳入 Medicare 报销决定的依据。

2004 年，时任美国总统布什发布了 13335 号行政命令（Executive Order, EO），"领导开发并在全国范围内实施可互操作的卫生信息技术基础设施，以提高卫生保健的质量和效率"，提出成立国家卫生信息技术协调办公室（ONC），并设定了到 2014 年为大多数美国人建立电子健康记录（Electronic Health Records, EHRs）的目标[①]。

2007 年，美国国会通过 FDAAA，该法案授权 FDA 建立上市后风险识别和分析系统，以监测医疗产品的安全性。FDA 于 2008 年正式实施"前哨行动"，协同监管机构、协会、私人实体共同开发一个可获取多来源电子健康信息的系统，同时提出建立通用数据模型，实现跨多个数据源链接。前哨系统既作为 FDA 安全监管工作的重要组成部分，也是推动 RWE 发展的平台。

2009 年 2 月，《美国经济复苏刺激法案》（The American Recovery and Reinvestment Act, ARRA）为执行《公共健康服务法案》和《Medicare 处方药，促进和现代化法案》额外拨款 7 亿美元支持医疗卫生服务研究与质量局的比较有效性研究（Comparative Effectiveness Research, CER），其中 4 亿美元转移给 NIH 用于实施比较有效性研究。HHS 将 CER 定义为在"真实环境"中，即在常规临床实践中，比较预防、诊断、治疗和监测健康状况所采取的不同干预措施和策略的利弊研究，其目标是证明干预措施在真实世界广泛人群中的有效性。《美国经济复苏刺激法案》对比较有效性研究起到了巨大推动作用。

《美国经济复苏刺激法案》第Ⅷ部分为《健康信息技术促进经济和临床健康法案》（Health Information Technology for Economic and Clinical Health, HITECH）促进了 EHRs 应用，提出实现电子交换、利用并整合健康信息，明确提出到 2014 年，对所有美国人建立 EHRs[②]。但仅从 EHRs 和医保报销数据可能无法获得所需的所有数据元素，这些数据通常会记录住院等重大事项，但如果疾病状况发生变化（例如，抑郁症或焦虑症恶化、关节疼痛加重、皮肤病的加重、哮喘病恶化），就可能无法一直保持完整记录。即使存在记录，获得数据的方式也可能限制其可获得性，如慢性疾病严重程度随时间变化的数据不会随时可用，

---

① Geoffrey S. Ginsburg, Huntington F. Willard, Genomic and Personalized Medicine (Second Edition) [M], Academic Press, 2013: 287–294.

② Ramamoorthy, A., & Huang, S. -M. What Does It Take to Transform Real-World Data Into Real-World Evidence? [J]. Clinical Pharmacology & Therapeutics, 2019: 106 (1), 10–18.

有关患者体验的数据更是难以获得。为更有效地生成和应用 RWE，需要 EHRs 内的信息更易于获取和链接。

FDA 于 2009 年 12 月发布《患者报告结果测量：用于医疗产品开发以支持标签声明行业指南》（Guidance for Industry Patient - Reported Outcome Measures：Use in Medical Product Development to Support Labeling Claims），描述了 FDA 如何利用现有的、改进的或新创建的患者报告结果（PRO）工具[①]，直接收集反映患者健康状况的报告，支持医疗产品标签声明中内容的批准。

2012 年，FDASIA 修订 FD&CA，以鼓励推动监管科学，再次解决证据不断演变的问题，国会强调加强监管科学和加快药物开发，应用临床试验终点评估工具、生物标志物和药物基因组学、Meta 分析来应对药物研发面临的挑战。FDA 进行药品上市后安全性评价监管决策时，相关电子健康数据可用于对药品安全性假设进行验证。2013 年 5 月，FDA 发布《使用电子健康数据开展和报告药物流行病学安全性研究的最佳规范指南》[②]（Best Practices for Conducting and Reporting Pharmacoepidemiologic Safety Studies Using Electronic Healthcare Data），提出利用电子健康数据的药物流行病学安全性研究的设计、分析、实施和记录，并向 FDA 提交报告结果的最佳规范。2013 年 9 月 FDA 发布《临床研究中的电子来源数据行业指南》（Guidance for Industry Electronic Source Data in Clinical Investigations）[③] 为简化和使临床研究现代化，促进以电子形式捕获源数据，保证从电子源到监管提交数据的可靠性、质量、完整性和可追溯性。

2016 年，《21 世纪治愈法案》发布，对 FD&CA 进行修订，增加 505F 节 "真实世界证据" 条款。为了加快医疗产品的研发，为患者提供更快、更有效的创新成果，明确提出 RWE 可以支持第 505（c）条已批准药品的新适应证批准，或用于支持或满足上市后研究要求（Post Approval Study，PAS）。

2017 年 8 月，FDARA 对 PDUFA 第六次授权[④]，PDUFA VI 将扩大真实世界证据的使用，加速药品研发作为一次重要主题，提出更好地利用临床使用证据、健康数据库等观察性数据的价值，以探索将真实世界证据用于安全性和有效性决策。FDA 还发布《利用真实世界证据支持医疗器械的监管决策指南》（Use of Real - World Evidence to Support Regulatory Decision - Making for Medical Devices），对如何通过 RWD 生成 RWE 给出基本考虑，以用于支持 FDA 的医疗器械监管决策。

2018 年 7 月，FDA 发布了《临床研究中使用电子健康记录指南》（Use of Electronic

① FDA. Patient - Reported Outcome Measures：Use in Medical ProductDevelopment to Support Labeling Claims ［EB/OL］.（2009 - 12 - 30）［2019 - 08 - 07］. https：//www. fda. gov/downloads/drugs/guidances/ucm193282.

② FDA. Best Practices for Conducting and Reporting PharmacoepidemiologicSafety Studies Using Electronic Healthcare Data ［EB/OL］.［2013 - 05］［2019 - 08 - 7］. https：//www. fda. gov/downloads/drugs/guidances/ucm243537. pdf.

③ FDA. Electronic Source Data in Clinical Investigations.［EB/OL］.［2013 - 09］［2019 - 08 - 07］. https：//www. fda. gov/downloads/drugs/guidances/ucm328691. pdf.

④ FDA. PDUFA VI：Fiscal Years 2018 - 2022.［EB/OL］.［2019 - 05 - 09］. https：//www. fda. gov/industry/prescription - drug - user - fee - amendments/pdufa - vi - fiscal - years - 2018 - 2022.

Health Records in Clinical Investigations），对 EHR 作出了广泛定义，包括患者的病史、诊断、治疗计划、免疫日期、过敏、放射图像、药房记录以及实验室和测试结果，就在医疗产品的临床研究中确保电子来源 EHR 数据符合 FDA 的检查、记录留存要求提供了建议①。

2018 年 12 月，FDA 创建真实世界证据计划框架（Framework for FDA's Real – World Evidence Program），用于评估 RWE 的潜在应用性，并要求 FDA 制定并发布提交药品申请时使用真实世界证据的适用性，以及数据收集、分析方法、标准等相关指南。

2019 年 5 月，FDA 发布《向 FDA 提交药品和生物制品申请文件中应用真实世界数据和真实世界证据指南草案》（Submitting Documents Using Real – World Data and Real – World Evidence to FDA for Drugs and Biologics），鼓励发起人和申请人利用 RWD 生成 RWE，并以简单统一的形式在研究性新药申请（INDs），新药申请（NDAs）和生物制品许可申请（BLAs）中纳入 RWE，以支持有关医疗产品安全性或有效性的监管决策。

表 8 – 2　美国真实世界证据研究的立法和指南

年份	发布方	立法/指南
RWD 有关的基础设施要求		
1997 年	FDA	21CFR 第 11 部分最终法规
2003 年	FDA	《电子记录；电子签名—范围和应用行业指南》
2004 年	时任美国总统布什	13335 号行政命令
2007 年	第 110 届国会	《食品药品管理局修订案》（FDAAA）
2009 年	第 111 届国会	《健康信息技术促进经济和临床健康法案》（HITECH）
2009 年	FDA	《患者报告结果测量：用于医疗产品开发以支持标签声明行业指南》
2013 年	FDA	《使用电子健康数据开展和报告药物流行病学安全性研究的最佳规范指南》
2013 年	FDA	《临床研究中的电子来源数据行业指南》
2017 年	FDA	《根据 21CFR 第 11 部分，在临床研究中的应用电子病历和电子签名—问与答指南草案》
2018 年	FDA	《临床研究利用电子健康记录指南》
真实世界证据应用的应用发展		
2003 年	第 108 届国会	《Medicare 处方药、改进和现代化法案》（MMA）
2009 年	第 111 届国会	《经济复苏刺激法案》（ARRA）
2012 年	第 112 届国会	《食品药品管理局安全与创新法案》（FDASIA）
2016 年	第 114 届国会	《21 世纪治愈法案》
2017 年	FDA	《利用真实世界证据支持医疗器械的监管决策指南》
2018 年	FDA	《FDA 真实世界证据计划框架》
2019 年	FDA	《向 FDA 提交药品和生物制品申请文件中应用真实世界数据和真实世界证据指南草案》

---

① FDA. Use of Electronic Health Records in Clinical Investigations［EB/OL］.（2018 – 07）［2020 – 02 – 03］. https：//www. fda. gov/downloads/Drugs/Guidance Compliance Regulatory Information/Guidances/UCM501068. pdf.

（二）FDA 的 1 亿美元医疗数据事业提案

2018 年 7 月，作为总统 2019 财年预算的一部分，FDA 提出了 1 亿美元的医疗数据事业（Medical Data Enterprise Proposal）提案，以建立一个基于约 1000 万人口电子健康档案的现代系统。该系统将通过整合来自电子健康档案的新信息及其他来源扩展已经维护的数据设施，这将使 FDA 能够在上市后环境中更全面地评估医疗产品[①]。该提案旨在实现以下几个目标。

1. 建立可以利用所有数据资源的系统

RWD 可以有多种来源，这些数据元素的来源需要具有完全"互操作性"并消除信息孤岛。2019 财年预算申请旨在建立结构模块，并将数据组合到可互操作的平台中。FDA 已经采取了若干基本步骤，以便为使用 RWD 和 RWE 建立强大的计划基础。这项工作的一个关键是数据标准的制定和允许不同的群体共享数据的协议。另外，RWD 的潜在来源多样，FDA 熟悉并利用这些数据的能力因来源而异。其中，电子健康记录相比于其他方式可以获取更多的患者体验数据，并有可能提供更多"实时"信息，但是其信息获取的方式不够标准化。因此，标准化信息并将其组合成可以更容易分析和集成的格式也是研究的重点。

2. 改进临床试验

通过建立该系统还可以使整个临床试验过程更加有效，可以使更多不同背景的患者参与试验。例如，RWD 可用于更有效地识别和招募患者参与临床试验，试验设计应当考虑的多重关键问题，如随机化、可整合进入实际临床诊疗环境，并为临床试验引入更多样化的人群。

创新的统计方法，可能减少临床试验规模和持续时间，同时扩大能够评估的医疗保健服务问题的范围，例如，可以结合不同来源的信息采用贝叶斯及倾向评分方法。

在大型医疗临床中心的现代临床试验系统将发生改变，允许在较小的社区医疗服务提供方开展更多的临床试验。扩展后的临床试验系统可以扩大能够评估的患者数量，并拓展能够收集的信息，同时降低成本。FDA 可以拥有更多的、更好的、更低成本的信息。

3. 便于更明智地使用数据改善健康状况

FDA 能否有效利用 RWD 和 RWE 将对个体患者和公众健康产生深远影响，并将改善患者诊疗，使开发安全有效的新医疗产品创新的过程更加高效，且提供近乎实时的数据监测医疗产品的上市后安全性，有助于更好、更及时地制定监管决策。

最重要的是，开发数据系统将为患者提供更好的治疗和更明智的决策。更广泛地使用 RWD 可以降低产品研发成本，同时增加对医疗产品的使用方式、时间和对象的理解，同时允许 FDA 利用上市后阶段数据逐步累积对医疗产品的理解，从而为医疗服务提供者

---

① Scott Gottlieb, M. D. FDA Budget Matters：A Cross－Cutting Data Enterprise for Real World Evidence ［EB/OL］（2018－07－10）［2018－07－26］. https：//www. fda. gov/NewsEvents/Newsroom/FDAVoices/ucm614669. htm.

和患者提供可靠的上市后信息。

三、FDA 建立 RWE 计划框架

《21 世纪治愈法案》要求 FDA 创建一个监管框架，评估 RWE 的潜在应用，以便有助于支持药品新适应证的批准，或者支持或满足药物上市后研究要求。2018 年 12 月，FDA 发布《真实世界证据计划框架》（简称 RWE 计划框架），适用于根据 FD&CA 第 505（c）批准的药品和生物制品，也适用于根据《公共健康服务法案》许可的生物制品，但不适用于医疗器械。

FDA 的 RWE 计划是综合性的，包括内部程序、指南开发计划、利益相关方参与和应用案例，并促进该框架应用时的资源共享和一致性，以及帮助热衷于将 RWD 生成 RWE 以支持 FDA 监管决策的开发人员在应用该框架和指南中促进共享学习和一致地运用。

根据《21 世纪治愈法案》，FDA 的 RWE 计划必须评估 RWD 的潜在应用领域，以生成证明产品有效性的 RWE 支持药品新适应证的批准［根据 FD&CA 第 505（c）节批准的药品］，或满足上市后研究的要求。即使不用于生成证明产品有效性的 RWE，RWD 也可用于提高临床试验的效率（表 8-3）。

表 8-3　RWD/RWE 在临床试验中的潜在用途

随机干预试验				干预非随机试验	非干预非随机试验
传统随机试验应用 RWD 元素			临床诊疗试验（非试验机构）		观察性研究
RWD 用于评价入组标准/试验可行性	eCRF + EHR/报销数据识别的结果值	RCTs 试验实用性设计			前瞻性数据收集
		RCT eCRF + / − EHR 数据	RCT 报销数据和 EHR	采用外部对照组的单臂试验	登记系统/前瞻性队列研究
RWD 支持试验机构选择	用于捕获支持性终点的移动技术（如：步行评价）				使用已有数据库
					病例 - 对照回顾性队列研究（HC）

（一）RWE 计划涵盖的研究类型范围

RWE 计划中包括的研究类型主要是临床试验和观察性研究，但是传统临床试验的证据不属于 RWE 的范围。各种混合或实用性试验设计和观察性研究可以生成 RWE。FDA 的 RWE 项目涵盖传统临床试验以外的由 RWD 生成 RWE 的临床试验和观察性研究。

1. 混合型临床试验（实用性临床试验）

临床试验是指把受试者前瞻性地分配到一个或多项干预措施（包括安慰剂或其他对照）处理组中，以评估干预措施对健康相关的生物医学指标或行为结果的影响。传统临床试验通常由绝大部分独立于常规临床治疗的研究性基础设施（所谓的临床试验机构）支持，以控制变异和最大限度地确保数据质量。为了检验研究假设，传统的临床试验常常设定限制性的受试者入组标准，并采用随机、双盲试验等严格控制的试验条件，遵循特定的监管程序，由有经验的研究者实施，在数据搜集过程中使用不同于常规诊疗记录的详细的病例报告表（CRF）。传统临床试验并不属于 RWE 的范围。

为了扩大监管证据获取的范围，FDA 认为在采用混合型设计的临床试验可以作为 RWE 证据的范围，所谓混合设计就是数据的某些指标来源于临床诊疗实际情境，而不是依赖单纯来源于试验机构的数据。混合型试验设计中使用 RWD 来源的数据包括某些从医保报销，EHR 或实验室中获得的临床结果指标（例如，入院、死亡），而保留其他传统临床试验的操作性要素，例如设定受试者纳入标准，由研究者监测和收集其他的研究终点。

混合型试验设计具有生成 RWE 的潜力，因为混合型设计包括了某些更接近常规临床实践情境的操作要素，即所谓"实用性"要素，实用性临床试验设计通常产生 RWD，并有可能转化为 RWE。

2. 观察性研究

观察性研究采用非干预性临床研究设计（Non – interventional Clinical Design），不属于临床试验范畴。观察性临床研究可能是生成与药品有效性相关的 RWE 的另一种实用性方法。因此，RWE 计划把来源于 RWD 的观察性临床研究证据支持产品有效性评价决策也纳入了视野范围。回顾性观察研究可以根据历史数据（即研究启动前已产生的数据）识别目标人群特征，确定暴露/处理分组，且在研究设计时设定感兴趣的变量和结果指标。在前瞻性观察性研究中，在研究开始时就确定目标人群，并收集暴露/处理及结果数据。

（二）RWD 生产证据的类型

1. RWD 生成有关安全性和有效性的证据

FDA 使用 RWE 监测和评估已上市药品的安全性已有很长时间的历史。

FDA 早在 2008 年 5 月就启动"前哨行动"项目，旨在通过利用现有的医疗保健服务数据系统（例如，电子健康病历系统、保险报销数据库、患者登记系统）帮助 FDA 进行上市后医疗产品的主动监测，以补充现有监测体系的不足。FDA 进行药物流行病学调查研究的主要来源是前哨系统中的电子健康数据（包括医保报销和药房配药数据）。截至 2018 年 8 月，前哨系统网络中包括 18 个数据合作伙伴和合作机构，涵盖超过 1 亿人的数据。通过检索多个数据源，对药品和生物制品的使用情况进行分析，以评估安全性问题。前哨系统对于 FDA 的批准前后监管决策起到巨大支撑作用。FDA 建立了前哨数据基础设施，开发了数据挖掘和检索系统，广泛用于安全性相关监管决策。例如，FDA 使用前哨系统评估使用抗精神病药物后中风的风险、使用雷诺嗪后患癫痫的风险、延长疗程或持续周期性口服避孕药后的患静脉血栓的风险。

CDER 和 CBER 还与医疗保险与医疗救助服务中心（CMS）等共同开展药物流行病学研究。此外，FDA 还利用国际化的临床实践研究数据网络平台（Clinical Practice Research Datalink），获得来自英国等国家的患者纵向历史 EHR 数据。CDER 利用 CDC 的国家电子伤害监测系统 – 毒品不良事件监测合作项目的 RWD 专门评估药物滥用、错用和自我伤害的可能性。

CBER 针对疫苗和血液制品及血液衍生物制品，利用上市后疫苗安全快速监测系统（Post – Licensure Market Rapid Immunization Safety Monitoring，PRISM），和持续性主动血液监测网（Blood Surveillance Continuous Active Surveillance Network，Blood SCAN），开展了重点监测工作，这些项目也是前哨系统的一部分。2017 年 9 月，CBER 创建了生物制品有效性及安全性（Biologics Effectiveness and Safety，BEST）扩展前哨系统，增加了许多新的数据源，包括 EHR 和医保报销数据、新的分析工具和新的合作机构，以提高执行前哨行动和生成其他证据的能力。

然而，FDA 应用 RWE 来支持有效性监管决策的案例非常有限，也表明 FDA 对此类证据的谨慎态度。例如，CBER 已经使用 CMS 数据评估标准剂量和高剂量下预防性疫苗的比较有效性证据、蛋培养、细胞培养和佐剂流感疫苗的有效性，以及带状疱疹疫苗的有效性。

2. RWE 支持 FDA 的有效性监管决策

FDA 依据 RWE 支持有效性监管决策方面的应用非常有限，虽然在肿瘤和罕见病方面已有少量案例证明 FDA 已经接受应用 RWE 支持药品批准决策。

RWE 支持有效性决策主要限定在尚未满足治疗需求的疾病领域。在 FDA 基于单臂干预性临床试验批准药品时，通常是在设置平行对照组不符合伦理或者不可行的情况下的替代措施，并且 FDA 基于初步获得的数据预测疗效较乐观时才会做出监管决策。一般来说，申请人需要提交 RWE 适合于监管决策的支持性数据，包括图表回顾、扩展性使用（同情用药）和其他实践环境历史性的用药应答率数据。

2014 年，FDA 通过加速批准批准了用于治疗费城染色体阴性复发性/难治性前体 B 细胞急性淋巴细胞白血病的药物——博纳吐单抗（Blinatumomab），在证明其有效性方面，为了更好地理解患者群体在预后因素方面的异质性，采用 II 期、固定剂量、开放标签的单臂试验设计，将从欧盟和美国临床研究和治疗中心的 2000 多名患者登记中提取的 694 个患者水平的 RWD 作为历史对照组[1]，进行了加权分析，显示预期完全缓解/完全缓解伴部分血细胞恢复（CR + CRh∗）率为 24%（95% CI，20% ~ 27%），具有统计学意义[2]。FDA 要求在上市后开展随机对照试验进行进一步研究，以验证其临床获益。

2015 年 FDA 通过突破性疗法通道批准奥西替尼（Osimertinib）治疗二线或晚期的 EGFR T790M 阳性的非小细胞肺癌患者。批准上市后，FDA 要求阿斯利康提供一个或多个真实世界队列研究中至少 100 名 EGFR T790M 突变检测阳性患者的总体应答率数据。FDA 明确要求 Osimertinib 的 RWE 用于支持特定适应证的有效性。阿斯利康进一步采用了 RWD 方法，利用 EHR 数据近乎实时地跟踪其上市肿瘤产品的有效性和安全性。

---

① Przepiorka, D., Ko, C., Deisseroth, A. etc. FDA Approval：Blinatumomab［J］，Clinical Cancer Research，2015，21（18）：4035 – 4039.

② FDA. Blincyto（blinatumomab）Injection［EB/OL］. (2014 – 12 – 03)［2019 – 12 – 13］. https：//www. accessda-ta. fda. gov/drugsatfda_ docs/nda/2014/125557Orig1s000TOC. cfm.

（三）RWD 生成证据的试验类型

1. 在实际诊疗环境中开展随机对照试验

在实际诊疗环境中开展随机对照试验，采用实用性的设计要素，从临床实践中获取结果数据。在实际诊疗环境中开展随机对照试验时使用 RWD 设计元素可能有助于结果和严重不良事件数据的收集。这些试验具有某些共性特征，如在患者诊断变异性较低的情况下，在 RWD 数据来源可以很好地捕捉到结果数据。

2. RWD 生成 RWE 的观察性研究

观察性研究已用于支持药品安全性监管决策。然而，如果不采用随机方式，仅仅基于医生判断进行治疗组分配，将对建立因果推断构成挑战，FDA 认为应用观察性研究生成 RWE 必须首先解决支持有效性评价的因果推断可接受性的问题，随机化方法往往被用来防止干预分配的主观性偏差。

虽然观察研究可能提供可信的证据，但与观察性研究相比，从随机对照试验中获得药物效果证据是更有力的科学判断。观察性研究能否提供可靠证据尚存异议。FDA 意识到近期努力方向是使用严格的设计和统计方法，通过观察研究复制随机试验结果，并总结出可能增加在观察研究设计中使用 RWD 获得有效研究结果机会的一般规则。

作为 RWE 计划的一部分，FDA 将评估观察性研究在证明药物有效性方面的潜在作用。FDA 在使用更严格设计的观察性研究复制随机对照试验结果方面的努力，可能会为监管决策提供利用这些设计的机会和局限性的深入理解。

（四）评估 RWD/RWE 用于监管决策的框架

1. RWD/RWE 适用性评估三步法

> 📖 拓展阅读
>
> "FDA 将与利益相关方合作，了解如何利用 RWE 最大限度地提高临床研究的效率，并回答在支持药品批准的试验可能未得到回答的问题，例如药品如何在批准前未经研究的人群中发挥作用"。
>
> ——Janet Woodcock，医学博士，CDER 主任

FDA 正在尝试使用 RWD 生成 RWE 以支持关于药品有效性的监管决策。虽然，以往 FDA 主要在评估药品安全性时使用 RWD，仅在有限的情况下使用 RWD 来支持有效性监管决策，RWE 计划将专注于探索 RWD/RWE 支持有关药品有效性的监管决策的潜力。具体而言，FDA 的 RWE 计划将评估 RWE 的潜在用途，以支持药品标签的有效性内容变更，包括增加或修改用法用量信息，例如改变剂量，给药方案或给药途径；增加新的适应证人群；或增加比较有效性或安全性信息。

该框架将包括以下要点（图 8-6）。

（1）RWD 是否适用。

（2）RWE 研究设计：用于生成 RWE 的试验或研究设计是否能够提供足够的科学证据来回答或帮助回答监管问题。

（3）监管考量：研究行为是否符合 FDA 的监管要求，如研究监测和数据采集要求。

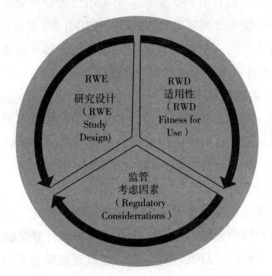

图 8-6 FDA 评价应用 RWD/RWE 进行监管决策的适用性评价框架

FDA 拟采用三步法（three-part approach）来评价单个补充申请，并期待在未来总体指导 FDA 的 RWE 计划实施时的广泛应用。

为了有效地处理 RWD 并将其提交给 FDA 进行评估，建立适当的数据标准是必要的。数据标准是关于如何在计算机系统之间构造、定义、格式化或交换特定类型数据的规则。数据标准使提交的数据具有可预测性和一致性，并且具备信息技术（IT）系统或科学工具可以利用的形式。为了能够跨多个数据源处理 RWD，可能需要将数据转换为通用格式，有时称为通用数据模型（CDM），具有通用表达（术语、词汇表、编码方案）。FDA 认识到制定数据标准以最大限度地利用 RWD 的重要性，并正在努力识别收集和分析 RWD 的相关标准和方法。FDA 已经积极地开发监管用途的数据标准，并将继续扩展该领域的工作。FDA 将考虑数据标准及 RWE 计划的其他关键方面。

2. 评估 RWD 在监管决策中的适用性

评估 RWD 在监管决策中的适用性，核心是评估数据可靠性（数据积累和数据保障）和相关性。

RWE 数据必须能够以保证一定可靠性的方式进行获取和储存。RWE 的证据强度取决于临床研究方法学、数据可靠性，即数据累积和数据质量控制（数据保证），以及底层数据的相关性。

FDA 虽然列举了很多种类型的 RWD 来源，但并没有为任何一种类型的 RWD 背书。应当根据其适用性来选择数据来源，以解决特定的监管问题。例如，为了评估药物安全性，FDA 已经在其《使用电子医疗数据进行和报告药物流行病学安全性研究的行业和员工最佳规范指南》中概述了使用电子医疗数据系统中可用的 RWD 进行安全性研究的前景，并给出评估药物流行病学安全性研究中使用的数据源的建议。

FDA 应用电子医疗数据的典型代表就是前哨系统。FDA 通过对前哨系统和其他数据系统的应用经验，在评估 EHRs、医保报销数据、登记数据等电子医疗数据可靠性方面积累了丰富经验。为了评估前哨系统中用于生成 RWE 的 RWD，FDA 考虑了数据的可靠性和相关性。可靠性包括数据累积和数据质量控制和保证。对于医保报销数据，将评估疾病分类编码（例如 ICD－10－CM）、诊断术语是否与前哨系统 CDM 和分析工具中的数据格式等保持一致。对于 EHRs 数据，评估常规诊疗环境中获得的实验室检测结果在不同的医疗机构间是否以标准化的方式统一编码或记录，包括实验室检测数据的完整性、一致性和随时间变动趋势，包括报告标准的使用，如逻辑观察标识符命名编码（Logical Observation Identifiers，Names，and Codes system，LOINC）系统。

在前哨系统应用中，相关性评估还考虑 CDM 是否包括关键数据要素，以及现有的分析工具是否足以解决每一个感兴趣的问题。编码或编码组合是否充分代表了想要表明的底层医学诊疗概念，数据是否与研究目标相符，是否捕获了关于暴露、结果和协变量的相关性信息。

医保报销数据主要用于公共卫生和观察性研究目的，数据质量、验证数据等的评价已经比较成熟，但用于监管目的时经验还不足。而用于监管目的的 EHRs 数据除了包含医保报销数据中的诊断编码和处方或其他程序中的信息外，还应当提供患者更详细的数据，但通常无法跨系统轻松获取，不能以结构化字段的标准化数据显示。EHRs 和医保报销数据可能无法捕获回答感兴趣的问题所需的所有数据元素。首先是数据信息缺失问题。EHRs 和医保报销数据来源通常会记录入院治疗等重大事件，但症状的变化可能无法连续记录，如抑郁或焦虑恶化、关节疼痛加剧、皮肤症状严重程度的变化、哮喘恶化。此外，数据存储方式不利于访问，数据元素的存储可能限制可访问性。例如，手写的非结构化数据，没有使用标准术语或标准化症状测量。慢性病严重程度随时间变化的数据不能随时捕获，某些肥胖、吸烟、饮酒等协变量和死亡率、症状变化结果数据可能不能持续捕获。

电子医疗数据中跨国、跨区域数据可能是另一个有价值的 RWD 来源，但对于 FDA 监管决策中的适用性可能受到限制。因为其他国家的诊疗服务规范、诊疗服务提供、数据可靠性和相关性可能与美国不同。与一些国家不同的是，美国的患者没有单一识别编码，这与美国政府在医疗保险覆盖体系中使用的 Medicare 编码类似。因此，需要开发解决不同数据源中患者信息的重复问题的方法，并在保护患者隐私的同时，支持跨数据源链接单个患者的数据。在医疗服务环境中，相当多的人在医疗保险计划和保险公司之间变动，可能很难捕捉到多年而不是几个月内发生的结果。FDA 的 RWE 计划将探索利用跨国电子医疗服务数据生成药品有效性 RWE，进行监管决策时的考虑因素。FDA 将探索填补目前使用的 EHRs 和医保报销数据中可能难以获得的数据障碍的策略，包括探索移动技术、电子患者报告结果工具、可穿戴设备和生物传感器的使用。

患者登记系统是另一个可用于生成 RWE 的 RWD 来源。患者登记系统用于生成 RWE 需要足够的过程控制，例如必要时收集随访数据，以确保数据质量，并尽量减少缺失或不完整的数据。患者登记是出于一个或多个目的，有关某个共性疾病症状特征或经历的患者的标准化信息的集合系统。患者登记中包含多种数据来源：电子病历，临床医生或患者报告临床结局，诊断报告或图像，医院记录，收集或捐赠的血液或组织样本或由临床医生或患者完成的问卷或调查。通常，患者登记都是由研究人员，资助方或机构出于科学目的而建立，解决了临床试验带来的许多局限性，并提供了新的方法来回答患者的主要问题。1992 年 10 月，美国国会制定了国家癌症登记计划以促进癌症登记发展。2007 年，美国医疗保健服务研究与质量局（AHRQ）发布了具有里程碑意义的《评估患者结局的登记指南》，并于 2010 年 9 月和 2014 年 4 月发布了第二、三版，对如何设计、实施和评估患者登记进行了详细说明。

总之，FDA 认为不同的 RWD 来源具有不同的优势和局限性，对 RWD 来源的选择应当针对特定的感兴趣的监管问题，以提供达到可靠性水平的方式进行收集和维护。FDA 的 RWE 计划项目（表 8-4）为应对这些挑战和提高 RWD 来源的可靠性和相关性提供了一个机会。

表 8-4　RWD/RWE 适用性评估的监管考量及计划项目

监管考量	挑战	RWE 计划项目
1. 数据收集和存储可靠性 2. 解决特定监管问题，主要是有效性问题	多重数据来源带来数据整合可靠性挑战	1. 发布评估医保报销和 EHRs 数据生成的有效 RWE 的 RWD 的可靠性和相关性的指南 2. 研究如何评估患者登记数据和国际电子医疗服务数据的可靠性和相关性 3. 发布 RWD 来源潜在障碍的指南和解决策略

3. 应用 RWD 以支持有效性的研究设计

（1）随机化设计　考虑到随机化设计的优势，FDA 认为 RWD 可以采用或部分采用随机化设计。根据疾病的性质、患者人群、干预措施和其他与试验相关的因素，可以设计包含传统和实用型临床试验要素的混合试验。实用性临床试验以其宽松的纳入与排除标准和高效的数据收集显示出优势。

因此，在常规临床诊疗场景中嵌入随机试验用于支持有效性评估时，FDA 将权衡使用 RWD 的实用性试验方法的优势和局限性，主要考虑：①哪些干预措施和治疗领域可能更适合常规临床医疗环境？②在这些场景中可以捕获的数据质量如何？③用于监管的终点和临床诊疗实践如何衔接？

当盲法处理不可行的时候，FDA 将寻求识别对非盲法处理偏差不敏感的控制条件，如采用不太可能受到治疗分配影响的结果指标，如中风、肿瘤大小等临床客观结果。同时，还要确保结果的确认和报告采用一致性方法。FDA 将探索不同随机化方法在实用性临床试验中的可行性，包括按机构或医疗单位整群随机化。

（2）非随机、单臂、外部随机对照试验　外部对照（例如，历史对照）是一项充分且良好对照的研究中可能的的对照组类型。外部对照组通常使用过去进行的传统临床试验中获得的数据，但在某些情况下，RWD 可以用作外部对照的数据基础。使用外部对照有局限性，包括由于医疗服务的潜在变化、缺乏标准化的诊断标准或结果测量缺乏一致性，以及后续程序的变异等原因，难以可靠地选择可用于比较的人群。如果能够充分地详细捕捉相关的协变量，收集目前正在接受其他治疗的患者的 RWD，加上倾向性评分等统计方法，可以在随机化不可行或不符合伦理时，提高应用外部对照数据的质量。

（3）观察性研究　药物流行病学研究是研究药物的使用方法及其对人群影响的观察性研究。从广义上讲，药物流行病学专注于选择适当的数据、研究设计和分析方法，利用 RWD 获得对相关问题的有效和无偏倚的结果。

FDA 利用 RWD 来源的药物流行病学研究进行安全性评价和提供指南方面有着丰富的经验。为了评估药物安全性，FDA 在《使用电子健康数据开展和报告药物流行病学安全性研究的最佳规范指南》中已经明确在安全性研究中从电子健康数据系统（医保报销数据和 EHRs）来源获得 RWD 的观点。与假设生成研究不同，指南主要聚焦预先设定假设的检验，强调研究者应当在研究开始前向 FDA 提交研究方案，并在研究完成后提交最终报告。FDA 希望在评估观察性研究时应用该指南中提出的多项原则，以支持根据有效性证据进行标签变更的监管决策。

对观察性研究采集的数据是否适合生成 RWE 以支持药品有效性的评估，FDA 希望评估的重点是可能影响可靠的因果推断能力的相关问题，包括已有证据（例如，疾病自然史）的作用，由于包含更多类型人群导致处理结果的异质性，并增加检测较小结果值难度的问题。

利用 RWD 进行回顾性观察研究的背景下，FDA 将重点关注以下关键问题。

（1）可以提高获得有效结果的可能性的数据特征有哪些（例如，终点中包含的数据、记录一致性、是否缺少缺失值)？

（2）研究设计和分析方法的哪些特点有助于提高获得有效结果的机会？阳性对照能提高有效结果的概率吗？考虑到非随机 RWD 研究中潜在的未测量的混杂因素，以及 RWD 中潜在的测量变异，非劣效性设计是否能起作用？

（3）在使用 RWD 进行观察研究以产生有效性证据的 RWE 时，应当预先确定哪些敏感性分析和统计推断？

除了研究设计和数据考虑之外，执行前的研究设计和分析方法的透明度对于确保结果可信性至关重要。clinical trials. gov 的建立是为了提高临床试验透明度，FDA 要求在网站上公开注册临床试验信息，并在试验完成后公布某些总结性试验结果。目前，对观察性研究没有类似的报告要求，但各方可以自愿在 clinical trials. gov 上注册观察性研究。

回顾性的观察性研究存在作弊的可能性。由于前期研究缺乏透明度，特别是在回顾性观察性研究的设计和实施中，电子数据集的回顾性分析可以采用不同的研究设计要素进行低成本的多次操作，直到得出预期结果，最后只提交有利的结果，就好像是从预先设计的研究方案进行的单次研究的结果一样。FDA 将考虑防止此类行为的政策，包括考虑专家和其他利益相关者的建议。FDA 计划项目还将探讨对回顾性和前瞻性观察性设计的差异是否需要采用不同的方法（表 8-5）。

表 8-5　RWE/RWE 设计类型与计划项目

监管考量	RWE 计划项目
1. RWD 随机化设计	将为临床试验的设计开发指南，包括实用性的设计要素，并为监管决策提供有效的证据。FDA 将探索临床试验每个阶段的实用性方法，包括招募和登记患者、促进干预的策略和评估结果的方法
2. 非随机、单臂、外部随机对照试验	考虑制定利用 RWD 生成外部对照组的指南
3. 观察性研究	发布应用 RWD 的观察性研究设计指南，指导研究如何提供 RWE 支持产品的有效性监管决策 考虑发布用于支持有效性研究的报告要求

（五）监管考量

应用 EHR、移动健康技术和其他电子数据采集技术，以及应用 RWD 的新试验和研究设计，均有可能简化临床研究并提高效率。然而，这些先进技术可能对某些已有监管要求的适用性提出新挑战，包括知情同意和适当的监督和监测要求方面的挑战。

为了便于从医疗服务系统中获取用于研究目的的数据，同时为 FDA 提供足够的记录以验证数据的来源和可靠性，FDA 已就电子源数据、电子签名和电子病历的使用发布了指南。FDA 还于 2016 年 12 月就使用电子知情同意发布了《电子知情同意使用问答指南》（Use of Electronic Informed Consent Questions and Answers）。可能还需要发布其他指南来解决应用 RWD 以生成支持有效性评价的 RWE 的不同研究设计问题。

1. 应用电子源数据

现有几个 FDA 发布的涉及在临床研究中使用电子数据的指南文件。2013 年 9 月，FDA 发布《临床研究中电子源数据指南》，推动以电子格式获取源数据，并就 FDA 监管的临床研究中电子源数据的获取、审评和保存提供建议。2018 年 7 月，FDA 发布了《临床研究中使用电子健康记录指南》。该指南就如何在医疗产品的临床研究中确保作为电子源数据采集和使用的 EHR 数据的完整性提供了建议。

21 CFR Part 11 关注电子记录从创建到修改、维护、存档、检索或传输的质量、真实性和可靠性。2017 年 6 月，FDA 基于 21 CFR Part 11 发布了《临床研究中使用电子记录和电子签名指南草案》。该指南讨论了有助于确保电子记录和电子签名可信度和可靠性的程序，并在电子系统验证、电子记录审计跟踪实施及与临床研究相关的存档记录，提出了一种基于风险的方法。

FDA 将考虑这些指南文件是否充分解决了应用 RWD 以生成用于支持药品有效性判定的 RWE 的不同研究设计的相关问题，或是否需要就电子源数据的使用发布其他指南。

2. 生成 RWE 的临床研究的监管考量

FDA 还将研究当以监管决策为目的的生成 RWE 时，FDA 的监管要求如何适用于整合进入医疗服务系统和观察性研究中随机临床试验的数据。例如，研究将以风险为基础的集中监测方法整合进入在医疗服务系统中开展的临床试验当中。

此外，目前已经发布多个针对临床试验机构中解决 FDA 检查、记录和记录保存要求的指南。FDA 将考虑目前可用的指南是否充分解决了与不同来源的 RWD 生成药品安全性和有效性的 RWE 的检查相关的考虑，例如，在 FDA 检查要求中知情同意书、系统访问、记录应当可获得且可浏览。

FDA 计划根据《21 CFR Part 11 –问与答》，并考虑其对不同研究设计的适用性，发布《电子记录和电子签名在临床研究中的使用指南》。FDA 还将根据需要就使用 RWD 生成 RWE 的不同研究设计提出的监管考量发布其他的指南，以支持药品的有效性评价。

2013 年 8 月，FDA 发布了《临床研究监察指南——基于风险的监测方法》指导临床研究监察。

3. 数据标准 – 适用于集成和提交给 FDA 的数据标准

FDA 将评估在 FDA 内部使用 RWD/RWE 所需的数据标准和实施策略，识别与现有 FDA 系统之间的任何差距，并建议一条确保 RWD/RWE 适用于完整药物开发和监管生命周期的开发路径的解决方法。

（1）识别 RWD/RWE 拟议用途的数据标准和实施考虑因素

审查现有的依赖 RWD/RWE 驱动的工作，包括内部和外部利益相关方，以识别 FDA 需要解决的障碍。

这项评估可包括开发和利用与 RWE 来源相关的数据标准、应用程序与数据库连接的实施战略，以及应对数据质量变异的策略等。

与内部和外部利益相关者合作，为 FDA 需要的 RWD/RWE 驱动所采用或开发的标准和实施策略寻求解决方案。

（2）将以 RWD/RWE 为驱动的解决方案整合进入 FDA 系统

这项活动可以包括对以下主题的评估：在 FDA 可能使用 RWD 的接收和处理的策略、评估对审评员工作量的影响，以及 FDA 审评员所需的工具和培训。

4. 利益相关方参与

利益相关方参与一直是并将持续是 FDA RWE 项目的重要组成部分。FDA 一方面正在努力为监管决策提供 RWE 潜在用途的观点。另一方面，FDA 也意识到，如果想以 RWD 和 RWE 要有效地用于公共健康目的，就需要在临床医生、患者、医疗保健服务系统、制药公司和监管机构之间共享学习和协作。

内部行动方面，将审评中心高层领导意见整合进入决策程序。2017 年 12 月，FDA 发起了内部和外部行动，以便 FDA 员工参与支持 RWE 计划的行动，以评价 RWE 对于监管决策的作用。这项工作的核心是 CDER 医学政策和计划审评委员会成立 RWE 小组委员会，该小组委员会包括了 CDER 和 CBER 的部门负责人。RWE 小组委员会将作为 RWE 相关问题的跨领域论坛，关注 RWE 的评价并将指导政策开发。RWE 小组委员会将根据需要就基础数据、方法及其他研究设计要素是否适合支持监管决策提供咨询建议。

外部参与方面。在 2017 年 9 月，与美国杜克大学马戈利斯医疗政策研究中心（Duke Margolis Center for Health Policy）签署合作协议开展相关学术研讨活动。

FDA 也参与了临床试验转化项目，以评价在随机试验中应用 RWD 产生的 RWE 的可行性。FDA 与国家科学院、国家工程学院及国家医学院召开"RWE 对医疗产品研发的影响"系列讨论会。FDA 将继续通过召开公开会议及其他论坛吸引利益相关方，使其作为 RWE 计划的一部分。

四、申请文件中 RWE 的监管要求

2019 年 5 月，CDER 和 CBER 共同发布《向 FDA 提交使用真实世界数据和真实世界证据的药品和生物制品申请文件指南草案》（Submitting Documents Using Real – World Data and Real – World Evidence to FDA for Drugs and Biologics），旨在鼓励发起人和申请人利用 RWD 生成 RWE 作为监管申请文件的一部分，以简单一致的格式向 FDA 提交。指南适用于包含 RWE 的 INDs、NDAs 和 BLAs，以支持有关安全性或有效性的监管决策。

RWE 是从 RWD 分析衍生出的有关医疗产品使用和潜在获益或风险的临床证据。可以通过 RWD 数据来源的随机临床试验或观察性研究收集有效性或安全性结果信息产生 RWE。

（一）包含 RWE 的申请文件类型

包含 RWE 的申请可以采取不同的提交形式，例如为现有 IND 提交的新研究方案（protocol）；以 NDA 或 BLA 补充申请形式提交的最终研究报告；或讨论使用 RWE 的会议文件。以申请形式提交的文件可能包括下列促进研究目标实现的 RWE。

（1）利用 RWD 获取临床结果或安全性数据的随机临床试验 IND 申请，包括实用性试验和大样本简单试验。

（2）将 RWE 作为外部对照的单臂试验的新研究方案。

（3）用于支持有效性补充申请的产生 RWE 的观察性研究。

（4）利用 RWE 满足上市后要求的临床试验或观察性研究，以便进一步评估安全性或有效性，并支持监管决策。

FDA 不要求提交与特定产品无关或不是用于支持安全性或有效性监管决策的包含 RWE 申请。例如，下列 RWE 不应当包含在申请文件中。

（1）用于开发临床结果评估（COA）工具或生物标志物的自然史研究。

（2）应用 RWE 的可行性研究。

（3）应用 RWD 进行探索性分析和产生假设的研究。

（二）提交 RWE 申请文件的内容

将 RWE 提交作为监管申请内容一部分提交时，在申请的封面中，发起人或申请人应标注申请中包含 RWE 内容。为方便 FDA 审查，发起人或申请人可将此信息包含在表格中，或在封面函中突出标示。

1. 将 RWE 纳入监管申请的目的

发起人或申请人应当明确列出申请中应用 RWE 的目的：①提供用于支持新产品批准的有效性或安全性证据（例如，在 RWD 来源的随机临床试验中收集有效性或安全性结果的信息）。②提供证据以支持已批准产品的标签交更，包括：增加或修改用法用量；剂量、给药方案或给药途径的变化；新的适应证人群使用；增加比较性的有效性信息；增加安全性信息；其他标签修订。③用作支持监管决策的上市后研究的一部分内容。

2. 应用 RWE 的研究设计

发起人或申请人应当在支持监管决策申请中提交包括 RWE 在内的临床研究设计，包括随机临床试验、单臂试验或观察性研究。

3. 用于生成 RWE 的 RWD 来源

发起人或申请人应当列出用于生成 RWE 的所有 RWD 信息来源。RWD 信息源可包括以下内容：①来自 EHRs 的数据；②医保报销或结算的数据；③产品登记或疾病登记系统的数据；④可以反映健康状况的其他数据源（例如，利用移动技术收集的数据，患者生成数据）。

五、RWE 在药品监管决策中的应用

（一）安全性决策方面

FDA 使用 RWE 在监测与评估药品上市后安全性方面已有很长的历史，主要通过风险评估报告、定期安全性更新报告和疫苗不良事件报告等传统的药物警戒工具，以及 FDA 前哨系统（包括医保报销数据和药房配药数据）等新型数字辅助工具实现利用 RWE 监测上市后产品的安全性目的。

2015 年 2 月，FDA 加速批准了哌柏西利 palbociclib（商品名为：Ibrance）联合来曲唑用于治疗 ER +/HER2 - 绝经后晚期乳腺癌。根据临床试验中对 50 例男性和 133 例女性癌症患者进行的药代动力学（PK）分析结果表明，性别差异对 palbociclib 的 PK 没有显著性影响。2019 年 4 月，辉瑞根据 Ibrance 上市后在男性乳腺癌患者中的 RWD，包括来源于电子健康记录数据、IQVIA 保险数据库、肿瘤大数据公司 Flatiron 的乳腺癌数据库、辉瑞全球安全性数据库收录的 Ibrance 上市后在真实世界中的男性患者用药数据，向 FDA 提供 RWE，以证明该药在治疗男性和女性相同适应证方面的安全性也没有差异，据此 FDA 宣布批准 Ibrance 新适应证的补充申请①，即 palbociclib 联合芳香酶抑制剂或者氟维司群

---

① FDA. CENTER FOR DRUG EVALUATION AND RESEARCH. ［EB/OL］.（2015 – 02 – 03）［2020 – 02 – 03］. https：//www. accessdata. fda. gov/drugsatfda＿docs/nda/2015/207103Orig1s000ClinPharmR.

（Fulvestrant）用于治疗男性 HR + 、HER2 - 晚期或转移性乳腺癌患者。

（二）有效性决策方面

目前，应用 RWE 来支持有效性决策非常有限。FDA 已经认可 RWE 应用于肿瘤和罕见病领域，通常在设置平行对照组不合理或不可行、初步临床试验数据预测效应值（effect size）很大（即不同干预组之间差异很大）等情况下，支持药品批准决策。

1. 肿瘤领域应用

RWE 在肿瘤治疗领域的应用最为广泛。癌症的致死率将很快超过心血管疾病，为降低癌症治疗负担，美国政府增加资金支持，包括增加联邦资金投入和监管支持。国家癌症研究所（NCI）是 NIH 的 27 个部门中资金投入最多的部门，FDA 还专门设立肿瘤卓越中心（OCE）专注推进癌症疗法临床审评。

据调查，在美国超过 1300 万的癌症患者中，只有约 4% 的患者参与到临床试验当中，其他 96% 患者的电子健康记录（EHRs）信息尚未得到充分利用[1]。在临床诊疗方面，把真实世界数据中治疗结果与遗传学信息关联起来，如在治疗结果与体细胞突变、蛋白组特征和细胞信号通路致癌可能性之间建立联系，对于疾病的预后和外部对照基准的确定具有基础性意义。肿瘤研究效率和临床治疗获益的提升需要不断提高遗传学数据容量和分析技术，尤其对于一些与多个基因突变相关的罕见、复杂病症。2012 年肿瘤医疗真实世界数据整合分析平台 Flatiron 公司创立，作为一个专攻肿瘤医疗的 RWE 分析平台，Flatiron 已与美国 800 多家肿瘤诊疗机构、2500 多名临床医生建立长期合作。除了使用自建的肿瘤患者电子健康记录数据库以外，Flatiron 还引入 Foundation Medicine、Epic 等其他数据库公司信息，初步建立了社区肿瘤学云数据存储和分析平台 "OncoCloud"，不仅可以从 EHRs 和医保报销记录中抓取结构化数据信息，还可以对学术文献、医生诊疗记录等 "非结构性" 数据进行整合。Flatiron 与 Foundation Medicine 公司合作搭建 "临床基因组数据库"（Clinico - Genomic Database，CGDB），CGDB 现存有 3500 多名肺癌患者，2000 名结肠癌患者，2000 名乳腺癌患者的信息。除了超过 315 个基因的遗传异常情形之外，现有的原始测序数据能够辅助计算出肿瘤突变带来的影响，并识别患者与癌症发生的关系，可用于检测癌症的微卫星不稳定状态（microsatellite instability，MSI)[2]。

真实世界证据在肿瘤领域的监管决策，很大程度上依赖于 FDA 重视并广泛应用的真实世界 CGDB。高质量的临床基因组数据集（data sets）是生成真实世界证据，实现精准医学的基本要求。不断增长的临床基因组数据集为深入研究提供了框架，例如针对利用生物标志物定义的人群进行的研究，可以识别新的治疗靶点并评估相对有效性，研究获得的数据不仅可以用于支持基于基因组生物标志物的新药批准，而且还可以合理地缩小

① Sean Khozin, Gideon M. Blumenthal, Richard Pazdur. Real - world Data for Clinical EvidenceGeneration in Oncology [J]. JNCI J Natl Cancer Inst, 2017, 109 (11) .

② Vineeta Agarwala, Sean Khozin, Gaurav Singal, et al. Real - World Evidence In Support Of Precision Medicine: Clinico - Genomic Cancer Data As A Case Study [J]. Health Affairs. 2018, 37 (5): 765 - 772.

已批准药品的适应证，发现最有可能受益的患者[1]。

　　组织不确定型（Tissue - agnostic）癌症治疗药物，是指不依照肿瘤病发的组织器官或来源确定适应证，而是以生物标志物进行肿瘤分类的药物。2017 年 5 月，FDA 批准了 Merck 公司的 PD1 抑制剂（帕博利珠单抗/可瑞达）（Pembrolizumab/Keytruda）用于治疗带有 MSI - H（微卫星不稳定性高）的癌症患者，这是肿瘤领域中首次获得"组织/部位不确定型"的新疗法产品批准，开创了组织不确定型疗法的先河。该药临床试验中涉及的肿瘤类型是基于基因组标志物定义的，即高微卫星不稳定性癌症（MSI - H），而不是解剖学上的定义。越来越多的科学和临床证据表明，无论肿瘤的解剖学如何定义，具有共同关键分子畸变（sharing key molecular aberrations）的肿瘤可能对某些疗法产生相似的临床反应。由于肿瘤学中的"组织不确定型"肿瘤的临床研究数据十分稀缺，真实世界数据恰恰可以填补空白。Pembrolizumab 的批准是基于 15 种不同肿瘤类型的 149 例 MSI - H 患者的五个单臂试验数据，形成的初步证据表明 MSI - H 癌症患者对 Pembrolizumab 具有较高的应答率。比较 MSI - H 和其他患者免疫治疗应答的前瞻性临床试验仍然是研究的关键组成部分，但该案例强调了真实世界数据在证据快速生成中的潜力。CGDB 目前仅包含所有真实世界临床基因组学数据的一小部分。如果这些数据更广泛地汇总，可以作为持续的证据支持"组织不确定型"癌症药物的研发。

　　2004 年，表皮生长因子受体（EGFR）酪氨酸激酶抑制剂厄洛替尼（Erlotinib）批准用于治疗 EGFR 外显子 19 缺失或外显子 21 替代突变的患者。2016 年，FDA 修改厄洛替尼的适应证为仅限于 EGFR 外显子 19 缺失或外显子 21 L858R 替代突变的患者[2]。基于证据缩小适用的患者范围对于控制癌症护理的总成本和预防不必要的毒性尤其重要。

　　各数据来源和分子检测标准对于理解真实世界临床和基因组数据至关重要，在肿瘤领域中，仍依赖国家肿瘤登记系统等现有标准。然而，不断出现的 MSI - H 等复杂生物标志物的新致病因素越来越多地影响临床决策，因此必须以统一、质量可控的方式将这些变量整合到数据集中。肿瘤领域处于精准医学的最前沿，高质量、真实世界、纵向及与疾病相关的临床基因组数据为肿瘤领域中加速药物研发提供了前进的方向，并可作为传统临床证据库的现代化补充。

　　RWE 在整个药物研发生命周期中都可应用，为生物制药企业大大缩短研发时间、降低临床试验成本，并提高技术层面和监管层面成功的可能性。在整个肿瘤药物临床研发过程中，RWE 包括以下几种应用[3]。

---

[1]　FDA. Pembrolizumab（Keytruda）［EB/OL］.（2017 - 05 - 10）［2018 - 09 - 21］. https：//www. fda. gov/drugs/resources - information - approved - drugs/pembrolizumab - keytruda - 5 - 10 - 2017.

[2]　FDA. Erlotinib（Tarceva）［EB/OL］（2016 - 10 - 18）［2018 - 09 - 22］. https：//www. fda. gov/drugs/resources - information - approved - drugs/erlotinib - tarceva.

[3]　Arnaub Chatterjee, Sastry Chilukuri, Edd Fleming, and etc. McKinsey. Real - world evidence：Driving a new drug - development paradigm in oncology.［2018 - 07 - 30］［EB/OL］. https：//www. mckinsey. com/industries/pharmaceuticals - and - medical - products/our - insights/real - world - evidence - driving - a - new - drug - development - paradigm - in - oncology.

（1）早期发现阶段　肿瘤药物研发起源于个体化治疗和精准医学，以基因组变异和表征区分更狭窄和更细分的适应证。RWE 可以通过专注于识别高应答患者队列来减少早期发现的风险因素。使用稳健的基因组测序数据和纵向临床数据，RWE 分析可以识别治疗应答和抗性的生物标志物以优化药物研发策略。例如，利用临床基因组数据库，根据2000 多名晚期非小细胞肺癌患者的肿瘤基因测序信息，识别和表征快速进展或结局不良的患者的基因组图谱。应用这些研究结果可以为生物标志物靶点提供信息，并在未来可能支持更精准的药物研发。

（2）试验设计和可行性分析　有针对性地使用源自 EHRs 的 RWE 支持临床试验设计和优化。RWE 可用于设计临床护理标准方案，评估纳入/排除标准对试验可行性的影响，并为试验机构的选择提供信息。例如，药物开发者通过使用 RWE 设计给药剂量研究方案，以了解在常规临床实践中如何为转移性癌症患者人群提供护理标准，包括调整诊断影像和实验室检测的频率，以匹配在真实世界中患者人群的观察模式。由此产生的方案旨在减轻患者和研究者的负担，并在提供可靠证据的同时降低研究成本。

（3）试验实施　采用外部对照组可以降低试验规模，减少所需的患者数量，缩短持续时间，降低研究成本。试验药物的传统对照组，可以由真实环境中历史对照或同期群组的"外部"对照组所替代。外部对照组也可作为上市批准目的的早期单臂试验的对照组，如 FDA 在 2016 年和 2017 年通过突破性疗法认定路径批准的抗肿瘤药品中多数采用外部对照组获得批准（表 8 – 6）①·②。

表 8 – 6　FDA 在 2016、2017 年批准的突破性疗法认定的与肿瘤相关的新药③

序号	新药	批准时间	适应证	试验设计
1.	Calquence	2017 年 10 月 31 日	治疗成人套细胞淋巴瘤	随机开放标签，全球性 III 期临床试验，患者接受 Calquence 单药疗法，或者 rituximab 与 idelalisib 或 bendamustine 的组合疗法
2.	Verzenio	2017 年 9 月 28 日	治疗某些晚期或转移性乳腺癌	单药疗法基于单臂试验验证安全性和有效性
3.	Aliqopa	2017 年 9 月 14 日	治疗成人复发性滤泡性淋巴瘤	基于单臂试验的数据
4.	Besponsa	2017 年 8 月 17 日	治疗成人复发性或难治性急性淋巴细胞白血病	基于随机、开放标签、多中心试验数据
5.	Imfinzi	2017 年 5 月 1 日	治疗局部晚期或转移性尿路上皮癌	接受过铂类化疗后疾病进展的晚期或转移性尿路上皮癌患者的单臂临床试验

①　FDA. 2016 Novel Drugs Summary［EB/OL］.（2017 – 01 – 30）［2019 – 10 – 23］. https：//www. fda. gov/downloads/Drugs/Development Approval Process/DrugInnovation/UCM536693.

②　FDA. 2017 New Drug Therapy Approvals.（2018 – 01 – 30）［2019 – 12 – 23］. https：//www. fda. gov/downloads/AboutFDA/Centers Offices/Office of Medical Products and Tobacco/CDER/ReportsBudgets/UCM591976.

③　FDA. Advancing Health Through Innovation：2017 New Drug Therapy Approvals Report.［EB/OL］.（2018 – 02 – 28）［2019 – 11 – 30］. https：//www. fda. gov/media/110526/download.

序号	新药	批准时间	适应证	试验设计
6.	Rydapt	2017 年 4 月 28 日	治疗急性髓性白血病，晚期系统性肥大细胞增多症	两项开放标签的单臂多中心临床试验
7.	Alunbrig	2017 年 4 月 28 日	治疗继发于克唑替尼或对 Crizotinib 不耐受的间变性淋巴瘤激酶（ALK）阳性转移性非小细胞肺癌（NSCLC）	一项非对照的开放标签的双臂临床 II 期试验
8.	Zejula	2017 年 3 月 27 日	用于复发性上皮性卵巢癌、输卵管癌或原发性腹膜癌的维持治疗	一项随机对照试验
9.	Bavencio	2017 年 3 月 23 日	治疗转移性 Merkel 细胞癌	一项单臂试验数据
10.	Kisqali	2017 年 3 月 13 日	用于治疗患有晚期乳腺癌的绝经后妇女	随机、双盲、安慰剂对照、多中心全球注册关键性 III 期 MONA-LEESA-2 的疗效数据
11.	Rubraca	2016 年 12 月 19 日	治疗妇女某种类型的卵巢癌	两项单臂临床试验
12.	Lartruvo *	2016 年 10 月 19 日	用于治疗软组织肉瘤	一项开放的、随机的 II 期研究数据，后续批准依赖于 III 期确证性试验
13.	Venclexta	2016 年 4 月 11 日	特定染色体异常患者的慢性淋巴细胞白血病	一项开放标签，单臂，多中心临床试验

注：＊2019 年 1 月 18 日，礼来宣布 ANNOUNCE 大型三期临床试验中，与单独使用阿霉素相比，Lartruvo + 阿霉素未能延长患者生存期（20.4 个月 VS 19.7 个月），4 月 25 日，礼来宣布 Lartruvo 正式撤市。

2. 在罕见病领域的应用

罕见病的临床试验比其他试验更复杂，治疗方面往往没有或很少有替代疗法可供选择，可能很少有已发表的文献，没有既定的研发路径，也缺少临床终点或生物标志物指导临床试验周期。患者群体非常小且分散，这使得患者招募难以进行且成本高昂，增加了临床试验失败的风险。

精准医学通常需要对罕见病患者队列进行研究，在实现跨多个数据提供者和实验室的数据共享的基础上，建立可扩展模型（scalable model），将临床和药理阶段数据紧密相关，将个体患者和疾病特征与新型治疗选择相匹配。

罕见病自然史研究是真实世界研究的一部分，罕见病真实世界证据的获得有赖于自然史研究。根据 NCI 定义，疾病的自然史研究指个体未经干预的疾病的病因研究，从疾病开始到疾病进展或个体死亡，旨在追踪疾病的病因，识别统计学、基因学、环境，以及其他与疾病相关的进展和结果。患者登记是获取自然史研究数据的常用平台，更是罕见病自然史研究的基础。

自然史研究获得的数据可以作为 RWE 支持孤儿药的研发及上市。美国罕见病 RWE 的发展较为稳健和成熟，最早可以追溯到 2003 年[①]。FDA 多次为罕见病自然史研究提供

---

① 孙宇昕，魏芬芳，杨悦. 真实世界证据用于药械监管与卫生决策的机遇与挑战［J］. 中国药物警戒. 2017 - 6, 14（6）：353 - 363.

资金。2016 年，FDA 的罕见病产品研发办公室（OOPD）启动自然史研究资助计划，为自然史研究提供资金援助①。2018 年 10 月，FDA 拨款 630 万美元，用于四个研究机构未来五年的疾病自然史研发资金②。2012～2014 年由俄亥俄州州立大学开展的"婴儿发作性脊髓肌萎缩症（SMA）的自然史研究"，获得婴儿 SMA 有意义的临床结局，加速了孤儿药 Spinraza 的上市批准。

罕见病自然史研究获得的信息可以作为真实世界证据，在药物研发上市的各个阶段发挥重要作用，包括识别患者人群、识别或开发临床结果评估方法、识别或开发生物标志物、设计外部对照试验等。

（1）确定患者人群　罕见病具有显著的基因型或表型异质性，不同的表型可能存在于不同的器官或系统，具有不同的严重程度或恶化速率。通过自然史研究可以提前预测疾病进展和可检测的生理变化，有助于了解哪些患者亚组可以从特定的药物试验中获益。亚型体征和症状，以及发病率、疾病进展模式信息在决定试验入选标准、疾病治疗阶段、试验持续时间等方面非常必要。

（2）识别或开发临床结果评估工具　临床结果评估工具旨在描述或反映个体感觉、功能或存活状态，以评估药物的安全性和有效性。目前临床结果评估工具有四个来源：临床医生报告结果（ClinRo）、观察者报告结果（ObsRO）、患者报告结果（PRO）、临床表现结果（PerfO）。自然史研究可以帮助评估新的或现有的临床结果，以检测特定疾病、疾病进展模式或疾病症状变化。

（3）识别或开发生物标志物　自然史研究数据可以帮助识别或开发可以诊断疾病、预测疾病进程和治疗反应，或用于指导药物研发方案中患者筛选和剂量选择的生物标志物。

（4）设计外部对照试验　根据 ICH E10，外部对照是指将接受试验治疗的一组对象与本研究以外的一组患者进行比较，而不是与分配到不同治疗组的相同人群患者组成内部对照组进行比较。通常，随机对照临床试验是证明药品安全性和有效性的金标准，但是罕见病患者数量极少导致无法招募足够的受试者开展 RCT，因此常设计单臂试验进行外部对照。外部对照可以是早些时候接受治疗的一组患者或是在同一时间在不同环境下治疗的一组患者。自然史研究数据和信息可以作为外部对照组，与临床试验中的治疗组进行比较。

（5）其他用途　自然史研究不仅可以在药物研发中发挥重要作用，还可以通过建立沟通途径，识别特定疾病的特异性，促进对当前护理标准的理解和评估，改善护理方法，使患者获益。另外自然史研究还可以提供人口统计学数据和疾病流行率和疾病特征，帮助跟踪疾病。

---

① FDA. About Orphan Products Grants［EB/OL］.（2020－03－11）［2020－05－11］. https：//www.fda.gov/industry/developing－products－rare－diseases－conditions/about－orphan－products－grants.

② SMA NEWS TODAY. Rare Disease Groups Welcome FDA's Embrace of 'Real World' Data in Clinical Trials［EB/OL］.（2018－3－12）［2019－11－18］. https：//smanewstoday.com/2018/03/12/rare－disease－groups－welcome－fdas－embrace－real－world－data－clinical－trials/.

第九章

药品质量监管科学

FDA 致力于促进生产工艺和技术的创新，并培养质量文化。包括重新调整 FDA 质量项目和监管活动，以确保有效且高效的监管①。FDA 重点关注的领域聚焦在质量度量、提高检查效率以及先进生产技术的评价和监管方面。

2015 年，FDA 药品质量办公室（OPQ）经过 2 年多的筹备，终于正式成立，号称"超级"办公室，是 CDER 中最大的具有跨中心职能的办公室。OPQ 建立了研究卓越中心，为集中、专注的研究协作和沟通提供平台。

2017 年 6 月，CDER 和 ORA 签订了一个运营概念协议（Concept of Operations），将人用药品的生产设施审评与检查结合起来②。

此外，FDA 通过开展新兴技术项目（Emerging Technology Program），与开发可显著改善药品质量技术的企业密切合作，并提供有助于支持先进技术预期应用的建议。FDA 组建的新兴技术项目团队对连续生产、3D 打印和各种其他新兴生产技术的应用问题持谨慎的欢迎态度，向行业提供监管意见。FDA 还持续支持其他先进制造技术，如过程分析技术的应用开发，以便使药品生产工艺持续改进，降低质量风险。FDA 还与国外监管机构合作，协调提高产品质量的方法。例如，与 ICH 合作制定统一的质量标准，并促进行业的实施。FDA 也是国际药品检查合作计划（PIC/S）的成员，致力于协调检查规范和相关政策，并影响到其他国家。FDA 还参与了互认协议（Mutual Recognition Agreement）等计划，以利用具备良好监管能力的监管机构的检查意见，减少重复工作，并将检查资源集中在高风险生产设施的检查方面。

一、质量办公室的科学行动

几个世纪以来，FDA 的 CDER 以研发和生产现代化为愿景，致力于提高药品质量。同时，越来越多的药品短缺和召回也反映出美国上市药品的缺陷。在美国市场上，2/3 的药品短缺与质量有关。随着科学技术的进步，生产技术变得越来越复杂，3D 打印，连续

---

① FDA. Pharmaceutical Quality Resources. ［EB/OL］. (2018 – 08 – 22）［2019 – 03 – 31］. https：//www. fda. gov/drugs/developmentapprovalprocess/manufacturing/default. htm.

② FDA. Integration of FDA Facility Evaluation and Inspection Program for Human Drugs：A Concept of Operations. ［EB/OL］. (2018 – 08 – 22）［2019 – 03 – 31］. https：//www. fda. gov/downloads/AboutFDA/CentersOffices/OfficeofGlobalRegulatoryOperationsandPolicy/ORA/UCM574362.

生产新技术蓬勃发展。对于不同剂型，建立以临床为导向的质量技术标准迫切性愈加明显。科技进步对生物类似药、精准医疗产品、组合产品、新兴生产技术和使用真实世界数据产生深远影响，不断地挑战现有的监管规则和逻辑。在药品市场全球化的同时，药品生产以惊人的速度全球化，对药品质量的全球化监管提出严峻的挑战。

药品质量办公室（OPQ）主要负责实现 FDA 有关药品质量的使命和优先领域。OPQ 作为超级部门，可以整合科学和研究中的发现用于全生命周期的审评、检查和监测，OPQ 的生物技术产品办公室（OBP）和检验与研究办公室（OTR）制定安全性有效性质量标准和政策的开发。OPQ 也与其他办公室和利益相关方合作开展促进药品质量的研究工作。OPQ 为 FDA 监管遇到的质量有关的科学问题时刻保持研究准备状态，并作出快速反应。

OPQ 的质量研究主要在两个方面：一是辅助药品质量评价的数据、检验和科学调查方法；二是促进开发用于评价安全性、有效性和质量的科学评价工具和方法。

（一）生产科学与创新

药品短缺和召回通常与产品或设施质量有关，为了积极解决这些问题，生产技术进步越来越重要。先进的生产技术对活性物质、制剂、小分子药物和生物制品的生产均具有重大意义。FDA 通过建立新兴技术项目计划（ETP）评价新兴技术，促进先进的分析技术或者工艺分析技术、工艺建模与模拟、3D 打印和连续生产等先进的生产方法的研究。

目前，FDA 界定的新兴技术包括：小分子药物生产新兴技术；活性成分的连续生产；制剂的连续生产；基于模型的连续生产控制策略；连续无菌喷雾干燥；3D 打印生产；超长效口服制剂；新兴的生物分子技术；冻干工艺中的冰核控制；先进的工艺控制，如过程监控的预测建模和闭环生物反应器控制；下一代基因测序器械生产；下游工艺的连续生产；按需调配药房（生物产品连续生产工艺的小型生产平台）；密闭无菌灌装系统；用于无菌灌装的隔离装置和机械臂；注射产品的新型容器和封闭系统。

FDA 认识到，采用创新的生产方法可能会带来技术和监管方面的挑战。如果 FDA 审评人员仅从个人经验并在现有监管框架内对新兴技术进行审评，制药公司很可能担心使用这些技术可能会导致生产延误。为了解决这些问题，OPQ 建立新兴技术项目计划，行业可以与新兴技术团队（ETT）成员在提交上市申请前进行面对面讨论，确定和解决有关新兴技术开发和实施中的潜在技术和监管问题，促进企业采用创新的方法来设计和生产药品，并提交 ETP 申请作为 IND、NDA、ANDA 或 BLA 初始或补充申请或 DMF 备案材料的一部分，ETP 申请仅影响各类申请中的质量部分。ETP 是 FDA 主动迎接先进技术挑战的积极措施，以促进制药产业积极采用新兴技术提高药品质量。

（二）药品质量标准

有效的药品评价和全生命周期管理需要明确的标准，比如应用检测方法或其他测量方法来确保产品的均一性、浓度、质量和效力。因此，开发和评价药品临床相关的科学质量标准是目前 FDA 药品质量评价工作的重点。FDA 在药品质量标准方面运用科学研究手段，其目的是向行业、标准制定组织发布药品标准及建议，以促进质量监管和产品审评。其中，针对防止阿片类药物的滥用和复杂剂型与配方的质量控制标准是关注的重点。

（三）复杂混合物和生物制剂的高级表征

对包含复杂不均匀混合物的活性物质或生物分子的质量进行表征给监管带来了挑战。FDA 需要不断改进分析技术应对不断加速的临床研究和不断缩减的审评时限。新药、仿制药、新生物技术产品和生物类似药都存在复杂产品和复杂制剂的质量高级表征问题。通过检测分析手段进行的等效性和相似性比较是评价生产变更和配方变更、复杂仿制药和生物类似药的重要科学基础。通过分析手段可以判断药品化学标志物对于原材料和生产工艺质量控制参数的改变是否敏感，促进质量控制能力的提高。质量表征中，杂质控制也是一个重要的研究领域，特别是对于复杂仿制药，通过敏感性研究可以理解单个杂质的特性和数量。开发并使用针对复杂药物和生物分子的先进分析方法，并将质量属性的表征链接到药物的安全性、质量和临床表现中对于 FDA 来说至关重要。

（四）复杂配方和剂型的物理化学性质

经皮给药剂型、膏剂、乳剂和纳米材料制剂等复杂剂型和配方可以开发成具有特定功能的产品，例如提高生物利用度、减少副作用、提高靶向性和作用部位的药物浓度。这些产品的物理化学性质对于仿制药进行药物等效性评价非常重要。物理化学性质分析也有助于质量控制，有助于识别与临床性能相关的产品属性或对生产工艺或剂型（例如辅料性质）的变化敏感度。理化属性的检验应当在药品标准中明确。

（五）上市后产品质量和公共健康问题

FDA 致力于确保产品全生命周期中的质量安全，因此上市后产品质量的评价和监测显得至关重要。FDA 自己的实验室的科学研究活动为上市后产品质量的监测提供了坚实的保障，特别是当特定药品出现安全性信号时，例如患者投诉或者药品不良反应报告时，通过开展质量调查，可以帮助 FDA 采取适当的监管行动。除了影响公共健康的上市后产品质量问题外，FDA 的多元化专业知识可以帮助解决广泛的公共健康问题，包括在医疗对策的制定和评估方面提供帮助。这些工作包括最小化国内的化学、生物、辐射与核的危害以及病毒感染性疾病风险。

（六）免疫原性和免疫学

表征并预测药物组分或属性与人类的免疫系统之间的相互作用机制是关于药品质量安全性和有效性的一个紧迫任务。准确识别并避免某些先天性免疫系统反应的因素通常是满足临床上质量期望的关键。免疫学研究可以更好地帮助 FDA 理解药品和免疫系统特定因素之间的关系，从而帮助 FDA 对产品进行免疫原性风险评价。不同于一般的反应机制，人类的免疫应答是一个极为复杂的研究领域，因为免疫应答是个体遗传多样性和预先抗原（包括疫苗和病原体）暴露的高度个体化的结果。通过固有的和适应性的免疫系统反应了解对免疫应答具有积极或消极作用的产品特性至关重要。

（七）生物标志物与药品安全、疗效属性关联性

FDA 着重强调生物标志物与药物临床疗效、安全性和有效性属性相关联的重要性。生物标志物是常规生物过程、致病过程、暴露或干预的应答中特定的检测指标。生物标志物可与其他手段相结合确定药物是否对一个特定的个体安全或有效。随着精准医疗的发展，患者个体生物标志物、药物作用靶点和病理学生物标志物将越来越重要。FDA 的研究人员对研发中应用生物标志物的新型生物制品与影响安全性和有效性的质量属性建立相关性，以控制质量风险。

二、质量度量计划

（一）质量度量计划的提出

1. 质量度量计划的目的

质量度量（Quality Metrics）是十多年前由 FDA CDER 主任 Janet Woodcock 首先提出的。质量度量计划符合 FDA 对 21 世纪生产和产品质量的愿景。

FDA 履行保护和促进公众健康使命，把支持医药制造业现代化的承诺作为使命的一部分。在 FDA 预防和缓解药品短缺的战略计划（FDA's Strategic Plan for Preventing and Mitigating Drug Shortages）中（注：FDA 关注的短缺是由于不合规停产而导致的短缺），支持制造业现代化也是通过解决潜在短缺的根本原因缓解药物短缺的一项长期战略。

> **拓展阅读**
>
> ### 21 世纪 cGMP 质量愿景
>
> 最大程度地提高制药行业的效率、敏捷和灵活性，无需过多监管，就能生产出高质量的药品。
>
> A maximally efficient, agile, flexible manufacturing sector that reliably produces high-quality drug products without extensive regulatory oversight.
>
> —Janet Woodcock

2002 年，FDA 发起了一项题为"面向 21 世纪的药品 cGMPs：基于风险的方法"（Pharmaceutical cGMPs for the 21st Century: A Risk-Based Approach）的行动倡议，鼓励实施现代的、基于风险的药品质量评估体系。该倡议的发布有几个目标，包括确保监管审评、合规和检查的政策持续支持医药制造业的创新和持续改进。自面向 21 世纪 cGMPs 倡议发布以来，CDER 提出了"建立一个高效、敏捷、灵活的生产部门，在无需过多监管的情况下可靠地生产出高质量药品"的愿景。

质量度量最初由国际制药工业协会（International Society for Pharmaceutical Engineering，ISPE）质量度量试点团队发起，ISPE 试点项目设定了质量度量指标，这些质量度量指标已发展至 14 个，其中 12 个质量度量指标需要收集的是定量数据，2 个质量度量指标（工艺能力和质量文化）需要收集的是主要采用调查方式的定性数据。

2. 质量度量的原则与自愿报告范围

FDA 选择质量度量指标，遵循基本的原则：①客观性原则；②属于根据 FD&CA 第 704 节检查的对象；③在审评产品和工艺、制造商的质量承诺的整体质量状态方面有价值，与药品质量体系（PQS）的健康运行密切相关；④避免任何不必要的报告负担。FDA 并未打算把质量度量作为反映评估产品和制造商质量状况的包含全部数据的一套完整指标。

FDA 拟向按照 FD&CA 第 510 节要求登记的从事制造、准备、扩增（propagation）、配制或处理的 API 和药品制剂的场地所有者和经营者提出数据报告要求。

质量度量计划所涵盖的药品范围包括：根据 FD&CA 第 505 节或 PHSA 第 351 节，经批准的药品和生物制品；非处方药（OTC）专论途径上市的药品，以及未经批准上市的药品。虽然 FDA 认可质量指标的价值，但个别数据和指标并不能单独反映设施或产品的质量状况，FDA 是想将质量度量数据与其他质量数据源综合用于监管目的。FDA 可以从未来的质量度量指标数据要求中添加、修改或删除质量指标，以反映 FDA 对当前生产和设施监管考虑因素的理解及 FDA 的数据用途。

3. 质量度量计划的预期作用

质量度量计划预期将在解决基于风险的检查计划制定、预测和缓解潜在的药品短缺方面发挥重要作用。FD&CA 第 510（h）（3）节要求 FDA 按照拟定的基于风险的时间表，对符合检查范围的已经在 FDA 系统内登记的场地开展检查。这项规定取代了 FDA 至少每两年对国内药品生产场地进行一次检查的要求，改为根据要求登记的场地的已知安全风险制定基于风险的药品检查计划。

基于风险的场地检查考虑的风险因素包括：①企业的合规历史；②与企业相关的召回记录、历史和性质；③企业制造、准备、扩增、配制或处理的药物的固有风险；④场地的检查频率和历史，包括场地是否在过去 4 年内根据 FD&CA 第 704 节进行了检查；⑤场地是否由外国监管机构或根据 FD&CA 第 809 节认可的外国监管机构进行了检查；⑥FDA 认为从分配检查资源角度必需的和适当的任何其他选择标准。

FDA 拟使用质量度量来支持其对生产场地和产品的固有风险的深入理解，并作为其认为必要和适当的选择场地的基础，以分配检查资源。FDA 也希望通过预测潜在的质量风险避免突发质量问题的停产原因导致药品短缺。FDA 发现，大多数药品短缺源于质量问题，即发现不合格的生产设施或工艺，或在成品中发现重大质量缺陷，从而导致生产中断，造成短缺。

FDA 利用质量度量数据进一步制定基于风险的检查计划，识别可能出现的药品供应中断风险的条件，提高设施检查的效率和有效性，并改进 FDA 对药品生产和控制操作的评估方法。FDA 对度量指标的最初应用预期是降低某些场地的监督检查频率。例如，对具有良好控制的生产过程的企业设定较低的检查优先级，使接受检查的频率低于控制程度较低的类似企业，对后者设定较高的检查优先级。此外，FDA 打算考虑是否可以使用改进的基于风险的原则来识别可以采用报告程序的批准后生产变更类型（原来属于需要批准为变更事项）提供基础信息。

FDA 认识到，任何单独的数据或质量指标并不能完整反映场地或产品的质量状况，FDA 拟在具体情境下利用这些信息。例如，使用新的在线分析技术（in‐line analytical technology）进行实时放行检测，提高灵敏度，可能会更好地检测出超出标准（OOS）的结果，并暂时性地增加总的 OOS 结果数量。因此，对于监管机构和企业来说，转变检测理念，改进检测方法，允许生产过程中移除和拒绝劣质产品，将有助于提高产品的质量保证水平。FDA 对这种可能性非常敏感，并表示继续支持和鼓励使用现代生产技术。

FDA 拟使用根据 FD&CA 第 704（a）（4）（a）节收集的质量度量数据作为识别可能对消费者构成重大风险的场地因素，包括不安全产品和药品短缺的风险。质量度量报告的数据和指标，结合 FDA 内部数据，例如检查结果、召回、现场警报报告、生物产品偏差报告等，可能显示出需要纠正的产品质量问题。对这些信息的评估将使 FDA 能够与企业合作，尽早解决质量问题，并降低企业经营中断和影响药品供应的可能性。FDA 并不想公开披露提交的质量度量数据。但可以预期，生产商报告的质量度量数据可能在现场检查时得到验证。如果检查时发现与报告不一致，报告的完整性可能会受到 FDA 质疑，并作为 FDA 基于风险或有因检查计划的附加因素。

4. 质量度量的指标

2015 年 7 月，FDA 发布了《关于质量度量指标要求指南草案》，拟根据企业报告数据计算的一组质量度量指标作为利益相关方的输入项。这些质量指标与 FDA 可获得的其他数据一起，提供企业有关运行可靠性和质量文化的重要信息。FDA 拟计算每个产品和设施的以下质量指标（如适用）。

批次合格率（Lot Acceptance Rate，LAR）＝1－x（x＝同一时间段内与标准相关的拒收批次数量/同一场地在同一时间段内检测的批次数量）。

产品质量投诉率（Product Quality Complaint Rate，PQCR）＝收到的产品质量投诉数量/在同一时间段内放行的产品批次总数。

无效不合格率（Invalidated Out‐of‐Specification，IOOSR）＝在同一时间段内，场地生产的成品的无效 OOS 检测结果数/所有检测次数中 OOS 检测结果总数。

年度产品回顾（APR）或产品质量回顾（PQR）准时率［Annual Product Review（APR）or Product Quality Review（PQR）on Time Rate］＝在公司年度到期日后 30 天内完成的 APR 或 PQR 数量/场地生产的产品数量。

除上述指标外，FDA 还对额外报告的其他指标提出设想（表 9‐1），并征求行业意见。

表 9-1　FDA 拟要求报告的工艺能力和质量文化选择性度量指标①

指标	指标涵义	建议的可选度量指标
高级管理层参与度 Senior Management Engagement	公司对质量的承诺被确定为一个强有力的 PQS 指标。FDA 认识到评价高级管理层参与度和质量支持（包括生产和设施改进）方面存在困难	每个 APR 或 PQR 是否由以下人员审核和批准：①质量部门负责人；②运营部门负责人；③两者都有；④两者都没有
预防纠正措施有效性 CAPA Effectivenes	全面的纠正和预防措施计划已被确定为强有力的质量文化指标	纠正措施中涉及人员再培训的百分比（即，偏差的根本原因是缺乏足够的培训）
工艺能力和表现 Process Capability/Performance	FDA 认识到统计过程控制工具作为理解和管理产品和变更申请，以及非申请类变更产品变异的重要性	1. "是"或"否"：表示企业管理层是否计算了作为产品 APR 或 PQR 一部分的每个关键质量属性（CQA）的工艺能力或性能指标 2. "是"或"否"值，表示企业管理层是否制定了要求在某些较低的工艺能力或绩效指标下采取纠正或预防措施（CAPA）的政策 3. 如果上述问题回答"是"，触发 CAPA 的过程能力或性能指标是什么？如果上述问题回答"否"，不必回答本题

　　FDA 于 2016 年 11 月 25 日发布了补充公众意见的修订指南草案，并提议启动 FDA 质量度量计划的自愿报告阶段。FDA 修订后的报告计划提议根据自愿提供的数据计算产品和相关设施的某些质量指标。

　　2016 版指南去掉了 2015 版指南中的"年度质量回顾准时率"这一饱受争议的量度指标，而且也将"可选量度指标"从指南中删除。去掉这些量度指标并不意味着其不重要，FDA 希望企业继续在生产中运用更多有效的质量度量指标，而不仅限于 2016 版指南中所要求报告的指标，例如收集质量体系可靠度、质量文化、工艺能力、CAPA 有效性等方面的量度。

　　目前，FDA 仅保留三个质量度量指标：批次合格率、产品质量投诉率和无效不合格率。

（二）质量度量计划实施的改进

　　在 FDA 公布的《联邦公报》公告文件（Docket No. FDA-2018-N-1903）中，表示"我们还没有完全实现 21 世纪生产和质量的愿景，严重的产品质量缺陷指标依然存在。"根据 2013 年《ISPE 药物短缺调查报告》及相关文件数据显示，产品质量是导致药品短缺的主要原因。FDA 认为"只有被量化的工作才能完成"，必须为改进生产和提高产品质量建立有前瞻性的质量指标。

　　FDA 重申，拟利用质量度量指标帮助识别对消费者和药品供应链构成重大风险的产品和设施，并改进检查和对药品生产和控制操作的审评。在质量度量计划的自愿报告阶

---

　　①　CDER/CBER. Submission of Quality Metrics Data Guidance for Industry［EB/OL］. (2016-11-30)［2019-11-03］. https：//www. fda. gov/regulatory-information/search-fda-guidance-documents/submission-quality-metrics-data-guidance-industry.

段，FDA 希望更多地了解有限的质量指标、相关性分析，并改进 FDA 质量度量计划。

2018 年 6 月，FDA 宣布了两项新的自愿计划——质量度量反馈计划（the Quality Metrics Feedback Program）和质量度量现场考察计划（the Quality Metrics Site Visit Program），这两项计划是对利益相关方就质量度量继续加强沟通呼声的回应，且为行业提供未来与 FDA 沟通并了解质量度量实施绩效的方法。这两项计划还将帮助制药企业更好地理解质量度量应当如何纳入质量文化，并支持产品和工艺质量的改进。

"质量度量反馈计划"是指向已经实施和正在采用质量度量计划的生产商和发起人征询反馈意见。FDA 鼓励有资格参加 C 类会议的新药申请人及 ANDA 申请人向 FDA 提交召开会议的请求，以讨论特定产品的质量度量问题。作为反馈计划实施工作的一部分，FDA 也正在进行试点研究，以便从不能参加以上会议的其他类型机构获得反馈，如原料药供应商、非处方药专论产品生产商和合同生产组织（CMOs）。

"质量度量现场考察计划"的目的是为参与 FDA 质量度量计划制定的 FDA 工作人员提供生产现场直接学习和交流的机会。同时，该计划也将为利益相关方提供机会，以便于解释实施和管理质量度量计划的优势和面临的挑战。

目前，FDA 已邀请圣加仑大学（Universität St. Gallen）审查质量度量指标与卓越生产运营之间的相关性，已经确定了 10 个成熟度属性，并发现"91% 的质量行为变异可以用前 10 个质量成熟度属性来解释，这项研究结果意义重大。此外，ISPE 在执行两轮质量度量试点计划方面也发挥了主导作用，并提供了建议度量指标和质量结果之间的数据相关性，这些相关性在 FDA 质量度量计划的实施过程中一直被采用。美国注射剂药物协会（Parenteral Drug Association，PDA）在制定文化评估方法方面发挥重要作用，企业可以利用该文化评估方法确定组织文化成熟度，进而在持续推进优质质量文化规范的同时，开始制定质量度量计划，以改进确保产品质量的方法。FDA 已与 PDA 开会讨论过质量度量计划。

FDA 认识到稳健的质量管理体系由大量评价指标构成，这些评价指标应当被简化为可测量的度量指标，便于在整个行业中进行比较。以批记录为例，不仅可用于确定产品生产工艺过程，同时也补充说明实验室操作程序、调查、检查、生产工艺、现场评估、生产团队和管理、领导决策、物料管理计划、销售，以及如何控制和管理药品生产过程的其他问题。生产和产品质量也有各自的管理过程，包括生产管理、质量管理、车间管理、偏差管理等多个流程。虽然以往 FDA 在检查过程中可以获得这类文件和检查结果，但 FDA 并未将其用于在生产和产品质量管理系统中获取数据和评估成果。随着计划实施，FDA 将进一步制定一致的质量度量计划，了解数据和质量结果之间的联系，并进一步认识可带来积极结果的质量文化因素。FDA 可以通过多个渠道验证并进行风险评估，然后根据汇总数据和信息显示的内容采取行动。

目前，质量度量仍然是 FDA 的重点关注领域，要求药品和生物制品企业使用质量度量指标监控质量控制系统和工艺。现代生产应当将稳健的质量度量计划作为持续改进产品和工艺质量的基础。质量度量是制药企业质量保证的一个要素①。

质量度量能够帮助 FDA 制定合规和检查政策和标准，并开发基于风险的药品生产设施的检查计划，从而降低对合规性较高的生产设施的检查频率。质量度量将提高 FDA 预测能力，从而可能缓解未来药品短缺，提供智慧监管能力，指导 FDA 的全面监测计划。鼓励实施最新的、创新的药品生产质量管理体系。

（二）质量度量数据指南草案

《提交质量度量数据指南草案》适用于 FDA 期望提交自愿报告的制药企业的所有者和经营者，包括参与生产、制备、扩增、配制或加工用于生产规定报告范围的药品或药物活性成分（API）的成品剂型（FDF）。不适用于 CDER 监管的部分生产商，包括外包配药设施，血液和血液成分、疫苗、体外诊断试剂、细胞治疗产品、基因治疗产品、过敏原提取物或者人体细胞、组织以及基于细胞和组织的产品的生产商的自愿报告。

报告方是参与规定报告范围的药品或 API 的生产、制备、扩增、配制或加工设施的所有者或经营者。产品涉及的设施报告范围依情况而定，包括但不限于合同实验室、合同灭菌商、合同分装商和其他从事上述药品制剂及 API 的生产、制备、扩增、配药或加工等活动的设施。

质量度量数据报告包括产品报告和场地报告。FDA 偏好于所有设施与产品一起报告，仅提交一份产品报告即可，其中包含涉及的设施的数据。这样更有助于数据分析和识别产品的具体问题。

FDA 希望设施报告提交的数据集应当遵循：①数据能够客观一致地报告；②FD&CA 第 704 节能够检查的生产设施记录中包含的数据；③对评价 PQS 整体有效性有价值，避免过度的报告负担。

三、现场检查场地选择模型

（一）优化检查的优先顺序

美国 FDA 药品质量办公室于 2018 年 9 月 5 日发布新的内部指南，解释了 FDA 工作人员必须使用的确定 cGMP 监督检查优先顺序的风险因素。通过发布有关这一基于风险的生产场地检查模型的信息，FDA 旨在提高其决策过程的透明度。

FDASIA 规定，FDA 按照考虑"已知安全风险的基于风险的时间表"检查国内和国外药品设施的要求取代了对国内企业的固定最低检查时间间隔要求。政策和程序手册（MAPP）5014.1《理解 CDER 的基于风险的场地选择模型》规定，FDASIA 为所有登记的场地规定了基于风险的检查频率，以促进场地检查覆盖的平等性，并有效和高效地利用

---

① FDA. Quality Metrics for Drug Manufacturing［EB/OL］.（2018 – 07 – 16） ［2019 – 12 – 21］. https：//www. fda. gov/drugs/developmentapprovalprocess/manufacturing/ucm526869. htm.

FDA 的检查资源处理最重要的公众健康风险。

MAPP 包括一系列风险因素，这些风险因素是 CDER 每年规划场地检查过程的一部分。这是 FDA 第一次就 2005 年就已经实施的场地选择模型（SSM）发布指南文件。

（二）场地选择模型的风险因素

MAPP 5014.1 旨在增加 FDA 进行检查场地选择时所使用模型的透明度。其核心是对场地的合规历史、召回趋势、距上次检查的时间、所生产药品的固有风险、工艺复杂性以及其他因素进行加权分析计算，并给出场地检查选择的建议。场地选择模型风险因素如下。

（1）场地类型，即，生产商、包装商或控制实验室。

（2）距上次检查的时间。

（3）FDA 合规历史。

（4）国外监管机构检查历史。

（5）患者暴露的数据[①]。

（6）风险信号（例如，现场警示报告、生物制品偏差报告、MedWatch 报告、召回等）。

（7）固有的产品风险［例如剂型、给药途径、无菌产品、API 负荷（剂型或单位剂量中 API 浓度）、生物制品活性成分或成品制剂、治疗分类、窄治疗指数（NTI）药物、紧急授权使用药物］。

使用基于风险的场地选择模型对于 FDA 最大化利用监管资源关注最高风险的场地是极为必要的。截至 2017 年，在美国 FDA 登记的全球制药场地数量达 5063 个，其中 3025 个位于美国境外。2017 年，FDA 执行了 1423 次药品场地检查，其中 762 次在国外。从数据来看，FDA 对药品场地的检查并非面面俱到。

根据 MAPP，OPQ 将风险因素生成各场地的风险评分，以帮助生成场地监督检查选择清单。MAPP 指出，风险因素的评分基于 FDA 收集到的经验证据或专家判断，或者两者结合。另外，FDA 还利用其检查互认协议与欧盟就需要执行哪些药品检查进行协调，将更多检查员的时间投入到那些风险最大的场地上。FDA 及时更新其检查分类数据库，根据最新检查信息提供了场地状态。

四、过程分析技术监管

过程分析技术（Process Analytical Technology，PAT）的核心理念是，质量不是检验出来的，而是由生产过程中的内在属性决定的，是设计出来的。通过检测最终产品来控制产品质量是低效率的，对最终产品的质量检测应该基于在整个生产过程中对关键质量属

---

① 患者暴露指如果产品有生产质量问题而受影响的患者数量的估计。

性的直接测量和控制。

（一）FDA 发布 PAT 行业指南

2004 年 9 月，FDA 发布《过程分析技术——创新药物开发、生产和质量保证行业指南》（Guidance for Industry PAT — A Framework for Innovative Pharmaceutical Development，Manufacturing，and Quality Assurance）[①]。FDA 认为 PAT 是通过在工艺过程中及时测量初始原料、在加工原料和工艺的关键质量和性能属性来设计、分析和控制生产的系统，目的是确保最终产品质量。需要注意的是，PAT 中的分析术语含义可以广泛地理解为包括综合进行的化学的、物理的、微生物的、定量的和风险的分析。PAT 的目标是加强对生产工艺的理解和控制，这与目前药品的质量体系的目标是一致的，产品质量不能依靠检测，而应该是内生的和设计出来的。

（二）过程分析技术工具

在质量监管方面，有多种现有的和新的工具可以实现科学的药物研发、生产和质量保证的风险管理。使用这些工具可以提供有效和高效的获取信息的手段，以促进对工艺的理解、制定风险管理计划（REMS 或 RMP）、实现持续改进及共享信息和知识。在 PAT 框架中，这些工具可以分类为：多元设计、数据采集和分析工具；工艺分析器（process analyzers）；过程控制工具；持续改进和知识管理工具[②]。部分或全部工具组合可以适用于单个工艺单元操作，或者适用于整个生产过程及其质量保证。

PAT 框架的期望目标是设计和开发能够在生产工艺结束时始终确保满足预设质量要求的工艺。这种程序在设计上符合质量的基本原则，可以减少质量和监管方面的风险，同时提高效率。质量、安全或效率的提高因产品而异，可能来自通过使用线上（on line）[③]、线内（in line）[④]、近线（at line）[⑤] 检测和控制缩短生产周期。PAT 可以防止废品、废料和再加工，并提供实时放行的可能性；提高自动化程度以提高操作者的安全性并减少人为错误，促进连续加工以提高效率和管理变异；使用小型设备和专用生产设施，改善能源和材料的使用，提高产能。

为支持过程分析技术行动，FDA 建立了由原研药和仿制药生产商、政府职员、制药行业私人和学术顾问组成的 PAT 小组委员会。该小组委员会向 FDA CDER 下设的制药科

---

① FDA：Guidance for Industry PAT — A Framework for Innovative Pharmaceutical Development，Manufacturing，and Quality Assurance［EB/OL］（2004 – 09 – 30）［2019 – 11 – 15］. https：//www. fda. gov/downloads/Drugs/GuidanceComplianceRegulatoryInformation/Guidances/ucm070305. pdf.

② FDA. OPS Process Analytical Technology – (PAT) Initiative［EB/OL］. (2015 – 09 – 09)［2019 – 11 – 15］https：//www. fda. gov/About FDA/Centers Offices/Office of Medical Products and Tobacco/CDER/ucm088828. htm.

③ On line measurement：测试时样品从工艺流程中转移出来，并且可能再次回到工艺流线。

④ In line measurement：测试时样品并不从工艺流程中间隔开，可以是嵌入式的或非嵌入式的。

⑤ At line measurement：测试时样品从工艺流程上移除或隔开，在一个密闭的接近工艺流线的地方进行测试。

学咨询委员会（FDA's Advisory Committee for Pharmaceutical Science）报告①，并就 FDA 关于行业采用 PAT 的拟议指南中要解决的问题提出建议。由 FDA 高级管理人员组成的指导委员会，负责监督 FDA 的 PAT 计划执行。负责 CMC 审评和 cGMP 检查的 PAT 检查团队，由审评人员、合规职员和监管人员组成，接受 PAT 问题和新技术方面的联合培训和认定，以管理审评和检查过程。CDER 下设的试验和研究办公室的 PAT 研究团队，开展研究并为 PAT 团队提供科学的政策制定流程和支持工作。CDER 下设的药物科学办公室的 PAT 政策制定团队，支持 PAT 团队并向其提供建议。

五、连续生产技术监管

（一）连续生产提高效率

针对小患者群体的药品需要更大的生产灵活性。个体化治疗药品和再生医疗产品等药物研发一般不适合传统生产，连续生产系统是未来趋势。小规模的连续生产设备很适合这类生产。紧密和持续的生产系统可以为早期临床研发提供具有成本效益的药品，同时也能更加容易地提高产量以用于商业化。

自 20 世纪 60 年代以来，大多数药物都采用"批量"工艺生产，涉及一系列生产步骤，生产过程多次暂停又重复开始。生产结束时，采样并检测分析。每个步骤都可能导致生产的低效率和交付延迟的问题，增加了产品缺陷和差错的可能性。

连续生产（Continuous Manufacturing，CM）是指 24 小时连续运行不间断生产，相对于批量生产而言是一种全新技术，可以真正地使药品生产过程更可信和更高效。连续生产通过更灵活的检测和控制措施减少生产故障，防止药品短缺。此外，采用在线监测意味着可以在生产过程中进行质量保证检测。连续生产还可以显著减少生产产品所需时间。某些情况下，采用批量技术生产需要一个月的时间，而改为连续生产可能仅需要一天的时间。连续生产可应用于整个生产过程，或仅应用于生产过程中的某些特定操作，生产商可根据产品和业务的需求定制连续生产。

连续生产的优势体现在②：消除人工处理和人为差错；通过在线监测和控制提高质量保证能力；缩短生产时间并提高效率；通过使用更小的设备和更少的生产空间来降低资金成本；更迅速地应对药品短缺情况；允许生产商为满足精准医学的需求而进行定制式药品生产。图 9 - 1 为连续生产与批量生产工艺示意图。

---

① FDA Charter Amendment: Pharmaceutical Science and Clinical Pharmacology Advisory Committee [EB/OL]. (2018 - 11 - 07) [2019 - 11 - 21]. https: //www. fda. gov/AdvisoryCommittees/Committees Meeting Materials/Drugs/Advisory Committee for Pharmaceutical Science and Clinical Pharmacology/ucm107524. htm.

② FDA. Impact Story: Regulatory Science is Strengthening U. S. Drug Product Manufacturing [EB/OL]. (2017 - 09 - 22) [2019 - 12 - 02]. https: //www. fda. gov/drugs/scienceresearch/ucm560420. htm.

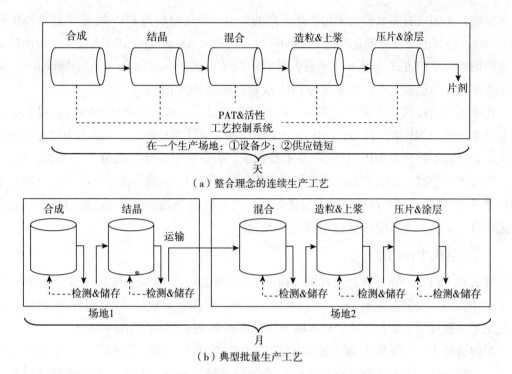

图 9 – 1 连续生产与批量生产工艺示意图

（二）推进连续生产技术应用

多年来，FDA 已认识到并肯定了先进生产技术的潜力。FDA 于 2014 年建立新兴技术团队（Emerging Technology Team，ETT）与企业合作将先进生产技术应用于新上市和已上市药品的生产过程。《21 世纪治愈法案》授权 FDA 支持连续生产研究并建议改进药品和生物制品连续生产工艺。

FDA 的 CBER 以连续生产工艺为基础，推进连续生产和其他尖端技术的应用。该生产方法可能非常适合细胞、基因疗法和疫苗等新生物制品，在某些情况下，该生产方法还可能是安全有效地研发这些新生物产品平台的关键技术。以基因疗法为例，许多基因疗法的目标患者群体从几十个到数百个不等。不论是建立传统的生产平台来支持如此小的产量，还是从一个小型的研究级生产平台转换到能够支持更大规模试验或商业销售的生产平台，都将成本高昂且进展缓慢。当涉及基因治疗产品时，如何生产有很多不确定性。因此，在不同的生产平台之间的转换具有风险。

应用连续生产技术可以允许为产品研发高质量的生产工艺，既支持足够的产品的商业化生产，又可支持小至 10 ~ 20 名受试者的首次临床试验用药物生产。连续生产由于一个个的"暗盒"，扩大生产规模不需要重新建造生产设备，而只需在封闭系统中引入额外的"暗盒"即可。随后，如果临床试验最终获得了有关安全性和有效性的确证性数据，则可以对使用增加的"暗盒"生产的产品上市销售。显然，上市前后连续生产可能降低基因疗法应用于罕见病的成本并转化为药品可及。

目前，美国已有多家公司采用连续生产的先例，并从初期与 FDA 的 ETT 的合作中获益。Vertex 公司的囊性纤维化药品 Orkambi（lumacaftor/ivacaftor）自 2015 年 7 月批准以来一直使用连续生产方式。2016 年 4 月，杨森的抗艾滋病病毒药物 Prezista（darunavir）从批量生产转变为连续生产，是企业与 FDA 成功合作的又一个例证。

连续生产面临两方面挑战：第一，如果产品还没有上市，生产商必须在获得批准前证明企业按照 cGMP 生产药品，确保商业生产时的安全性和有效性。企业因为担心采用新生产工艺可能不符合 cGMP，导致产品不被批准，因此会继续使用批量生产方法。第二，生产商可能对获批上市的产品承担潜在的监管风险。例如，疫苗的批量生产工艺已经安全运行 20 年，已建立安全性和有效性保证体系，若 FDA 认为改变生产工艺而应用连续生产工艺不合规，则企业可能会受到 FDA 监管处罚。

（三）连续生产的监管

FDA 把连续生产视为演进中技术（Evolving Technology）领域，尚处于监管探索之中。连续生产作为一项创新技术，也纳入 FDA 预防和缓解药品短缺的战略计划，支持制造业现代化也是通过解决潜在短缺的根本原因缓解药物短缺的长期战略的一部分。

2019 年 1 月，CDER 发布《连续生产的质量考虑要点指南草案》公开征求行业意见[①]。在指南中，FDA 认为"连续生产"是连续地输入原材料并在工艺中转化，以及处理后的输出材料连续地从系统中移除的过程。

尽管定义适用于单个单元操作或由一系列单元操作组成的生产工艺，但指南中的连续生产是一个由两个或多个单元操作组成的完整工艺。连续生产的科学监管考虑因素包括工艺动力学（process dynamics）、批次定义（batch definition）、控制策略、药品质量体系、放大（scale – up）、稳定性，以及现有批次生产与连续生产之间的桥梁。

FDA 支持采用现代生产技术作为提高产品整体质量和患者可及性的基础。FDA 认识到，连续生产是一种新兴技术，可以实现药物现代化，并为行业和患者带来潜在获益。例如，通过使用步骤较少、处理时间较短的集成工艺；需要较小的设备占地面积；支持应用 QbD 和 PAT、模型等开发方法升级，连续生产可以改进药品生产，实现实时的产品质量监控，提供灵活的操作，允许比例放大、比例缩小和横向扩展（scale – up, scale – down, and scale – out）以适应不断变化的供货需求。FDA 还希望通过操作灵活性实现减少一些批准后监管提交资料的要求。因此，FDA 希望采用连续生产，减少药品质量问题，降低生产成本，提高高质量药品的可及性。

1. 定义关键概念

（1）工艺动力学　对产品与工艺的理解是实施有效的风险管理的基础。对于连续生产和传统的批量生产而言，基于科学和风险为基础的方法的工艺控制预期，与基于对工

---

① CDER. Quality considerations for continuous manufacturing draft guidance for industry［EB/OL］.（2019 – 02 – 20）［2019 – 11 – 30］. https：//www. fda. gov/regulatory – information/search – fda – guidance – documents/quality – considerations – continuous – manufacturing.

艺的理解的产品质量是相同的。连续生产工艺是动态系统，不同于批量生产工艺。在常规操作中，连续生产工艺保持一组关键工艺参数和质量属性接近目标值，而不是处于固定不变的状态。在正常运行期间，可能会发生瞬态干扰。这些干扰通常小到足以得到控制，即保持预期的波动范围内。当一个工艺处于瞬态时，如在启动和关闭期间，由于操作条件的变化，设备故障或物料属性的意外变化而导致重大偏差时，工艺参数和质量属性可能会发生更大的变化。理解工艺动力学作为输入物料属性（例如，效价、物流特性）的函数，工艺条件或设备设计要素（例如，连续搅拌机的叶片类型）在生产期间和生产后实现物料可追溯，这些知识对于识别和降低产品质量风险至关重要。因此，由于连续工艺的动态性，对连续生产工艺的风险评估除了考虑各单元操作外，还应当考虑对集成系统的工艺理解。应当采用适当的科学方法来描述物料在工艺中的流动。一种常见的方法是表征单个单元操作和集成系统的停留时间分布（residence time distribution，RTD）。RTD 是一种概率分布，描述了质量或流体单元在工艺中停留时间的变量，可以通过示踪试验、适当产品属性的在线工艺检测或工艺建模来测量。

（2）连续生产批和批次 批（Batch）的定义具有监管含义，特别是与 cGMP、产品的召回和监管决策有关。术语批和批次（Lot）在 21 CFR210.3 中定义如下。

批是指在规定的限度内，按照同一生产周期内的单个生产计划生产的、预期具有一致的特性和质量的特定数量的药品或其他物料。

批次是指在规定限度内具有一致的特性和质量的一批产品或一批产品的特定标识部分；或者，对于通过连续工艺生产的药品，是以一定的时间或数量单位生产的，以保证其在规定的限度内具有一致的属性和质量的产品的量（amount）。

批和批次的这些定义适用于连续生产。可以根据生产周期、处理物料量、生产出的物料量或产量变异（例如，不同量的原材料）定义批次，并可以利用在不同时期内持续操作的优势，以灵活的生产规模满足可变的市场需求。一批也可以被定义为亚批。实际批或批量大小应当在每次生产运行开始前确定。对于基于时间定义的批次，例如生产周期定义批次，必须建立物料可追溯性与批次之间的联系，以确定药品的批量（21 CFR210.3）。

2. 控制策略

建立、维护和完善控制策略是一项贯穿生命周期的活动，从开发到技术转让，再到商业化生产阶段的持续验证，并由药物开发、质量风险管理和健全的药品质量体系（PQS）支持。有效的 PQS 加强了产品生命周期各阶段之间的联系，并使控制策略得以发展和持续改进。

总体来说，在开发连续生产控制策略时，生产商应当考虑非预期和预期的变异。对于连续生产工艺，这一点更为关键，因为在正常运行期间，输入物料属性、工艺条件或环境因素可能会随时间发生瞬态干扰。这种连续运行模式的有效控制策略应当特别强调降低这些潜在干扰因素对产品质量的风险。为了在连续运行期间将工艺保持在控制状态，可以检测瞬间工艺干扰，并将由此产生的不合格物料与系统隔离，生产商应当增加使用工艺控制策略元素。

FDA 对连续生产工艺控制策略给出关键建议，其基本思路是控制物料输入、监测和控制工艺过程、物料转化、实时放行检测、标准、设备、系统集成、数据处理和管理（图 9-2）。

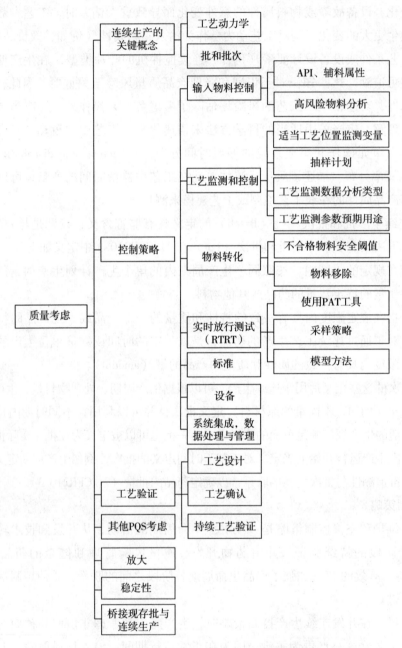

图 9-2　FDA 对连续生产的监管考量要点

（1）物料输入控制　在连续生产过程中，在生产运行期间，通过进料系统（例如，固体粉末失重进料机或液体泵）连续添加输入物料。不同批次的输入物料可以在不同的工艺时点引入系统，输入物料属性的变化可能影响进料，使工艺变化引入系统，影响停留时间分布 RTD 模型，并可能最终影响成品质量。此外，集成系统中的物料传送过程可能导致某种程度的变化，例如，粉末的分离或聚集。因此，连续生产应当可以保证输入物料属性的超出药典标准的附加特性和控制。在产品的整个生命周期中，包括在药物开发过程中，应当考虑采用适当的风险分析、试验研究或建模和模拟以评估物料属性，例如，API 和赋形剂的粒度分布和密度，对预期生产运行期间的物料特性、工艺动力学和最终产品质量的影响。

（2）工艺监测和控制　实施合理的工艺监测方法是任何药物生产工艺控制策略的要点。对于连续生产工艺，利用工艺监测和 PAT 工具产生有关工艺参数和输入物料、在制品、最终产品属性的实时信息。这些信息可以使瞬时干扰和工艺偏差的高检测性、主动工艺控制、更精确的物料转化和实时放行检测（RTRT）成为可能。

（3）物料转化　连续生产工艺希望保持在一个控制状态并且能生产出符合质量预期的产品。然而，连续生产工艺在启动、关闭或瞬时工艺干扰等阶段将包括生产不合格物料的时间段。如果已经建立物料可追溯方法、工艺监控方法和物料移除标准，则可将不合格物料隔离并移除生产线，而不会影响产品批次的其余部分。产生不合格物料的时间段，移除物料的数量应当取决于干扰的持续时间和严重程度、系统工艺动力学和转化点的位置。FDA 建议认真研究设定转化点的位置，建立安全阈值（safety margins）防止不合格物料引入合格产品。

（4）实施放行检测（RTRT）　利用 PAT 工具对连续生产工艺进行监控，可以在生产过程中生成大量的实时工艺和质量数据，支持 RTRT。尽管 RTRT 不是实施连续生产工艺的法规要求，但 FDA 鼓励采用并且可以应用于放行批次的部分或全部成品质量属性检测。如果采用 RTRT，则应当建立线上（on line）、线内（in line）、近线（at line）采样策略，也可以使用模型方法支持 RTRT。

（5）标准　最终产品标准应当遵循 21CFR 314.50（d）和 21CFR 211.165（a）的药品标准要求。制定连续生产工艺标准的方法应当遵循 ICH Q6A 和 Q6B，并特别考虑取样方法。FDA 鼓励使用 RTRT，因为通常包含增强的更能有代表性的批的取样计划，使生产商能够使用更好的预测性的统计工具。如果采用 RTRT 代替离线最终产品检测，则标准中还应当包含监管用途的离线分析方法和相关的接受标准（acceptance criteria），用于评估货架期内的产品质量。

（6）设备　使用连续生产工艺的制造商可能需要长时间运行设备，以达到预定的批量大小。由于污染或正常磨损，设备性能在一次运行或多次重复运行后可能逐渐下降，但在开发阶段的设备短期运行中可能不会观察到设备性能下降。因此，用于连续生产的设备在确认、维护和清洁方面需要考虑附加因素。设备确认不仅要解决单个操作单元的问题，也要解决集成系统的问题。

（7）系统集成、数据处理和管理　连续生产对自动化控制系统的依赖度非常高，实时工艺监控和决策应当切实可行，集成设备和控制策略需要可靠的自动化平台来指挥生产过程。由于在连续运行中必须快速决策，质量部门的监督在很大程度上依赖于自动化系统的数据和操作。因此，常规操作和物料处理决策应当纳入自动化控制系统。自动化系统的设计和验证，以及与整个设备系列的集成确认都是至关重要的。工艺控制功能和质量单元监测都应当是系统和软件设计的一部分。

连续生产控制的电子数据和数据系统必须符合 21CFR11 和 21CFR 211 节部分的要求。

3. 工艺验证

《工业过程验证指南：一般原则和规范》及 ICH Q8、Q9 和 Q10 适用于连续生产工艺。使用连续生产工艺的生产商可能会发现，与批量生产工艺相比，连续生产工艺设计和设备确认等工艺验证阶段更可能同时进行并相互关联。这在一定程度上是因为连续生产工艺的开发通常使用商业规模的设备。这是连续生产的显著优势，因为在批量生产工艺的开发过程中通常遇到的设备尺寸放大问题会被最小化。

此外，指南中还对其他质量体系考量、放大、稳定性、桥接现有批与连续生产批、申请中包含的连续生产信息位置给与了建议。

六、3D 打印技术监管

（一）3D 打印的潜力与挑战

3D 打印的核心思想最早起源于 19 世纪末的美国[1]，20 世纪 80 年代，随着计算机和网络技术的发展，3D 打印技术（3 - dimensional printing）才真正实现。1986 年，美国人 Charles Hull 应用立体光固化成型技术（SLA）发明了第一台 3D 打印机[2]。

按照美国材料与试验协会（American Society for Testing and Materials，ASTM）国际标准组织 F42 增材制造技术委员会（ASTM International Technical Committee F42 on Additive Manufacturing Technologies）的分类，增材制造技术有 7 种成型工艺，应用在药物制剂领域的主要 3D 打印技术包括：黏结剂喷射技术（binder jetting），材料挤压技术（material extrusion，曾用名为 FDM），容器内光聚合（SLA）技术[3]。

3D 打印是一种增材制造模式。3D 产品是通过将建造材料按预先设计的 3D 几何结构连续分层沉积而形成的。

近年来，3D 打印技术逐渐在药剂学领域广泛应用，主要用于制备特殊固体剂型，实现计算机辅助准确控制剂量，提高剂量小、治疗窗窄、不良反应大的药物的安全性，还

① Chhaya M P, Poh P S, Balmayor E R, et al. Additive manufacturing in biomedical sciences and the need for definitions and norms [J]. Expert Rev Med Devices, 2015, 12 (5): 537 - 543.

② Sood A K, Ohdar R K, Mahapatra S S. Parametric appraisal of mechanical property of fused deposition modelling processed parts [J]. Mater Des, 2010, 31 (1): 287 - 295.

③ Norman J, Madurawe R D, Moore C M, et al. A new chapter in pharmaceutical manufacturing: 3D - printed drug products [J]. Adv Drug Deliv Rev, 2017, 108: 39 - 50.

可以应用不同功能的 3D 打印设备及其技术，根据患者个体化需求，结合不同类型和性质的辅料，制造出特定释药模式的药物高端制剂，改善患者用药的顺应性，提高治疗效果[①]。3D 打印技术在速释制剂、缓控释制剂、植入剂、复方制剂等方面均取得较好的研究进展和应用。

大多数药品通常采用大规模的工艺、设备和长周期的传统大批量生产方法。3D 打印作为新兴的先进生产技术可能会改变某些药品的生产方式。3D 打印可以向个体化药物生产提供诱人的发展前景。

1. 3D 打印技术的优势

3D 打印与传统药物制造相比具有多种优势，产品设计复杂度提高、产品个体化定制和按需制造设计灵活性，可以实现个体化给药、提高制剂生产效率、控制药物释放、增加患者依从性，加速了数字化医疗革命进程，可以说 3D 打印是传统制剂工艺的颠覆性技术。

传统药品生产相对于 3D 打印工艺在批量和成本上具有优势，但是在设计上不够灵活，3D 打印可以根据患者用药和研究者的目标进行超级灵活设计，从"一刀切"向个体化、按需制造转变[②]。药品的 3D 打印是一种独特的方法，可以生产出各种形状、几何设计、强度，以及活性成分和非活性成分的空间分布的固体药品，简单的单室设计到复杂的多室设计 3D 结构均可实现。药物的 3D 打印有潜力生产具有传统剂型无法实现的特性的独特剂型，例如活性成分的瞬间崩解和其他复杂的药物释放曲线。2015 年 8 月，美国 FDA 正式批准了 Aprecia 公司使用 3D 打印技术制造治疗癫痫的左乙拉西坦（Spritam® levetiracetem）片剂，使大剂量 1000 毫克左乙拉西坦在饮用一小口水后几秒钟内崩解。证实了该技术在制剂行业的发展前景及商业可行性。

近 10 年来，3D 打印技术已经被用于生产医疗器械，约有 200 种 FDA 批准的 3D 打印医疗器械可供选择，这些医疗器械可以根据患者的解剖结构进行定制。尽管如此，这项技术在药品中的应用仍然存在许多问题[③]。

2. 3D 打印技术的挑战

3D 打印技术具有诸多优势，但在广泛用于制药行业，仍存风险，面临一系列技术和监管方面的挑战。

（1）在打印材料方面　材料的限制主要表现为两个方面的限制，一方面，目前的 3D 打印技术可打印的材料种类有限，无法完全适应制药工业生产打印。另一方面，针对每

---

① Yu DG, Zhu LM, Branford – White C, et al. Three – dimensional printing in pharmaceutics – promises and problems [J]. J Pharm Sci, 2008, 97（9）: 3666 – 3690.

② Norman J, Madurawe R D, Moore C M, et al. A new chapter in pharmaceutical manufacturing: 3D – printed drug products [J]. Adv Drug Deliv Rev, 2017, 108: 39 – 50.

③ CDER Researchers Explore the Promise and Potential of 3D Printed Pharmaceuticals [EB/OL]（2017 – 12 – 11）[2019 – 10 – 11], https: //www. fda. gov/drugs/news – events – human – drugs/cder – researchers – explore – promise – and – potential – 3d – printed – pharmaceuticals.

种或每类材料，就需要设计专属的 3D 打印机，通用性不如传统的机械加工好。FDM 技术专门用于热塑性聚合物从打印喷头挤压成型。SLA 专门用于光敏聚合物材料打印。针对个体化给药的特殊剂型，则需要量身定制打印材料，材料的相容性和毒副作用却限制了其他领域材料在药物制剂中的应用①。

（2）在质量和精度方面　制药领域常用的 3D 打印技术均依赖于打印喷头，在打印单个或多个产品期间需要多次停止和重新启动，对于整个生产过程维持稳定性、可重现性和均一性构成挑战。3D 打印的产品外观不容易控制，粗糙度、硬度、脆碎度等因素均会对外观和质量方面产生影响。干燥方法、时间和温度均可能影响最终产品的外观和质量。这在基于黏结剂喷射技术和材料挤出技术的 3D 打印中是非常重要的。

（3）在社会风险方面　不法分子生产危险药物的门槛也会大大降低，人身安全也会受到威胁。

（二）FDA 的监管考量

3D 打印技术在医疗器械审评和监管中已经被 FDA 广泛接纳。FDA 已经通过 FD&CA 510（k）程序审查批准许多 3D 打印的非植入和植入式医疗器械。2017 年 12 月，美国 FDA 发布了《增材制造医疗器械技术考量指南》，提供了 3D 打印产品用于医学应用的初步监管要求，为独特的创新技术应用与监管提供了基础。该指南的建构基于 FDA 对 100 多项使用 3D 打印的医疗器械和药品的审评经验，包含膝盖置换物、植入物、重建颅骨及全球首款 3D 打印片剂。指南中涉及 3D 打印医疗器械的制造和质量体系控制监管考量，包括物料控制，设计，软件，建造工艺或生产工艺，清洗、灭菌、包装等打印后操作，最终产品质量控制等，但该指南并不涵盖所有的监管技术要求。

尽管 FDA 批准了第一个在 FD&CA505（b）（2）审评途径下提交的 3D 打印口服制剂，目前尚没有关于 3D 打印药品方面相关的法规和指导原则出台。随着 3D 打印技术在制药领域的应用，相关技术的审评和监管也面临很多未知的问题，例如：3D 打印设计中影响药物释放速率和机制的关键因素是什么？如何确定某个 3D 几何设计能否达到预期效果？如何评估 3D 打印药品的性能，是否可以使用传统的体外检测方法来评价 3D 打印药品？如何界定每种 3D 打印技术的关键工艺参数？3D 打印中间产品的关键特性有哪些？如何进行 3D 打印的质量控制，传统的质量评估方法是否适用，工艺控制和验证方法应当如何要求？

CDER 下属 OPQ 的 OTR 正在通过开展研究来解决其中的一些问题，以进一步了解该技术在药品中的应用②。例如，正在研究材料属性、三维几何设计和三维打印工艺参数对

---

① 石靖，王增明，郑爱萍.3D 打印技术在药物制剂中的应用和挑战［J］.药学进展，2019，43（03）：164 - 173.

② CDER Researchers Explore the Promise and Potential of 3D Printed Pharmaceuticals（2017 - 12 - 11）［2019 - 09 - 18］.https：//www.fda.gov/drugs/news - events - human - drugs/cder - researchers - explore - promise - and - potential - 3d - printed - pharmaceuticals.

三维打印固体剂型性能的影响。此外，正在尝试开发三维打印工艺的机械模型，可以预测药品在不同患者中的性能。这项研究将使 FDA 能够回答关键的监管问题。例如，影响各种材料打印成药品的关键参数是什么？每种 3D 打印技术的关键工艺参数是什么？如何评估 3D 打印药品的性能？能否使用传统的体外检测方法对 3D 打印的药品进行测试？如何才能确定某个 3D 几何设计在何时和什么情况下不能按预定设计发挥作用？3D 打印的中间产品，如 3D 打印喷墨笔、灯丝、基板和墨盒的关键特性是什么？在 3D 打印设计中，影响药物释放速率和机制的关键因素是什么？

在 OTR 的最高水平的先进的 3D 打印厂房（printing facility）中，正在研究传统剂型的传统可用辅料在 3D 打印工艺中的作用，并探索最佳监管或控制方法，因为常用的非活性成分的性能可能不适用于 3D 打印工艺。OTR 希望更好地理解这些差异，并开发一个"风险图"，可以描述材料属性的变化及对其潜在影响药物产品的质量、安全性和疗效的变化如何进行处理。OTR 正在分析这些潜在风险，并识别降低风险的最佳方法。CDER 也在研究 3D 打印药品相关的监管挑战，以及从确保 3D 打印药品的质量角度考虑 3D 打印工艺可以在多大程度上得到控制。例如，应考虑与 3D 打印工艺相关的多个要素，即 3D 打印机、打印材料及中间产品和工艺。CDER 正在与 CDRH 合作，以确定解决问题的最佳规范，同时跟近技术的迅速演变。作为 FDA 确保安全有效药品供应的使命的一部分，CDER 正在持续推进药品的 3D 打印工作，保持与患者期望的与其他药品安全性和有效性期待相同的科学严谨性。

第十章
药品监管科学学科

一、监管科学学科的创建必要性

（一）交叉学科出现的逻辑

监管科学作为一个独立的学科存在，必须具备基本的学科属性。所谓学科或学术领域是在学院或大学水平上为培养某一类专业人才而传授和研究的一类专门知识，一般是在整个科学体系中学术相对独立，理论相对完整的科学分支。学科既是学术分类的名称，也是教育教学课程设置的基础。学科一般应当具备三个基本要素：一是构成科学学术体系的各个分支，代表培养人才的知识和能力要素；二是在一定研究领域生成的专门知识；三是具有从事科学研究工作的专门人员队伍和设施。学科通常包括专业知识、人才队伍、研究领域、学术社区和研究设施条件等，与学科相关的个人通常被称为专家或专业人员。

如果从学科知识体系的来源完整性来看，监管科学学科属于多学科（Multidisciplinary）、跨学科（Transdisciplinary）、交叉学科（Cross‑disciplinary）范畴，其学术方法综合了多学科知识领域的各个方面，聚焦解决监管机构在监管某个或多个行业或产业范围内可能产生的任何涉及科学的问题。

21 世纪以来，有研究者认为，未来学术学科可能会被所谓的知识生产模式 2 或"后学术科学（post‑academic science）"所取代，后者涉及通过各学科专家的合作获取跨学科知识①。知识生产方式是科学社会学中的一个术语，是指科学知识的生成方式。到目前为止，已有概念化的三种知识生产模式。

模式 1：知识生产是由科学知识（基础研究）自身驱动的知识生产，它一般不关注其发现的适用性。模式 1 是建立在科学概念化的基础上的，科学被分为相对独立的学科。

模式 2：1994 年由卡米尔·利莫吉斯、迈克尔·吉本斯、赫尔加·诺沃特尼、西蒙·施瓦茨曼、彼得·斯科特和马丁·特罗创造的与模式 1 并列的模式，即多学科团队在短时间内整合在一起，为了在知识社会（knowledge society，即创造资源的社会，区别于信息社会）通过真实世界的知识生产（应用研究）专注于解决特定问题。模式 2 可以解释为利用研究项目资助的方式在科学家之间的任务分配，以及科学家如何集中精力从五个基

---

① Ziman, John. *Real Science: What It Is, and What It Means* [M]. Cambridge: Cambridge University Press. 2000.

本特征领域获得资助支持：①特定应用场景下产生的知识；②跨学科性活动；③与其他研究相比的异质性和组织多样性；④社会责任感和自反性（reflexivity，因果的循环性关系）；⑤质量控制①。

　　模式3：强调在个人（微观或局部）、机构和组织（中观或制度）及系统（宏观或全球）层面上，多种知识和创新模式的共存和共同发展。模式3通过一些概念来描述跨学科的知识，例如微观层面的创新环境、企业家和员工、中观层面的知识集群、创新网络、创业大学和学术型企业，以及宏观层面的知识，产生四维（公众和社会层面）和五维（环境和文化层面等）的创新螺旋框架（图10-1），经过民主程序的知识产生架构②。

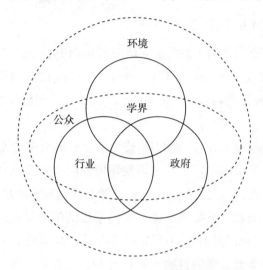

图10-1　知识创造的5维模式

　　实践中有很多领域的工作涉及多学科知识，如果需要多学科工作，但拟解决的关键问题可以分解，然后由学科中的专业人员分散性的知识来解决分解后的问题，那么就不会产生新知识，多学科工作通常不会导致学科数量的增加或减少。如果多学科的工作存在跨越学科的术语和理解障碍时，多学科松散集合式的工作模式将受到限制，这时跨学科需求就会出现。

　　跨学科研究可以被认为是所有跨越学科之间的知识壁垒去解决特定问题而付出的努力。跨学科团队可能正在创造一些运用跨越现有学科知识的新知识，且跨学科团队更具整体性，力求将所有学科联系成一个连贯的整体，这时就可能形成一个新的学科，交叉学科随之产生。跨学科知识是用另一学科的术语解释本学科的各个方面，并且可以创造出新的概念和知识。

　　①　Carayannis, Elias G.；Barth, Thorsten D.；Campbell, David F. J. The Quintuple Helix innovation model：global warming as a challenge and driver for innovation［J］. Journal of Innovation and Entrepreneurship. 2012，1（1）：2.

　　②　Del Giudice, Manlio；Carayannis, Elias G.；Peruta, Maria Rosaria Della, Cross - Cultural Knowledge Management and Open Innovation Diplomacy：The Conceptual Understanding of Knowledge and Innovation，Cross - Cultural Knowledge Management，Springer New York，2011，5：137 - 152.

而监管科学学科的出现，则是"后学术科学"的典型，它是通过监管机构、行业、企业、联盟和患者等多维利益相关方立体的、快速的整合模式创造新知识，随后发展成为新学科。在面临先进科学技术不断出现和尚未满足的治疗需求的应用场景下，监管科学恰恰是利用了其他学科的概念和知识解决监管决策中的问题，其他学科的范围涵盖药品监管机构的监管决策所涉及的全部学科领域，诸如生物信息学与组学、流行病学、影像学、再生医学等领域，涵盖的知识如生物标志物、替代终点这些并非纯粹的监管领域的名词，而是医学领域的概念，监管科学仅仅是有目标的、选择性拿来主义的运用并创造新知识而已。

（二）传统监管人才培养模式

FDA 是监管机构，更是美国主要的监管研究和培训中心。美国国会自 1989 年通过的所谓 21 CFR "E 部分法规"（Subpart E Regulation）授权 FDA 进行监管研究的权力，即 "FDA 可对药物研发和评估的临床前、化学和生产，以及临床阶段的关键限速问题进行重点监管研究①。"

监管研究（regulatory research）是 FDA 监管活动的固有组成部分，FDA 通过与发起人合作推动加快药物研发和评估，为药物研发领域发展做出贡献。FDA 的关键路径计划促使监管科学研究联盟建立，大大促进了监管科学工具、标准和方法的开发。

为了确保"监管实践者"充分理解监管所需掌握的学科知识的广度及与监管事务活动（regulatory affairs）之间的差异，FDA 为审评人员和其他监管人员提供了长期培训课程。FDA 自身营造一种类似大学的科研和研讨环境，参照国际领先的大学教学方法，制定了丰富的内部培训计划，对新入职员工进行系统的培训。典型的培训期为三年或三年以上时间，正式课程辅以导师指导下的实践性活动，类似于学徒制。

CDER 设有员工学院（Staff College），共设有 50 多门课程，大部分为研究生水平课程。这些课程和师资队伍获得有关高等科学教育委员会的认证。CDER 建立了一项专门为向 FDA 药品审评人员和向药物研发人员提供建议的监管科学家（regulatory scientists）提供能力培训的计划。2011 年，FDA 扩大培训计划，创建了 CDER 联合培训模式（Federated Training Model），公开发布监管学科人才应当具备的能力清单。此外，FDA 还设立了局长奖学金计划（Commissioner's Fellowship Program，CFP），使学者们能在 FDA 学习监管技能并进行为期 2 年的研究项目实践。

FDA 的监管事务办公室也设有相应的培训机构，叫做监管事务办公室大学（Office of Regulatory Affairs University，简称 ORA U）。2002 年，由 ORA 下属机构人力资源开发处（DHRD）创办 ORA U，目前，培训工作由 ORA 下属的培训教育与职业开发部（Office of Training Education and Development，OTED）负责 ORA 5000 多名工作人员培训和职业发展，

---

① FDA. 21 CFR § 312. 86. Regulatory Research. (2011 – 11 – 28) [2019 – 11 – 11]. http：//www. gpo. gov/fdsys/pkg/CFR – 2011 – title21 – vol5/pdf/CFR – 2011 – title21 – vol5 – sec312 – 86.

负责对州和地方性监管机构参与食品、药品和 FDA 监管的其他产品监管的工作人员提供培训。OTED 提供线上和线下培训，通过创建的 ORA Pathlore 远程学习管理系统（LMS），开发及时、成本效益高的学习产品，为监管人员和利益相关方提供高质量的学习机会，这些学习产品支持 FDA 的任务和战略目标，满足 ORA 职员、州和地方监管官员，以及其他利益相关者当前的培训和职业发展需要①。

OTED 获得国际继续教育和培训协会（IACET）的认可，并被授权颁发 IACET 继续教育学分（CEU）。作为 IACET 认可机构，OTED 为其符合美国国家标准协会（ANSI）IACET 标准的项目颁发 CEU。DHRD 负责提供培训团队（STT），为 ORA U 制定统一的培训计划和培训内容。

根据美国各州卫生保健、农业部门对于药品监管人员培训课程需求信息的调查结果，DHRD 将制定年度培训计划。目前，ORA U 的面授培训课程 80% 都是为 FDA 总部及派出机构的监管人员提供；其余 20% 的名额只有在 FDA 总部和派出机构监管人员培训名额有剩余时才为其他联邦机构、学术界和工业界人士提供。

ORA U 的面授和远程学习培训课程都包括继续教育课时（包括课上教学时间和用于自学的时间）及其对应的考试。继续教育课时用于计算该门课程的继续教育学分：学员每上 1 小时课，就可以获得 1 学时；10 学时授予 1 学分。一般要通过考试测试学员是否可以获得学分。

FDA 经常与一些行业协会合作开设培训课程。例如食品药品监管者协会（Association of Food and Drug Officials，简称为 AFDO）于 1993 年成立了 AFDO 协会基金，其目的在于建立一个永久的基金项目，以此来支持 AFDO 的教育和科研项目。平时，AFDO 会为其会员及合作机构的职员提供教育和科研培训项目，为 FDA 监管人员提供培训经费，保障监管人员的知识及实践技能一直处于行业领先。例如，国际制药工程师协会（International Society for Pharmaceutical Engineers，简称为 ISPE）会不定期地联合 FDA 提供一些教育、培训课程。

FDA 的培训课程及外部合作培训课程中的大多数属于监管事务（regulatory affairs）范畴，不是真正意义上的创新监管科学课程。监管科学研究和培训资源主要来自美国和欧洲药学高等院校、研究基金及 NIH 项目，以及利物浦大学药物安全科学医学研究中心（Medical Research Council Centre for Drug Safety Science，CDSS）和南加州大学旧金山分校（UCSF）药物研发科学中心等研究机构。

巴塞尔大学欧洲药物医学中心（European Center of Pharmaceutical Medicine，ECPM）在提供和开发有关药物研发和监管科学高级课程方面已有 20 年的历史。UCSF 于 2007 年开设美国药物研发和监管科学课程，该课程是模仿 ECPM 推出的课程，由 UCSF 生物工程与药物治疗学系开设，并得到 FDA、兄弟院校和行业的大力支持。这项为期 2 年的课程

---

① FDA. Office of Training Education and Development（OTED）［EB/OL］（2020 – 05 – 20）［2020 – 05 – 30］. https：//www. fda. gov/training – and – continuing – education/office – training – education – and – development – oted.

在 UCSF 的旧金山分校和华盛顿特区分校开设①。此外，提供监管科学研究培训课程的院校还有南加州大学、天普大学、马里兰大学等。

FDA 的入职后系统培训模式，无论是依赖 FDA 内部培训还是外部合作培训，新雇员入职后的强化培训占用大量工作时间，加剧了日益严重的 FDA 人员短缺，对 FDA 自身工作及依赖 FDA 监管决策的申请人均产生明显影响。

FDA 认识到，如果候选监管人员能在加入 FDA 之前接受培训，可以帮助 FDA 解决有经验职员的严重短缺问题。而与大学和学术性的医学研究中心合作的监管科学项目可以帮助 FDA 解决入职前的培训需求。

近年来，FDA 及整个行业逐步意识到，以往的多学科整合式培训模式已经不能满足需要，单纯的内部和外部分散式课程培训必须转变，必须从 FDA 的职责履行出发，明确监管人员的胜任力要素，开创全新的监管科学学科，从学历教育和继续教育、培训等方面着手，建立持续地培养监管科学人才的机制。

二、监管科学学科的人才培养模式

（一）监管科学胜任力核心要素

美国药品监管科学学科的构建从识别药品监管与先进科学技术挑战所需的知识的障碍或差距（Gap）入手，确定监管科学人才的胜任力要素，并据此设计针对性的教育项目和课程。在这个过程中，转化科学与监管科学具有目标一致性，FDA 与 NIH 已经建立的临床和转化科学基金（CTSA）所属设施和资源共享，行业共同参与，监管科学教育项目逐步扩展，形成院校学历教育与证书、课程项目多种人才培养模式。

监管科学和转化科学的共同目标是确保基础科学研究的巨大投入和科技进步迅速转化为改善公共健康的产品。美国 FDA 视监管科学为解决创新和治疗需求与能力差距的关键路径。监管科学学科建设聚焦如何培养掌握开发用于评估 FDA 监管产品的安全性、有效性、质量和性能（performance）的新工具、新标准和新方法的知识和能力的人才。

由于监管科学与转化科学的目标一致性，美国 NIH 和 FDA 在监管科学行动方面建立伙伴关系，包括一系列监管科学研究和教育计划，建立 NIH – FDA 联合指导委员会（the NIH – FDA Joint Leadership Council）协调合作行动。在 2011 年监管科学战略计划中，FDA 明确了机构愿景和监管科学的优先领域，设立与院校和学术机构合作的监管科学与创新卓越中心（Centers of Excellence in Regulatory Science and Regalation，CERSIs），旨在促进监管科学研究、教育、培训和职业发展，进一步推动监管科学的发展。

监管科学也受到了美国的非政府组织的持续关注。2011 年，美国医学研究所（IOM）

---

① Steve Olson and Anne B. Claiborne, Rapporteurs. Strengthening a Workforce for Innovative Regulatory Science in Therapeutics Development：Workshop Summary［R］（2012）：5.

主办了一次研讨会，旨在加强治疗产品开发中创新监管科学人才队伍力量，探讨监管科学是否是代表独特的教育需求和职业路径的新学科。研讨会还讨论了引入"核心胜任力（core competencies）"方法定义监管科学学科的必要性，识别监管科学中的教育和人员培训需求，尽管胜任力界定尚未明确。

教育项目利用胜任力来定义受训者应该通过项目开发的知识、技能和能力（knowledge, skills, and abilities）。对药品监管专业人员进行胜任力分析有助于形成课程，帮助规划学习机会，并指导教育项目的评估及胜任力构成指标的实际应用[1]。监管科学的定义和范围的持续争论及其多学科性质使胜任力开发面临挑战，这是一个必须解决的重大知识缺口。

2013 年，临床和转化科学基金（CTSA）发起的监管科学工作组利用现有的 CTSA 临床和转化研究胜任力作为框架，着手面对挑战的行动[2]。监管科学工作组由罗切斯特大学牵头领导，工作组成员包括来自 NIH 支持的 CTSA 研究机构、CERSI 研究机构、FDA 和 NIH 的代表。

监管科学胜任力最初由 CTSA 监管科学工作组负责开发，CTSA 开展了一项调查，向专家发放问卷，调查 CTSA 监管科学工作组提出的核心主题领域和相关能力。这项调查要求被调查者使用五分制来对每项胜任力纳入必修课程的认同程度打分。对任何胜任力选择"不同意"或"强烈不同意"的选项的被调查者将被要求指出该胜任力是否应该是一个选修课，而不是必修课。调查问卷回收的总有效率为 69%。

2014 年 9 月 23 日，在华盛顿特区召开跨学科专家组会议，由美国药品研究和制造商协会（PhRMA）基金会主办，这次研讨会就监管科学的核心胜任力和课程指南进行了讨论。虽然监管科学的领域十分广泛，包括食品、化妆品、兽药和烟草产品等，但这次工作组讨论的重点是药品、生物制品和器械等方面的应用，并不涉及其他领域。研讨会包括 36 位来自学术界（14 人）、政府（10 人）、工业界（5 人）及相关协会和基金会（7 人）的领导者，涵盖医学、公共卫生、药学、药理学、生物工程、临床和转化研究、监管科学和监管事务[3]。研讨会议程包括学术界、工业界和政府对人员培训需求的小组讨论，以及集中在以下领域的分组讨论：①教学方法和案例研究；②课程开发流程图；③职业发展路径。为筹备研讨会，工作组开展文献回顾研究，并编制美国大学的"监管科学"或相关研究生教育计划的现状分析报告。这次研讨会的核心成果是提出监管科学胜任力要素，并经过后续迭代提炼，形成《监管科学核心胜任力和课程指南》（Regulatory Science Core Competencies and Curricular Guidelines）。

---

① Diamond RM. Designing and Assessing Courses and Curricula：A Practical Guide［M］.3rd ed . San Francisco：John Wiley & Sons, Inc；2008 .

② Meyers FJ，Begg MD，Fleming M，and etc. Strengthening the career development of clinical translational scientist trainees：a consensus statement of the Clinical Translational Science Award（CTSA）Research Education and Career Development Committees［J］. Clin Transl Sci. 2012，5（2）：132 - 137 .

③ FDA. Regulatory Science Workshop Agenda . 2014［EB/OL］（2015 - 05 - 19）［2019 - 03 - 04］. http：//www. phrmafoundation. org/regulatoryscience - documents/.

通过调研和凝炼，工作组将"核心胜任力领域"识别作为相关胜任力要素划分的方法。通过核心治疗领域和相关胜任力与学术界、行业和政府合作伙伴共享，以获得额外的建议，并作为 2014 年研讨会讨论议题的基础①。

监管科学教育的 11 个胜任力核心主题领域将有助于构建从事监管科学的研究者和工作者的教育和培训模式和内容（表 10 – 1，表 10 – 2）。这些核心主题领域基于 FDA 监管科学优先领域的一个子集，并定义了可以通过特定胜任力培养来解决的关键技能、知识和能力问题。这次研讨会促进了研究机构和行业设计开发新的教育项目或改造现有教育项目的重要资源，融入更强、更坚实的监管科学多元知识元素。

表 10 – 1 监管科学人才胜任力核心要素一级指标

序号	胜任力要素指标	英文
1	监管科学研究问题和优先事项	Regulatory Science Research Questions and Priorities
2	监管政策和程序	Regulatory Policies and Process
3	研究伦理	Research Ethics
4	药物研发	Drug Discovery and Development
5	医疗器械创新	Medical Device Innovation
6	临床前研究	Preclinical
7	临床试验	Clinical Trials
8	上市后监管与合规	Post – Marketing and Compliance
9	分析方法和工具	Analytical Approaches and Tools
10	沟通	Communication
11	技术和创新	Technology and Innovation

表 10 – 2 监管科学人才胜任力核心主题领域

1. 监管科学研究问题和优先事项

1.1 概括当前和新出现的监管科学优先事项，包括 FDA 制定的和其他的优先领域
1.2 针对目前医疗产品审评和批准程序，通过转化科学研发路径的差距分析识别其他监管科学问题
1.3 评论监管科学研究问题和优先事项
1.4 识别监管科学领域的方法和技术；勾勒研究计划的愿景
1.5 从患者、患者支持组织、临床医生、支付方和监管机构的角色，描述决策科学和循证决策制定的原则
    组织内和组织间的个人组成的多学科网络中的特定角色描述团队科学的原则

2. 监管政策和程序

2.1 理解适合相关研究领域的现行监管体系和结构
2.2 评估和分析与研究领域相关的法律、法规和指南文件
2.3 将提出的监管策略应用于从实验室到病床的医疗产品的设计开发，分析现行监管框架内的机遇和挑战

3. 研究伦理

3.1 解释与制定新法规和指南有关的伦理原则和要求
3.2 确定监管科学（包括临床试验）中当前和新兴的研究伦理问题
3.3 讨论知情同意过程中风险获益披露的问题
3.4 定义利益冲突（COI）并讨论应用调节和监测技术的新方法，以及财务和非财务利益冲突案例

---

① Joan E. Adamo. , Erin E. Wilhelm. Scott J. Steele . Advancing a Vision for Regulatory Science Training［J］. Clinical and Translational Science，2015，8（5）：615 – 618.

3.5 了解当前的风险获益评估措施和要求

3.6 同时确定实施风险获益评估新方法（包括新兴创新技术）的机遇和挑战

3.7 为两用研究（Dual – Use Research，DUR）[①]定义、识别和应用方面的伦理问题及其影响

4. 药物研发

4.1 描述药物发现和开发的传统过程，包括靶点识别，验证，先导分子识别和优化

4.2 讨论将新技术引入进一步的靶点识别（高通量筛选，体外模型，先导分子优化和定量，系统生物学，网络分析，器官芯片疾病模型）

4.3 应用体外模型描述毒理学与靶机制，代谢机制相关性的重要性

4.4 识别和理解生物标志物和替代终点在解决有效性和毒性问题方面的相对效用

4.5 提出临床机制验证和概念验证的参数

5. 医疗器械创新

5.1 概述临床前或临床观察转化为监管科学需求的明确界定的过程

5.2 讨论如何根据安全性，质量和监管影响及其他考虑因素进行优先需求筛选和排序

5.3 识别产品开发中运用质量体系法规的需求

5.4 描述证明有效性所必需的临床前和临床试验

5.5 了解如何应用监管科学方法应对必要的上市后变化

6. 临床前研究

6.1 评估药物和器械研发场景下的临床前试验的各阶段

6.2 描述如何定义临床前试验要求和设计适当的临床前研究

6.3 描述 GLP 研究的基本原则，以及何时需要运用这些方法

6.4 解释临床前研究结果如何支持药物配方和临床开发方面

6.5 描述选择、认定和创新动物模型的方法，以及驱动临床试验设计创新的动物模型替代方法

6.6 解释开发更好地、更准确地代表人类不良反应敏感性的临床前模型的必要性（例如基于细胞或组织的检测方法）

6.7 解释需要评估多个水平（例如基因，蛋白，路径，细胞与器官功能）的数据以便更好地理解毒性机制

6.8 描述和评估采用生物标志物的必要性以及相关终点怎样用于临床前评估

7. 临床试验

7.1 描述单个临床试验的阶段

7.2 概述医疗产品适当临床试验的设计与要素

7.3 了解可能会为特殊需要提供更多信息，有效且高效的替代性新型临床试验设计（适应性试验设计）选择（例如，针对孤儿药适应证、儿童和新生儿试验的设计和终点的小型试验）

7.4 描述单个试验和研究计划中的不良事件监测策略，包括上市前和上市后

7.5 概述应用药物基因组学方法优化目标人群使用和同时开发药物和诊断器械的机会

7.6 描述了定量药理学在临床研究和药物审评程序中的作用

7.7 讨论特殊人群的临床试验参数（例如，儿科，老年医学，器官功能改变，心脏毒性）

7.8 理解如果研究人群与目标适应证人群有显着差异，试验结果可能会有所不同

7.9 解释识别改进的临床终点和相关生物标志物的必要性

7.10 描述使用建模和模拟来优化临床试验设计的方法和有效性

8. 上市后与合规

8.1 概述 FDA 在上市后监管程序中的地位

8.2 描述 FDA 在处理合规问题时可采用的强制措施范围

8.3 理解新技术在污染或假冒产品的抽样和产品检测中的应用

---

① 两用研究（"DUR"）定义为出于合法目的的进行的研究，该研究产生可用于善意和恶意目的的知识，信息，技术和（或）产品。两用研究担忧（"DURC"）是指生命科学研究，可以合理地预期提供知识，信息，产品，或可能直接误用以对公共健康和安全，农作物和其他植物，动物，环境，物资或国家安全产生广泛潜在影响的重大威胁的技术。

9. 分析方法和工具

9.1 解释计算方法和计算机模拟在预测人类疗效、毒性和风险获益，以及指导监管决策中的潜在应用

9.2 评估促进新的临床试验设计的统计方法、生物医学信息学和模型的应用（例如，缺失数据，多重终点，患者富集，适应性设计）

9.3 描述基本统计概念（例如，确定研究问题，概念化假设，确定数据来源，利用合理的研究设计，确定适当的分析方法，得出有效且有意义的结论）

9.4 描述从 RCT、观察性研究和其他研究设计中识别、评估和综合信息的过程

9.5 确定获取和验证各种科学信息的适当方法（例如，系统评价，Meta 分析等）

9.6 描述各种分析工具和技术的原理和应用（例如，生物信息学，患者报告结果，临床有效性研究，转化研究等）

9.7 讨论对现有临床试验数据应用数据挖掘技术的结果（例如，从可访问的大型医疗数据库中分析 EHR，以确定研究之间变异的来源，区分疾病子集，提高对临床参数和结果之间关系的理解，评估潜在生物标志物的临床应用并评估上市后数据）

9.8 描述信息学在临床试验和定量药理学研究中的应用

9.9 概述与数据存储、维护、访问，隐私和安全相关的当前法律和政策要求

9.10 讨论解决数据存储、访问、共享、隐私和保密性方法（包括患者、行业、政府和其他数据来源）

9.11 描述与生物银行和其他途径收集组织相关的要求和权限

9.12 描述使用新的分析策略和现有数据集的再利用

10. 沟通

10.1 比较沟通、基于证据的沟通和风险沟通的异同点

10.2 解释风险沟通的方法及指导沟通方法的社会学和行为科学理论

10.3 描述为监管决策提供信息的各种研究方法（例如，焦点小组，调查，实验方法等）

10.4 讨论以结果为导向的方法及其评估标准，以实现沟通策略的短期和长期目标

10.5 有效地向利益相关者沟通监管科学的价值，包括对于同行、决策者、媒体和公众等利益相关方的监管科学优先事项和差距

10.6 讨论向发起人和生产商提供有效地、透明地与公众沟通产品的风险、获益和不确定性指南的必要性

10.7 在开发沟通计划时考虑到国际的和文化的因素，包括国际组织的作用

11. 技术和创新

11.1 描述新兴的关键技术领域及如何影响监管科学程序和政策（例如，生产，毒理学等）

11.2 说明医疗产品创新和技术发展的全球性

11.3 概述影响新型医疗产品经济可行性的方面，包括支付方在保险覆盖和报销决策中的作用

（二）整合式监管科学人才培养模式

1. 监管科学培养项目设计方面

虽然监管科学胜任力核心要素领域并不涵盖所有监管产品，但胜任力核心要素可作为其他监管科学领域胜任力开发的基础。此外，硕士学位课程与证书课程等教育项目的水平将取决于各个大学的各自背景。各院校应当利用核心主题领域目录，设计和开发各自的满足师生需求的课程，并与自身的战略使命和优势保持一致。

各院校在监管科学培养项目设计时，应当采用灵活的方式。

（1）根据自身优势和培训项目的优势一致地运用和调整胜任力要素。没有一所院校能涵盖全部监管科学核心能力概念范围。然而，某些核心主题领域是跨学科相关的，应该包括在每个培训项目中，包括监管科学的研究问题、优先事项和领导力、监管政策和程序、研究伦理和沟通。

（2）从药理学、药学、生物信息学、毒理学、影像学、法学、监管事务等多个学科招聘教师。除了教学和指导之外，教师应当提供参与监管科学研究的机会，这些经历应

当在教师晋升和任期决定中得到承认。

（3）从监管科学的全球性特性角度运用这些胜任力要素。理解 FDA、国际监管机构或具有监管权力的全球卫生机构等的角色，监管机构的职责和要求都可以在胜任力培训中找到解决路径。

（4）设计具有评估和评价功能的教育和培训项目，确保学习经验有效地帮助学员为从事监管科学职业做好准备。

（5）在制定教育和培训计划时纳入所有相关利益相关者的观点。相关利益相关者包括行业、监管机构、临床医生和患者。

2. 体验式教学模式

监管科学强调先进科学和技术在监管决策中的应用，体验机会（experiential opportunities）是监管科学教育和培训的关键和核心组成部分，"轮岗训练"是具有优势的选择，但是，由于涉及保密性问题，到 FDA 内部进行实践训练有可能存在实施障碍，但在行业实践可操作性难度相对较低。

监管科学教学和培训必须让学习者建立批判式思维技能，培训团队式学习的科学环境，训练批判性思维，也是转化科学中采用的优先策略。以批判式思维方式传授知识应当采用课堂学习与实践相结合的方式，即基于课堂案例研究教学与课堂之外进行的基于实践经验的学习相结合，使学习者获得体验式学习机会，以弥补课堂教学说教传授方式的不足，体验式教学机会应当面向利益相关者职业生涯发展的所有阶段提供，而不是仅仅针对在校生或新入职者。

在美国，监管科学的培训采用多边培训模式（图 10 – 2），学术界、工业界和政府共同开发培训项目，实习或奖学金项目是成功的监管科学培训项目的重要组成部分。

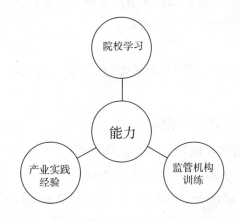

图 10 – 2 监管科学胜任力教育和培训的联盟模式

（1）联盟模式 因为监管科学涵盖多学科，依赖广泛的专业领域，联盟模式将允许所有监管科学概念问题得以解决，而不必仅仅依赖任何单一的院校。在学术界、工业界和政府部门等看似具有潜在的竞争性的对手之间建立联盟，将共享广泛专业领域的教师资源，解决授课和实习机会问题。此外，这种模式将有助于课程的可移植性。CTSA 联盟中各研究中心之间已经建立了很好的合作和共享机制,虽然在教育和培训方面的内部障碍仍需要跨越,但由于 CTSA 联盟的基础设施可以随时支持规范的科学研究、教育和培训,CTSA 联盟被提议作为监管科学行动的学术中心。某些非营利组织和非政府组织也非常适合主办这类教育和培训项目,如里根 – 乌达尔基金会(Reagan – Udall Foundation)或PhRMA 基金会。

(2)监管科学研究、教育和培训资金 关于如何支持和维持监管科学教育和培训项目的实际运作方面,CTSA 项目现有的培训资助机制(如 T32:研究机构研究训练资助,K12:研究职业发展奖学金,R25:研究教育项目资助)可增加针对监管科学的项目,以推动监管科学新课程和培训机会的合作开发。

FDA 建立了奖学金与交流计划(Fellowships and Exchange Programs),这项计划始于2008 年 10 月,培训期为 2 年,主要目标有三项:吸引科学家到 FDA 工作,培训监管科学领域科学家并在 FDA 留任。FDA 每年招募 50 名研究人员,进入首席科学家办公室(OCS),然后与整个机构的指导人员(preceptors)一起工作。为期 2 年的培训过程中,研究人员需完成 4 部分内容(大约 210 小时)的课堂培训,其中包括将开展研究项目的审评中心或办公室的特定工作内容培训。在 2010 年秋季毕业的第一批研究人员中,48 位研究人员全部完成计划,其中,38 位在 FDA 留任(入职率为 79%),5 位研究人员在行业内就职,担任行业和 FDA 之间的"大使",其余的人员回到了学术界①。

NIH 也已经将这种机制用于数据科学培训,也可以作为监管科学的一种支持机制。所有主要利益相关方,不论其商业模式如何,都应当赞助和支持监管科学教育和培训项目以解决资金问题。由于 CAST 项目已经建立了严谨的项目评估和管理机制,通过正规的经济性分析来衡量和识别监管科学教育和培训项目,证明监管科学研究生学位或证书项目对 FDA 和未来学生具有价值的将获得资助。

三、监管科学学历与证书教育

(一)学历教育和证书教育发展概况

截至 2020 年 5 月,美国共有 19 所高等院校和研究机构提供各种层次的监管科学学历教育、证书教育和短期培训等。其中南加州大学是目前唯一一所提供监管科学博士学位教育的高校,13 所高校提供硕士学位教育,另有 3 所高校和科研单位设有监管科学博士后项目(表 10 – 3)。

目前,美国的药品监管科学学科教育尚处于初创阶段,学位依托的专业名称各异,包括临床研究专业、转化科学、药学专业、生物设计专业、食品监管专业等,在这些传

---

① Steve Olson and Anne B. Claiborne. Strengthening a Workforce for Innovative Regulatory Science in Therapeutics Development:Workshop Summary [R] 2012:15.

统专业设立监管科学方向比较普遍，部分院校则单独设立监管科学专业。

哈佛大学、耶鲁大学、罗切斯特大学等多所高校提供证书课程，部分高校单独提供或同时提供短期培训项目。以加州大学旧金山分校和斯坦福大学 CERSI 为例，既提供生物工程硕士学位，也提供监管科学培训证书课程作为进一步接受监管科学教育的基础。

表 10－3　美国设立监管科学学科的部分高校

序号	中文名	学院	学位及证书
1	马里兰大学 *	药学院	证书；硕士；博士后
2	加州大学旧金山分校 *	UCSF 药学院和医学院	非学历教育；证书；博士后
4	斯坦福大学 *	工程学院和医学院	非学历教育；博士后
3	约翰霍普金斯大学 *	生物技术教育中心	硕士
6	耶鲁大学 *	药学院；公共卫生学院	非学历教育；证书
7	梅奥诊所 *	Robert D. 和 Patricia E. Kern 卫生保健科学中心；知识与评估研究部（Knowledge and Evaluation Research Unit）	非学历教育
5	乔治城大学	医学中心	硕士；证书
8	圣托马斯大学	工程学院	硕士
9	亚利桑那州立大学	护理与健康创新学院	硕士
10	菲尔莱狄更斯大学	贝顿学院化学与生物化学系	硕士
11	圣克劳德州立大学	科学与工程学院	硕士；证书
12	哈佛大学	医学院	证书
13	宾夕法尼亚大学	佩雷尔曼医学院；药学院	硕士；证书
14	圣地亚哥州立大学	理学院（监管科学中心）	硕士；高级证书
15	瑞吉斯学院	健康科学学院	硕士
16	南加州大学	药学院	硕士；监管科学博士（DRS）；证书
17	德州 A&M 大学	土壤和作物科学系、农业经济学系、兽医生物学与药理学系	证书
18	阿肯色大学	医学院 Fay W. Boozman 公共卫生学院	证书
19	密西根大学	医学院	硕士
20	罗切斯特大学	公共卫生科学系	高级证书

注：截至 2020 年 5 月的数据，* 是 FDA 的 CERSI 合作机构。耶鲁大学与梅奥诊所是合作 CERSI 机构，加州大学旧金山分校与斯坦福大学是合作 CERSI 机构。乔治城大学曾经是 CERSI 合作机构。

从教学模式看，有 15 所院校和研究机构提供线上教学资源，12 所提供实训课程或实践训练机会。随着学科建设的推进，线上教学和实训课程将成为美国监管科学人才培养的标配模式（表 10－4）。

值得注意的是，美国对监管事务和监管科学人才培养进行明确区分，监管事务专业早已有之，而监管科学则属于新兴专业。因此，20家院校和科研机构中有16所高校和研究机构为监管科学专业或方向，仍有4所为严格意义上的监管事务专业在监管科学方向的拓展。

表10-4 美国监管科学学历与证书基本情况

序号	院校名称	教学方案			产品范围	监管科学或监管事务	教学模式	
		学位	专业：方向	学分			线上	实训
1	亚利桑那州立大学	MS.	临床研究管理专业：监管科学方向	33	药品、器械	监管科学	100%	—
2	菲尔莱狄更斯大学	MS.	健康科学专业：监管科学方向	31	药品	监管科学	有	有
3	乔治城大学	MS.	临床和转化科学专业	33	药品、生物制品	监管科学	100%	—
			临床和转化科学证书课程；治疗学研究生证书	19				
4	约翰霍普金斯大学	MS.	监管科学专业	10门课程	药品、生物制品	监管科学	100%	100%
5	瑞吉斯学院	MS.	监管和临床研究管理专业	9	药品、器械、生物制品	监管事务	100%	100%
			证书	4				
6	圣地亚哥州立大学	MS.	监管事务专业	12单元	药品、器械、生物制品	监管事务	100%	—
		高级证书		3单元				
7	马里兰大学	MS.	监管科学	30	药品、器械、生物制品	监管事务	100%	—
			证书	12				
8	密西根大学	ME.	制药工程专业：监管科学方向	30	器械	监管科学	—	100%
9	宾夕法尼亚大学	MS.	监管科学	12个单元	药品、器械、生物制品	监管科学	—	100%
		证书		2门必修课和2门选修课+1年的研究项目				

续表

序号	院校名称	教学方案			产品范围	监管科学或监管事务	教学模式	
		学位	专业：方向	学分			线上	实训
10	南加州大学	DRS	监管科学	64 单元	食品、药品、器械、生物制品	监管科学	100%	100%
		MS.		36 单元				
		证书		12				
11	圣托马斯大学	MS.	监管科学	33	器械	监管科学	—	100%
12	哈佛大学	研究生证书	治疗学	6 门课程	药品、诊断、器械、	监管科学	100%	100%
13	斯坦福大学	非学历教育（小型课程、沉浸计划）	监管科学	—	药品、器械、生物制品	监管科学	有	有
14	德州 A&M 大学	研究生证书	食品监管科学	12	食品	监管科学	100%	—
15	阿肯色大学医学院	证书	监管科学专业	4 门课程（每门课程3个小时）	药品、器械、生物制品	监管科学	100%	—
16	加州大学旧金山分校	硕士	转化科学		药品、器械、生物制品	监管科学		100%
		证书教育（美国药物研发与监管科学课程）	监管科学	6 个模块			—	
		非学历教育（小型课程、沉浸计划）		—			有	有
17	罗切斯特大学	高级证书	监管科学	16 学分	药品、器械	监管科学	100%	100%
18	梅奥诊所-耶鲁大学	研究学者计划	监管科学	—	药品、生物制品、器械	监管科学	—	100%
19	圣克劳德州立大学	MS.	监管事务和服务	33～36	器械	监管事务	100%	—
		证书	监管事务	16～18				
20	耶鲁大学	证书教育	监管事务	4 单元	药品、器械、食品	监管事务	100%	—

（二）南加州大学的监管科学教育项目

南加州大学（University of Southern California，USC）设有监管科学项目，包括本科生、研究生证书（Graduate Certificates），硕士及博士学位课程。本科生主修药理学和药品研发课程，接受生物技术、药剂学和生物医学等基础教育，辅修生物医学治疗科学与管理课程，关注药学预科、医学预科和其他与健康相关的内容。研究生学历旨在使学生学习医疗产品研发相关的重要知识。该校设有监管科学硕士学位、药品研发管理硕士学位、医疗产品质量硕士学位及监督管理（Regulatory Management）硕士学位，且监督管理硕士提供博士后培养项目。另设有监管科学博士学位（Doctor of Regulatory Science，DRSc）项目。

1. 硕士培养

USC 药学院①设有监管科学硕士学位，是由 STEM 指定（STEM designated）的学位课程②，该学位为具有生物、化学、药学和生物医学科学、生物医学工程、商业和法律背景的学生而设计。该学位的目标是培养监管科学专业人才，以满足国内及国际的紧迫需求。作为美国设立最早和最大的监管科学项目，行业、政府、咨询机构及学术领域对该校的毕业生有很大的需求量。该校毕业生是应对行业和政府的挑战需要的领导者，加快向医疗创新需求方提供服务，同时确保满足安全标准。

该校可以周末上课以便在职专业人员学习，学生可通过网络学习该课程，而且可按照自己的节奏选修尽可能多的课程。所有的学生和毕业生都会得到职业发展支持，包括招聘活动、招聘会及国内国际企业的招聘信息。

2. 课程设置

USC 的监管科学硕士学位要求完成 36 个单元课程（表 10 – 5）。核心课程包括关注基本监管框架、高级监管框架、质量保证、临床研究、统计学、医疗产品法律和项目管理课程，也设有选修课程。学校鼓励学生通过参加学术和行业实习或培训课程以获得实践经验。

表 10 – 5　USC 监管科学硕士必修课程

必修课程结构	课程	单元（个）
入门级监管	医疗产品监管介绍	3
高级监管（至少选择 2 门）	药品与生物制品法规	3
	医疗器械与诊断产品法规	3
	食品与膳食补充剂法规	3
	食品科学与技术介绍	3
质量保证（选择 1 门）	药品和生物制品的质量保证	3
	医疗器械与组合产品的质量保证	3
	质量体系与标准	3
临床研究	临床试验的组织架构与管理	4
统计学（至少选择 1 门）	质量体系与统计工艺控制	2
	临床试验设计与统计学介绍	3
医疗产品法律	医疗产品与法律	3
商业经营	生物医药贸易	4

---

①　University of Southern California. Master of Science in Regulatory Science［EB/OL］.（2018 – 09 – 08）［2019 – 09 – 08］. https：//regulatory. usc. edu/programs/msrs/.

②　STEM 是美国政府提出的"素质"教育倡议。STEM 是科学（Science），技术（Technology），工程（Engineering），数学（Mathematics）四门学科英文首字母的缩写。美国国土安全部发布的认定 STEM 学位专业目录与签证类型和在美国的学习停留期限有关。

所有由监管和质量科学系（Department of Regulatory and Quality Science）提供的课程既可现场上课也可网上学习。学生被录取后，学院将给学生制定课程计划以满足学生的需求。必修课程剩余的单元可以在监管和质量科学系提供的选修课程中得到补充。

为获得监管科学硕士学位，每名学生必须满足以下条件：至少完成 36 单元的必修课和选修课；累计 GPA 为 3.0 或以上；保持春季和秋季学期连续注册；五年内完成学位。

（1）医疗产品监管介绍　在该课程中会考察许多政府机构的作用。通过关注与众不同的案例研究，学生分组进行识别各种机构如何监管医疗产品和医疗保健产品。该课程为初次接触监管科学的学生设计，可作为后续深入学习医疗产品研发课程的基础。

（2）药品和生物制品法规　该课程探讨科学发现、检测和监管之间的关系，着眼于处方药和非处方药的管理规则，以及基因工程和生物产品研发所带来的变化。该课程关注监管专家为使产品获批而与 FDA 和其他国际监管机构合作时面临的实际问题。

（3）医疗器械与诊断产品法规　科学和工程领域的新进展正在改变新型医疗技术的监管方式和支付方式。该课程探讨新器械的研发和监管路径，以及产品上市后的监管方式。

（4）食品与膳食补充剂法规　该课程探讨食品及其成分的监管动态，包括故意添加、可能的污染物和膳食补充剂，并探讨与这些产品相关的国际法规的争议性。监管专家会分享专业知识，并讲解监管这些产品的当前及未来的法规状态。学生通过实地考察食品和膳食补充剂的生产和制造场地，体验食品和膳食补充剂之间的生产和监管差异，并通过讨论、口头陈述和书面评估批判性地审视这些差别。

（5）食品科学与技术介绍　食品科学和食品安全的基本概念，包括但不限于食品化学基础、食品成分和营养相互作用、食品加工、食品工程、食品稳定性和保鲜、食品感官质量、食品毒理学、食品微生物学和食品生物技术。学生将通过课堂演示、食品市场调查和小组项目来讨论这些概念。

（6）药品和生物制品的质量保证　课程内容包括上市后监测、内部审查和监管检查确保质量。学生将了解美国和国际上确保药品和生物制品质量所需的法规，并了解解释和实施质量体系所必需的原则。

（7）医疗器械与组合产品的质量保证　1996 年，FDA 修订了 cGMP，要求所有医疗器械企业必须实施合规的质量体系。这些新法规包括医疗器械的设计、制造、包装、标签、储存、安装和维修的方法。过去的 5~10 年间，药品或生物制品与器械组合产品显著增长。学生将学习美国和国际上确保医疗器械和组合产品质量的法规和指南，以及解释和实施质量体系（包括 QSR、ISO 13485 和 ICH）的重要原则。

（8）质量体系与标准　该入门课程中，将考察不同国家对医疗产品质量监管方式，从设计、研发到制造和分销；研究管理良好实验室和生产质量规范的规则（GLP、GCP 和 cGMP），并探讨如何与 ISO 和欧洲标准、CE 标志和质量体系法规相结合；研究风险分析和文件记录，并参与实际质量审计。

（9）临床试验管理　该课程将关注影响临床试验的生物伦理学和实践问题，研究如何开展临床试验及如何管理和记录临床试验。该创新课程的设计考虑了有实践经验者的背景，关注来自现实临床情况的更高级的概念和问题，以及该领域面临的挑战。

（10）质量体系和统计工艺控制　医疗器械、药品和生物制品质量保证的关键之一是生产工艺易于理解、一致和高度可控。工艺通常在以下情况易于理解：变异性的所有关键来源可被识别和解释；变异性可被工艺控制；考虑物料、制造、环境等条件时，产品质量可被准确预测。统计工艺控制（Statistical Process Control，SPC）是制造过程中的测量和控制质量的标准方法。学生将对研发过程和质量体系统计学的使用有深刻理解。

（11）临床试验设计与统计学介绍　课程内容聚焦临床试验设计和统计方法学。在设计和实施临床试验前，必须考虑以下基本特征：①基础研究设计；②研究群体；③研究方案中的统计分析；④受试者招募；⑤监管要求；⑥伦理问题。在该课程中，学生将探讨和熟悉临床研究设计和医疗产品研究使用的统计分析方法。该课程还强调 AIDS、癌症、儿科和精神科等特殊群体临床试验的特性，还会涉及当前加速药品研发的趋势。

（12）医疗产品与法律　监管医疗产品的法律是理解产品如何研发和上市的起点。该课程将探讨与医疗产品研发、商业化和临床使用有关的法律历史进程，并关注过去 20 年间对建立法律理论判例，以及指导法律解释具有重要意义的法律案例。

（13）生物医药商业化（Biomedical Commerce）　该课程介绍适用于医疗产品的商业准则，包括：供给和需求、产品进出口策略、融资、报销、营销和全球市场定价。学生能够与销售、上市、新产品研发和战略情报方面的专家互动，以理解不同的因素如何影响新产品从实验室到上市再到退市所需的商业决策。

3. 博士培养

USC 药学院设有监管科学博士学位 DRSc，是目前全球为数极少的监管科学博士计划之一①。该研究计划的目的是为全球监管科学的新兴职业培养高级研究、领导和调查技能。该项目旨在培养精通战略管理、政策开发和研究评估方面的专业知识，并将在公共部门、学术界和医药行业高级职位任职的毕业生。该计划的参与者学习一系列课程（表10-6），重点关注三个主要领域——全球产品策略、产品生命周期策略、工程和人力资源管理。

该计划旨在满足已经在大学外从事全职工作、具有重要领导或管理职责的个人的需求。一般情况下，学生在医药行业中有 10～15 年工作经历，并有若干年监管领导或质量部门经验。

该课程由不同的关注领域组成一系列模块。学生必须在每个关注领域取得最低学分，然后可以学习药学院或其他学院其余的选修课程。学校鼓励学生学习其他学院的课程，使学生具有更广泛的视野和跨学科的知识。

---

① University of Southern California. Doctor of Regulatory Science（DRSc）［EB/OL］.（2018-09-08）［2019-09-28］. https：//regulatory. usc. edu/programs/drsc/.

表 10 – 6 USC 药学院监管科学博士课程

课程结构	简介
监管科学基础课程（至少 15 单元）	该课程是基础内容，通常由 MS 计划的核心课程或其他研究生计划的课程构成
产品生命周期策略（至少 8 单元）	许多课程由药学院提供，也有课程由监管科学或 Titus 家庭临床药学和药物经济学与政策系提供
工程和人力资源管理（至少 8 单元）	许多课程由药学院提供，也有课程由监管科学或 Titus 家庭临床药学和药物经济学与政策系
全球监管策略与政策（至少 8 单元）	全球导向的课程。其中两门课程要求学生出国学习，使参与者可以在具有挑战性和身临其境的文化体验中见到监管人员并学习全球的医疗保健服务系统
研究和论文的准备与完成（至少 10 单元）	所有学生在研究设计中要完成至少一门课程的专业论文。目前有两门此类课程，一门是基础/社会科学方法学，另一门是临床研究方法学。学生必须上至少一门课程为论文研究（dissertation research）做准备。研究将关注监管科学的特殊领域，例如政策、管理、最佳规范或伦理。3～4 名学生组成小组开展研究项目，定期与导师团队讨论进展与挑战。每个学生由两名确定的导师辅导，一名为大学毕业人员，另一名为在学院中兼职的其他行业或政府的监督者（supervisor）或导师。每个学生必须完成一篇论文并答辩

（三）马里兰大学的监管科学教育项目

1. 硕士培养

马里兰大学药学院设有监管科学硕士（Master of Science，MS）学位和研究生证书（Graduate Certificate）项目，两个项目仅网上授课，为学生提供促进药品和生物制品监管及药品生命周期必要的知识和技能。两个项目涵盖了药品和生物制品的主要领域，包括化学、制造和控制（Chemistry，Manufacturing and Controls，CMC），临床研究，药物警戒，Ⅳ期临床研究（例如：药物流行病学）及药品和生物制品发现阶段[①]。

MS 和研究生证书项目重点关注药品和生物制品，也关注诊断试剂、器械和营养品监管问题。监管科学研究生证书项目提供的课程比 MS 学位课程更有限，包括 MS 课程的前两门预修课程：药品、生物制品和器械法规与药品和生物制品发现。

2. 硕士学位毕业生的培养目标

监管科学项目的硕士学位毕业生熟悉开发新工具、标准和方法的科学，以评估 FDA 监管产品的安全性、有效性、质量和性能。学生将获得以下方面的知识与技能：①制定并实施药品、生物制品和医疗器械研发和审评的全球策略；②识别美国和其他地区药品和生物制品研发和注册的要求；③在药品和生物制品发现和研发的过程中遵循基本的和应用药学科学的原则；④制定药品研发中 CMC 的关键要素；⑤将临床研究设计原则和临床试验管理实践相结合；⑥应用在药物流行病学和上市后监测中利用的风险评价和药物利用评价的关键方法，评估影响药品使用的经济学和社会人口学因素。马里兰大学 MS 及研究生学历课程设置情况见表 10 –7。

---

① University of Maryland. MASTER OF SCIENCE AND GRADUATE CERTIFICATE IN REGULATORY SCIENCE ［EB/OL］. （2018 – 09 – 01） ［2019 – 05 – 16］. https：//www. pharmacy. umaryland. edu/academics/regulatory-science/.

3. 课程设置情况

表 10 –7　马里兰大学 MS 及研究生学历项目课程①

MS 课程	研究生证书项目课程
药品、生物制品和医疗器械法规（核心）	药品、生物制品和医疗器械法规
药品和生物制品发现（Drug and Biologics Discovery）	药品和生物制品发现
药品和生物制品研发	
临床试验	
上市产品监管	

（1）药品、生物制品和医疗器械法规　该网络课程旨在引导不同专业背景的学生探索美国和全球加强药品、生物制品和医疗器械监管的内容。该课程是核心课程，是其他课程的先修课程。内容包括药品法律法规框架，包含已促成现行法律框架的事件、药品/生物制品/医疗器械研发和使用的伦理问题、全球监管的指南及方法、与 FDA 沟通的事项〔包括 IND、NDA、ANDA、501（k）批准和 PMA/BLA 审评要求〕、CMC 问题及上市后监管问题。

（2）药品和生物制品发现　药物科学是发现新药并决定临床成功与否的基础。该网络课程旨在教授学生药物化学和官能团的基本概念、改善药效的药物化学方法、药理学原则、药物设计的生物学和靶点注意事项，以及药物的体内代谢和清除。

（3）药品和生物制品研发　候选药物和药物活性成分（API）需要在体内成功递送并必须有可接受的毒理学特性。该课程在药品发现课程之后进行，包括药品研发的主要内容：药物组方和质量、稳定性试验、药动学特征、生物等效性、临床前毒理学、生物分析方法、GLPs。本课程还包括生物制品的内容。

（4）临床试验　在药品或医疗器械研发和为循证医学和卫生政策创建知识库的过程中，精心设计临床研究至关重要。该网络课程旨在发现临床试验要素。学生将学习如何设计和实施不同的临床试验。在该课程中，学生将探讨药品/医疗器械研发中每期临床试验的作用及其不同的研究设计和监管问题。该课程会详述 ICH – GCP 指南和如何成功地管理临床试验，讲授药物使用中的个体化给药和行为与社会问题。

（5）上市产品监管　在药品或生物制品、疫苗、医疗器械的实验室研究和临床研究的生命周期中，获得 FDA 批准至关重要。而产品上市后会面临：如何使用药品及使用对象、竞争产品进入市场、医疗服务的变化引起风险获益平衡改变。该课程覆盖临床试验阶段和产品获批上市后监管的内容，包括药物警戒、风险管理行动、药物流行病学、药物经济学、疗效比较和药物使用研究。该课程旨在使学生了解医药产品上市前后的问题、评估上市后研究的必要性以及能够批判地解释和应用这些研究结果。

---

① University of Maryland. COURSE SCHEDULE〔EB/OL〕.（2018 – 09 – 01）　〔2019 – 11 – 30〕. https：//www. pharmacy. umaryland. edu/academics/regulatoryscience/courses/.

（四）加州大学旧金山分校的监管科学教育项目

1. 硕士培养

加州大学旧金山分校（UCSF）–斯坦福大学（UCSF – Stanford）CERSI 是建立在原 UCSF 转化和监管科学（translational and regulatory science）项目基础上的拓展项目，提供监管科学中以科学为基础的医药产品研发，以及从临床前到上市后法规的基础教育，包括 UCSF/加州大学伯克利分校（UCBerkeley）转化医学硕士（Master of Translational Medicine，MTM）项目，UCSF 药品研发与监管科学美国课程（UCSF American Course on Drug Development and Regulatory Sciences，ACDRS），药物动力学课程（PK 课程）3 个部分①。

2. 课程设置

（1）UCSF/加州大学伯克利分校（UC Berkeley）MTM 项目 MTM 项目是 UCBerkeley 生物工程系和 UCSF 生物工程和治疗科学系的合作项目，将工程学、临床和企业方面的医学创新转化为临床应用的新学位项目。学生在两所大学进行注册，同时利用两所大学的专业教育和科技资源。除以上两个核心院系之外，学生也参加 UC Berkeley 冯氏工程领导学院（Fung Institute for Engineering Leadership）提供的领导力培训课程。

MTM 项目需要在 UC Berkeley 和 UCSF 进行为期一年的课程，也是一个实践项目（表 10 – 8）。该课程主要包含三方面的内容：生物工程、临床需求与研究策略以及商业、创业与技术。该课程的中心是核心项目课程。与外部导师的工作相辅相成，该课程提供同行支持、引入转化医学的观念，并提高学生演讲技能。

表 10 – 8 UC Berkeley 和 UCSF MTM 项目课程

主题	课程
生物工程	1. 转化的挑战：诊断学、器械和治疗学［UCSF］ 2. 转化医学的伦理和社会问题［Berkeley］ 3. 生物工程选修
临床需求与策略	1. 临床研究设计［UCSF］ 2. 转化医学的挑战——"走出医学院（Anti – Medical School）"［UCSF］ 3. 医疗保健服务财务与经济学［UCSF］ 4. 临床需求和策略选修
商业、创业与技术	1. 工程领导者（Engineering Leadership） 2. 商业与创业选修

六个单元的核心项目课程分配在生物工程、临床需求与策略两个主题中，以帮助学生定制个体化课程。除以上必修课程外，该项目要求研究生选修包括商业、公共卫生、计算机科学和流行病学课程。在年末，所有的学生参加闭门学术报告会，分享研究成果。

（2）UCSF 药品研发与监管科学美国课程（ACDRS） ACDRS 是非盈利教育课程，

---

① University of California，San Francisco About UCSF Search UCSF. UCSF – Stanford Center of Excellence in Regulatory Science and Innovation（CERSI）［EB/OL］.（2018 – 09 – 02）［2019 – 09 – 21］. https：//pharm. ucsf. edu/cersi/education.

课程目标是使学生理解如何运用最新的创新生物制药研发策略、方法论和工具。该课程强调基于科学的、有效的、经济的、高质量的和快速的综合性产品研发，为患者生产更好、更安全的产品。

ACDRS 课程是综合的并且是相互联系的。其内容包括：新药的发现和研发、生物制药科学、临床药理学和试验方法论、良好临床实践与伦理、药物警戒与流行病学、生物统计学、监管事务、健康经济学、工程管理、营销与新疗法。

（3）药物动力学课程（PK 课程）　该课程适合具有最基础科学背景的学生，通过讲座或多小组研讨的形式进行。课程初始阶段讲授必要的药代动力学参数及如何运用参数总结和预测时间关系，剩余阶段讲授药代动力学应用。

3. 博士后项目

UCSF - Stanford CERSI 设有监管科学博士后研究员项目奖学金，资助优秀监管科学博士后研究。UCSF - Stanford CERSI 和董事会成员的资金和实物资助、机构基金及可能由 FDA 提供的资金共同支持监管科学博士后研究。

该研究项目的目标是培养具有坚实的监管科学基础，从事监管科学深度研究和教育的学者。在项目期间，研究员每月可获得与教育水平和经验相当的津贴。研究员将在加州大学旧金山分校或斯坦福大学度过第一年的学习；第二年，有机会接受 FDA 等单位的沉浸式体验培训。在研究项目结束时，项目导师帮助研究员确定并考虑在行业界、学术界或政府机构进一步培训或就业的选择。

博士后项目的申请人必须获得生物或生物医学科学、生物工程或相关领域的博士学位，且是美国公民或美国永久居民，并且成绩优异。申请人不能是 FDA 的现任雇员、合同商或研究员。

（五）约翰霍普金斯大学的监管科学教育

1. 硕士培养

随着生物科技产品开发和服务的日益增长，遵守联邦和各州的法规对生物技术公司的生存变得至关重要。生物技术公司对接受过监管科学教育的专业人员的需求不断增加。为满足这一迫切需求，约翰霍普金斯大学提供监管科学硕士（MS）学位计划。获得该学位的学生将成为政府和行业的监管科学计划的领军者。监管科学硕士学位隶属于克里格艺术与科学学院[①]。

该计划的目标是为从事监管科学职业的学生提供专业课程，聚焦全球和国内生物技术产品监管审评流程等高级主题。学生可以通过三门选修课程来深入学习自己选择的监管科学部分，包括各种先进的监管课程，涉及所有 FDA 监管的产品类型。为学生提供足够的监管科学基础知识，以及对 cGMP、实验室和临床实践及产品开发的实践经验，为毕业生提供在监管机构，学术和监管科学领域工作需要的特定课程（表 10 - 9）。

---

① The Johns Hopkins University. Multi - Year Schedule［EB/OL］.（2018 - 09 - 09）［2019 - 09 - 21］. http：//advanced. jhu. edu/academics/graduate - degree - programs/regulatory - science/multi - year - schedule/.

2. 课程设置

表 10-9　约翰霍普金斯大学监管科学硕士学位课程

课程结构	课程
普通必修课	监管事务中的生物进程 生物技术的转化：从知识产权到上市许可 cGMP 合规性概述 药品和生物制品的临床开发 监管事务概论 食品和药品法律
实践课	监管科学实践课

（1）监管事务中的生物工艺过程

本课程概述了用于发现、研发和审评治疗药物的生物工艺过程的实验室技术。重点是实验室方法在药物研发中的理论和应用，如重组 DNA 技术、抗体技术、蛋白纯化、免疫测定、高通量药物筛选、色谱、电泳细胞受体表征、药代动力学、治疗药物毒性检测和评价技术。

先修课程：生物科学监管事务，或生物化学和高级细胞生物学或已经获得监管科学或生物技术企业与创业计划硕士学位。

（2）监管事务概论

监管事务概论课程包括产品研发和批准上市后的法规。生物技术产品可分为药品、生物制品或医疗器械。本课程概述了监管事务及其对产品研发的影响。包括监管历史、监管机构、如何获取监管信息、药品申请提交、生物制品申请提交、医疗器械申请提交、GLP、GCP、cGMP 和 FDA 检查等主题。

（3）生物技术的转化：从知识产权到上市许可

本课程概述了生物技术公司或制药企业研发药物的过程。本课程强调知识产权的重要性和产品研发的基础科学和企业与 FDA 之间互动的重要性。该领域的专家作为客座讲师授课，让学生熟知监管过程的复杂性。

先修课程：生物科学监管事务，或生物化学和高级细胞生物学或生物技术企业与创业计划硕士学位。

（4）cGMP 合规性概述

学生将学习法规和立法历史、行业标准的实施策略、最佳规范方法，以及 FDA 目前的预期。学生还会学习如何将实用的解决方案应用于当今制药和生物技术行业的监管问题。

（5）药品和生物制品的临床开发

本课程向学生介绍研发新药和生物制品所需的有效规划和工作。学生将深入了解 FDA 和 ICH 的法规和指南。由于本课程强调执行任何必要步骤之前进行规划的重要性，包括临床前研究概述、NDA/BLA 格式和内容、临床研究计划、产品和检测方法开发、IND 申请、临床试验设计、实施和管理等主题。

先修课程：生物技术基础，或生物化学和高级细胞生物学或生物技术企业与创业计划硕士学位。

（6）食品和药品法律

FD&CA 规定了将药品、生物制品、医疗器械、食品或化妆品上市的监管审评程序。本课程将讨论 FDA 遵循的行政程序，包括对药品、生物制品和医疗器械审批程序的概述及对食品和膳食补充剂的监管。学生将参与 FDA 的执法活动，包括检查、扣押、禁令、刑事诉讼以及根据 FD&CA 授权的民事处罚，还包括《公共健康服务法案》等与生物制品的研发与审批有关的其他法案。

（7）监管科学实践课

基于案例的实践课将从监管科学硕士的先修课程中获得的知识应用于 FDA 的实际案例。学生将扮演监管专家、FDA 审评员、先进政策制定者或其他相关利益相关方（如消费者团体或倡导团体）的角色。本课程期望学生从扮演特定角色的角度研究、评估和展示案例研究中的科学合理的立场。学生将向全班同学表达自己的观点，并被要求按指定角色与其他学生讨论问题。本课程的主要目标是制定科学和法律上存在争论的决策建议，并通过口头和书面沟通来证明这些建议的合理性。本课程仅向监管科学硕士学生开放，并且只有在完成所有必修课程后才能参加。

（六）圣托马斯大学的监管科学教育

1. 硕士培养

圣托马斯（ST. Thomas）大学监管科学硕士学位隶属于工程学院，学生将学习如何解释和应用大量的数据来满足医疗器械和组合产品的各种现行法规要求，以及学习能够应对法规、指南、标准变化的相关知识，并鼓励学生在整个课程计划中选择最能满足其专业兴趣的课程、项目和报告会①（表 10 - 10）。

2. 课程设置

表 10 - 10　圣托马斯大学监管科学硕士学位课程表

课程结构	课程
普通必修课 （27 学分）	医疗器械行业的生产与设计 计划、项目、团队管理 项目工程师领导力 医疗器械申请提交 医疗器械质量体系 医疗器械临床研究 FDA 生物制品（组合产品、药品和生物制品） 医疗器械国际监管事务 独立研究计划

---

① University of ST. Thomas. M. S. in Regulatory Science［EB/OL］. (2018 - 09 - 15)　［2019 - 09 - 30］. https：//www. stthomas. edu/engineering/graduate/masters/msrs/.

续表

课程结构	课程
选修课	和医疗器械中的解剖学与生理学 心血管解剖学、生理学和医疗器械 临床证据和报销 临床前研究活动 生产操作系统 生产过程 美国和海外的自动化体系 人性方面的技术管理 材料工程 说服力学（Persuasion） 团队技能和团队流程 演讲学 写作技巧 沟通技巧

（1）医疗器械行业的生产与设计 本课程旨在提供医疗器械行业的概况，以及医疗器械设计的独特性和面临的生产挑战。帮助学生了解医疗器械的设计、研发和生产的基本体系，以及这些系统与管理研发和生产过程法规的关系。最后讨论生产医疗器械的独特性，如选择特殊材料和生产过程中需考虑因素、洁净室、无菌包装、灭菌过程、临床测试、批次可追溯性和生产控制。

（2）计划、项目、团队管理 通过关注项目管理的应用，学生可以深入了解项目管理的日常活动，包括成本分析和调度技术，以及软件项目管理。

（3）项目工程师领导力 本课程从三个方面启迪学生：组织各个层面的项目管理工程师展现领导力，扩大贡献和提升效率。许多工程师在没有接受过领导力教育或在没有"路线图"的情况下承担了领导者的角色。本课程旨在培养工程专业学生的领导能力，建立自己的"发展路线图"，作为领导者时，应保持头脑的清醒，加强对组织内部人际关系和领导作用的认知，强化领导能力。解决高效领导者的面临基本问题："我是一个什么样的领导者？""我如何展现自己的领导力？"以及"我如何发展自己的领导力？"

本课程以研讨会形式进行，强调从多重阅读和个人评价中吸收和应用概念模型。通过小组讨论、实践和案例展示、个人反馈、完成作业和口头展示汇报的方式完成。

（4）医疗器械申请提交 本课程讲授有关医疗器械申请提交的内容。包括：医疗器械法律、器械的研发和定制、高风险和非高风险器械、FDA 研究器械豁免、510（k）实质等效性认定、上市前批准、PMA 补充申请、第三方审查、组合器械、欧洲经济区 CE 标志、国际协调、医疗器械不良事件报告（MDR）、器械追溯、上市后监管、年度上市后报告。根据课程兴趣程度，可以涵盖包括加拿大、澳大利亚和日本的医疗器械申请提交的内容。

（5）医疗器械质量体系 本课程重点关注医疗器械生产商的质量体系要求。大部分课堂时间将用于学习 FDA 质量体系法规及与 ISO9000 系列有关的 ISO13485 要求。对美国和欧洲的申请审评流程进行一般性讨论。部分课程内容将侧重于 FDA 检查，以及不合规的处理。本课程将以讲座的方法授课，并鼓励学生互动，以及分享学生在自己公司中与所讨论主题相关的经验。部分课程将由学生展示分享在课堂上小组互动中的收获。

（6）医疗器械临床研究　本课程讲授临床研究设计、研究假设、统计学要求、临床研究计划和执行。学生将接受培训并应用于各种临床目标的临床研究：例如原型评价、关键性研究、FDA 批准要求、医疗器械上市声明、用户接受度和报销等。

（7）生物制品（组合产品、药品和生物制品）　本课程介绍了组合产品、药品和生物制品申请审评的流程、认证、生产和质量要求。课程包括监管历史综述、理解 FDA 各中心的监管流程、法规，以及产品批准上市后监管实践等主题。学生将了解 CDER、CBER 与 CDRH 的法规和实践的区别，以及了解 FDA 指定的牵头中心如何建立组合产品的申请许可与审评程序，生产控制和上市后要求。

（8）医疗器械国际监管事务　本课程将提供医疗器械的全球监管及监管战略与产品研发之间关系的理解与思考，以及详细讨论不同地区的医疗器械监管法规，如欧盟、日本、加拿大、澳大利亚、拉丁美洲和亚太地区。本课程涵盖了对当前全球监管环境的讨论和案例研究，从而帮助学生理解并应用和执行法规。

（9）独立研究计划　本课程是一个受导师监督的项目，涉及与实际生产情况相关的生产方法，系统或程序的研究。根据导师的批准，选择适合学生学习计划的特定项目和方法。

（七）圣克劳德州立大学的监管科学教育

1. 硕士培养

圣克劳德州立大学（St. Cloud State）监管事务与服务硕士学位隶属于工程与艺术学院，学生掌握医疗器械研发和审评中运用临床试验设计原理、样本量估计和分析方法以及起草临床试验方案的技能，能够评估质量体系标准、程序和实践，应用医疗保健服务市场的经济原则，包括成本管理和医疗产品报销、学生能够以口头和书面形式提供技术信息和分析报告。圣克劳德州立大学监管科学学科建设侧重于监管事务与监管服务[①]，课程设置见表 10 – 11。

2. 课程设置

表 10 – 11　圣克劳德州立大学监管科学硕士学位课程

课程结构	课程	A 计划 （33 学分）	B 计划 （36 学分）
普通必修课	医疗器械产品监管的法律依据	√	√
	上市后监管路线：510（k）认定	√	√
	上市监管路线：PMA	√	√
	欧盟、东欧、澳大利亚和加拿大的国际监管事务	√	√

---

① St. Cloud State University. Regulatory Affairs and Services（RAS）[EB/OL]. (2018 – 09 – 05) [2019 – 11 – 30]. https://catalog. stcloudstate. edu/Catalog/ViewCatalog. aspx? pageid ＝ viewcatalog&catalogid ＝ 8&topicgroupid ＝ 2508&loaduseredits ＝ False.

续表

课程结构	课程	A 计划 （33 学分）	B 计划 （36 学分）
普通必修课	研究用医疗器械（IDE）法规和临床试验设计	√	√
	受监管行业的质量体系	√	√
	监管事务合规	√	√
	卫生政策与医疗技术行业	√	
	医疗技术的报销和成本管理	√	
	法规事务实践		√
	临床产品生命周期		√
选修课	组合产品的监管	√	
	包括医疗器械的监管和临床伦理学	√	
	日本、亚洲其他地区、拉丁美洲和中东的国际监管事务	√	

（1）医疗器械产品监管的法律依据 学生将了解 FDA 的目标和结构、与医疗器械相关的关键法规，以及为 FDA 提供的相关合规资源。

（2）上市后监管路径：510（k）认定 美国医疗器械的上市申请和审评路线，510（k）上市前通知程序、法规和要求。与上市前通知的准备和报告相关的最优行动，为上市后制定监管策略。

（3）上市监管路径：PMA 美国高风险医疗器械的上市审评路径，上市前申请（PMA）和审评规定和要求。与 PMA 的准备和批准相关的最优行动，制定上市后监管战略。

（4）欧盟、东欧、澳大利亚和加拿大的国际监管事务 医疗器械国际监管事务的重点是欧盟、东欧、澳大利亚和加拿大的医疗器械监管要求、分类，上市申请提交，以及上市前和上市后的监管要求，另外包括全球市场概述和规划全球监管挑战的监管战略。

（5）IDE 法规和临床试验设计 对未经批准的医疗器械进行临床研究。批准上市前或上市后要求进行临床试验。临床试验设计原则。常见的临床研究设计及其在科学上与临床实践上的优缺点。临床试验的生命周期。

（6）受监管行业的质量体系 使学习者成为医疗器械行业的有效参与者或领导者，培训必须是针对质量体系内容和范围、质量体系要求的演变及对标准解释的理解。

（7）监管事务合规 学生将了解与器械产品登记、设施登记、产品投诉管理相关的法规，了解与合规性相关的其他注意事项，例如职责、根源分析、有效沟通和伦理考虑因素。

（8）卫生政策与医疗技术行业 从历史角度分析卫生政策在医疗技术发展和传播中的作用。政府在促进与抑制医疗技术开发和传播矛盾的背景中制定卫生政策。

（9）医疗技术的报销和成本管理 医疗技术纳入报销范围、覆盖面、编码和医保支付中报销与卫生经济学扮演的角色，以及它们之间的相互依赖性。医疗技术的经济性评价及对报销决策的影响。

（10）临床产品生命周期　医疗产品研发生命周期的不同阶段。

（11）法规事务实践　获得医疗器械行业的实践经验，最多可修6个学分。

（八）圣地亚哥州立大学的监管科学教育项目

自1999年以来，圣地亚哥州立大学（San Diego State University，SDSU）监管科学中心提供在线教育和培训，以提高药品、生物技术和医疗器械行业科学家，以及其他为拓展技能或寻求职业变化的专业人员的专业水平和就业机会。监管科学专业人才需求旺盛，监管人才可从事多种类型职业，例如临床试验、药物研发、食品安全、医疗器械、药品研究或CMC①。

圣地亚哥州立大学获得美国西部院校联盟（WASC）认证的完全在线硕士学位和证书（certificate）课程为学生建立知识基础，专注于主要政府监管机构，特别是FDA和EMA执行的现有法律、法规和cGMP的基础培训。药品、生物制品和医疗器械产品的发现、开发、研究、制造、商业化和上市后监督相关的主题是课程的核心。所有的监管科学课程是为期九周，均在网上提供，旨在为学生提供高度的灵活性。

1. 硕士培养

监管事务理学硕士项目将提供监管科学的全面背景，以及从事联邦和州监管尤其是FDA的法规和监管事务专业人员所需的额外培训和经验。该学位通过理学院（College of Sciences）和扩展研究学院（College of Extended Studies）合作提供，重点关注联邦政府，特别是FDA颁布的法律和法规，涉及药物发现、研发、临床研究和上市产品的生产，还包括上市后监测的要求。学位课程将为学生提供详实的知识和对当前法规的理解，以及在药品、生物制品和医疗器械产品的研发和商业化方面的实际应用，还包括为学生提供在行业实践环境中成功管理法律事务的专业人员所必需的沟通和管理技能课程。

2. 课程设置

除了满足研究生课程中所述的分类研究生学位要求和硕士学位的基本要求外，学生还必须完成至少39个单元的研究生课程（表10 - 12）。

表10 - 12　圣地亚哥州立大学研究生课程要求

课程名称	单元数	课程名称	单元数
药品、生物技术和医疗器械行业	3	高级监管事务： 监管信息/战略（2） GXP检查（1） 批准前检查（1）	1~4
食品和药品法律	3	生物医学行业项目规划	3
生命科学专业人员的医学和科学写作	3	上市后活动，包括广告、促销与标签	3

---

① San Diego State University. regulatory science ［EB/OL］.（2018 - 08 - 16）　［2019 - 09 - 30］. http：//regsci. sdsu. edu/.

续表

课程名称	单元数	课程名称	单元数
变革与持续改进的领导能力	3	质量控制和质量保证	3
cGMP 一般概念	3	研究	1 ~ 3
医疗器械法规或药品和生物制品的研究和上市申请法规	3		
临床试验：设计、实施和评估中的问题	3		
国际监管事务	3		
生命科学专业人员伦理学	3		
生命科学专业人员的有效沟通	3		
综合考试	3		

3. 监管事务高级证书（Advanced Certificate）

监管事务高级证书课程是硕士学位课程的子课程之一，提供监管方面的基础知识。所有四门课程均可转入硕士学位课程，在注册此课程之前即希望获得监管事务高级证书或希望转入硕士学位课程必须获得学士学位，但如果尚未取得学士学位可进行职业发展课程的学习。学生在申请本学校的过程中可以最多学习两门课程，已被本校录取方可学习第三门课程。全部四门课程获得"B"或更高分数方可获得监管事务高级证书。

监管事务高级证书包括四门课程：药品、生物技术与医疗器械行业；食品和药品法律；cGMP 一般概念；生命科学从业人员伦理学。另外，设有先修课程：监管事务。

（九）宾夕法尼亚大学的监管科学项目

宾夕法尼亚大学设有监管科学理学硕士（MSRS）[①]，MSRS 和附属的监管事务硕士（MRA）项目旨在创造促进基于科学的监管，推动建立卓越职业发展与科学家文化。

监管科学理学硕士学位项目的主要目标是培养一支训练有素、经验丰富、精通监管科学领域领导者所需技能的研究人员队伍。

MSRS 提供训练有素的研究人员所必需的基本技能、方法和原则方面的深入指导，为日后成为成功的学术研究者做准备。该项目通过提供课程教学、论文研究、正式的导师指导计划和实践，实现上述目标。

MSRS 项目完成后，毕业生们应当在研究基本技能方面打下了坚实的基础，能够将现代研究工具应用于相关的研究领域。接受 MSRS 培训的人员将学习如何独立制定有意义的假设，设计和进行可解释的试验，遵循 GLP 和 CCP，批判性分析结果，理解研究结果的深刻意义，并在研究中坚持最高伦理标准。额外技能的培养，包括口头和书面沟通、方案书写和实验室管理，也在培训范围内。

（1）论文项目 接受培训的人员应当在导师的监督下完成自己设计的初级研究项目。

---

① School of Medicine, University of Pennsylvania ［EB/OL］. （2018 – 09 – 09） ［2019 – 11 – 30］. http：//www. itmat. upenn. edu/msrs/.

这项研究应针对新的工具、标准或方法来评估 FDA 监管产品的安全性、有效性、质量和性能。

预期接受培训的人员将开发、实施和分析从研究项目收集的数据，并将结果总结成可发表的手稿。论文项目提供了以下方面的实践经验：提出一个或多个研究问题；检索医学文献；将研究问题转化为适当的研究设计；评估研究的可行性；编写详细的研究方案；设计数据收集工具；进行研究；酌情进行数据分析；编写手稿以供发表。初步研究方案应当至少占学生对项目完成承诺的 75% ~ 80%。

（2）导师计划　有效的指导不仅对于研究培训至关重要，而且对于使学员发展成为独立研究人员也至关重要。辅导需要主要导师投入大量时间来确保个人和专业能力培养。为此，宾夕法尼亚大学制定了 MSRS 导师计划。

学生在申请前或申请过程中会见项目主管。此时将讨论学生的研究兴趣、学习计划和指导师委员会的组成。学生在申请时确定主要和协助导师。

课程设置

MSRS 学位共需 12 个课程单元，包括 10 门课程和 2 篇论文（表 10 - 13）。

表 10 - 13　宾夕法尼亚大学监管科学理学硕士学位的课程设置

课程类别	课程名称
核心课程	生物统计学
	研究方案撰写
	科学与伦理行为
	FDA 法规基础
规定课程（4 选 2）	临床研究管理
	药物研发简介
	药物研发决策标准
	临床试验
论文	论文 I
	论文 II
选修课程（4）	细胞和基因治疗
	药品和疫苗发现新趋势
	药理学基础
	毒理学
	文献综述写作
	疾病检测
	数据写作
	投资筹款
	转化治疗
	实验室（包括实习在内，至多 2 门）

（1）FDA 法规基础 本入门课程概述了与药物、生物制品和医疗器械三个关键发展领域相关的监管事务。本课程将探讨处方药与非处方药法规，基因工程和生物产品研发的变化。阐述新医疗器械的开发和监管路径，各类产品的监管方式。解决监管专家与 FDA 和其他国际监管机构在产品批准时提出的实际问题。

（2）撰写研究方案 本课程侧重于研究设计和研究方案开发。课程讨论撰写背景部分、提出研究问题、设计研究方案、使用生物标志物、撰写研究方案、概述不同的研究设计，以及解决可行性问题等概念。

（3）生物统计学概述 本课程从应用和理论角度探讨统计学。学生学习基本统计概念和技术的正确应用和解释。本课程涵盖概率估计、假设检验、非参数检验、分类数据检验、相关性和回归。

（4）科学和伦理行为 在本课程中，学生将学习研究的科学和伦理行为的基本原则，亲身体验伦理委员会（IRB）成员的伦理审查，并最终能够学以致用。在基础课结束时，学生将了解科学行为、伦理考虑，包括人体和动物保护、健康信息、药品和医疗器械的使用规则、GLP、GCP、利益冲突，以及挑战新研究领域的伦理。包括为期六个月的宾夕法尼亚大学或费城儿童医院的 IRB 成员的体验式学习。

（5）临床研究管理 本课程侧重于在学术环境中遵守 GCP 开展临床试验工作。课程结束后，学生能够有效地实施和管理研究者发起和行业资助的临床研究。学生将学习在复杂的监管和临床研究环境中的临床研究实施策略，以及临床研究方案制定和批准、招募受试者、数据管理与 IRB，以及与 FDA 沟通的策略。

（6）药物研发简介 课程首先简要回顾药物研发的历史，并详细解释药物研发的各个阶段。定义并举例说明决策过程、药物研发重要阶段和复合进展度量指标。在本课程结束时，学生应当具备药物研发过程的工作知识，了解评估和最终批准新化学实体的监管基础，并了解药物研发的时间和成本。

（7）药物研发决策标准 本课程回顾创新药和仿制药的关键审评程序，以及用于判断效果和计划决策标准。用于审评的采集数据的性质、决策路径和决策者能力。本课程涵盖从药物发现到上市后的决策标准，包括仿制药的药学等效性和生物等效性决策点。详细讨论了评估指标、企业和监管期望，以及用于促进决策的工具，例如建模和模拟技术生成"假设"情景。

（8）临床试验 本课程是对临床试验的总体介绍，强调试验设计和开展，与临床试验生物统计学无关。预期在本课程结束时，学生将能够计划和执行临床试验。

（9）论文 学生将在导师的直接指导下制定研究方案。论文应该巩固学生对监管科学研究原则和实践的知识。学生应完成设计研究项目，撰写正式的研究方案，开展研究，准备 1~2 篇报告研究结果的综合性学术科学论文，并在公开研讨会上陈述和答辩。

四、监管科学与创新卓越中心

（一）CERSI 背景

随着 FDA 的使命不断拓展，并且日益复杂，FDA 努力以证据为基础、以最新科学为依据，确保其审评和监管决策的正确性。科学、技术飞速发展，FDA 的资源局限性影响其紧跟科技步伐和产业步伐的程度，FDA 认为监管科学和转化研究应该通过协作和跨学科方法解决这些问题，便启动了监管科学与创新卓越中心（Centers of Excellence in Regulatory Science and Innovation，CERSI）计划，FDA 希望通过机构外合作，寻求解决尚未解决的相关科学问题，关注重点放在解决创新医疗产品开发所必需的知识、工具开发和基础设施建设等方面的关键问题上。

为了支持 FDA 推进监管科学计划及 FDA 各中心和办公室的监管科学优先事项，2011年，作为 FDA 致力于开展监管科学跨机构合作的一部分，在首席科学家办公室（OCS）下的监管科学与创新办公室（ORSI）设立了 CERSI 项目，重点关注特定研究项目和跨学科（Cross–disciplinary）监管科学培训两个方面[①]。通过合作协议拨款项目，向 FDA 提供与学术机构进行科学合作的能力。CERSI 项目的参与者与 FDA 合作进行监管科学研究，以实现和支持 FDA 的监管使命。CERSI 项目还为参与者提供了参与科学交流，召开监管科学研讨会、讲座和培训的机会，每年，CERSI 为 FDA 提供专题培训和讲座，分享前沿监管科学成果（表 10 – 14）。在 CERSI 计划下进行的研究项目需要解决 FDA 局长、中心或办公室设定的监管科学优先领域。

表 10 – 14　FDA 的 CERSI 举办的系列学术讲座

时间	讲座题目	主讲单位
2018 年 1 月 25 日	药物信息沟通：与马里兰州未投保移民合作的经验	乔治城大学
2018 年 3 月 7 日	近红外荧光成像：增强生物结构可视化的工具	马里兰大学
2018 年 6 月 5 日	肿瘤中药物靶点参与的非侵入性量化：小分子和生物制品的经验	约翰霍普金斯大学
2018 年 9 月 26 日	阿片类药物危机的数据揭示	耶鲁大学与梅奥诊所
2018 年 11 月 5 日	陈 – 扎克伯格生物中心：监管科学的影响	加州大学旧金山分校与斯坦福大学
2019 年 3 月 19 日	生物制剂和生物连续生产的非破坏性分析	马里兰大学塞尔西分校
2019 年 6 月 11 日	TrialChain：基于区块链的平台，用于验证大型生物医学研究的数据完整性	耶鲁大学梅奥诊所

---

① FDA. Centers of Excellence in Regulatory Science and Innovation（CERSI）—Program Evaluation［EB/OL］.（2016 – 02 – 25）［2018 – 07 – 13］. https：//www.fda.gov/downloads/advisorycommittees/committeesmeetingmaterials/scienceboardto-thefoodanddrugadministration/ucm488115.pdf.

时间	讲座题目	主讲单位
2019 年 10 月 2 日	提高患者偏好信息以提高风险获益评估的进展：案例研究	加州大学旧金山分校－斯坦福大学
2019 年 11 月 6 日	本体论和受控词汇在精准医学中的作用：对上市后监测的启示	约翰霍普金斯大学
2020 年 2 月 12 日	细胞外囊泡治疗发展的挑战	马里兰大学生物工程系
2020 年 6 月 2 日	优化体外基因编辑细胞疗法的遗传安全性分析	加州大学与斯坦福大学
2020 年 9 月 24 日 *	先进方法医院小规模连续生产的兴起：梅奥诊所的经验	耶鲁大学与梅奥诊所
2020 年 12 月 3 日 *	服用 FDA 批准的 HIV 暴露前预防药物（PrEP）的人群研究	约翰霍普金斯大学公共卫生学院

注：* 为计划讲座。

FDA 意识到组建一支强大的、精通尖端科学的内部科学技术专家队伍，以及扩大与外部协作网络合作，是 FDA 掌握审评日益复杂的产品和促进满足尚未满足的公共健康需求的产品创新能力的关键。

为了确保早期阶段的密切合作，FDA 选择了两所高校通过合作协议（U01）机制进行资金支持，这两所高校分别是乔治城大学和马里兰大学。2013 年，FDA 设立第二阶段竞争申请流程，建立更多的 CERSI，包括加州大学旧金山分校（UCSF）联合斯坦福大学的 CERSI 以及约翰霍普金斯大学 CERSI。随后又建立了耶鲁大学－梅奥诊所 CERSI（Yale University－Mayo Clinic CERSI），截至 2018 年 12 月，FDA 共设立了 5 个 CERSI，到 2020 年 5 月，乔治城大学 CERSI 项目暂停，目前只有 4 个 CERSI 处于活跃状态。

（二）CERSI 的组织管理

FDA 监管科学与创新卓越中心指导委员会（CERSI Steering Committee，CERSI－SC）是 CERSI 的最高指挥机构。CERSI－SC 的职责是就 CERSI 项目向监管科学与创新办公室（ORSI）和 CERSI 学术机构提供建议和指导[①]。确保与 CERSI 项目及其活动有关的问题有效地传达给 FDA 的各中心和办公室内的负责人和员工（图 10－3）。

CERSI－SC 作为 ORSI 与 FDA 中心/办公室负责人和工作人员之间的联络人，定期与 ORSI 和 CERSI 学术机构会面，就 CERSI 研究项目提供建议。

CERSI－SC 成员由来自 CDER、CBER、CDRH、CTP、NCTR、OCS/少数民族卫生办公室（OMH），OCS/健康信息办公室（OHI）和妇女健康办公室（OWH）的资深科学家组成，成员由各中心和办公室任命。各参与中心和办公室确定其中心或办公室的领导和二级成员。ORSI 担任 CERSI－SC 的主席并提供管理支持。ORSI 的主任担任 CERSI－SC

---

① FDA. FDA Centers of Excellence in Regulatory Science and Innovation (CERSI) Steering Committee Charter，(2020－01－05) [2020－05－07]. https：//www. fda. gov/science－research/advancing－regulatory－science/centers－excellence－regulatory－science－and－innovation－cersis.

的主席。负责 CERSI 管理的 ORSI 员工将作为参与者出席 CERSI – SC 会议。

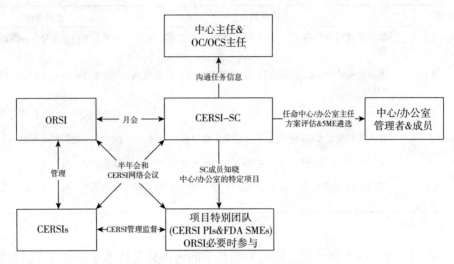

图 10 – 3　FDA 的 CERSI 的项目管理模式

CERSI – SC 的职责是：①定义和支持 CERSI 项目、使命、总目标和分目标。②每年审查 CERSI 项目，包括其使命、目标及研究重点，并提出任何必要的调整建议。③建立并支持 CERSI 项目的政策，包括但不限于奖学金和培训，以及 FDA 访问科学家计划。④优先考虑 ORSI 核心基金支持的研究项目，并审查 FDA – CERSI 合作研讨会和讲座的主题。⑤审查跨中心活动与办公室活动，包括研究和研讨会。⑥确定 CERSI 计划的研究重点，以解决未满足的 FDA 监管科学需求。⑦定义和评估 CERSI 研究项目绩效评估方法、结果和影响的评估指标。⑧确保相关的 CERSI 各方面事项由各中心或办公室内的中心代表在本中心或办公室内有效沟通，是中心或办公室的负责人和工作人员，包括 FDA 主题专家（SMEs），随时了解重要的 CERSI 活动并根据需要征求意见。⑨有助于确定合适的 FDA 的 SMEs 作为合作者，必要时，确定 FDA 中心/办公室的 CERSI 项目经理。⑩确保审查各中心/办公室的 CERSI 合作研究方案：CERSI 合作协议提供资助机制的适当性；技术转让考虑因素，例如实物转让协议（MTA），合作研究与开发协议（CRADA），商业机密信息（CCI）/机密信息（CI））；遵守 FDA 法律法规和政策，例如联邦咨询委员会法案（FACA）、削减文书法案（PRA）、FDA 良好指南规范（GGP）、FDA 涉及人类受试者委员会（RIHSC）研究的要求等。

ORSI 的职责：①促进 ORSI、CERSIs 和 CERSI – SC 成员之间的有效沟通。②管理 CERSI 项目和 CERSI 活动，包括：安排与 ORSI 和 CERSI 举行的 CERSI – SC 会议与各 CERSI 的半年计划进展会议；创建并提供会议的相关文件和讲义，例如，半年一次的 CERSI 进展报告；维护 CERSI 文件，包括 CERSI – SC 活动的记录；协助建立由 FDA 的 SMEs 组成的项目团队，并在需要时协助 FDA 中心/办公室项目经理；酌情促进与 CERSI 项目科学家的互动；为 FDA – CERSI 合作研讨会的 FDA 中心或办公室计划委员会成员提供建议和指导；为每个 CERSI 提供项目管理，包括但不限于 CERSI 常规管理、监督及计划和项目状态监控。

CERSI – SC 通过召开会议的方式与各个 CERSI 进行定期沟通。CERSI – SC 将每半年与每个 CERSI 学术机构会面，讨论其未来六个月的进展，面临的新挑战、新机遇及计划和展望。CERSI – SC 可以临时邀请相关的 FDA 的 SMEs 参会。

CERSI – SC 将每月与 ORSI 会面，讨论与 CERSI 项目相关的问题，包括：①为核心资金确定 CERSI 研究项目的优先顺序；②审查 FDA – CERSI 合作研讨会和讲座的主题；③开发或审查 CERSI 项目的程序和政策，包括但不限于研究优先事项、奖学金、培训和访问科学家计划；④审查 CERSI 计划的总体进展和成就。

CERSI – SC 将每季度与 CERSI 网络会面，讨论 CERSI 之间的潜在合作，交流经验并分享最佳规范①。

（三）CERSI 研究项目评估指标

2018 年 2 月 14 日，FDA 发布 CERSI 研究项目影响衡量指标②（图 10 – 4）。对 CERSI 的实施效果从推进监管科学效果、传播科学知识效果、开展的促进行动、指导制定监管决策等方面进行评价，以便确定 CERSI 对实现 FDA 促进公共健康目标职能的达成情况。

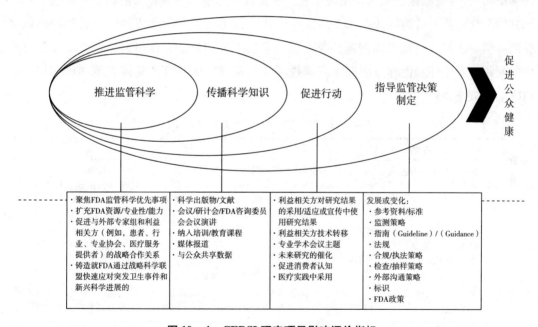

图 10 – 4　CERSI 研究项目影响评价指标

① FDA. Centers of Excellence in Regulatory Science and Innovation（CERSI）—Program Evaluation ［EB/OL］.（2016 – 02 – 25）［2018 – 07 – 13］. https：//www. fda. gov/downloads/advisorycommittees/committeesmeetingmaterials/scienceboardto-thefoodanddrugadministration/ucm488115.

② FDA. Centers of Excellence in Regulatory Science and Innovation（CERSIs）Research Impact Metrics. ［EB/OL］.（2018 – 02 – 14）［2019 – 12 – 13］. https：//www. fda. gov/downloads/ScienceResearch/SpecialTopics/RegulatoryScience/UCM595212.

（四）马里兰大学 CERSI

马里兰大学监管科学与创新卓越中心①（M–CERSI）由马里兰大学帕克分校和马里兰大学巴尔的摩分校和 FDA 共同合作建立，与 GU–CERSI 同为 2011 年 CERSI 建立之初成立的首批监管科学与创新卓越中心。该中心致力于药品、医疗器械的审评和评价方法的现代化和改进。由马里兰大学帕克分校和马里兰大学巴尔的摩分校的研究人员与 FDA 工作人员合作，支持开发新的工具、标准和方法，以评价 FDA 监管产品的安全性、有效性、质量和性能。

M–CERSI 设有博士后工作站，其研究人员正致力于针对药物开发中膜转运蛋白的临床前评估。通过信息科学利用各种数据来改善健康结果是一项重要目标，同时重点关注阿片类镇痛药的患者处方协议（PPAs②）。

马里兰大学及其附属医疗机构具有重要的研究能力，涉及 FDA 监管人用药品和兽药、生物制品、器械和疫苗的开发和评估，建立了符合 cGMP 生产设施、先进生产实验室、临床与转化研究所、马里兰科技企业研究所——生物技术研究和教育计划（BREP）等（表10–15），并开设临床研究人员培训课程，该课程专为参与临床试验的医生、护士、药师和其他医疗专业人员而设计。FDA 高级专家及来自工业界和学术界的客座讲师对临床试验的科学、法规和伦理方面问题，非临床、早期临床和Ⅲ期临床研究，试验设计和分析中的问题，安全性和伦理方面的考虑等授课，以及与临床研究的整体表现和评估相关的 FDA 监管要求进行讨论。

表 10 –15　M – CERSI 目前研究的项目③

序号	项目名称	内容
1	CiPA 的 hERG 通道药理学	离子通道药理学的监管应用研究。综合性离体致心律失常风险评估（Comprehensive in – vitro Proarrhythmia Assay，CiPA）策略。研究内容包括测量抑制 hERG（KCNH2）钾通道、在生理温度下 7 种不同药物（4 种不同浓度）使用全细胞膜片钳电生理技术在稳定转染的 HEK293 细胞中表达的对剂量 – 应答曲线（dose – response curve）
2	改善与老年女性药品的健康沟通	基于健康观念模型（Health Belief Model）获取在访谈期间提供的任何器械、沟通材料等，建立焦点小组（FG）指南。招募 12 组 FGs，每组 8 ~ 10 名女性，共计 96 ~ 120 名，按年龄和教育分层访谈
3	增材生产中的生物相容性	预期与皮肤和黏膜接触永久具有生物相容性的特定丙烯腈 – 丁二烯 – 苯乙烯（ABS）原料是否会被 3D 打印改变，从而改变最终成品医疗器械的生物相容性
4	经皮给药系统——芬太尼：体外研究	了解贴剂中的药物释放速率在标签中的表示方法，确定药代动力学参数的释放速率，以贴剂中的残留药物量。进行体外研究，建立人体对照试验数据库，模拟正在进行的人体对照研究

---

① CERSI. University of Maryland. ［EB/OL］（2018 – 07 – 13）［2019 – 07 – 31］. https：//cersi. umd. edu/.

② PPA 是开处方者与其患者之间的协议，用于确定开处方者和患者的期望。

③ M – CERSI. M – CERSI. project. ［EB/OL］.（2018 – 08 – 12）［2019 – 07 – 31］. https：//cersi. umd. edu/projects.

续表

序号	项目名称	内容
5	体内 Pig - a 基因突变测定	遗传毒理学对磷脂酰肌醇聚糖 A（Pig - a）基因突变的研究提示其可成为量化体内和体外突变事件的潜在工具，建立检测指南将提高监管机构对安全性评估分析的接受程度
6	利用水质子核磁共振（Water proton NMR）分析溶液中的不溶性微粒	由蛋白形成的不溶性颗粒是生物制品的一大安全问题。台式仪器简易无创技术分析溶液中亚可见颗粒（sub - visible particulates）NMR 信号，可提高管理和控制生物制品中的不溶性微粒的有效性
7	剂量与体外溶出度测试对吸收可预测性的影响	开发一种体外溶出检测方法，预测通过非晶态固体分散技术配制的难溶性药物的吸收和药代动力学，以提高研发效率

（五）加州大学旧金山分校与斯坦福大学 CERSI

2014 年 4 月，加州大学旧金山分校——斯坦福监管科学与创新卓越中心（UCSF - Stanford CERSI）正式启动，获得 FDA 首批拨款 330 万美元。该中心致力于提高人体试验前药物安全性和有效性评价，改进临床试验及审评，并使用定量药理学等计算机化和生物信息学方法，分析利用多种大数据，加速和改进新药的开发。这些研究和技术也将提高 FDA 审评新药安全性和有效性的能力。

UCSF - 斯坦福 CERSI 是位于美国西海岸第一个 FDA 监管科学中心。由于其独特的地理位置和靠近旧金山湾区制药、生物技术和高科技产业区，天然地与 FDA、学术界和行业建立了紧密联系，支持 FDA 的内外部研究合作。该 CERSI 整合两所院校的学术和研究优势，采取多学科合作方式开展项目研究工作。

加州大学旧金山分校设有药学院（School of Pharmacy）、医学院（School of Medicine）、牙科学院（School of Dentistry）、护理学院（School of Nursing）、新型生物工程和治疗科学系（Novel Department of Bioengineering and Therapeutic Sciences）即药学院和医学院联合院系、由 NIH 资助的临床和转化科学研究所、加州定量生物科学研究所加州大学旧金山分校分所（QB3 - UCSF）。其中主导学院是药学院，自 1979 年以来在美国 NIH 药学院研究基金中名列前茅，并开设了药学博士学位课程。

斯坦福大学医学院（School of Medicine）和工程学院（School of Engineering）在医疗器械和定量科学方面拥有重要的前期成果，除医学院和工程学院外，法学院（Law School）、商学院（School of Business）、生物工程系（Department of Bioengineering）、NIH 资助的临床和转化科学奖也为 UCSF - 斯坦福 CERSI 提供支持。

到目前为止，UCSF - 斯坦福 CERSI 承担了"提高 FDA 药物警戒的有效性和严谨性"等多个研究项目，已完成和尚在进行中的研究项目见表 10 - 16、表 10 - 17。

表 10 −16　UCSF −斯坦福 CERSI 已完成的研究试点项目[①]

号	研究试点项目名称	负责机构
1	提高 FDA 药物警戒的有效性和严谨性	斯坦福大学、FDA
2	精准医疗计划	RussAltman, MD, PhD（斯坦福大学）
3	新药开发中的肾功能损害	UCSF、斯坦福大学
4	提高 ADR 信号检测的诊断准确性	斯坦福大学、FDA
5	基于单细胞大量细胞计数法的 MSCs 评价	斯坦福大学、FDA

表 10 −17　UCSF −斯坦福 CERSI 尚在进行中的研究试点项目[②]

序号	研究试点项目名称	负责机构
1	祖先群体在遗传诊断中的作用	斯坦福大学、FDA
2	真实生活中 NGS 变异的原因	斯坦福大学、FDA
3	FDA 相关文本挖掘的下一代文本分析技术	斯坦福大学、FDA
4	仿制药中辅料对肠道药物转运蛋白的影响	UCSF、FDA
5	化学信息工具预测辅料在仿制药中的作用	UCSF、FDA
6	脊柱骨科器械力学	UCSF、FDA
7	单一来源病理学数据清单	UCSF、FDA
8	更安全的儿科药物标签	斯坦福大学、FDA
9	微创青光眼手术患者报告结局工具	斯坦福大学、约翰霍普金斯大学（JHU）、FDA
10	比较定性和定量方法上肢假肢患者的偏好	UCSF、FDA
11	获得儿科患者的偏好优化	斯坦福大学、FDA
12	运用 NLP /机器学习分析用药错误报告	斯坦福大学、FDA
13	肠道微生物 −知识合成	UCSF、FDA
14	定义治疗产品研发证据强度的操作框架	斯坦福大学、FDA
15	医疗对策的儿科剂量预测	UCSF、FDA
16	精准药物模型集成网络	斯坦福大学、FDA
17	血液中灭活病原体的方法	斯坦福大学、FDA
18	大面积血液接触表面医疗器械血栓形成检测方法的研发	UCSF、FDA
19	促进 FDA 预认证计划：加速数字临床生态系统（ADviCE）	UCSF、FDA

（六）约翰霍普金斯大学 CERSI

约翰霍普金斯大学监管科学与创新卓越中心（Johns Hopkins University Center of Excellence in Regulatory Science and Innovation，JHU −CERSI）为 FDA 与约翰霍普金斯大学合作

---

① UCSF −Stanford Center of Excellence in Regulatory Science and Innovation（CERSI）−research［EB/OL］.（2019 −03 −02）［2019 −12 −30］. https：//pharm. ucsf. edu/cersi/research.

② UCSF −Stanford Center of Excellence in Regulatory Science and Innovation（CERSI）−about［EB/OL］.（2019 −03 −02）［2019 −12 −30］. https：//pharm. ucsf. edu/cersi/about.

建立的第二批 CERSI 之一，约翰霍普金斯大学与 FDA 合作重点关注三个优先领域：改进临床研究和评估、加强社会和行为科学研究以支持知情决策并开发新的以预防为重点的食品安全系统。JHU – CERSI 的学术活动涉及大学的各个学院、部门和中心，重点在于加强 FDA 在决策方面的证据基础支持。

JHU – CERSI 与本校各相关中心密切合作，提供与监管科学相关的各种重要科目的专业知识和培训（表 10 – 18）。其主要教育使命是扩展 FDA 工作人员的知识基础，并提高科学家和 CERSI 研究支持监管科学的最先进的工具和方法的能力。因此，其监管科学的培训包括各种技能组合，涵盖广泛领域，从临床评价到改善产品研发和患者治疗结果，再到研究新的以预防为重点的食品安全系统都有涉及[①]。

表 10 – 18　与约翰霍普金斯大学 CERSI 关系密切的约翰霍普金斯大学中心

中心名称	研究内容
临床试验中心	致力于促进临床试验研究，以评估用于预防、治疗和诊断的健康干预措施
循证实践中心	使用跨学科团队对重要医学主题进行全面的系统评价，这些团队将临床专业知识与基于证据的方法专业知识相结合，包括 Meta 分析，决策分析，风险获益分析和成本 – 效益分析
药物安全和有效性中心	旨在通过将约翰霍普金斯大学的研究人员整合，实现四项任务（培训，研究，患者护理和公共服务）以实现最佳药物治疗，从而改善药物使用的安全性和有效性
沟通项目中心	侧重于通过社会和行为变化沟通、知识管理、能力强化，以及研究和评估来促进全世界的健康行为
未来生活中心	致力于促进研究，并开发和传播有关饮食、食品生产、环境和人类健康之间复杂相互关系的信息，推进减少对公众健康威胁的生态视角，并促进保护健康、全球环境和维持后代生命的政策

JHU – CERSI 与各学院、中心合作正在进行一系列的项目研究（表 10 – 19），其研究领域涉及政策评价、数据分析和监管工具开发等各个领域。

表 10 – 19　约翰霍普金斯大学 CERSI 正在研究的主要研究项目

序号	研究项目	主要内容
1	儿科药物研发模型评估	对现有的成人及儿科临床数据的回顾性分析，建立模型，加快儿科药物研发速度并提高研发成功率
2	综合真实世界数据为医疗器械单组临床试验的监管决策	综合真实世界证据（RWE），帮助企业选择单组医疗器械临床试验的非即时性控制变量，并建立绩效目标
3	评估 FDA 批准的生物制剂的研发策略和监管结果	分析 FDA 审评报告概要（SBOAs）的公开信息，描述过去十年批准的大约 75 种生物制品的临床研发项目的特征
4	以患者为中心的青光眼药物研发	了解青光眼患者偏好，开发偏好研究工具并应用
5	比较诱导患者偏好的定性和定量方法：创新性上肢假体的案例研究	通过对截肢患者使用创新上肢假体的不同偏好诱导方法的结果对不同方法进行比较分析
6	提高在 clinical trials. gov 中临床试验登记及报告的相关要求	目前在 clinical trials. gov 登记临床试验执行情况较差，本研究旨在确定提高合规性的最佳方法

---

① Jhspu. trainning ［EB/OL］（2018 – 7 – 14）［2019 – 12 – 30］. https：// www. jhsph. edu/research/centers – and – institutes/center – of – excellence – in – regulatory – science – and – innovation/about – us/.

约翰霍普金斯大学 CERSI 在进行研究的同时，对一些重点项目进行优先研究（表 10 - 20）。

表 10 - 20　约翰霍普金斯大学 CERSI 优先研究的项目

序号	项目名称	主要内容
1	使用现有药物作为低资源环境中新颖治疗策略和新用途的一部分	旨在建立一个基于互联网的存储库，使世界各地的临床医生能够通过移动设备报告现有药物的新用途，实现信息及时共享
2	贝叶斯方法在随机临床试验中罕见不良反应事件数据的 Meta 分析中的应用	研究贝叶斯方法在处理包括零事件临床试验在内的罕见事件问题时的稳健性，以便进行 Meta 分析
3	常用数据元素在提高监管科学中的应用	在临床试验过程中使用常用数据元素，帮助系统评价和 Meta 分析中各研究结果的比较和汇总，从而提高企业的效率
4	通过患者偏好诱导加强监管科学	在风险获益评估的监管背景下衡量并综合患者和护理人员的偏好
5	高致病性禽流感的预防与科学	制定更有效的政策和实践防止 HPAI 侵入、传播和可能感染人类潜在菌株的出现
6	通过比较识别药品对患者重要损害的方法加强社会和行为科学	该项目旨在通过探索识别对药品患者最重要损害的不同方法，帮助患者和专业人员做出明智决策

（七）耶鲁大学与梅奥诊所 CERSI

2016 年，耶鲁大学和梅奥诊所合作建立了 CERSI 项目，旨在通过研究、教育和科学交流促进监管科学的 FDA 与学术机构之间的合作项目。耶鲁大学和梅奥诊所 CERSI 项目由 FDA 资助，在两年内提供高达 670 万美元的资金，旨在通过开发工具来评价 FDA 监管的医疗产品的安全性和有效性，弥补知识上的空白。随着新的科学发现和加深理解，耶鲁大学和梅奥诊所 CERSI 的团队将共同努力，把基础医学发现转化成更优化的临床实践。

此外，耶鲁大学和梅奥诊所将共同努力指导新的医疗服务政策开发和修订，支持监管决策，以符合 FDA 的使命需求，即鼓励创新，利用多来源数据，加强社会和行为科学研究，以促进产品开发，优化患者治疗结果。CERSI 还可以帮助监管者、生产商、临床医生和患者对 FDA 监管的产品作出知情决策，包括仿制药的安全性和阿片类药物的使用[1]。

耶鲁大学和梅奥诊所 CERSI 项目的目标包括：通过利用梅奥诊所和耶鲁大学各自在数据科学领域开创性的新方法和顶级医学期刊上的研究成果优势，支持 FDA 履行监管使命（表 10 - 21）。耶鲁大学和梅奥诊所提供监管科学研究和监管事务方面的教育，包括学位课程和在线教育内容支持 FDA 和 CERSI 网络的学术交流；与 FDA 合作开展高影响力的研究，利用基因组和生物库数据等真实世界的数据来源，并应用于确保患者为中心的诊疗实践，并寻求获得 FDA 的拨款支持影响卫生保健的改善。

---

① Mayo. Center for Excellence in Regulatory Science and Innovation E，（2019 - 05 - 16）［2020 - 03 - 05］. https：// www. mayo. edu/research/centers - programs/robert - d - patricia - e - kern - center - science - health - care - delivery/collaborations/cersi.

该计划由梅奥诊所的 Robert D. 和 Patricia E. Kern 医疗中心及梅奥诊所知识与评价研究部协调，此外，也应用了与 Kern 医疗中心的协作外部 OptumLabs 数据库提供的数据。

梅奥诊所博士后研究管理办公室鼓励研究者申请研究资助，并促进申请和批准。办公室支持的培训计划包括但不限于研究培训资助金（T32）、研究职业发展奖学金（K12）、研究教育计划资助（R25），这些研究资助项目可以为本科生、研究生和博士后级别人员提供研究培训机会，包括国际培训机会。

表 10 – 21　耶鲁大学 – 梅奥诊所 CERSI 资助的部分研究者项目

序号	研究题目
1	加拿大卫生部与 FDA 如何监管中高风险医疗器械的比较研究
2	FDA 监管机构加速批准路径计划的比较
3	儿科药品法规对药品处方模式的影响
4	探索肿瘤学家对 FDA 扩大使用计划（同情使用）和尝试权（Right to Try）的认知与态度
5	苹果手表心率和心律异常警报的临床评价

（八）乔治城大学 CERSI

乔治城大学监管科学与创新卓越中心（Georgetown University Center for Excellence in Regulatory Science and Innovation，GU – CERSI）由 FDA、乔治城大学医学中心（GUMC）、MedStar Health 医疗机构、乔治城—霍华德大学临床和转化科学中心（GHUCCTS）、乔治城大学法律中心和继续教育学院等共同组建，是 2011 年 CERSI 建立之初成立的首批监管科学与创新卓越中心之一，旨在促进监管科学的创新研究、教育和科学交流。目前乔治城大学 CERSI 已暂停。

GU – CERSI 开发确保研发安全有效的医疗产品的新方法以指导 FDA 决策。GU – CERSI 还对日益拓展的需求进行响应，以确保 FDA 员工能够随时获得乔治城大学提供的教育、培训和研究机会[①]。

监管科学方面的创新研究将为广大公众带来质量更好和更安全的医疗产品。GU – CERSI 将完成创新研究项目，支持 FDA 与监管科学相关的战略举措（表 10 – 22）。

表 10 – 22　乔治城大学 CERSI 的监管科学研究项目

序号	项目名称	内容
1	数据共享：行业和学术界自愿共享生物医学研究数据	①通过参考已经失败的研发路径减少资源浪费；②第三方数据检测以确认结果；③最小化与不安全产品相关的负面宣传；④增强行业和医疗保健服务活动的整体获益
2	健康与科学素养（Health & Scientific Literacy）	研究健康与科学素养相关问题，特别是与少数民族健康和健康差异问题的关系

---

① Cersi. research. ［EB/OL］. (2018 – 12 – 26) ［2020 – 03 – 05］. https：//regulatoryscience. georgetown. edu/cersi/research.

序号	项目名称	内容
3	评估疫苗安全性的自身免疫疾病遗传学	与 CBER 合作，创建系列高质量的自身免疫疾病数据集，包括基因位点、相关蛋白、功能、代谢通路及其他疾病的分子过程
4	评估药物反应（drug response）的药物基因组学标志物	与 CDER 合作，利用现有或新开发的生物信息学工具整合来自大学数据库和其他来源的生物组学数据，使用机器学习评估药物反应的药物基因组生物标志物
5	三阴性乳腺癌	与 FDA 少数民族健康办公室和 MedStar Health 医疗机构联合研究拉丁美洲和非洲裔美国妇女的三阴性乳腺癌（TNBC）患者个体化治疗的分子标志物

附 录

附录一 FDA 批准的药品标签中药物基因组生物标志物的信息

药品名称	治疗领域 *	生物标志物	标注部分
Abacavir	传染病	HLA－B	黑框警告，剂量和给药，禁忌证，警告和注意事项
Abemaciclib（1）	肿瘤	ESR	适应证和用法，不良反应，临床研究
Abemaciclib（2）	肿瘤	ERBB2（HER2）	适应证和用法，不良反应，临床研究
Ado－Trastuzumab Emtansine	肿瘤	ERBB2（HER2）	适应证及用量，剂量和给药，不良反应，临床药理学，临床研究
Afatinib	肿瘤	EGFR	适应证和使用，剂量和药理，不良反应，临床研究
Alectinib	肿瘤	ALK	适应证及用量，剂量和给药，不良反应，临床药理学，临床研究
Alpelisib（1）	肿瘤	ERBB2（HER2）	适应证和用法，剂量和药理，不良反应，临床研究
Alpelisib（2）	肿瘤	ESR	适应证和用法，剂量和药理，不良反应，临床研究
Alpelisib（3）	肿瘤	PIK3CA	适应证和用法，剂量和药理，不良反应，临床研究
Amifampridine	神经病学	NAT2	剂量和药理，不良反应，在特定人群中使用，临床药理学
Amifampridine Phosphate	神经病学	NAT2	剂量和药理，在特定人群中使用，临床药理学
Amitriptyline	精神病学	CYP2D6	预防措施
Amoxapine	精神病学	CYP2D6	预防措施
Amphetamine	精神病学	CYP2D6	临床药理学
Anastrozole	肿瘤	ESR，PGR	适应证和用法，不良反应，药物相互作用，临床研究
Arformoterol（1）	肺	UGT1A1	临床药理学
Arformoterol（2）	肺	CYP2D6	临床药理学
Aripiprazole	精神病学	CYP2D6	剂量和药理，在特定人群中使用，临床药理学
Aripiprazole Lauroxil	精神病学	CYP2D6	剂量和药理，在特定人群中使用，临床药理学
Arsenic Trioxide	肿瘤	PML－RARA	适应证和用法，临床研究

续表

药品名称	治疗领域*	生物标志物	标注部分
Articaine and Epinephrine (1)	麻醉	G6PD	警告和注意事项
Articaine and Epinephrine (2)	麻醉	非特异性（先天性高铁血红蛋白血症）	警告和注意事项
Ascorbic Acid, PEG – 3350, Potassium Chloride, Sodium Ascorbate, Sodium Chloride, and Sodium Sulfate	胃肠	G6PD	警告和注意事项
Atezolizumab (1)	肿瘤	CD274 (PD – L1)	适应证及用量，剂量和给药，不良反应，临床药理学，临床研究
Atezolizumab (2)	肿瘤	Gene Signature (T – effector)	临床研究
Atezolizumab (3)	肿瘤	EGFR	适应证和用法，临床研究
Atezolizumab (4)	肿瘤	ALK	适应证和用法，临床研究
Atomoxetine	精神病学	CYP2D6	剂量和药理，警告和预防措施，不良反应，药物相互作用，在特定人群的使用，临床药理学
Avatrombopag (1)	血液	凝血酶原 F2	警告和注意事项
Avatrombopag (2)	血液	F5 (Factor V Leiden)	警告和注意事项
Avatrombopag (3)	血液	PROC	警告和注意事项
Avatrombopag (4)	血液	PROS1	警告和注意事项
Avatrombopag (5)	血液	SERPINC1 (抗凝血酶Ⅲ)	警告和注意事项
Avatrombopag (6)	血液	CYP2C9	临床药理学
Avelumab	肿瘤	CD274 (PD – L1)	临床研究
Azathioprine (1)	风湿病	TPMT	剂量和药理，警告，注意事项，药物相互作用，不良反应，临床药理学
Azathioprine (2)	风湿病	NUDT15	剂量和药理，警告，注意事项，不良反应，临床药理学
Belinostat	肿瘤	UGT1A1	剂量与给药，临床药理学
Binimetinib (1)	肿瘤	BRAF	适应证和使用，剂量和药理，警告和预防措施，不良反应，在特定人群的使用，临床研究
Binimetinib (2)	肿瘤	UGT1A1	临床药理学
Blinatumomab	肿瘤	BCR – ABL1 (费城染色体)	不良反应，临床研究
Boceprevir	传染病	IFNL3 (IL28B)	临床药理学
Bosutinib	肿瘤	BCR – ABL1 (费城染色体)	适应证和使用，剂量和药理，警告和预防措施，不良反应，在特定人群的使用，临床研究

药品名称	治疗领域 *	生物标志物	标注部分
Brentuximab Vedotin（1）	肿瘤	ALK	临床研究
Brentuximab Vedotin（2）	肿瘤	TNFRSF8（CD30）	适应证和使用，剂量和药理，不良反应，在特定人群的使用，临床研究
Brexpiprazole	精神病学	CYP2D6	剂量和药理，在特定人群中使用，临床药理学
Brigatinib	肿瘤	ALK	适应证和用法，不良反应，临床研究
Brivaracetam	神经病学	CYP2C19	临床药理学
Busulfan	肿瘤	BCR - ABL1（费城染色体）	临床研究
Cabozantinib	肿瘤	RET	临床研究
Capecitabine	肿瘤	DPYD	警告和注意事项，患者咨询信息
Carbamazepine（1）	神经病学	HLA - B	黑框警告，警告，注意事项
Carbamazepine（2）	神经病学	HLA - A	警告
Carglumic Acid	先天代谢性疾病	NAGS	适应证和用法，剂量和给药，警告和预防措施，在特定人群使用，临床药理学，临床研究
Cariprazine	精神病学	CYP2D6	临床药理学
Carisoprodol	风湿病	CYP2C19	用于特定人群，临床药理学
Carvedilol	心脏病	CYP2D6	药物相互作用，临床药理学
Ceftriaxone（1）	传染病	G6PD	警告
Ceftriaxone（2）	传染病	非特异性（先天性高铁血红蛋白血症）	警告
Celecoxib	风湿病	CYP2C9	剂量和药理，在特定人群中使用，临床药理学
Ceritinib	肿瘤	ALK	适应证和使用，剂量和给药，警告和预防措施，不良反应，临床研究
Cerliponase Alfa	先天代谢性疾病	TPP1	适应证和用法，在特定人群中使用，临床研究
Cetuximab（1）	肿瘤	EGFR	适应证和使用，剂量和药理，不良反应，临床研究
Cetuximab（2）	肿瘤	RAS	适应证和使用，剂量和药理，警告和预防措施，不良反应，临床研究
Cevimeline	牙科	CYP2D6	预防措施
Chloroprocaine（1）	麻醉	G6PD	警告
Chloroprocaine（2）	麻醉	非特异性（先天性高铁血红蛋白血症）	警告
Chloroquine	传染病	G6PD	预防措施，不良反应
Chlorpropamide	内分泌	G6PD	预防措施
Cisplatin	肿瘤	TPMT	不良反应
Citalopram（1）	精神病学	CYP2C19	剂量和药理，警告，临床药理学
Citalopram（2）	精神病学	CYP2D6	临床药理学

药品名称	治疗领域 *	生物标志物	标注部分
Clobazam	神经病学	CYP2C19	剂量和药理，在特定人群中使用，临床药理学
Clomipramine	精神病学	CYP2D6	预防措施
Clopidogrel	心脏病	CYP2C19	黑框警告，警告和注意事项，临床药理学
Clozapine	精神病学	CYP2D6	剂量和药理，在特定人群中使用，临床药理学
Cobimetinib	肿瘤	BRAF	适应证和使用，剂量和药理，不良反应，临床研究
Codeine	麻醉	CYP2D6	黑框警告，警告和注意事项，特定人群使用，患者咨询信息
Crizanlizumab – tmca	血液	HBB	不良反应，临床研究
Crizotinib（1）	肿瘤	ALK	适应证和用法，剂量和药理，不良反应，在特定人群的使用，临床药理学，临床研究
Crizotinib（2）	肿瘤	ROS1	适应证和使用，剂量和药理，不良反应，在特定人群的使用，临床研究
Dabrafenib（1）	肿瘤	BRAF	适应证和用法，剂量和治疗，警告和预防措施，不良反应，临床药理学，临床研究，患者咨询信息
Dabrafenib（2）	肿瘤	G6PD	警告和预防措施，不良反应，患者咨询信息
Dabrafenib（3）	肿瘤	RAS	剂量和给药，警告和注意事项
Daclatasvir	传染病	IFNL3（IL28B）	临床研究
Dacomitinib	肿瘤	EGFR	适应证和使用，剂量和药理，不良反应，在特定人群的使用，临床研究
Dapsone（1）	皮肤科	G6PD	警告和注意事项，在特定人群中使用，患者咨询信息
Dapsone（2）	皮肤科	非特异性（先天性高铁血红蛋白血症）	警告和预防措施，不良反应，患者咨询信息
Dapsone（3）	传染病	G6PD	预防措施，不良反应，过量使用
Darifenacin	泌尿外科	CYP2D6	临床药理学
Dasabuvir，Ombitasvir，Paritaprevir，and Ritonavir	传染病	IFNL3（IL28B）	临床研究
Dasatinib	肿瘤	BCR – ABL1（费城染色体）	适应证和使用，剂量和药理，警告和预防措施，不良反应，在特定人群的使用，临床研究
Denileukin Diftitox	肿瘤	IL2RA（CD25 antigen）	适应证和用法，警告和注意事项，临床研究
Desflurane	麻醉	非特异性（Genetic Susceptibility to Malignant Hyperthermia）	禁忌
Desipramine	精神病学	CYP2D6	预防措施
Desvenlafaxine	精神病学	CYP2D6	临床药理学
Deutetrabenazine	神经病学	CYP2D6	剂量和药理，警告和预防措施，在特定人群中使用，临床药理学

续表

药品名称	治疗领域*	生物标志物	标注部分
Dexlansoprazole	胃肠	CYP2C19	药物相互作用，临床药理学
Dextromethorphan and Quinidine	神经病学	CYP2D6	警告和注意事项，临床药理学
Diazepam	神经病学	CYP2C19	临床药理学
Dinutuximab	肿瘤	MYCN	临床研究
Docetaxel	肿瘤	ESR，PGR（激素受体）	临床研究
Dolutegravir	传染病	UGT1A1	临床药理学
Donepezil	神经病学	CYP2D6	临床药理学
Doxepin（1）	精神病学	CYP2D6	临床药理学
Doxepin（2）	精神病学	CYP2C19	临床药理学
Dronabinol	胃肠	CYP2C9	用于特定人群，临床药理学
Drospirenone and Ethinyl Estradiol	妇科	CYP2C19	临床药理学
Duloxetine	精神病学	CYP2D6	药物相互作用
Durvalumab	肿瘤	CD274（PD－L1）	临床药理学，临床研究
Duvelisib	肿瘤	染色体17p	临床研究
Efavirenz	传染病	CYP2B6	临床药理学
Elagolix	妇科	SLCO1B1	临床药理学
Elbasvir and Grazoprevir	传染病	IFNL3（IL28B）	临床研究
Elexacaftor, Ivacaftor, and Tezacaftor	肺	CFTR	适应证和用法，在特定人群中使用，临床药理学，临床研究
Eliglustat	先天代谢性疾病	CYP2D6	适应证和使用，剂量和药理，禁忌证，警告和预防措施，药物相互作用，在特定人群的使用，临床药理学，临床研究
Elosulfase	先天代谢性疾病	GALNS	适应证和用法、警告和注意事项，在特定人群中使用，临床药理学，临床研究
Eltrombopag（1）	血液	F5（Factor V Leiden）	警告和注意事项
Eltrombopag（2）	血液	SERPINC1（抗凝血酶Ⅲ）	警告和注意事项
Eltrombopag（3）	血液	染色体7del	不良反应
Eltrombopag（4）	血液	染色体13del	不良反应
Emapalumab－lzsg	血液	PRF1，RAB27A，SH2D1A，STXBP2，STX11，UNC13D，XIAP（噬血细胞性淋巴组织细胞增多）	临床研究
Enasidenib	肿瘤	IDH2	适应证与用法，剂量与给药，临床药理学，临床研究
Encorafenib	肿瘤	BRAF	适应证和使用，剂量和药理，警告和预防措施，不良反应，在特定人群的使用，临床药理学，临床研究

续表

药品名称	治疗领域*	生物标志物	标注部分
Enfortumab Vedotin – ejfv	肿瘤	NECTIN4	临床研究
Entrectinib（1）	肿瘤	ROS1	适应证和用法，剂量和药理，不良反应，在特定人群的使用，临床药理学，临床研究
Entrectinib（2）	肿瘤	NTRK	适应证和用法，剂量和药理，不良反应，在特定人群的使用，临床药理学，临床研究
Erdafitinib（1）	肿瘤	FGFR	适应证和使用，剂量和给药，不良反应，临床研究，患者咨询信息
Erdafitinib（2）	肿瘤	CYP2C9	用于特定人群，临床药理学
Eribulin（1）	肿瘤	ERBB2（HER2）	临床研究
Eribulin（2）	肿瘤	ESR，PGR（激素受体）	临床研究
Erlotinib	肿瘤	EGFR	适应证和使用，剂量和药理，不良反应，临床研究
Erythromycin and Sulfisoxazole	传染病	G6PD	预防措施
Escitalopram（1）	精神病学	CYP2D6	药物相互作用
Escitalopram（2）	精神病学	CYP2C19	不良反应
Esomeprazole	胃肠	CYP2C19	药物相互作用，临床药理学
Estradiol and Progesterone（1）	妇科	PROC	禁忌
Estradiol and Progesterone（2）	妇科	PROS1	禁忌
Estradiol and Progesterone（3）	妇科	SERPINC1（抗凝血酶Ⅲ）	禁忌
Eteplirsen	神经病学	DMD	适应证和用法，不良反应，在特定人群的使用，临床研究
Everolimus（1）	肿瘤	ERBB2（HER2）	适应证和使用，剂量和药理，警告和预防措施，不良反应，在特定人群的使用，临床药理学，临床研究
Everolimus（2）	肿瘤	ESR（激素受体）	适应证和使用，剂量和药理，警告和预防措施，不良反应，在特定人群的使用，临床药理学，临床研究
Exemestane	肿瘤	ESR，PGR（激素受体）	适应证和使用，剂量和给药，临床研究
Fam – Trastuzumab Deruxtecan – nxki	肿瘤	ERBB2（HER2）	适应证和用法，警告和预防措施，不良反应，特定人群使用，临床药理学，临床研究
Fesoterodine	泌尿外科	CYP2D6	药物相互作用，临床药理学
Flibanserin（1）	妇科	CYP2C9	临床药理学
Flibanserin（2）	妇科	CYP2C19	不良反应，在特定人群中使用，临床药理学
Flibanserin（3）	妇科	CYP2D6	临床药理学
Fluorouracil（1）	皮肤科	DPYD	禁忌证，警告
Fluorouracil（2）	肿瘤	DPYD	警告和注意事项，患者咨询信息

药品名称	治疗领域 *	生物标志物	标注部分
Fluoxetine	精神病学	CYP2D6	注意事项，临床药理学
Flurbiprofen	风湿病	CYP2C9	临床药理学
Flutamide	肿瘤	G6PD	警告
Fluvoxamine	精神病学	CYP2D6	药物相互作用
Formoterol（1）	肺	CYP2D6	临床药理学
Formoterol（2）	肺	CYP2C19	临床药理学
Fosphenytoin	神经病学	HLA – B	警告和注意事项
Fulvestrant（1）	肿瘤	ERBB2（HER2）	适应证和用法，不良反应，临床研究
Fulvestrant（2）	肿瘤	ESR，PGR（激素受体）	适应证和用法，不良反应，临床药理学，临床研究
Galantamine	神经病学	CYP2D6	临床药理学
Gefitinib（1）	肿瘤	EGFR	适应证和使用，剂量和给药，临床研究
Gefitinib（2）	肿瘤	CYP2D6	临床药理学
Gilteritinib	肿瘤	FLT3	适应证和使用，剂量和给药，临床研究
Givosiran	胃肠	CPOX，HMBS，PPOX（Acute Hepatic Porphyria）	临床研究
Glimepiride	内分泌	G6PD	警告和预防措施，不良反应
Glipizide	内分泌	G6PD	预防措施
Glyburide	内分泌	G6PD	预防措施
Golodirsen	神经病学	DMD	适应证和用法，在特定人群中使用，临床药理学，临床研究
Goserelin	肿瘤	ESR，PGR（激素受体）	适应证和用法，临床研究
Hydralazine	心脏病	非特异性（NAT）	临床药理学
Hydroxychloroquine	传染病	G6PD	预防措施，不良反应
Ibrutinib（1）	肿瘤	染色体 17p	适应证和用法，临床研究
Ibrutinib（2）	肿瘤	染色体 11q	临床研究
Iloperidone	精神病学	CYP2D6	剂量和药理，警告和注意事项，药物相互作用，临床药理学
Imatinib（1）	肿瘤	KIT	适应证和使用，剂量和给药，临床研究
Imatinib（2）	肿瘤	BCR – ABL1（费城染色体）	适应证和使用，剂量和药理，警告和预防措施，不良反应，在特定人群的使用，临床药理学，临床研究
Imatinib（3）	肿瘤	PDGFRB	适应证和使用，剂量和给药，临床研究
Imatinib（4）	肿瘤	FIP1L1 – PDGFRA	适应证和使用，剂量和给药，临床研究
Imipramine	精神病学	CYP2D6	预防措施
Indacaterol	肺	UGT1A1	临床药理学
Inotersen	神经病学	TTR	不良反应，临床药理学

药品名称	治疗领域 *	生物标志物	标注部分
Inotuzumab Ozogamicin	肿瘤	BCR – ABL1（费城染色体）	临床研究
Ipilimumab（1）	肿瘤	HLA – A	临床研究
Ipilimumab（2）	肿瘤	微卫星不稳定性及错配修复	适应证和用法，不良反应，在特定人群的使用，临床研究
Irinotecan	肿瘤	UGT1A1	剂量与给药，警告和预防措施，临床药理学
Isoflurane	麻醉	非特异性（恶性高热基因易感性）	禁忌
Isoniazid，Pyrazinamide，and Rifampin	传染病	非特异性（NAT）	临床药理学
Isosorbide Dinitrate	心脏病	CYB5R	过量
Isosorbide Mononitrate	心脏病	CYB5R	过量
Ivacaftor	肺	CFTR	适应证和用法，不良反应，在特定人群使用，临床药理学，临床研究
Ivacaftor and Lumacaftor	肺	CFTR	适应证和用法，不良反应，在特定人群的使用，临床研究
Ivacaftor and Tezacaftor	肺	CFTR	适应证和用法，不良反应，在特定人群使用，临床药理学，临床研究
Ivosidenib	肿瘤	IDH1	适应证与用法，剂量与给药，临床药理学，临床研究
Ixabepilone（1）	肿瘤	ERBB2（HER2）	临床研究
Ixabepilone（2）	肿瘤	ESR，PGR（激素受体）	临床研究
Lacosamide	神经病学	CYP2C19	临床药理学
Lansoprazole	胃肠	CYP2C19	药物相互作用，临床药理学
Lapatinib（1）	肿瘤	ERBB2（HER2）	适应证和使用，剂量和药理，不良反应，在特定人群的使用，临床研究
Lapatinib（2）	肿瘤	ESR，PGR（激素受体）	适应证和使用，剂量和药理，不良反应，在特定人群的使用，临床研究
Lapatinib（3）	肿瘤	HLA – DQA1	临床药理学
Lapatinib（4）	肿瘤	HLA – DRB1	临床药理学
Larotrectinib	肿瘤	NTRK	适应证和使用，剂量和药理，不良反应，临床研究
Ledipasvir and Sofosbuvir	传染病	IFNL3（IL28B）	临床研究
Lenalidomide	血液	染色体 5q	黑框警告，适应证和使用，不良反应，特定人群使用，临床研究
Lenvatinib	肿瘤	Microsatellite Instability，Mismatch Repair	适应证和用法，不良反应，临床研究
Lesinurad	风湿病	CYP2C9	药物相互作用，临床药理学

药品名称	治疗领域*	生物标志物	标注部分
Letrozole	肿瘤	ESR，PGR（激素受体）	适应证和用法，不良反应，临床研究
Lidocaine and Prilocaine（1）	麻醉	非特异性（先天性高铁血红蛋白血症）	警告和注意事项
Lidocaine and Prilocaine（2）	麻醉	G6PD	警告和注意事项，临床药理学
Lidocaine and Tetracaine（1）	麻醉	G6PD	警告和注意事项
Lidocaine and Tetracaine（2）	麻醉	非特异性（先天性高铁血红蛋白血症）	警告和注意事项
Lofexidine	麻醉	CYP2D6	在特定人群中使用
Lorlatinib（1）	肿瘤	ALK	适应证和用法，不良反应，临床研究
Lorlatinib（2）	肿瘤	ROS1	不良反应
Luspatercept‐aamt	血液	HBB	临床研究
Lusutrombopag（1）	血液	F2（凝血酶原）	警告和注意事项
Lusutrombopag（2）	血液	F5（Factor V Leiden）	警告和注意事项
Lusutrombopag（3）	血液	PROC	警告和注意事项
Lusutrombopag（4）	血液	PROS1	警告和注意事项
Lusutrombopag（5）	血液	SERPINC1（抗凝血酶Ⅲ）	警告和注意事项
Mafenide	传染病	G6PD	警告、不良反应
Meclizine	神经病学	CYP2D6	警告和注意事项
Meloxicam	麻醉	CYP2C9	用于特定人群，临床药理学
Mepivacaine（1）	麻醉	G6PD	警告
Mepivacaine（2）	麻醉	非特异性（先天性高铁血红蛋白血症）	警告
Mercaptopurine（1）	肿瘤	TPMT	剂量和药理，警告和预防措施，不良反应，临床药理学
Mercaptopurine（2）	肿瘤	NUDT15	剂量与给药，警告和预防措施，临床药理学
Methylene Blue	血液	G6PD	禁忌证，警告和预防措施
Metoclopramide（1）	胃肠	CYB5R	在特定人群中使用
Metoclopramide（2）	胃肠	G6PD	在特定人群中使用，过量使用
Metoclopramide（3）	胃肠	CYP2D6	剂量和药理，在特定人群中使用，临床药理学
Metoprolol	心脏病	CYP2D6	药物相互作用，临床药理学
Midostaurin（1）	肿瘤	FLT3	适应证和使用，剂量和药理，不良反应，临床研究
Midostaurin（2）	肿瘤	NPM1	临床研究
Midostaurin（3）	肿瘤	KIT	临床研究
Migalastat	先天代谢性疾病	GLA	适应证与用法，剂量与给药，临床药理学，临床研究

药品名称	治疗领域*	生物标志物	标注部分
Mirabegron	泌尿外科	CYP2D6	临床药理学
Mivacurium	麻醉	BCHE	警告，注意事项，临床药理学
Modafinil	精神病学	CYP2D6	临床药理学
Mycophenolic Acid	移植	HPRT1	警告和注意事项
Nalidixic Acid	传染病	G6PD	预防措施，不良反应
Nebivolol	心脏病	CYP2D6	剂量与给药，临床药理学
Nefazodone	精神病学	CYP2D6	预防措施
Neratinib（1）	肿瘤	ERBB2（HER2）	适应证和用法，不良反应，临床研究
Neratinib（2）	肿瘤	ESR, PGR（激素受体）	临床研究
Nilotinib（1）	肿瘤	BCR–ABL1（费城染色体）	适应证和使用，剂量和药理，警告和预防措施，不良反应，在特定人群的使用，临床药理学，临床研究
Nilotinib（2）	肿瘤	UGT1A1	临床药理学
Niraparib	肿瘤	BRCA	临床研究
Nitrofurantoin	传染病	G6PD	警告，不良反应
Nivolumab（1）	肿瘤	BRAF	不良反应，临床研究
Nivolumab（2）	肿瘤	CD274（PD–L1）	临床药理学，临床研究
Nivolumab（3）	肿瘤	Microsatellite Instability, Mismatch Repair	适应证和用法，临床研究
Nivolumab（4）	肿瘤	EGFR	临床研究
Nivolumab（5）	肿瘤	ALK	临床研究
Nortriptyline	精神病学	CYP2D6	预防措施
Nusinersen	神经病学	SMN2	临床药理学，临床研究
Obinutuzumab	肿瘤	MS4A1（CD20 antigen）	临床研究
Olaparib（1）	肿瘤	BRCA	适应证和使用，剂量和药理，警告和预防措施，不良反应，临床研究
Olaparib（2）	肿瘤	ERBB2（HER2）	适应证和使用，剂量和药理，不良反应，临床研究
Olaparib（3）	肿瘤	ESR, PGR（激素受体）	适应证和用法，临床研究
Olaratumab	肿瘤	PDGFRA	临床研究
Omacetaxine	肿瘤	BCR–ABL1（费城染色体）	临床研究
Ombitasvir, Paritaprevir, and Ritonavir	传染病	IFNL3（IL28B）	临床研究
Omeprazole	胃肠	CYP2C19	药物相互作用，临床药理学
Ondansetron	胃肠	CYP2D6	临床药理学

药品名称	治疗领域*	生物标志物	标注部分
Osimertinib	肿瘤	EGFR	适应证和使用，剂量和药理，不良反应，临床研究
Ospemifene（1）	妇科	CYP2C9	临床药理学
Ospemifene（2）	妇科	CYP2B6	临床药理学
Oxcarbazepine	神经病学	HLA - B	警告和注意事项
Oxymetazoline and Tetracaine（1）	麻醉	G6PD	警告和注意事项
Oxymetazoline and Tetracaine（2）	麻醉	非特异性（先天性高铁血红蛋白血症）	警告和注意事项
Palbociclib（1）	肿瘤	ESR（激素受体）	适应证和用法，不良反应，临床研究
Palbociclib（2）	肿瘤	ERBB2（HER2）	适应证和用法，不良反应，临床研究
Paliperidone	精神病学	CYP2D6	临床药理学
Palonosetron	胃肠	CYP2D6	临床药理学
Panitumumab（1）	肿瘤	EGFR	不良反应，临床药理学，临床研究
Panitumumab（2）	肿瘤	RAS	适应证和使用，剂量和药理，警告和预防措施，不良反应，临床研究
Pantoprazole	胃肠	CYP2C19	临床药理学
Parathyroid Hormone	先天代谢性疾病	CASR	适应证和用法，临床研究
Paroxetine	精神病学	CYP2D6	药物相互作用，临床药理学
Patisiran	神经病学	TTR	不良反应，临床药理学，临床研究
Pazopanib（1）	肿瘤	UGT1A1	临床药理学
Pazopanib（2）	肿瘤	HLA - B	临床药理学
Peginterferon Alfa - 2b	传染病	IFNL3（IL28B）	临床药理学
Pegloticase	风湿病	G6PD	黑框警告，禁忌证，警告和注意事项，患者咨询信息
Pembrolizumab（1）	肿瘤	BRAF	不良反应，临床研究
Pembrolizumab（2）	肿瘤	CD274（PD - L1）	适应证和使用，剂量和给药，临床研究
Pembrolizumab（3）	肿瘤	Microsatellite Instability, Mismatch Repair	适应证和用法，剂量和给药，在特定人群中使用，临床研究
Pembrolizumab（4）	肿瘤	EGFR	适应证和用法，不良反应，临床研究
Pembrolizumab（5）	肿瘤	ALK	适应证和用法，不良反应，临床研究
Perphenazine	精神病学	CYP2D6	注意事项，临床药理学
Pertuzumab（1）	肿瘤	ERBB2（HER2）	适应证和用法，剂量和药理，警告和预防措施，不良反应，临床药理学，临床研究
Pertuzumab（2）	肿瘤	ESR, PGR（激素受体）	临床研究
Phenytoin（1）	神经病学	CYP2C9	临床药理学

药品名称	治疗领域*	生物标志物	标注部分
Phenytoin（2）	神经病学	CYP2C19	临床药理学
Phenytoin（3）	神经病学	HLA－B	警告
Pimozide	精神病学	CYP2D6	剂量和给药，注意事项
Piroxicam	风湿病	CYP2C9	临床药理学
Pitolisant	精神病学	CYP2D6	剂量和药理，在特定人群中使用，临床药理学
Ponatinib	肿瘤	BCR－ABL1（费城染色体）	适应证和使用，警告和预防措施，不良反应，在特定人群的使用，临床研究
Prasugrel（1）	心脏病	CYP2C19	用于特定人群，临床药理学，临床研究
Prasugrel（2）	心脏病	CYP2C9	用于特定人群，临床药理学，临床研究
Prasugrel（3）	心脏病	CYP3A5	用于特定人群，临床药理学，临床研究
Prasugrel（4）	心脏病	CYP2B6	用于特定人群，临床药理学，临床研究
Primaquine（1）	传染病	G6PD	禁忌证，警告，预防措施，不良反应，过量
Primaquine（2）	传染病	CYB5R	预防措施，不良反应
Probenecid	风湿病	G6PD	不良反应
Procainamide	心脏病	非特异性（NAT）	不良反应，临床药理学
Propafenone	心脏病	CYP2D6	剂量和药理，警告和注意事项，药物相互作用，临床药理学
Propranolol	心脏病	CYP2D6	临床药理学
Protriptyline	精神病学	CYP2D6	预防措施
Quinidine	心脏病	CYP2D6	预防措施
Quinine Sulfate（1）	传染病	G6PD	警告和注意事项
Quinine Sulfate（2）	传染病	CYP2D6	药物相互作用
Rabeprazole	胃肠	CYP2C19	药物相互作用，临床药理学
Raloxifene	肿瘤	ESR（激素受体）	临床研究
Raltegravir	传染病	UGT1A1	临床药理学
Ramucirumab（1）	肿瘤	EGFR	临床研究
Ramucirumab（2）	肿瘤	RAS	临床研究
Rasburicase（1）	肿瘤	G6PD	黑框警告，禁忌证，警告和注意事项
Rasburicase（2）	肿瘤	CYB5R	黑框警告，禁忌证，警告和注意事项
Regorafenib	肿瘤	RAS	适应证和用法，临床研究
Ribociclib（1）	肿瘤	ESR，PGR（激素受体）	适应证和用法，不良反应，临床研究
Ribociclib（2）	肿瘤	ERBB2（HER2）	适应证和用法，不良反应，临床研究
Risperidone	精神病学	CYP2D6	临床药理学
Rituximab	肿瘤	MS4A1（CD20 antigen）	适应证和使用，剂量和药理，不良反应，在特定人群的使用，临床研究
Rivaroxaban	心脏病	F5（Factor V Leiden）	临床研究

药品名称	治疗领域 *	生物标志物	标注部分
Ropivacaine（1）	麻醉	G6PD	警告
Ropivacaine（2）	麻醉	非特异性（先天性高铁血红蛋白血症）	警告
Rosuvastatin	内分泌	SLCO1B1	临床药理学
Rucaparib（1）	肿瘤	BRCA	适应证和使用，剂量和药理，不良反应，在特定人群的使用，临床研究
Rucaparib（2）	肿瘤	CYP2D6	临床药理学
Rucaparib（3）	肿瘤	CYP1A2	临床药理学
Rucaparib（4）	肿瘤	Homologous Recombination Deficiency	临床研究
Sevoflurane	麻醉	RYR1	警告
Simeprevir	传染病	IFNL3（IL28B）	临床药理学，临床研究
Siponimod	神经病学	CYP2C9	剂量和药理，禁忌证，药物相互作用，在特定人群中使用，临床药理学
Sodium Nitrite（1）	毒理学	G6PD	警告和注意事项
Sodium Nitrite（2）	毒理学	非特异性（先天性高铁血红蛋白血症）	黑框警告，警告和注意事项
SodiumPhenylbutyrate	先天代谢性疾病	ASS1，CPS1，OTC（尿素循环障碍）	适应和使用，剂量和给药
Sofosbuvir	传染病	IFNL3（IL28B）	临床研究
Sofosbuvir and Velpatasvir	传染病	IFNL3（IL28B）	临床研究
Sofosbuvir，Velpatasvir，and Voxilaprevir	传染病	IFNL3（IL28B）	临床研究
Succimer	血液	G6PD	临床药理学
Succinylcholine	麻醉	BCHE	警告，注意事项
Sulfadiazine	传染病	G6PD	警告
Sulfamethoxazole and Trimethoprim（1）	传染病	G6PD	预防措施
Sulfamethoxazole and Trimethoprim（2）	传染病	非特异性（NAT）	预防措施
Sulfasalazine（1）	胃肠	G6PD	预防措施
Sulfasalazine（2）	胃肠	非特异性（NAT）	临床药理学
Tafamidis	心脏病	TTR	临床药理学，临床研究
Tafenoquine	传染病	G6PD	剂量和给药，禁忌证，警告和预防措施，在特定人群的使用，患者咨询信息
Talazoparib（1）	肿瘤	BRCA	适应证和使用，剂量和药理，不良反应，临床研究
Talazoparib（2）	肿瘤	ERBB2（HER2）	适应证和用法，不良反应，临床研究

药品名称	治疗领域*	生物标志物	标注部分
Tamoxifen（1）	肿瘤	ESR, PGR（激素受体）	适应证和用法，不良反应，临床药理学，临床研究
Tamoxifen（2）	肿瘤	F5（Factor V Leiden）	警告和注意事项
Tamoxifen（3）	肿瘤	F2（凝血酶原）	警告和注意事项
Tamoxifen（4）	肿瘤	CYP2D6	临床药理学
Tamsulosin	泌尿外科	CYP2D6	警告和预防措施，不良相互作用，临床药理学
Telaprevir	传染病	IFNL3（IL28B）	临床药理学，临床研究
Tetrabenazine	神经病学	CYP2D6	剂量和药理，警告和预防措施，在特定人群中使用，临床药理学
Thioguanine（1）	肿瘤	TPMT	剂量和药理，警告，注意事项，临床药理学
Thioguanine（2）	肿瘤	NUDT15	剂量和药理，警告，注意事项，临床药理学
Thioridazine	精神病学	CYP2D6	禁忌证，警告，注意事项
Ticagrelor	心脏病	CYP2C19	临床药理学
Tipiracil and Trifluridine（1）	肿瘤	ERBB2（HER2）	临床研究
Tipiracil and Trifluridine（2）	肿瘤	RAS	临床研究
Tolazamide	内分泌	G6PD	预防措施
Tolbutamide	内分泌	G6PD	预防措施
Tolterodine	泌尿外科	CYP2D6	警告和预防措施，药物相互作用，临床药理学
Toremifene	肿瘤	ESR（激素受体）	适应证和用法，临床研究
Tramadol	麻醉	CYP2D6	黑框警告，警告和注意事项，在特定人群中使用，临床药理学，患者咨询信息
Trametinib（1）	肿瘤	BRAF	适应证和用法，剂量和治疗，不良反应，临床药理学，临床研究，患者咨询信息
Trametinib（2）	肿瘤	G6PD	不良反应
Trametinib（3）	肿瘤	RAS	警告和注意事项
Trastuzumab（1）	肿瘤	ERBB2（HER2）	适应证与用法，剂量与给药，临床药理学，临床研究
Trastuzumab（2）	肿瘤	ESR, PGR（激素受体）	临床研究
Tretinoin	肿瘤	PML–RARA	适应证和用法，警告，临床药理学
Trimipramine	精神病学	CYP2D6	预防措施
Umeclidinium	肺	CYP2D6	临床药理学
Upadacitinib	风湿病	CYP2D6	临床药理学
Ustekinumab	皮肤病学和胃肠病学	IL12A，IL12B，IL23A	警告和注意事项
Valbenazine	神经病学	CYP2D6	剂量和药理，警告和预防措施，在特定人群中使用，临床药理学
Valproic Acid（1）	神经病学	POLG	黑框警告，禁忌证，警告和注意事项

药品名称	治疗领域*	生物标志物	标注部分
Valproic Acid（2）	神经病学	非特异性 （尿素循环障碍）	禁忌证，警告和预防措施
Vemurafenib（1）	肿瘤	BRAF	适应证和用法，剂量和治疗，警告和预防措施，不良反应，特定人群的使用，临床药理学，临床研究，患者咨询信息
Vemurafenib（2）	肿瘤	RAS	警告和预防措施，不良反应
Venetoclax（1）	肿瘤	染色体 17p	临床研究
Venetoclax（2）	肿瘤	染色体 11q	临床研究
Venetoclax（3）	肿瘤	TP53	临床研究
Venetoclax（4）	肿瘤	IDH1	临床研究
Venetoclax（5）	肿瘤	IDH2	临床研究
Venetoclax（6）	肿瘤	IGH	临床研究
Venetoclax（7）	肿瘤	NPM1	临床研究
Venetoclax（8）	肿瘤	FLT3	临床研究
Venlafaxine	精神病学	CYP2D6	药物相互作用，在特定人群中使用，临床药理学
Vincristine	肿瘤	BCR – ABL1 （费城染色体）	适应证和用法，不良反应，临床研究
Voriconazole	传染病	CYP2C19	临床药理学
Vortioxetine	精神病学	CYP2D6	剂量与给药，临床药理学
Voxelotor	血液	HBB	临床药理学，临床研究
Warfarin（1）	血液	CYP2C9	剂量与给药，药物相互作用，临床药理学
Warfarin（2）	血液	VKORC1	剂量与给药，临床药理学
Warfarin（3）	血液	PROS1	警告和注意事项
Warfarin（4）	血液	PROC	警告和注意事项

注：以上数据截止时间为 2020 年 5 月 1 日。

附录二　FDA 公布的成人替代终点目录①

治疗疾病或用途	患者类型	替代终点	适用的批准类型②	药物作用机制
α_1 - 抗胰蛋白酶缺乏症	先天性 α_1 - 抗胰蛋白酶缺乏症患者	血浆 α_1 - 蛋白酶抑制剂	传统	增强型 α_1 - 蛋白酶抑制剂
肢端肥大症	对其他标准疗法无响应或不能接受其他标准疗法的肢端肥大症患者	血清胰岛素样生长因子 - I（IGF - 1）	传统	生长激素受体拮抗剂
肢端肥大症	对其他标准疗法无响应或不能接受其他标准疗法的肢端肥大症患者	血清生长激素和血清胰岛素样生长因子 - I（IGF - 1）	传统	生长抑素类似物
急性支气管痉挛	与可逆性阻塞性气道疾病相关的急性支气管痉挛患者	1 秒内用力呼气量	传统	β_2 肾上腺素能受体激动剂
炭疽菌苗	接触炭疽的高风险患者	抗原抗体反应	传统	免疫诱导
逆转抗凝（Anticoagulation reversal）（由于威胁生命或无法控制出血所需）	需要逆转抗凝时，使用直接或间接 FXa 抑制剂治疗的患者	从基线到最低点的抗 FXa 活性变化百分比	加速	结合和隔离（sequestering）FXa 抑制剂
哮喘	哮喘患者	1 秒内用力呼气量	传统	皮质醇激素；β_2 肾上腺素能受体激动剂
良性血液病	由免疫性（特发性）血小板减少症或慢性丙型肝炎引起的血小板减少症患者	血小板计数反应	传统	作用机制不可知 *
良性血液病	慢性铁超负荷或非输血依赖性地中海贫血综合征患者	血清铁蛋白和肝脏铁浓度	加速/传统 §	铁螯合剂

---

① FDA. Table of Surrogate Endpoints That Were the Basis of Drug Approval or Licensure［EB/OL］.（2020. 03. 27）［2020. 04. 09］https：//www. fda. gov/drugs/development - resources/table - surrogate - endpoints - were - basis - drug - approval - or - licensure.

② FDA 有两个主要的药品审评通道。第一个是"常规"（regular）或"传统"（traditional）通道，基于临床获益终点（clinical benefit endpoint）或预测临床获益的替代终点而批准药品。第二个是加速批准通道（Accelerated Approval Pathway），基于替代终点批准药品，这些替代终点以流行病学、治疗学、病理生理学或其他证据预测临床获益，适用于治疗严重和危及生命的疾病、并比现有治疗有更具治疗获益的药品或生物制品。

治疗疾病或用途	患者类型	替代终点	适用的批准类型	药物作用机制
良性血液病	由以下原因造成的贫血患者：①慢性肾病；②化疗引起的贫血；③感染 HIV 的患者服用齐多夫定	血液应答和输血减少	传统	作用机制不可知 *
良性血液病	严重再生障碍性贫血患者	血液应答	传统	作用机制不可知 *
良性血液病	静脉血栓栓塞症（VTE）/肺栓塞（PE）患者	全静脉血栓栓塞和全因死亡 #	传统	抗凝
良性血液病	高铁血红蛋白血症患者	血清高铁血红蛋白	加速	氧化还原剂
良性血液病	在紧急手术/紧急程序中需要逆转抗凝效果和危及生命或无法控制出血的患者	凝血因子的变化	传统	人源化单克隆抗体片段
良性血液病	镰状细胞病患者	血红蛋白应答率	加速	血红蛋白 S 聚合抑制剂
癌症：血液系统恶性肿瘤	急性淋巴细胞白血病患者	血清天冬酰胺酶	传统	天冬酰胺特异性酶
癌症：血液系统恶性肿瘤	弥漫性大 B 细胞淋巴瘤患者	无事件生存期（EFS）■	传统	作用机制不可知 *
癌症：血液系统恶性肿瘤	慢性髓性白血病；嗜酸性粒细胞增多症/慢性嗜酸性粒细胞白血病患者	血液应答的主要指标	加速/传统 §	作用机制不可知 *
癌症：血液系统恶性肿瘤	急性髓性白血病和急性淋巴细胞白血病患者	持续完全缓解率	加速/传统 §	作用机制不可知 *
癌症：血液系统恶性肿瘤	急性淋巴细胞白血病；骨髓增生异常/骨髓增生性疾病；慢性粒细胞白血病患者	血液学应答的主要指标和细胞遗传应答的主要指标	加速/传统 §	作用机制不可知 *
癌症：血液系统恶性肿瘤	第一次或第二次完全缓解的前体 B 细胞淋巴细胞白血病患者	微小残留病反应率	加速	作用机制不可知 *
癌症：血液系统恶性肿瘤	弥漫性大 B 细胞淋巴瘤；毛细胞白血病患者	持续完全应答率	加速	作用机制不可知 *
癌症：血液系统恶性肿瘤	慢性粒细胞性白血病患者	持续主要分子应答	传统	作用机制不可知 *
癌症：血液系统恶性肿瘤	T 细胞淋巴瘤；B 细胞淋巴瘤；套细胞淋巴瘤；经典霍奇金淋巴瘤；间变性大细胞淋巴瘤和蕈样真菌病；非霍奇金淋巴瘤；多发性骨髓瘤；慢性粒细胞白血病；急性淋巴细胞白血病；小淋巴细胞性淋巴瘤；瓦尔登斯特伦巨球蛋白血症；边缘区淋巴瘤；滤泡性淋巴瘤患者	持续客观总体应答率（ORR）	加速/传统 §	作用机制不可知 *

续表

治疗疾病或用途	患者类型	替代终点	适用的批准类型	药物作用机制
癌症：实体瘤	乳腺癌；卵巢癌；肾癌；胰腺神经内分泌癌；结直肠癌；头颈癌；非小细胞肺癌；小细胞肺癌；黑色素瘤；结节性硬化症相关的 SEGA 和肾细胞肌瘤；默克尔细胞癌；不可切除或转移的皮肤基底细胞癌；尿路上皮癌；宫颈癌；子宫内膜癌；肝癌；输卵管癌；微卫星不稳定癌症；胃癌；甲状腺癌；星型细胞瘤；艾滋病相关的卡波济肉瘤；不可切除或转移性皮肤鳞状细胞癌；神经营养受体酪氨酸激酶（NTRK）基因融合，没有已知的获得性耐药突变患者	持续客观总体应答率（ORR）	加速/传统§	作用机制不可知*
癌症：实体瘤	乳腺癌；肾癌；胰腺神经内分泌肿瘤；软组织肉瘤；卵巢癌、输卵管癌或原发性腹膜癌；前列腺癌；甲状腺癌；结直肠癌；非小细胞肺癌；头颈癌；结节性硬化症；默克尔细胞癌；基底细胞癌；尿路上皮癌；宫颈癌；子宫内膜癌；肝癌；输卵管癌；黑色素瘤；星型细胞瘤；胃肠道间质癌患者	无进展生存期（PFS）	加速/传统§	作用机制不可知*
癌症：实体瘤	乳腺癌；神经母细胞瘤患者	无事件生存期（EFS）■	加速/传统§	作用机制不可知*
癌症：实体瘤	乳腺癌患者	病理完全应答	加速	作用机制不可知*
癌症：实体瘤	非转移性去势抵抗性前列腺癌患者	无转移生存期（MFS）	加速/传统§	作用机制不可知*
癌症：实体瘤	晚期前列腺癌患者	血浆睾丸激素水平	传统	促性腺激素释放激素拮抗剂
慢性肾病	继发于多重病因的慢性肾病患者	估算肾小球滤过率■	传统	作用机制不可知*
慢性肾病	继发于多重病因的慢性肾病患者	血清肌酐■	传统	作用机制不可知*
慢性阻塞性肺疾病（COPD）	COPD 患者	1 秒内用力呼气量（FEV1）	传统	长效 β_2 肾上腺素能受体激动剂；抗胆碱；磷酸二酯酶 4 抑制剂

治疗疾病或用途	患者类型	替代终点	适用的批准类型	药物作用机制
库欣病	库辛病患者	尿游离皮质醇	传统	生长抑素类似物
库欣病	内源性库辛病患者	尿游离皮质醇■	传统	皮质醇合成抑制剂
囊性纤维化	囊性纤维化患者	1秒内用力呼气量（FEV1）	传统	囊性纤维化跨膜传导调节剂增强剂
胱氨酸尿症	胱氨酸尿症患者	尿胱氨酸	传统	减少和络合硫醇
巨细胞病毒（CMV）	CMV血清反应呈阳性和需要预防的造血移植接受者	血浆CMV-DNA超过开始治疗的阈值	传统	抗病毒
白喉疫苗	将要接种白喉疫苗的患者	白喉抗毒素抗体反应	传统	免疫诱导
杜兴型肌营养不良症（DMD）	51号外显子跳跃的DMD基因突变的DMD患者	骨骼肌肌营养不良蛋白	加速	反义寡核苷酸
胰腺外分泌功能不全	由囊性纤维化、慢性胰腺炎、胰腺切除或其他症状引起的胰腺外分泌功能不全的患者	粪便脂肪量/脂肪吸收系数	传统	猪源性脂肪酶、蛋白酶和淀粉酶的结合物
法布里病	患有法布里病患者	组织学检查活检肾间质毛细血管（KIC）中GL-3内含物的减少	加速	酶替代疗法、伴侣蛋白治疗
女性性腺功能减退	性腺功能减退的不孕妇女	卵泡大小、血清雌二醇、孕酮#	传统	促性腺激素
急救消毒剂；医疗卫生消毒剂；消费者用消毒剂	公众、消费者和医疗卫生人员	细菌总数	传统和专论	抗菌
痛风	痛风患者	血尿酸	传统	黄嘌呤氧化酶抑制剂；URAT1抑制剂
甲型肝炎（Hep A）疫苗	将要接种Hep A疫苗的患者	甲型肝炎病毒抗体浓度	传统	免疫诱导
乙型肝炎（Hep B）疫苗	将要接种Hep B疫苗的患者	乙型肝炎病毒抗体浓度	传统	免疫诱导
乙型肝炎病毒（HBV）	有肝硬化或无肝硬化的HBV感染患者	血清中检测不到HBV-DNA	传统	抗病毒
丙型肝炎病毒（HCV）	有肝硬化或无肝硬化的HCV感染患者	持续病毒应答	传统	抗病毒
丁型肝炎病毒（HDV）	伴有或不伴有HDV感染患者	HDV-RNA降低≥2log，而且ALT或HDV低于定量下限LLOQ*	加速	抗病毒
肝肾综合征	1型肝肾综合征患者	血清肌酐■	传统	血管升压素类似物
纯合子谷甾醇血症（植物甾醇血症）	纯合子谷甾醇血症（植物甾醇血症）患者	血浆植物甾醇	传统	膳食胆固醇吸收抑制剂
人类免疫缺陷病毒-1（HIV-1）	HIV-1患者	血浆中检测不到HIV-RNA	传统	抗病毒

续表

治疗疾病或用途	患者类型	替代终点	适用的批准类型	药物作用机制
人类免疫缺陷病毒-1（HIV-1）	性行为感染 HIV-1 的高风险患者	血清中 HIV 抗体浓度	传统	抗病毒
人类免疫缺陷病毒-1（HIV-1）	经过多次治疗的 HIV-1 患者	血浆中 HIV RNA 减少量大于 log0.5	传统	抗病毒
人乳头瘤病毒	需针对人乳头瘤病毒进行免疫的人群（18~45岁）	宫颈上皮内瘤样病变	传统	免疫诱导
高胆固醇血症	杂合子家族性和非家族性高胆固醇血症患者	血清中低密度脂蛋白胆固醇	传统	降脂
高胆固醇血症	纯合子家族性高胆固醇血症患者	血清中低密度脂蛋白胆固醇	传统	降脂
高钾血症	高钾血症患者	血钾	传统	钾黏合剂（Potassium binder）
高磷血症	高磷血症的透析患者	血磷	传统	磷酸盐黏合剂；钠氢交换抑制剂
高血压	高血压患者	血压	传统	血管紧张素 II 受体拮抗剂；二氢吡啶类钙通道阻滞剂；肾素抑制剂；醛固酮拮抗剂；血管扩张剂
高三酰甘油血症	严重高三酰甘油血症患者	血清三酰甘油	传统	降脂
低钾血症	低钾血症患者	血钾	传统	醛固酮拮抗剂
低钠血症	高容量性低钠血症和低容量性低钠血症患者	血钠	传统	血管升压素受体拮抗剂
低血压	血管源性休克患者	血压	传统	α 和 β 肾上腺素能受体激动剂；血管升压素类似物
甲状腺功能减退症	甲状腺功能减退患者	血清促甲状腺激素（TSH）	传统	甲状腺激素类似物
流感疫苗	将要接种流感疫苗的患者	血细胞凝集抑制抗体反应	加速	免疫诱导
术中出血	需要降低血压以减少手术期间出血的患者	血压	传统	血管扩张剂
日本脑炎疫苗	将要接种日本脑炎疫苗的患者	中和抗体反应	传统	免疫诱导
脂肪代谢障碍	先天性或后天性全身脂肪代谢障碍患者	血清血红蛋白 A1C、空腹血糖和三酰甘油	传统	瘦素类似物
溶酶体酸性脂肪酶（LAL）缺乏	LAL 缺乏患者	血清 LDL-c 水平	传统	水解溶酶体胆固醇酯和三酰甘油特异性酶
男性性腺功能减退	性腺功能减退的男性	精子数量	传统	促性腺激素

治疗疾病或用途	患者类型	替代终点	适用的批准类型	药物作用机制
脑膜炎球菌 ACYW - 135	将要接种脑膜炎球菌疫苗的患者	血清杀菌抗体反应	传统	免疫诱导
脑膜炎球菌 B 组疫苗	接种脑膜炎球菌性脑膜炎疫苗的人群（18~25 岁）	血清杀菌抗体反应	传统	免疫诱导
猴痘疫苗	需接种预防猴痘的人群	牛痘中和抗体（Vaccinia - neutralizing antibody）	传统	免疫诱导
鸟 - 胞内分枝杆菌复合体（MAC）肺病	患有 MAC 肺病的患者	痰培养 6 个月后转为阴性	加速	抗菌
N - 乙酰谷氨酸合酶（NAGS）缺乏	由于 NAGS 缺乏而导致高氨血症的患者	血氨	传统	磷酸氨基甲酰合成酶 1 活化剂
非乙醇性脂肪性肝炎（NASH）	肝纤维化的 NASH 患者（肝硬化前期）	组织病理学结果：①脂肪性肝炎消退，无纤维化恶化；②纤维化改善，无脂肪性肝炎恶化；③以上两种情况 #	加速	抗纤维化；抗炎
阿片类药物依赖性	阿片类药物依赖性患者	阿片类药物尿液毒理学试验	传统	阿片受体部分激动剂
骨质疏松	骨质疏松的绝经后妇女	椎体骨折形态学	传统	雌激素受体激动剂/拮抗剂；甲状旁腺激素类似物；双膦酸盐；RANK 配体（RANKL）抑制剂
骨质疏松	糖皮质激素诱发的骨质疏松症患者	骨密度¤	传统	双膦酸盐；甲状旁腺激素类似物
骨质疏松	骨质疏松的男性患者	骨密度¤	传统	甲状旁腺激素类似物；双膦酸盐；RANK 配体（RANKL）抑制剂
佩吉特病（Paget's disease）	佩吉特病患者	血清碱性磷酸酶	传统	双膦酸盐
种植体周围炎	种植体周围炎患者	牙周袋深度■	传统	抗菌
牙周炎	牙周袋探测深度平均值大于 5mm 的慢性牙周炎患者	牙周袋深度	传统	抗菌
百日咳（联合疫苗）（in combination vaccines）	接种百日咳疫苗的人群（18~64 岁）	血清抗体浓度	传统	免疫诱导
苯丙酮尿症	1. 由于四氢生物蝶呤反应性苯丙酮尿症的高苯丙氨酸血症患者 2. 现有控制下，血浆 Phe > 600 micromol/L 的 PKU 成人患者	血浆苯丙氨酸	传统	1. 苯丙氨酸羟化酶激活剂 2. 苯丙氨酸代谢酶
肺炎双球菌联合疫苗	将要接种肺炎疫苗或侵袭性疫苗的患者（50 岁及以上）	抗体调理吞噬反应	加速	免疫诱导

治疗疾病或用途	患者类型	替代终点	适用的批准类型	药物作用机制
脊髓灰质炎疫苗	将要接种骨髓灰质炎疫苗的患者	中和抗体反应	传统	免疫诱导
多囊肾病	与多囊性肝病有关或无关的常染色体显性多囊性肾病的患者	肾脏总体积■	加速	作用机制不可知 *
早产	有单胎自发性早产史的单胎妊娠妇女	妊娠37周前分娩■	加速	孕酮类似物
原发性胆汁性胆管炎	原发性胆汁性胆管炎患者	血清碱性磷酸酶和胆红素 #	加速	法尼基衍生物 X 受体（FXR）激动剂
与大量尿蛋白有关的原发性肾小球疾病	与大量尿蛋白有关的原发性肾小球疾病患者	尿蛋白（尿蛋白/肌酐比值）■	加速	作用机制不可知 *
原发性噬血细胞淋巴细胞增多症（HLH）	HLH 患者	总体应答率	传统	干扰素 γ 阻断抗体
原发性高草酸尿症1型（PH1）	PH1 患者	草酸尿■	传统	siRNA 针对羟氧化酶 1 基因
原发性甲状旁腺功能亢进	原发性甲状旁腺功能亢进引起的高钙血症患者	血清钙	传统	钙敏感受体激动剂
肺纤维化	肺纤维化患者	用力肺活量（FVC）	传统	作用机制不可知 *
肺结核	活动性或潜伏性肺结核患者	痰液培养转为阴性的时间	加速	抗菌
狂犬病疫苗	狂犬病免疫接种的患者	中和抗体	传统	免疫诱导
继发性甲状旁腺功能亢进	与慢性肾病有关的继发性甲状旁腺功能亢进患者	血清全段甲状旁腺激素（iPTH）	传统	钙敏感受体激动剂；维生素 D_3 类似物
天花疫苗	接种天花疫苗的患者	牛痘中和抗体	传统	免疫诱导
天花疫苗	接种天花疫苗的患者	疫苗接种部位做出反应（仅复制天花疫苗）	传统	免疫诱导
支持性癌症护理	由于肾功能受损导致甲氨蝶呤清除延迟的患者	血浆甲氨蝶呤	传统	羧肽酶
支持性癌症护理	正在接受抗癌治疗的白血病、淋巴瘤和实体瘤（恶性肿瘤）的患者（预期会出现肿瘤溶解和尿酸升高）	血清尿酸	传统	尿酸特异性酶
支持性癌症护理	正在使用骨髓抑制性抗癌药物的非髓样恶性肿瘤患者	严重中性粒细胞减少的持续时间	传统	白细胞生长因子
睾酮缺乏症	原发性或低促性腺素性功能减退症的男性	血清睾酮	传统	雄激素

续表

治疗疾病或用途	患者类型	替代终点	适用的批准类型	药物作用机制
破伤风疫苗	将要接受破伤风疫苗的患者	破伤风抗毒素抗体反应	传统	免疫诱导
烟草依赖	吸烟者	呼出的一氧化碳	传统	戒烟
1 型糖尿病	1 型糖尿病患者	血清血红蛋白 A1C	传统	降血糖
1 型戈谢病	1 型戈谢病患者	脾脏容量，肝脏容量，血红蛋白和血小板计数 #	传统	葡萄糖神经酰胺合成酶抑制剂；水解溶酶体的葡糖脑苷脂特异性酶
2 型糖尿病	2 型糖尿病患者	血清血红蛋白 A1C	传统	降血糖
X 连锁低磷酸血症	X 连锁低磷酸血症患者	血磷	传统	成纤维细胞生长因子 23 抑制剂
黄热病疫苗	有患黄热病风险的患者	中和抗体反应	传统	免疫诱导

注：数据收集期至 2020 年 3 月 27 日。

#替代终点是组合型生物标记物替代终点的一部分。

＊机制不可知是指存在许多与替代终点相关的作用机制的情况，因此它与特定的疾病因果通路没有直接关系。

§基于肿瘤负荷（人体中癌细胞的数量、肿瘤的大小或癌症病灶的总量）的终点可用于传统审评和加速批准路径应当根据应用场景，包括疾病、效应值、效应持续时间、残余不确定性和其他可用治疗的获益等因素。

■FDA 预计，该替代终点可以作为药物或生物制剂批准的主要疗效临床试验的终点，尚未用于支持 NDA 或 BLA。

¤ 在绝经后妇女基于新的骨组织形态计量学的椎骨骨折的疗效确立后，骨密度是治疗男性或糖皮质激素所致骨质疏松症疗效的可接受的主要终点。

附录三　FDA 公布的儿童替代终点目录①

治疗疾病或用途	患者类型	替代终点	适用的批准类型	药物作用机制	年龄范围
肢端肥大症	对其他标准疗法无响应或不能接受其他标准疗法的肢端肥大症患者	血清胰岛素样生长因子－I（IGF－1）	传统	生长激素受体拮抗剂	2 岁至 18 岁
急性支气管痉挛	与可逆性阻塞性气道疾病相关的急性支气管痉挛患者	1 秒用力呼气量（FEV1）	传统	β_2 肾上腺素能受体激动剂	5 岁及以上
哮喘	哮喘患者	1 秒用力呼气量（FEV1）	传统	皮质醇激素；β_2 肾上腺素能受体激动剂；抗胆碱	4 岁及以上
良性血液病	由免疫性（特发性）血小板减少症或慢性丙型肝炎引起的血小板减少症患者	血小板计数	传统	血小板生成素受体激动剂	1 岁及以上
良性血液病	慢性铁超负荷或非输血依赖性地中海贫血综合征患者	血清铁蛋白与肝脏铁浓度	传统	铁螯合剂	2 岁或以上的慢性铁超标和 10 岁以上的非输血依赖性地中海贫血综合征
良性血液病	严重再生障碍性贫血患者	血液应答	传统	血小板生成素受体激动剂	1 岁及以上
良性血液病	静脉血栓栓塞症（VTE）/肺栓塞（PE）患者	全静脉血栓栓塞与全因死亡	传统	抗凝	所有儿科年龄组
癌症：血液系统恶性肿瘤	急性淋巴细胞白血病患者；B 细胞淋巴瘤患者	持续客观总体应答率（ORR）	传统	作用机制不可知*	1 岁至 21 岁
癌症：血液系统恶性肿瘤	急性淋巴细胞白血病患者	无事件生存率（EFS）	传统	作用机制不可知*	1 岁至 21 岁

---

① FDA. Table of Surrogate Endpoints That Were the Basis of Drug Approval or Licensure ［EB/OL］. （2020.03.27）［2020.04.09］https：//www.fda.gov/drugs/development－resources/table－surrogate－endpoints－were－basis－drug－approval－or－licensure.

治疗疾病或用途	患者类型	替代终点	适用的批准类型	药物作用机制	年龄范围
癌症：血液系统恶性肿瘤	慢性粒细胞白血病患者	血液应答的主要指标和细胞遗传应答的主要指标	传统	作用机制不可知*	3 岁至 20 岁
癌症：血液系统恶性肿瘤	急性淋巴细胞白血病患者	血清天冬酰胺酶	传统	天冬酰胺特异性酶	所有儿科年龄组
癌症：实体肿瘤	结节性硬化症合并室管膜下巨细胞型星形细胞瘤；默克尔细胞癌；神经营养受体酪氨酸激酶（NTRK）基因融合，没有已知的获得性耐药突变患者	持续客观总体应答率（ORR）	加速	作用机制不可知*	1 岁及以上；12 岁及以上；28 天及以上
癌症：实体肿瘤	转移性黑色素瘤患者	无进展生存期（PFS）	传统	作用机制不可知*	12 岁及以上
美洲锥虫病	美洲锥虫病患者	免疫球蛋白 G 抗体对克氏锥虫的重组抗原呈阴性	传统	抗菌	2 岁至 12 岁
慢性肾病	继发于多种病因的慢性肾脏病患者	估计的肾小球滤过率或血清肌酐	传统	作用机制不可知*	—
囊性纤维化	囊性纤维化患者	1 秒用力呼气量（FEV1）	传统	囊性纤维化跨膜传导调节剂增强剂	2 岁及以上
胱氨酸尿症	胱氨酸尿症患者	尿胱氨酸	传统	减少和络合硫醇	9 岁及以上
巨细胞病毒（CMV）	CMV 血清反应呈阳性和需要预防的造血移植接受者	血浆 CMV – DNA 超过开始治疗的阈值	传统	抗病毒	12 岁及以上
白喉疫苗（联合疫苗）	家中白喉疫苗的人群	抗白喉类毒素抗体	传统	免疫诱导	6 周及以上
白喉、破伤风、百日咳、脊髓灰质炎、B 型嗜血杆菌病、乙型肝炎疫苗	接种白喉、破伤风、百日咳、脊髓灰质炎、B 型嗜血杆菌和乙型肝炎疫苗的患者	中和抗体	传统	免疫诱导	6 周~5 岁
杜兴型肌营养不良症（DMD）	51 号外显子跳跃的 DMD 基因突变的 DMD 患者	骨骼肌营养不良	传统	反义寡核苷酸	平均岁 8.9 岁
胰腺外分泌功能不全	由囊性纤维化引起的胰腺外分泌功能不全患者	粪便脂肪量/脂肪吸收系数	传统	减少和络合硫醇	6 个月及以上
法布里病	法布里病患者	组织学检查活检肾间质毛细血管（KIC）中 GL – 3 内含物的减少	加速	酶替代疗法、伴侣蛋白疗法	8 岁及以上

续表

治疗疾病 或用途	患者类型	替代终点	适用的 批准类型	药物作用机制	年龄范围
急救消毒剂；医疗卫生消毒剂；消费者用消毒剂	公众、消费者和医疗卫生人员	细菌总数	传统	抗菌	所有儿科年龄组
嗜血杆菌 B 联合疫苗	接种乙型流感嗜血杆菌的人群	抗多核糖核糖醇磷酸抗体浓度	加速	免疫诱导	6 周~71 个月
病毒性甲型肝炎（Hep A）疫苗	将要接种 Hep A 的患者	甲型肝炎病毒抗体浓度	传统	甲型肝炎灭活疫苗抗病毒	6 个月及以上
病毒性乙型肝炎（Hep B）疫苗	将要接种 Hep B 的患者	乙型肝炎病毒抗体浓度	传统	乙型肝炎灭活疫苗抗病毒	所有儿童年龄组
丙型肝炎病毒（HCV）	有肝硬化或无肝硬化的 HCV 感染患者	持续性病毒应答（HCV－RNA）	传统	抗病毒	5 岁及以上
纯合子谷甾醇血症（植物甾醇血症）	纯合子谷甾醇血症（植物甾醇血症）患者	血浆植物甾醇	传统	膳食胆固醇吸收抑制剂	—
人类免疫缺陷病毒－1（HIV－1）	HIV－1 患者	血浆中检测不到 HIV－RNA	传统	抗病毒	4 周及以上
人类免疫缺陷病毒－1（HIV－1）	经过多次治疗的 HIV－1 患者	血浆中 HIV RNA 减少量大于 log0.5	传统	抗病毒	自出生后感染的患者
高胆固醇血症	杂合子家族性高胆固醇血症患者	血清低密度脂蛋白胆固醇	传统	降脂	—
人乳头瘤病毒	对人乳头瘤病毒免疫的患者	宫颈上皮内瘤样病变	传统	免疫诱导	9~17 岁
高胆固醇血症	纯合子家族性高胆固醇血症患者	血清低密度脂蛋白胆固醇	传统	降脂	—
高钾血症	高钾血症患者	血清钾	传统	钾黏合剂	—
高磷血症	患有高磷血症的慢性或肾透析的患者	血磷	传统	磷酸盐黏合剂	6 岁及以上
高血压症	高血压患者	血压	传统	血管紧张素 II 受体拮抗剂；醛固酮拮抗剂	1 岁至 17 岁
低钾血症	低钾血症患者	血清钾	传统	钾盐	—
低钠血症	高血容量和低血容量性低钠血症的患者	血清钠	传统	加压素受体拮抗剂	—
甲状腺功能减退	甲状腺功能减退患者	促甲状腺激素（TSH）	传统	甲状腺激素类似物	—
流感疫苗	将要接种流感疫苗的患者	血细胞凝集抑制抗体反应	传统	流感病毒灭活疫苗	6 周及以上

治疗疾病或用途	患者类型	替代终点	适用的批准类型	药物作用机制	年龄范围
日本脑炎疫苗	将要接种日本脑炎疫苗的患者	中和抗体反应	传统	流行性乙型脑炎病毒灭活疫苗	2 个月及以上
脂肪代谢障碍	先天性或后天性全身脂肪代谢障碍患者	血清糖化血红蛋白、空腹血糖和三酰甘油	传统	瘦素类似物	—
溶酶体酸性脂肪酶（LAL）缺乏	LAL 缺乏症患者	血清 LDL – c 水平	传统	水解溶酶体胆固醇酯和三酰基甘油特异性酶	1 个月及以上
A. C. Y. W135 群脑膜炎球菌多糖疫苗	将要接种脑膜球菌性脑膜炎疫苗的患者	血清杀菌抗体反应	传统	流感病毒灭活疫苗	2 个月及以上
脑膜炎球菌 B 疫苗	将要接种脑膜炎球菌性脑膜炎疫苗的患者	血清杀菌抗体反应	传统	流感病毒灭活疫苗	10 岁至 25 岁
N – 乙酰谷氨酸合酶（NAGS）缺乏	由于 NAGS 缺乏而导致高氨血症的患者	血浆氨	传统	氨甲酰磷酸合成酶 1 激活剂	出生至 18 岁
百日咳（联合疫苗）	接种百日咳疫苗的人群	血清抗体浓度	传统	免疫诱导	6 周及以上
苯丙酮尿症	四氢生物蝶呤反应性致苯丙酮尿症的高苯丙氨酸血症患者	血浆苯丙氨酸	传统	苯丙氨酸羟化酶激活剂	1 个月至 16 岁
脊髓灰质炎疫苗	将要接种脊髓灰质炎疫苗的患者	中和抗体反应	传统	脊髓灰质炎灭活疫苗	6 周及以上
性早熟	中枢性性早熟患者	血清黄体生成素	传统	促性腺激素释放激素（GnRH）激动剂	—
与大量蛋白尿有关的原发性肾小球疾病	与大量蛋白尿有关的原发性肾小球疾病患者	蛋白尿（尿蛋白/肌酐比值）■	加速	作用机制不可知 *	—
原发性噬血细胞淋巴细胞增多症（HLH）	HLH 患者	总体应答率	传统	干扰素 γ 阻断抗体	出生 ~ 13 岁
原发性高草酸尿症 1 型（PH1）	原发性高草酸尿症 1 型（PH1）患者	尿草酸■	传统	siRNA 针对羟氧化酶 1 基因	—
肺动脉高压	肺动脉高压患者	肺血管阻力	传统	内皮素受体拮抗剂	—
肺结核（TB）	潜伏性肺结核患者	痰培养转化为阴性的时间	传统	抗菌	12 岁及以上
狂犬病免疫球蛋白	被怀疑接触狂犬病动物的患者	狂犬病中和活性抗体	传统	狂犬病毒灭活疫苗	—
狂犬病疫苗	需接种狂犬病疫苗的患者	中和抗体	传统	免疫诱导	—
与慢性肾病有关的继发性甲状旁腺功能亢进症	与慢性肾病有关的继发性甲状旁腺功能亢进患者	血清全段甲状旁腺激素（IPTH）	传统	维生素 D 类似物	—

续表

治疗疾病或用途	患者类型	替代终点	适用的批准类型	药物作用机制	年龄范围
破伤风疫苗（单独或联合疫苗）	将要接种破伤风疫苗的患者	破伤风类毒素抗体	传统	中和抗体	6 周及以上
1 型糖尿病	1 型糖尿病患者	血清血红蛋白 AlC	传统	降血糖	6 岁至 15 岁
1 型戈谢病	1 型戈谢病患者	脾脏体积、肝脏体积、血红蛋白和血小板数 #	传统	水解溶酶体的葡糖脑苷脂特异性酶	4 岁至 17 岁
2 型糖尿病	2 型糖尿病患者	血清血红蛋白 AlC	传统	降血糖	10 岁至 16 岁
X 连锁低磷酸血症	X 连锁低磷酸血症患者	血磷	传统	成纤维细胞生长因子 23（Fibroblast growth factor 23）抑制剂	1 岁及以上
黄热病疫苗	有患黄热病风险的患者	中和抗体反应	传统	黄热减毒活疫苗	9 个月及以上

注：数据收紧期截至 2020 年 3 月 27 日。＊机制不可知是指有许多作用机制与替代终点有关，所以并非与特定的因果通路直接关系。

附录四 2015～2019 年 FDA 使用替代终点批准的药品

药品名称	适应证	替代终点	孤儿药	快速通道	突破性疗法	优先审评	加速审批	研发公司	批准日期
Ibrance	晚期（转移性）乳腺癌	PFS			是	是	是	Pfizer. Inc.	2015. 02. 03
Lenvima	分化型甲状腺癌（DTC）	PFS、ORR	是			是		Eisai	2015. 02. 03
Farydak	多发性骨髓瘤	PFS	是			是	是	Novartis Pharma	2015. 02. 23
Unituxin	高风险神经母细胞瘤	EFS	是			是		United Therapeutics Corp.	2015. 03. 10
Orkambi	囊性纤维化	FEV1	是	是	是	是		Vertex Pharmaceuticals	2015. 07. 02
Praluent	高胆固醇	LDL－C						Sanofi	2015. 07. 24
Odomzo	局部晚期基底细胞癌	ORR						Novartis Pharma	2015. 07. 24
Daklinza	慢性丙型肝炎病毒（HCV）基因型 3 感染	SVR		是		是		Bristol Myers Squibb	2015. 07. 24
Repatha	高胆固醇	LDL－C	是					Amgen	2015. 08. 27
Lonsurf	晚期结直肠癌	PFS		是				Taiho Oncology，Inc.	2015. 09. 22
Tresiba	糖尿病	HbAlc						Novonordisk	2015. 09. 25
Veltassa	高钾血症	血钾						Relypsa	2015. 10. 21
Yondelis	软组织肉瘤（STS）	PFS	是			是		Janssen	2015. 10. 23
Nucala	哮喘	FEV1						GSK	2015. 11. 04
Genvoya	HIV－1 感染	HIV－1 RNA 浓度		是				Gilead Sciences Inc.	2015. 11. 05
Cotellic	晚期黑色素瘤	PFS、ORR	是	是		是		Genentech，Inc.	2015. 11. 10
Tagrisso	非小细胞肺癌	ORR	是	是	是	是	是	AstraZeneca	2015. 11. 13
Darzalex	多发性骨髓瘤	ORR	是	是	是	是	是	Janssen	2015. 11. 16
Ninlaro	多发性骨髓瘤	PFS	是			是		Millennium Pharmaceuticals，Inc.	2015. 11. 20

续表

药品名称	适应证	替代终点	孤儿药	快速通道	突破性疗法	优先审评	加速审批	研发公司	批准日期
Portrazza	晚期（转移性）鳞状非小细胞肺癌（NSCLC）	PFS、ORR	是	是				Lilly	2015.11.24
Empliciti	多发性骨髓瘤	PFS、ORR	是		是	是		Bristol Meyer – Squibb	2015.11.30
Kanuma	溶酶体酸性脂肪酶（LAL）缺乏症	LDL – C	是	是	是	是		Synageva BioPharma Corporation	2015.12.08
Alecensa	ALK 阳性肺癌	ORR	是		是	是	是	Roche	2015.12.11
Zurampic	痛风	血尿酸						Ardea Biosciences, Inc.	2015.12.22
Zepatier	慢性丙型肝炎	SVR			是	是		Merck Sharp &Dohme Corp.	2016.01.28
Cinqair	哮喘	FEV1						Teva Branded Pharmaceutical Products R&D, Ine.	2016.03.23
Defitelio	肝静脉闭塞性疾病	CR	是	是		是		Jazz Pharmaceuticals	2016.03.30
Venclexta	白血病	ORR	是		是	是	是	AbbVie Inc.	2016.04.11
Tecentriq	膀胱尿路上皮癌	ORR			是	是	是	Genentech, Inc.	2016.05.18
Ocaliva	慢性肝病	碱性磷酸酶（ALP）	是	是		是	是	Intercept pharmaceuticals Inc.	2016.06.28
Epclusa	丙型肝炎	SVR		是	是	是		Gilead Sciences, Inc.	2016.06.28
Exondys 51	杜兴型肌营养不良症（DMD）	骨骼肌肌营养不良蛋白	是	是		是	是	Sarepta Therapeutics, Inc.	2016.09.19
Lartruvo	软组织肉瘤	PFS、ORR	是	是	是	是	是	Eli Lilly and Company	2016.10.19
Rubraca	卵巢癌	ORR	是		是	是	是	Clovis Oncology, Inc.	2016.12.19
Parsabiv	继发性甲状旁腺功能亢进	血钙						KAI Pharmaceuticals, Inc.	2017.02.07
Kisqali	晚期乳腺癌	PFS、ORR			是	是		Novartis Pharma	2017.03.13
Bavencio	转移性 Merkel 细胞癌	ORR、PFS	是	是	是	是	是	EMDSerono Inc.	2017.03.23
Zejula	卵巢癌、输卵管癌或原发性腹膜癌	PFS	是	是	是	是		Tesaro Inc.	2017.03.27

续表

药品名称	适应证	替代终点	孤儿药	快速通道	突破性疗法	优先审评	加速审批	研发公司	批准日期
Alunbrig	非小细胞肺癌	ORR	是		是	是	是	Ariad Pharmaceuticals, Inc.	2017.04.28
Rydapt	急性髓性白血病	ORR、EFS	是	是	是	是		Novartis Pharma	2017.04.28
Imfinzi	尿路上皮癌	ORR						AstraZeneca	2017.05.01
Baxdela	急性细菌性皮肤感染	ORR		是		是		Melinta Therapeutics Inc.	2017.06.19
Nerlynx	降低乳腺癌复发	DFS						Puma Biotechnology	2017.07.17
Vosevi	慢性丙型肝炎	SVR		是	是	是		Gilead Sciences	2017.07.18
Idhifa	急性髓性白血病	完全缓解率	是	是		是		Celgene Corporation	2017.08.01
Mavyret	慢性丙型肝炎	SVR		是	是	是		AbbVie Inc.	2017.08.03
Besponsa	急性淋巴细胞白血病	CR	是		是	是		Pfizer. Inc	2017.08.17
Vabomere	美洲锥虫病	免疫球蛋白G抗体对克氏锥虫的重组抗原呈阴性		是		是		Chemo Research S. L.	2017.08.29
Aliqopa	淋巴瘤	ORR	是	是		是	是	Baier	2017.09.14
Verzenio	晚期或转移性乳腺癌	PFS、ORR		是	是	是		Eli Lilly	2017.09.28
Calquence	套细胞淋巴瘤	ORR、PFS	是			是	是	Acerta Pharma B. V.	2017.10.31
Fasenra	严重哮喘	FEV1						AstraZeneca AB	2017.11.14
Ozempic	2型糖尿病	HbA1c						NovoNordisk Inc.	2017.12.05
Steglatro	2型糖尿病	HbA1c						Merck Sharp & Dohme Corp	2017.12.19
Lutathera	胃肠胰神经内分泌肿瘤（GEP－NETs）	PFS、ORR	是	是		是		Advanced Accelerator Applications USA, Inc. (AAA)	2018.01.26
Biktarvy	HIV－1感染	HIV－RNA浓度				是		Gilead Sciences	2018.02.07
Symdeko	囊性纤维化	FEV1	是	是	是	是		Vertex Pharmaceuticals	2018.02.13
Erleada	前列腺癌	MFS		是		是		Aragon Pharmaceuticals, Inc., represented by Janssen Research & Development, LLC.	2018.02.14

续表

药品名称	适应证	替代终点	孤儿药	快速通道	突破性疗法	优先审评	加速审批	研发公司	批准日期
Trogarzo	HIV 感染	HIV – RNA 浓度	是	是	是	是		TaiMed Biologics	2018.03.06
Tavalisse	免疫性血小板减少症（ITP）	血小板计数	是					Rigel Pharmaceuticals, Inc.	2018.04.17
Crysvita	X – 连锁低磷性佝偻病	血磷	是	是	是	是		Ultragenyx Pharmaceutical Inc.	2018.04.27
Akynzeo	癌症化疗的恶心呕吐	CRR						Helsinn	2018.04.19
Lokelma	高钾血症	血钾						AstraZeneca	2018.05.18
Palynziq	苯丙酮尿症（PKU）	苯丙氨酸	是	是		是		BioMarin Pharmaceutical, Inc.	2018.05.24
Braftovi	黑色素瘤	ORR、PFS	是					ArrayBioPharma Inc.	2018.06.27
Tibsovo	白血病	完全缓解率	是	是		是		Agios Pharmaceuticals, Inc.	2018.07.20
Mulpleta	血小板减少症	血小板计数		是		是		Shionogi Inc.	2018.07.31
Poteligeo	非霍奇金淋巴瘤	PFS、ORR	是		是	是		Kyowa Kirin, Inc.	2018.08.08
Pifeltro	HIV – 1 感染	HIV – RNA 浓度						MSD MERCK CO	2018.08.30
Lumoxiti	白血病	CR、ORR	是	是		是		AstraZeneca AB	2018.09.13
Copiktra	淋巴细胞白血病、小淋巴细胞淋巴瘤及滤泡性淋巴瘤	PFS、ORR	是	是		是	是	VERASTEM INC	2018.09.24
Vizimpro	转移性非小细胞肺癌	PFS、ORR	是			是		Pfizer. Inc.	2018.09.27
Talzenna	转移性乳腺癌	PFS、ORR				是		Pfizer. Inc.	2018.10.16
Lorbrena	转移性非小细胞肺癌	ORR	是		是	是	是	Pfizer. Inc.	2018.11.02
Yupelri	慢性阻塞性肺疾病	FEV1						Theravance Biopharma Ireland Limited	2018.11.08
Gamifant	原发性嗜血淋巴细胞增多症	ORR	是		是	是		NOVIMMUNE S. A.	2018.11.20
Vitrakvi	转移性实体瘤	ORR	是		是	是	是	Bayer HealthCare Pharmaceuticals Inc.	2018.11.26
Xospata	急性髓性白血病	完全缓解率、EFS	是	是		是		Astellas Pharma US, Inc.	2018.11.28

药品名称	适应证	替代终点	孤儿药	快速通道	突破性疗法	优先审评	加速审批	研发公司	批准日期
Elzonris	母细胞性浆细胞样树突状细胞肿瘤	CR	是		是	是		Stemline Therapeutics, Inc.	2018.12.21
Cablivi	获得性血栓性血小板减少性紫癜（aTTP）	血小板计数反应	是	是		是		Ablynx NV	2019.02.06
Balversa	局部晚期或转移性尿路上皮癌	ORR			是	是	是	Janssen Biotech	2019.04.12
Piqray	乳腺癌	PFS				是		Noviartis	2019.05.24
Polivy	复发或难治性弥漫性大B细胞淋巴瘤	PFS	是		是	是	是	Genentech	2019.06.10
Xpovio	复发或难治性多发性骨髓瘤	ORR、PFS	是	是		是	是	Karyopharm Therapeutics Inc.	2019.07.03
Nubeqa	非转移性去势抵抗性前列腺癌	MFS		是		是		BayerHealthcare	2019.07.30
Rozlytrek	转移性非小细胞肺癌、实体瘤	PFS	是		是	是	是	Genentech Inc.	2019.08.15
Brukinsa	套细胞淋巴瘤（MCL）	ORR			是	是	是	Beigene USA Inc.	2019.11.14
Oxbryta	镰状细胞疾病	血红蛋白应答	是	是	是	是	是	Global Blood Therapeutics Inc.	2019.11.25
Vyondys 53	杜兴型肌营养不良症（DMD）	骨骼肌肌营养不良蛋白	是	是		是	是	Sarepta Therapeutics Inc.	2019.12.12
Padcev	晚期或转移性尿路上皮癌	PFS、ORR			是	是	是	Astellas Pharam US Inc.	2019.12.18
Enhertu	无法切除或转移性HER2阳性乳腺癌	ORR		是	是	是	是	Dallchi Sankyo Inc.	2019.12.20

附录五　缩略语表

21CFR	Code of Federal Regulations Title 21	联邦法规汇编第 21 章
3D	3 – dimensional	3 维（打印技术）
AA	Accelerated Approval	加速批准
AACE	American Association of Clinical Endocrinologists	美国内分泌临床医师协会
ACDRS	American Course on Drug Development and Regulatory Sciences	药品研发与监管科学美国课程
ACTG	AIDS Clinical Trials Group	艾滋病临床试验小组
ADA	American Diabetes Association	美国糖尿病协会
AERS	Adverse Event Reporting System	不良事件报告系统
AG	Authorized Generic	授权仿制药
AHRQ	Agency for Healthcare Research and Quality	医疗保健服务研究与质量局
AL	Adaptive License	适应性许可
AMQP	Animal Model Qualification Program	动物模型认定程序
ANDA	Abbreviated New Drug Application	简略新药申请
API（s）	active pharmaceutical ingredients	（药物）活性成分
APR	Annual Product Review	年度产品回顾
ARIA	Active Postmarket Risk Identification and Analysis	主动上市后风险识别与分析系统
ARRA	American Recovery and Reinvestment Act	美国复苏与再投资法案
ASA	American Statistical Association	美国统计学会
ASTM	American Society for Testing and Materials	美国材料与试验协会
BARS	Best Available Regulatory Science	最佳可利用监管科学
BCS Ⅲ	biopharmaceutics classification system Ⅲ	生物药剂学分类Ⅲ
BEST	Biomarkers, EndpointS, and other Tools	生物标志物、临床终点等工具
BIA	Biosimilar Initial Advisory	生物类似药初始咨询会议
BLA（s）	Biologic License Application	生物制品许可申请
Blood SCAN	Blood Surveillance Continuous Active Network	持续性主动血液监测网
BPCIA	Biologics Price Competition and Innovation Act	生物制品价格竞争与创新法案
BPD	Biosimilar Product Development Program	生物类似药研发计划
BQP	Biomarker Qualification Program	生物标志物认定程序
BRC	Biosimilar Review Committee	生物类似药审评委员会
BsUFA	Biosimilar User Fee Act	生物类似药使用者付费法案
BT	Breakthrough Therapy	突破疗法

C – Path	Critical Path Institute	关键路径研究所
CAPA	Corrective Action & Preventive Action	预防纠正措施
CAST	Cardiac Arrhythmia Suppression Trial	心律失常抑制试验
CBER	Center for Biologics Evaluation and Research	生物制品审评与研究中心
CDC	Center for Disease Control and Prevention	美国疾病预防控制中心
CDER	Center for Drug Evaluation and Research	药品审评与研究中心
CDISC	Clinical Data Interchange Standards Consortium	临床数据交换联盟
CDRH	Center for Devices and Radiological Health	医疗器械和放射健康中心
CER	Comparative Effectiveness Research	比较有效性研究
CERSI	Centers of Excellence in Regulatory Science and Innovation	监管科学与创新卓越中心
CEU	Continuing Education Units	继续教育学分
CGDB	Clinico – Genomic Database	临床基因组数据库
CID	Complex Innovative Designs	复杂临床试验设计
ClinRO	Clinician – reported outcome	临床医生报告结果（工具）
CMC	Chemical Manufacturing and Control	化学生产与控制
CM	Continuous Manufacturing	连续生产
CMS	Centers for Medicare and Medicaid Services	医疗保险和医疗救助服务中心
COA	clinical outcome assessment	临床结果评估工具
COAQP	Clinical Outcome Assesements Qualification Program	临床结果评估工具资格认定程序
COE	Centers of Excellence	研究卓越中心
COU	Context of Use	应用场景
CPI	Critical Path Initiative	关键路径计划
CR	complete response	完全应答率
CRR	complete remission rate	完全缓解率
CTFPHE	Canadian Task Force on the Periodic Health Examination	加拿大体检特别工作组
CTSA	Clinical and Translational Science Awards	临床与转化科学基金
CTTI	Clinical Trials Transformation Initiative	临床试验转型计划
DCEPT	Division of Clinical Evaluation and Pharmacology/Toxicology	临床评价和药理学/毒理学部
DCGT	Division of Cellular and Gene Therapies	细胞和基因治疗部
DDTs	Drug Development Tools	药物开发工具
DES	Drug Efficacy Study	药效研究
DESI	Drug Efficacy Study Implementation	药效研究实施项目
DFS	Disease – Free Survival	无疾病生存期
DHT	Division of Human Tissues	人体组织部
DMF	Drug Master File	药物主文件
DOOR/RADAR	Desirability of Outcome Ranking with Response Adjusted for Duration of Antibiotic Risk	抗生素风险的持续时间调整预期治疗结果排序

DPNM	Division of Personalized Nutrition and Medicine	个体化营养和医学部门
DPPT	Division of Plasma Protein Therapeutics	血浆蛋白治疗产品部
DRPM	Division of Regulatory Project Management	监管项目管理部
DRS	Doctor of Regulatory Science	监管科学博士学位
DSAB	The Data Standards Advisory Board	数据标准咨询委员会
DSPB	Data Standards Program Board	数据标准计划委员会
DSC	Data Standards Committee	数据标准委员会
EBM	evidence based medicine	循证医学
ECPM	European Center of Pharmaceutical Medicine	巴塞尔大学欧洲药物医学中心
EFS	event free survival	无事件生存期
EHR	Electronic Health Record	电子健康记录
EMA	The European Medicines Agency	欧盟药品管理局
EO	Executive Order	行政命令
EOP Ⅰ	End of Phase Ⅰ meeting	Ⅰ期临床试验结束会议
EOP Ⅱ	End of Phase Ⅱ meeting	Ⅱ期临床试验结束会议
EORTC	European Organisation for Research and Treatment of Cancer	欧洲癌症研究和治疗组织
EPA	Environmental Protection Agency	美国环保局
ETP	Emerging Technology Program	新兴技术项目计划
ETT	Emerging Technology Team	新兴技术团队
FAERS	FDA's Adverse Event Reporting System	FDA 不良事件报告系统
FCAA	Further Consolidated Appropriations Act	进一步综合拨款法案
FCR	Friends of Cancer Research	癌症研究之友
FD&CA	Federal Food Drug and Cosmetic Act	联邦食品药品和化妆品法
FDAAA	Food and Drug Administration Amendments Act	FDA 修正案
FDA	Food and Drug Administration	美国食品药品管理局
FDAMA	Food and Drug Administration Modernization Act	FDA 现代化法案
FDARA	FDA Reauthorization Act	FDA 再授权法案
FDASIA	Food and Drug Administration Safety and Innovation Act	FDA 安全与创新法案
FEV 1	Forced Expiratory Volume in One Second	1 秒内用力呼气量
FQP	Full Qualification Package	完整资格认定资料包
FTE	Full Time Employee	全职审评员
FT	Fast Track	快速通道
GAIN	Generating Antibiotic Incentives Now	立即建立抗菌药研发激励法案
GDUFA	The Generic Drug User Fee Amendments	仿制药使用者付费法案
GETS	Genomics Evaluation Team for Safety	基因组学安全评估小组
GFO	federal government employee	联邦政府雇员
GRADE	Grading of Recommendations Assessment, Development and Evaluation	证据质量分级和推荐强度系统

GU – CERSI	Georgetown University Center for Excellence in Regulatory Science and Innovation	乔治城大学监管科学与创新卓越中心
HCT/P's	Human Cell & Tissue Products	人体细胞、组织/产品
HHS	Department of Health and Human Services	卫生及公众服务部
HL7	Health Level Seven	HL7 卫生信息交换标准
HRSA	Health Resources and Services Administration	卫生资源与服务管理局
HTS	High – Throughput Sequencing	高通量测序
IACET	The International Association for Continuing Education and Trainings	国际继续教育和培训协会
ICESH	The International Center for Environment, Safety, and Health	美国国际环境、安全与健康中心
ICH Q9	ICH Guideline of Quality Risk Management	ICH Q9 质量风险管理指南
IDMC	Independent Data Monitoring Committees	独立数据监察委员会
IND	Investigational New Drug Application	研究性新药申请
IOM	Institute of Medicine	美国医学研究所
IOOSR	Invalidated Out – of – Specification Rate	无效不合格率
IOTF	Interagency Oncology Task Force Joint Fellowship	肿瘤学特别工作组资助项目
IOTP	Immuno – Oncology Therapeutics Program	肿瘤免疫疗法研究项目
irRC	Immune – related Response Criteria	免疫相关反应标准
IVDs	in vitro diagnostic devices	体外诊断器械
JAMA	The Journal of the American Medical Association	美国医学会杂志
JHU – CERSI	Johns Hopkins University Center of Excellence in Regulatory Science and Innovation	约翰霍普金斯大学监管科学与创新卓越中心
LAR	Lot Acceptance Rate	批次合格率
LMS	Learning Management System	学习管理系统
LOI	Letter of Intent	（资格认定申请）意向书
LOINC	Logical Observation Identifiers, Names, and Codes System	逻辑观察标识符命名编码系统
LTKB	Liver Toxicity Knowledge Base	肝毒性知识库
M&S	modeling and simulation	建模和模拟
MaPP	Manual of Policy and Procedure	政策和程序手册
MAPPs	Medicines Adaptive Pathways to Patients	通往患者的药物适应性路径
MAQC/SEQC	MicroArray/Sequencing Quality Control	微阵列与测序质量控制项目
MAQC	Microarray Quality Control	微阵列质量控制项目
MCM	Medical Countermeasures Medicines	医疗对策产品
MDEpiNet	The Medical Devices Epidemiology Network	医疗器械流行病学网络计划
MERSC	Metrics for Evaluation of Regulatory Science Claims	监管科学主张评估指标
MFS	Metastasis free survival	无转移生存期
MIDD	Model – Informed Drug Development	模型引导的药物研发
MMA	Medicare Prescription Drug, Improvement, and Modernization Act	Medicare 处方药、促进和现代化法案

MORE	Medical Oncology Review and Evaluation	肿瘤医学审评与评价
MSI – H	microsatellite instability – high	微卫星不稳定性的癌症
MS	Master of Science	硕士学位
MTM	Master of Translational Medicine	转化医学硕士
NAS/NRC	National Academy of Sciences/National Research Council	美国国家科学院国家研究理事会
NBEs	New Biological Entities	新生物实体
NCATS	The National Center for Advancing Translational Sciences	国家促进转化科学发展中心
NCCN	National Comprehensive Cancer Network	美国国家综合癌症网络
NCEs	New Chemical Entities	新化学实体
NCI – MATCH	The NCI – MATCH precision medicine clinical trial	NCI – MATCH 精准医疗临床试验
NCI	National Cancer Institute	美国国家癌症研究所
NCTR	National Center for Toxicological Research	国家毒理研究中心
NDA（s）	New Drug Application	新药申请
NF	National Formulary	国家处方集
NHS	National Health Service	国家医疗服务体系（英）
NIH	National Institutes of Health	美国国立卫生研究院
NMEs	New Molecular Entities	新分子实体
NONMEM	nonlinear mixed effect model	非线性混合效应模型
NOS	nitric oxide synthase	一氧化氮合成酶基因检测
NTCRN	National Translational Cancer Research Network	国家转化癌症研究网络（英）
NTI	Narrow Therapeutic Index	窄治疗指数（药物）
OBRR	Office of Blood Research and Review	血液研究与审评办公室
OBSO	Office of Business and Safety Operations	运作与安全运行办公室
ObsRO	Observer – reported outcome	观察者报告结果（工具）
OCE	Oncology Center of Excellence	FDA 的肿瘤学卓越中心
OCGTP	Oncology Cell and Gene Therapy Program	肿瘤细胞与基因治疗研究项目
OCI	Office of Criminal Investigations	犯罪调查办公室
OC	Office of the Commissioner	（FDA）局长办公室
OCP	Office of Combination Products	组合产品办公室
OCS	Office of the Chief Scientist	首席科学家办公室
ODAC	Oncologic Drugs Advisory Committee	肿瘤药物咨询委员会
OFFLO	Office of Food and Feed Laboratory Operations	食品与饲料实验室运营办公室
OGD	Office of Generic Drugs	仿制药办公室
OIR	Office of In Vitro Diagnostics and Radiological Health	体外诊断和放射健康办公室
OIVD	Office of In Vitro Diagnostic Device Evaluation and Safety	体外诊断器械审评与安全办公室
ONC	Office of the National Coordinator for Health Information Technology	国家卫生信息技术协调办公室
OND	Office of New Drugs	新药办公室

续表

OOPD	Office of Orphan Products Development	孤儿药产品开发办公室
OOS	out of specification	超出标准的结果
OPQ	Office of Pharmaceutical Quality	药品质量办公室
ORA	Office of Regulatory Affairs	监管事务办公室
ORCE	Office of Research Coordination and Evaluation	研究协调与评价办公室
ORR	Objective Response Rate	客观应答率
ORR	Overall Response Rate	总体应答率
ORSI	Office of Regulatory Science and Innovation	监管科学与创新办公室
OSB	Office of Surveillance and Biometrics	监测和生物统计办公室
OTAT	Office of Tissues and Advanced Therapies	组织与先进疗法办公室
OTBB	Office of Therapeutic Biologics and Biosimilars	治疗用生物制品和生物类似药办公室
OTC	Over the Counter	非处方药
OTS	Office of Translational Sciences	转化科学办公室
OVRR	Office of Vaccines Research and Review	疫苗研究与审评办公室
PAG	Program Alignment Group	项目整合小组
PAS	Post Approval Study	上市后研究要求
PAS	Prior Approval Supplements	预先批准补充申请
PAT	Process Analytical Technology	过程分析技术
PB – PK	physiologically based pharmacokinetic	生理药代动力学
PD	progressive disease	疾病进展
PDUFA	Prescription Drug User Fee Act	处方药使用者付费法案
PerfO	Performance outcome	临床表现结果（工具）
PFDA	Pure Food and Drugs Act	纯净食品和药品法案
PHEMCE	Public Health Emergency Medical Countermeasures Enterprise	美国公共卫生应急医疗对策计划
PhRMA	Pharmaceutical Research and Manufacturers of America	美国药品研究与制造商协会
PHSA	Public Health Service Act	公共健康服务法案
PK / PD	Pharmacokinetics/Pharmacodynamics	药代动力学/药效动力学
PQCR	Product Quality Complaint Rate	产品质量投诉率
PQR	Product Quality Review	产品质量回顾
PQS	Pharmaceutical Quality System	药品质量体系
PRCT	Practical Randomized Control Trials	实用性随机对照试验
PRISM	Post – Licensure Market Rapid Immunization Safety Monitoring	上市后疫苗安全快速监测系统
PRO (s)	patient – reported outcomes	患者报告结果（工具）
PR	partial response	部分缓解
QbD	Quality by Design	质量源于设计

QIDP	Qualified Infectious Disease Product	合格感染性疾病产品
QPDDT	Qualification Process for Drug Development Tools	药物研发工具资格认定程序
QP	Qualification Plan	资格认定计划
QRT	Qualification Review Team	认定审评团队
RAPS	Regulatory Affairs Professionals Society	监管事务从业者协会
RCT	Randomized Controlled Trial	随机对照试验
RDP	The Rare Diseases Program	罕见病项目
RECIST	Response Evaluation Criteria in Solid Tumor	实体瘤疗效评价标准
REMS	Risk Evaluation and Mitigation Strategy	药品风险评估与减低策略计划（美）
RFD	Request for Designation	管辖权认定请求
RMAT	Regenerative Medicine Advanced Therapy	再生医学先进疗法
RMP	Risk Management Plan	风险管理计划（欧）
RP2D	recommended phase 2 dose	Ⅱ期临床试验推荐剂量
RPPA	reverse – phase protein arrays	反相蛋白芯片
RSI	Institute of Regulatory Science	监管科学研究所
RTD	residence time distribution	停留时间分布
RTOR	Real – Time Oncology Review	实时肿瘤学评估试点项目
RTRT	Real Time Release Testing	实时放行检测
RWD	Real World Data	真实世界数据
RWE	Real World Evidence	真实世界证据
RWS	Real World Study	真实世界研究
SAE	Serious Adverse Event	严重不良事件
SAFEKIDS	Safety of Key Inhaled and Intravenous Drugs in Pediatrics	儿科吸入和静脉注射关键性药物的安全计划
SAP	Statistical Analysis Plan	统计分析方案
sBLA	supplemental BLA	新生物制品许可补充申请
SC	Steering Committee	指导委员会
SDO	Standards Development Organization	标准开发组织
SD	stable disease	疾病稳定
SEND	Standard for the Exchange of Nonclinical Data	非临床数据交换标准
SMARTs	Sequential Multiple Assignment Randomized Trials	多重方案随机序贯试验
SMEs	Subject matter experts	主题专家
sNDA	supplemental NDA	新药补充申请
SOC	standard of care	标准治疗
SOPPs	Standard Operating Policies and Procedures	标准操作政策和程序
SPAs	Special Protocol Assessments	特殊方案评估
SPL	Structured Product Labeling	结构化产品标签

SPORE	National Cancer Institute's Specialized Programs of Research Excellence	卓越研究专项计划
SRS	Spontaneous Reporting System	自发报告系统
STT	Strategy and Training Teams	战略与培训团队
SVR	Sustained Virologic Response	持续病毒应答率
TCB	TransCelerate Biopharma	TransCelerate 生物医药组织
TRP	The Translational Research Program	转化研究项目
TTP	time to progression	肿瘤进展时间
UCSF	University of California, San Francisco	南加州大学旧金山分校
UNII	The Unique Ingredient Identifier	唯一成分标识码
USC	University of Southern California	南加州大学
USP	U. S. Pharmacopeia	美国药典
VGDS	Voluntary Genomic Data Submission	自愿基因组数据提交计划
VPH	Virtual Physiological Human	虚拟生理人类
VXDS	Voluntary Exploratory Data Submission	自愿探索数据提交计划
WHO	World Health Organization	世界卫生组织

后 记

药品监管科学的内涵到底是什么？这是本书要研究、思考并且努力回答的首要问题。

监管科学起源于监管机构的紧迫感和危机感。20 世纪 70 年代，美国政府监管事务日益复杂，行政管理机构和程序发生变革，与政策有关的科学不再是象牙塔中的专利，公众的科学意识觉醒，监管机构不得不努力让自身以科学专家型监管机构角色进行监管决策。FDA 于 1991 年开始使用"监管科学"解决"应用科学的产品"问题，并在 21 世纪重点推动监管科学发展。监管科学引入药品监管领域，源于 FDA 的危机意识，是 FDA 主动适应外部环境变化而进行的变革行动，以改善和提高组织效能，实现保护和促进公众健康使命为根本目的的管理活动的一部分。

关于监管科学的涵义。FDA 将监管科学定义为研发新工具、新标准和新方法，以评估 FDA 监管产品的安全性、有效性、质量和性能的科学。除此之外，还有很多其他定义，美国的监管科学核心是研究监管中的新工具、新标准和新方法的科学，关键词在于"新"。"新"强调的是 FDA 应用的是演进中的科学，新出现的科学，甚至是可能尚存争议的科学，为了审评和监管应用新科学技术的产品，FDA 在新工具、新标准、新方法的创新过程中不断进行甄别、判断，遴选在药品监管中适当应用场景下，符合监管决策需要的部分纳入到监管科学视野当中，通常 FDA 会借助于同行评审和专家咨询进行辅助性甄别和判断。可以说，FDA 的监管科学研究已经形成了一套适应自身需要的独特方法论，已经不是传统意义上单纯的监管行政和执法性活动。

关于药品监管科学定位。药品监管科学是独立于监管工作之外的额外工作，还是分内之事？药品监管体系是一个系统，监管理念、体制、法制、机制构建外围宏观监管生态，基于科学的监管工具、标准和方法构成监管工作的"内核"，缺少内核的监管往往受到公众质疑和不信任，监管生态和监管内核无法截然分开，而是相辅相成的存在。工欲善其事，必先利其器。在信息化时代，精准医学等飞速发展带来的产品监管挑战的新问题，用传统工具、传统方法、旧标准已经无法满足监管需要，解决新时代药品监管难题就要开发监管科学新工具、新标准、新方法，用"利器"迎接挑战，提高监管机构的权威性和公信力。可以说，在信息化时代，监管科学是监管机构履行使命的"必备利器"，而不是额外负担。FDA 必须用监管科学武装一支具备胜任力的监管队伍，主动跟进科技发展步伐、公众健康需求步伐、生物医药产业发展步伐，坚守药品安全"把关人"地位，履行保护和促进公众健康使命。

关于监管科学战略与优先领域。FDA 发展监管科学的思路是承认自身能力不足，寻找科学技术知识缺口（Gap），尽一切努力用监管科学来弥补差距和缺口。无论是 FDA 层面的监管科学战略，还是中心层面的监管科学战略，均经过使命与目标设定、差距识别、重点领域确定的过程，在挑战中抓关键，在差距中找核心，不是"眉毛胡子一把抓"，而是聚焦制约性瓶颈环节。战略重点和优先领域就是那些阻碍尚未满足治疗需求的产品研发上市的瓶颈，是 FDA 尚不完全理解和把握的科学技术领域，甚至是可能存在风险或者争议的领域。FDA 将监管科学的重点领域划定为三个维度：安全性、有效性和产业化（质量）三个方面。

关于监管科学的"果实"。监管科学的"果实"就是新工具、新标准、新方法，不断拓展更新，没有范围边界。目前，FDA 已经开发的新工具包括：研发工具，如生物标志物、临床结果评估和动物模型等；新标准包括数据标准、毒性限度标准和特定新兴技术标准等；新方法包括适应性临床试验设计方法、真实世界证据方法、基于风险的场地选择模型方法等。这些工具、标准和方法多数已经写入上位法，并以计划、行动、指南、公开目录等形式发布，供监管机构和利益相关方使用。在无法达成共识的情况下，FDA 牵头行业共同开发共识标准、临时标准，发布指南草案，逐步探索最终达成共识的新工具、新标准和新方法。

关于监管科学"果实"生长成熟的土壤。在转化医学、精准医学发展的进程中，美国的转化医学研究网络研究、研究型社区、计算机系统、数据标准等基础设施建设是监管科学"果实"生成的土壤，利益相关方合作共享资源的理念和机制是"肥料"，政策、法律和程序是确保监管科学工具、方法、标准等开发合理性、可靠性、科学性的"春雨"，战略和优先领域是根据需求紧迫性优选"果实"类型的关键步骤，这种全方面的系统设计孕育了 FDA 的监管科学体系。

关于监管科学的监管支撑作用。监管科学不能脱离监管实际，监管科学不是独立于监管工作之外而存在，而是直面监管工作中面临的新挑战、新问题，把监管科学研究融入监管机构职责当中，通过教育和培训培养具备胜任力的监管科学人才，更好地履行基于科学的监管决策职责。缺乏科学知识和能力的药品监管是不完整的，也无法满足现代化药品监管的需要，没有监管科学武装的监管队伍很难有迎接科学挑战的勇气和战斗力。监管科学只靠药品监管机构内部的研究力量和人才储备行不行？从美国的发展路径看，监管科学所涵盖的科学知识范围过于广泛，FDA 无法把所有的科学专家都转化为雇员，建立监管科学研究社区、组建临床试验研究网络、研究联盟、设立监管科学与创新卓越研究中心（CERSI）、搭建研究基础设施和平台，建设数据标准统一交流沟通语言是 FDA 克服自身局限的有效途径。信息化时代，药品监管科学战略必须走融合创新发展之路，要用后学术时代的知识创造代替农业化时代的"自给自足"模式，避免知识创造和学习的滞后。

关于监管科学的组织架构。美国的药品监管科学战略是分层级的，除了 FDA 层面的战略外，FDA 各中心根据自己的职责范围设定符合本职工作需要的监管科学战略，开发符合工作需要的新工具、新标准和新方法。为了提高 FDA 对各中心层面的监管科学研究等工作引领，设立了首席科学家办公室和首席科学家，总体规划 FDA 及中心层面的监管科学工作，各中心和办公室也设置了本部门的监管科学相关处室，促进 FDA 的监管科学工作步调一致，资源整合。

关于药品监管科学学科的发展。美国的药品监管科学人才培养已经由入职 FDA 后的系统训练模式转向硕士、博士学历教育与博士后、继续教育等全职业生涯培养模式，越来越多的高校和研究机构纷纷依据自身优势开设监管科学学历教育项目和课程，为 FDA 和制药产业源源不断地输送高水平的专业监管科学人才。哈佛大学、耶鲁大学、斯坦福大学等顶尖高校加入监管科学研究和教育领域，专注药学和转化医学等监管科学特定领域的高校和科研机构组建的 CERSI，成为 FDA 的科学外援和外脑，CERSI 是 FDA 监管科学研究的核心力量，对其他院校和科研机构起到了带动和示范作用。

关于美国的法律对监管科学的推动作用。美国的药品监管科学起步虽然缓慢，但在 1992 年 PDUFA 颁布以后快速发展，2011 年监管科学战略实施以及 2016 年《21 世纪治愈法案》的两次助推使监管科学步入快速发展期。FDA 建立了加速创新疗法上市的快速通道和突破性治疗等多个"超高速通道"，着眼于针对疾病病因的产品研发，把创新产品研发提前纳入监管机构视野，与之配套的监管科学的标准、工具和方法开发提前到基础研究的 T0 期，从疾病通路研究获得生物标志物、结果评估方法，在原有的 T1 ~ T3 阶段不断优化审评模式和风险获益评估方法，并在 T4 阶段将产品迅速转化到社区应用，加之建立多元化上市后监管大数据来源，开发患者社区和疾病登记系统，使得创新监管科学工具、标准和方法不断拓展，移动设备与患者报告评估方法的开发，使患者参与药品监管决策的愿望得以实现。FDA 开展的监管科学工作建立了一种鼓励原始创新的"前端加速""研发提前加速"的适应性路径模式，努力实现满足尚未满足的紧迫治疗需求的创新激励目标。

本书是对药品监管科学研究的阶段性成果，随着研究的深入越来越发现监管科学的博大精深，深刻体会到监管科学对药品监管机构的价值，对产业促进的价值，对提高公众健康获益的社会价值。未来，我还会继续深入研究，特别是美国的监管科学之外的领域，包括监管科学理论与实践的各方面。

感谢沈阳药科大学王贺老师，博士生李晓宇、硕士生王艺芳、陈嘉音、金晶、卫付茜、王雪、王琳、李斯文、王雪云、乔泽林、齐云、刘璐璐、杨殿政、杨丽娜等同学参与资料的搜集和整理工作！